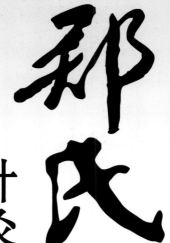

郑氏

针灸全集

第2版

郑魁山 编著

协编 郑俊江 郑俊朋 郑俊武 冷士俊
郑俊明 孟昭敏 郑嘉月 郑嘉太

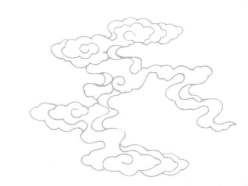

人民卫生出版社

图书在版编目（CIP）数据

郑氏针灸全集 / 郑魁山编著 . —2 版 . —北京：人民卫生
出版社，2017

ISBN 978-7-117-24280-6

Ⅰ . ①郑⋯　Ⅱ . ①郑⋯　Ⅲ . ①针灸疗法　Ⅳ . ①R245

中国版本图书馆 CIP 数据核字（2017）第 055125 号

人卫智网	www.ipmph.com	医学教育、学术、考试、健康， 购书智慧智能综合服务平台
人卫官网	www.pmph.com	人卫官方资讯发布平台

郑氏针灸全集
（第 2 版）

编　　著：郑魁山
出版发行：人民卫生出版社（中继线 010-59780011）
地　　址：北京市朝阳区潘家园南里 19 号
邮　　编：100021
E - mail：pmph @ pmph.com
购书热线：010-59787592　010-59787584　010-65264830
印　　刷：北京铭成印刷有限公司
经　　销：新华书店
开　　本：710×1000　1/16　　印张：37　　插页：8
字　　数：586 千字
版　　次：2000 年 4 月第 1 版　　2017 年 5 月第 2 版
　　　　　2024 年 3 月第 2 版第 6 次印刷（总第 8 次印刷）
标准书号：ISBN 978-7-117-24280-6/R · 24281
定　　价：108.00 元

打击盗版举报电话：010-59787491　E-mail：WQ @ pmph.com
（凡属印装质量问题请与本社市场营销中心联系退换）

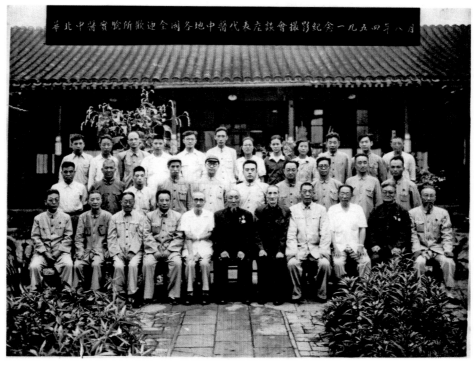

华北中医实验所合影
一排：高凤桐（左二）、赵树屏（左三）、李振三（右二）、郑毓琳（右四）
二排：李志明（左一）、肖友山（左四）、孟昭威（左五）、董德懋（左六）、尚古愚（右二）
三排：郑魁山（右二）、岳美中（右三）、陈彤云（右四）

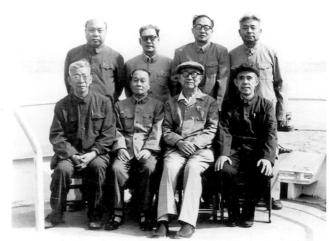

与当代名老中医合影
前排左起：曲祖贻、邱茂良、
孟昭威、马继兴
后排左起：贺普仁、郑魁山、
叶庭光、杨廉德

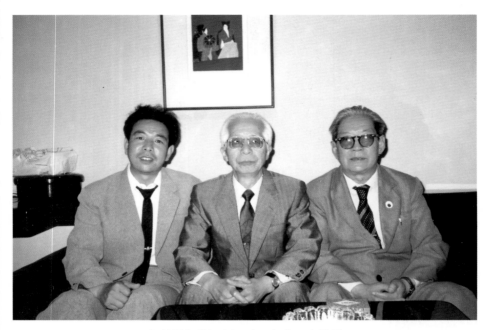

与长子郑俊江（左一）一起在日本讲学

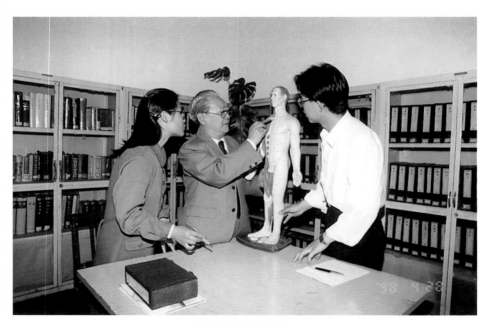

郑魁山教授教学中

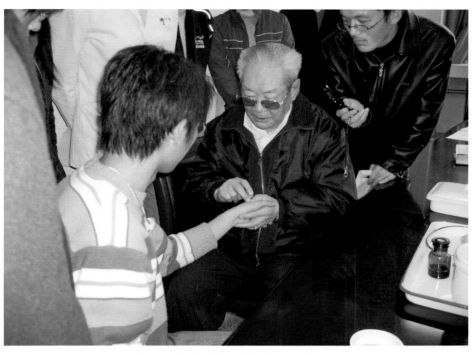

郑魁山教授在教学中心悉心为学生演示郑氏针法

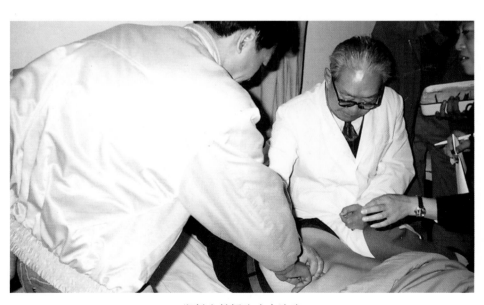

郑魁山教授为病人治疗

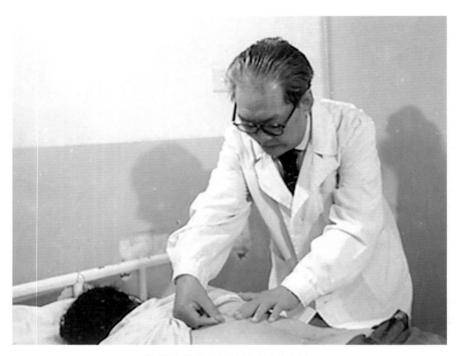

郑魁山教授在门诊部为病人针灸

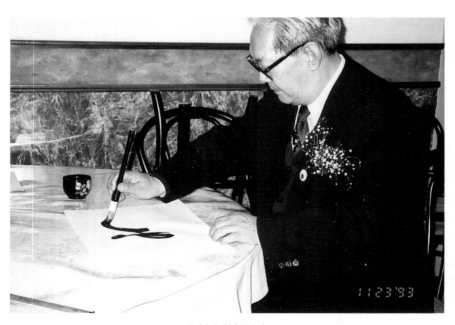

郑魁山教授练字

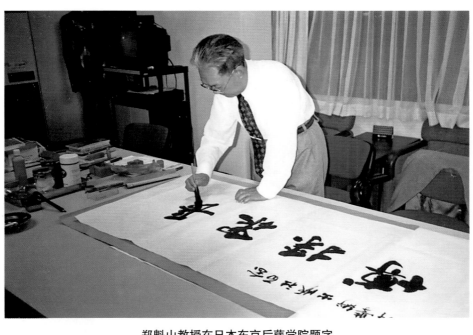

郑魁山教授在日本东京后藤学院题字

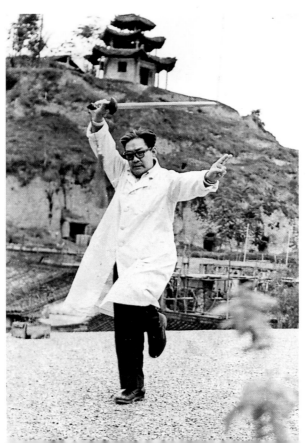

郑魁山教授习练太极剑

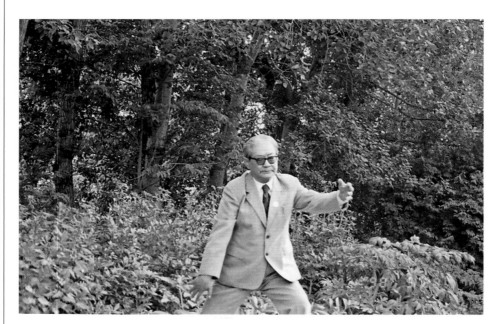

郑魁山教授打太极拳

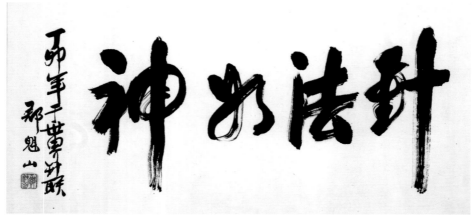

书法:针法如神

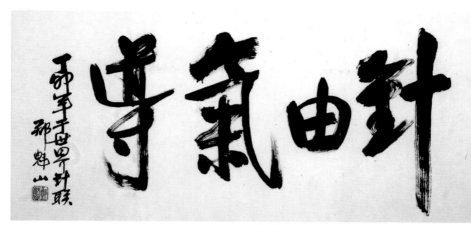

书法:针由气导

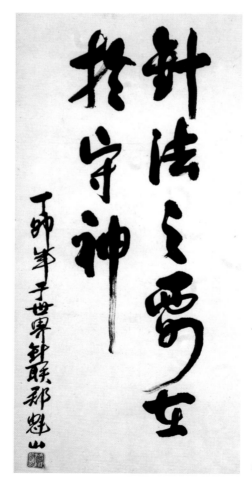

书法:针法之要在于守神

郑魁山教授(1918—2010年),全国首批名老中医药学术经验继承指导老师、甘肃省首届名中医、国务院特殊津贴享受者,被誉为"西北针王""中国针灸当代针法研究之父",甘肃中医学院(现甘肃中医药大学)教授。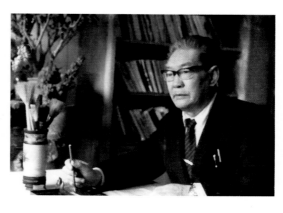

郑魁山教授16岁随父郑毓琳先生系统学习《内经》《难经》《针灸甲乙经》等中医经典著作。20岁时学成后行医于安国、保定等地,1943年赴北平行医,1947年考取中医师,独立开业。1951年从卫生部中医进修学校毕业后,与同道栾志仁等针灸界同仁创办北京广安门联合诊所,任针灸顾问。1951—1953年协助北京中医学会创办北京中医学会针灸研究班和针灸门诊部。1952年受卫生部派遣任赴山西医疗队队长。1954年任华北中医实验所针灸主治医师,并受聘在政务院(国务院)医务室,为中央首长诊疗疾病。1955—1969年在卫生部中医研究院针灸研究所任主治医师兼第三研究室负责人,从事传统针法研究。1957年与北京协和医院协作研究视神经萎缩,任副组长。1960年与协和等10个医院协作研究经络实质,任组长。1956—1966年分别在中医研究院高师班、国际针灸班和前苏联、印度、朝鲜等外国专家班任教。1970年下放甘肃省成县医院,任中医科主任、副主任医师。

1982年,郑魁山调入甘肃中医学院针灸教研室,主要从事教育工作,1985

年与其他同志一道共同创建了针灸系,并任针灸系主任,后因年事高改任名誉系主任、教授。1992 年甘肃中医学院针灸系经国务院学位委员会批准创建了学院唯一的硕士研究生培养点,其担任研究生导师组组长。在这一时期,他曾先后兼任中国针灸学会荣誉理事、中国针灸学会针法灸法分会和美国国际整体医学研究所高级学术顾问、甘肃针灸学会名誉会长、甘肃郑氏针法研究会荣誉会长、日本后藤学园和英国东方医学院教授、中国针灸专家讲师团教授、国际针灸医师水平考核委员会委员、《世界针灸杂志》英文版编委、世界教科文卫组织专家成员等职务,并任甘肃省政协 4、5、6 届委员。1993 年,郑魁山教授被人事部、卫生部和国家中医药管理局遴选为有独到临床经验和技术特长的老中医药专家学术经验继承工作指导老师。

郑魁山教授在 60 余年的针灸教学、临床和科研实践活动中,对针灸理论追本溯源,对传统针刺手法孜孜以求,推陈出新,在继承的基础上发扬光大,他以祖国医学八纲辨证、八法治病的理论原则为指导,结合自己数十年的临床医疗经验创立了针灸的汗、吐、下、和、温、清、消、补"针刺治病八法",给古老的针灸医学带来了勃勃生机。他擅长应用传统针法治疗急症、重症、难症,形成了一套具有特殊治疗作用的针刺方法,如"穿胛热""温通法""过眼热""关闭法"等,对传统针法进行了独创性的发展。他努力探索针灸配穴和针法的应用规律,十分注重总结疑难杂症的治疗经验,在传统针法的基础上,对"烧山火""透天凉"等针法去繁就简,精心提炼,使之在临床上更为实用有效。他所创"热补法""凉泻法"的针刺手法,在临床操作上简便易学、易行易效,该针法的实验研究课题,获甘肃省科技成果奖。"'热补法'治疗视网膜出血的临床研究"课题,获卫生部科研成果奖。"'烧山火'针法对家兔实验性类风湿性关节炎的实验研究"论文,在 1996 年 10 月获美国国际传统医学学术会议杰出论文奖。

郑魁山对古代的"子午流注"和"灵龟八法"也有很深的研究。为了使前人经验发扬光大,方便后学,在前人的理论和经验基础上结合个人实践体会,研制成袖珍"子午流注与灵龟八法临床应用盘",有"纳子法""纳甲法""灵龟八法"三种优选取穴治病的用途,并且不用推算即可找到 60 年每日的"花甲子"及当日当时的开穴,给针灸医、教、研提供了简便准确的工具,也为时间医学和针灸、中药等疗法探讨优选法创造了条件。

在长期的医、教、研工作中,郑魁山教授学验俱丰,桃李满天下,几次应邀赴日本、新加坡、美国、墨西哥等国进行讲座和医疗指导。并有瑞典、挪威、荷兰、英国、日本等国家的专家学者向他拜师学艺。他先后在国内外医学刊物上发表学术论文66篇,出版或先后修订再版针灸专著14部。其中《针灸集锦》及修订本,被日本京都中医学研究会翻译成日文出版;《子午流注与灵龟八法》3次修订再版,并在台湾以繁体字再版;《针灸补泻手法》精装本,1996年获西南西北地区和甘肃省优秀图书奖;《针灸补泻手技》在日本用日文出版;《点校·针灸大全》由人民卫生出版社出版。他的"传统针灸取穴法""传统针刺手法"被录制成录像片,供甘肃中医学院针灸教学使用,并获甘肃省高校优秀成果奖、西北五省奖和北京中国中医药博览会"神农杯"优秀奖;其演示的《针刺手法一百种》教学幻灯片和所撰《针灸问答》由中国医药科技出版社出版。《中国针灸精华》录像片由甘肃音像出版社出版,并获甘肃省教学成果二等奖。

由于他在教学、科研和医疗工作中的成绩显著、贡献突出,1988年获甘肃省园丁奖,1989年获全国优秀教师荣誉称号,从1992年起,享受国务院政府特殊津贴。2004年,被甘肃省人民政府授予"甘肃省名中医"荣誉称号。在迟暮之年,郑魁山教授依旧指导硕士研究生开展"传统针刺手法实验及临床应用"的科学研究,用其一生为繁荣祖国针灸医学事业做出应有的贡献。

黄　序

　　我是甘肃中医学院的首届毕业生,郑魁山老师 1982 年调到学院时,我已进入临床实习,没能聆听他的课——这也成为我后来决定报考针灸专业研究生的一个重要因素(补课针灸)。当郑老得知我是当年学院考上的唯一一名研究生,而且考取的正是他当年的工作单位——中国中医研究院,导师就是他当年的师弟时,就专门让人带话要我去找他。一见面,郑老就对我说:我虽然没有教过你的课,但我现在已是学院的针灸老师,我不希望从这里出去的学生,让别人觉得针灸的基础功不扎实。针灸的基本功首先就是取准穴位,接着就为我讲述他多年的取穴经验与要领,特别强调了押手在取穴、刺穴中的重要性,那种对年轻学子的提携与慈爱溢于言表。见那天郑老心情不错,加之这样的机会实在难得,于是我又鼓勇请求能否体验一下郑氏针法。"好",郑老说,"给你扎个风池穴吧"——那时我还不知"风池"乃郑门看家之穴,进针非常轻柔,三下两下,针感徐徐而至,又缓缓传至前额,一种清晰而又轻柔的针感体验。针毕,郑老意犹未尽,又把他的大儿子郑俊江叫到身边,让其在接下来的几天里手把手地为我示范取穴,并进一步体验郑氏热补凉泻针法。

　　第一次感受郑氏针法留下太深的印象,学习并探求其奥秘的渴望油然而生,怎奈赴京求学深造迫近,而我也深知习郑氏之针非一日之功,于是便毫不犹豫鼓励并帮助同学黄幼民留在了郑老身边潜心学艺,以得真传。不久又承郑老不弃而幸运成为郑老的第一位入门弟子——两年后又成为我的妻子,成为我学习郑氏针法的桥梁。

　　而来到北京的我,经过短时间的试探性研究之后,很快就将自己的研究方向锁定在针灸腧穴研究。年复一年,日复一日耕耘于历代腧穴文献之中,与古人对话,向今人讨教,或许是这份真诚与坚持感动了上帝,我很幸运地参与了中国第一个针灸国家标准《经穴部位》的制订,并于 16 年后主持了该标准的修订,同时又作为中国代表团的团长完成了世界卫生组织标准《针灸经穴定位》(中国方案)的起草,并代表中国参加了该标准制定的全部 11 次会议。接下来又与妻子黄幼民一同编著出版了《实验针灸表面解剖学》(2007 年)、《针灸腧穴通考——中华针灸穴典研究》(2011 年)、国家标准《腧穴主治》(2013 年)……如今回过头看,几十年如一日,一步一个脚印地坚定前行,洒下的一串串汗水,留下的一行行脚印,正是 35 年前郑老"取准穴是针灸的基础功"一句话延伸而来,这句话一直留存心间,生根发芽,终于慢慢长大了。

然而始终不能忘怀的是第一次见面时郑老为我针刺风池时的神奇体验,我一直在想:对于有一定针灸基础的人而言,取准风池穴并不难,然而对风池一穴下针运针能像郑老那样自信从容"游针其间恢恢乎而有余,针感往来得心而应手"的能有几人?如何才能达到这样的境界?

如果说我制定的那些经穴定位的标准是学习古典针灸学的"入门"标准的话,那么登堂入室还需要另一套标准。什么是"入室"的标准?有没有可能制定出这样的标准?一直在探索这样的可能性,一直在积累自身的力量,并从 2002 年开始,我利用一切机会走访于穴法、针法有一技之长者,或基层,或民间,或家传,或新创,或国内,或国外,并将学得的针法一遍遍在自身实验,或自己试针,或给家人针刺,或请妻子在我身上针刺,仔细体会不同的针感,通过这样从出入于经典与实践之间,我终于领悟了《灵枢》第一篇所说"粗守关,上守机,机之动,不离其空,空中之机,清静而微,其来不可逢,其往不可追,知机之道者,不可挂以发,不知机道,叩之不发"的要义:上工之道须守其"机","机"有两层含义,一是探寻调整气血虚实的触发点(扳机)——知机之所在,一是把握针刺补泻的时机——随应发机。"机"在何处?机在空中——空(孔)穴之中,而穴中之机极细极微,非"手巧而心审谛"者不可得,所谓"粗之所不见,良工之所贵,莫知其形,若神髣髴"是也。可见,刺穴之道"知腧穴所在"只是第一步,要发挥腧穴的治病作用更重要的在于"知穴中之机所在"。上工知其要,一触即发,而收四两拨千斤之效;粗工不知其要,扣之不发,任你强弩利箭也不能愈疾,病人枉受皮肉之苦也。

如果你能比别人探寻到腧穴之机的把握更大,甚至能在一穴之中发现多个"机",或者发现腧穴之机的不同的控制方式,你就能将此穴的功效应用到极致,就能获得稳定的疗效,并充分体现出腧穴主治的特异性,对此像郑老这样

"极于一"的针灸大家已经做出了示范,给出了答案。

穴中之机如此重要,如何知其所在? 遗憾的是,古人没能给出探寻穴中之机的通用方法,除骨空类腧穴其机之所在范围较明确外,其他腧穴只极个别在《灵枢经》中有较明确的描述。这并不是古人保守,不愿意公开绝技,而是个体差异很大,而且很可能像风池这类的大穴要穴,穴中之机不止一处,难以精确描述,掌握此技法者心里有数,却不能用语言表达出来。诚如《庄子·天道》所曰"得之于手而应于心,口不能言,有数存焉于其间"。

然而,一门技术——不论多好,如果不能言表,就不能为更多的人所掌握,那么失传或异化便是它的归宿。我相信,对于腧穴之机的把握只要能达到像郑老刺风池穴那样的精准,就一定能用明确而规范的语言表述出来,一定能破解古人那种"只能意会,不能言传"的难题。尽管很难,也许一个人以毕生的精力探索也只能对几个穴知其机之要道,但精通几个就可以寻找规律,找到规律便可一通百通。在我看来,如果 361 穴中能有 60 余穴,对于其穴中之机的针刺路径有明确规范的表述,那么不仅针灸疗效的确定性将大幅提高,后人学习穴法刺法的难度大幅降低,大大缩短学习针灸从粗工到上工的时间,腧穴主治的特异性难题也可望攻克。这应当成为今天腧穴研究的一个重要方向,不论多难,都必须补强这一薄弱环节。

35 年前郑老的一句话、一根针让我走上漫长的针灸腧穴研究之路,为制定一系列的针灸腧穴定位的"入门"标准贡献了一分力量;今天郑老《郑氏针灸全集》第二版的问世将为我在意义更大、难度也更大的腧穴"入室"标准的研究提供学术上的启迪和精神上的激励!

师恩如山,登山不止!

黄龙祥

二〇一七年三月二十日于知竹斋

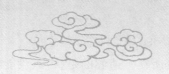

1 版序一

　　中国是针灸的发源地,2000多年前,中国古代医学家著述了《黄帝内经》《黄帝三部针灸甲乙经》,从而确立了中国医药学和针灸学的理论基础和基本操作方法。这些书被誉为针灸发展和研究的经典。今天针灸已被世界人民接受,成为世界医学的组成部分,它必将得到更进一步的发展。

　　针灸医学在几千年历代医学家的长期医疗实践中,积累了丰富的临床经验和理论知识。为了促进针灸学术的发展,必须把这些理论和经验加以挖掘,系统整理提高。甘肃中医学院郑魁山教授总结了从曾祖父以来经四代传承的针灸医疗宝贵经验,结合自己多年临床实践,著成了这本针灸全集,它内容丰富,资料详实,文图并茂,并且介绍了其家传手法的精华,这一著作的出版,必将对针灸学的发展、针灸临床疗效的提高、及至促进国际医学交流产生深远的影响。本书尤其可作为临床教学和科学研究的参考书,为发扬中国传统的针灸作出贡献。

　　中医针灸对中华民族的健康和繁荣起到了重要作用,希望针灸也为世界人民的健康和幸福作出应有的贡献。

胡熙明

一九九八年十一月十二日

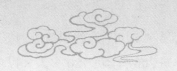

1 版序二

对针灸这门学科,我没有进行过系统的学习和研究,但我和我的家庭却是针灸医学的受益者,因此对针灸疗疾深信无疑。我在甘肃省出版局任局长时,看到了《针灸集锦》的书稿,如获至宝。即让责任编辑抓紧审稿,力争尽快出版,造福社会。在审稿过程中我荣幸地结识了郑魁山大夫,得知他"文革"期间被下放到甘肃成县时,深表同情。《针灸集锦》一书,经作者精心修改后,于1978年9月正式出版。这本书不仅继承和发扬了祖国针灸疗法的宝贵经验,而且颇有创新。全书内容新颖,结构严谨,文字深入浅出,通俗易懂,疗法简便、实用,令人爱不释手。出版后得到广大读者的好评,荣获省优秀图书奖,在北京书展中是深受欢迎的图书之一。

1982年郑魁山大夫调到甘肃省中医学院任教,后来被评为教授,我们接触的机会更多了,通过郑魁山大夫对我的针疗疾病和平时交谈,使我学到了许多针灸和保健方面的知识。时间已过了多年,我对郑教授在针灸研究、医德医风方面有了进一步的了解。听说《郑氏针灸全集》即将出版,我很高兴,作简要介绍,供读者参考。

郑魁山教授是我国著名的针灸专家,也是新中国针灸研究的开创人之一。他不仅在针灸理论研究方面有较高的造诣,而且有很丰富的针灸实践经验,《郑氏针灸全集》就是他对针灸理论研究和长期针灸实践的结晶。由他编著的《子午流注与灵龟八法》荣获甘肃省卫生厅优秀著作奖。他还在全国医药报刊上公开发表60多篇论文,对针灸理论的研究起到了积极作用。

郑魁山教授出生于针灸世家,幼年随父郑毓琳学习针灸于故里(河北安国县),20岁学成。50多年以来,他致力于针灸研究、临床、教学工作,对针灸典籍研究精深,早在 50 年代,就和高凤桐等专家创办了北京中医学会针灸研究班,先后 6 个班,培养学员 180 多人。以后又分别为中医研究院针灸高师班、国际针灸班、北京中医学院等单位主讲针灸学,为我国针灸事业作出了积极贡献。

郑魁山教授在长期针灸实践中,总结出一套汗、吐、下、和、温、清、补、消的针灸配穴和手法。他十分注重针刺各个环节,善用左手,其要点是:①左手揣穴,右手辅助,以揣摸穴位处肌肉厚薄,孔隙大小,确定进针方向和深浅,并创新了旋转、滚摇、压按、升降等法;②右手进针,左手候气,随时感触针下冲动,候其气至,及时应用手法;③左手关闭,一旦触到针下冲动,则按住针穴下方,右手持针向上推进,使气至病所,及时守气,持续针感。

郑魁山教授用针手法精练实用,他采用提插、搓捻、关闭、搜刮、飞推、拨动、弹震、盘摇、循摄、搬垫、停留、压按等行针法。在传统"烧山火""透天凉"基础上,去繁就简,创新了"热补""凉泻"法,用捻按守气,使针下沉紧,产生热感;用捻提守气,使针下轻滑,产生凉感。他撰写的"对热补、凉泻针刺手法的初步实验观察"论文,获得甘肃省卫生厅科技成果奖。

郑魁山教授很重视子午流注与灵龟八法的应用,把"纳子法""纳甲法""六十花甲子"融合在一起,研制成多功能临床应用盘,兼用三种优选取穴用途,可以迅速找到 60 年每日每时的"花甲子"及当日当时的开穴。

郑魁山教授在临床实践中不断探讨疑难疾病,提高疗效,对视网膜出血用烧山火手法,使热感传到眼区,观察 91 例,有效率 90.2%,获卫生部 1958 年科研成果奖。对小儿麻痹后遗症,创用穴位埋线新方法,提高了疗效,观察 113 例,有效率 99.5%,获甘肃省武都地区科学大会奖。类似病症治验甚多,充分体现了郑魁山教授不拘于常,善用手法,因病施术,务求实效的学术特点,值得学习与推广。

郑魁山教授是我国爱国知识分子的典范。早在抗日战争时期,他以针灸疗疾的身份,为八路军传递消息,日伪军以为他是共产党,无辜被捕,百般恐吓威胁,他不畏强暴,坚贞不屈。新中国成立后,他一心扑在祖国针灸医疗事业的研究与临床实践之中。在担任国务院卫生部中医研究院针灸研究所工作期间,经常给一些中央领导同志和国内外专家进行针疗,效果显著,博得好评。"文革"期间以莫须有的罪名强行批判斗争,他毫无怨言,坚信党组织一定能够澄清他的问题,因而从未中断过对祖国针疗事业的一片热忱。即使被下放到甘肃成县,他依然相信党,相信组织,相信人民,充分发挥自己的针灸才能,全心全意地为山区人民防病治病,精心为山区人民培养针灸工作者,认真研究针灸医术,一点一滴地总结自己几十年的针灸实践经验,《郑氏针灸全集》一书就是在这样艰苦的逆境中编撰出来的。由于他对人民针灸事业忠心耿耿,对患者无私奉献,得到成县广大人民的崇敬,得到政府的嘉奖,因此他更加热爱自己的事业。

医德高尚,关心患者,平易近人,这是郑魁山教授的一贯风格。不论在农村还是城市,不论对领导干部还是一般干部,不论是工人还是农民,只要有求于他,他都是一视同仁,认真诊断,精心治疗。在成县工作时,他的家里几乎成了临时家庭医院,对病人随到随医,不收分文。到兰州后他一如既往,很多患者由农村或远地来求他看病,他总是热情接待。就是节假日,他还是忙个不停,对患者关心备至,我是深有其感的。"文革"中我被歹徒用钢鞭击伤头部和腰部,经抢救幸存,但留下了严重的后遗症。经中西医长期治疗,收效甚微。经郑魁山大夫一段针灸治疗后,完全恢复了健康。我到郑大夫家里进行针灸时,经常碰见一些病人在他家留针疗疾,床上凳子上到处是病人,他都是不厌其烦——耐心治疗,这种高尚的医德,实在令人钦佩。还有一件事,也是十分感人的。我的一个孩子在"文革"中受株连,由于惊恐过度,连冻带饿,脑子受到严重刺激,产生了急性脑痉挛。因未能及时进行有效的治疗,留下了严重的后遗症。一受到外界刺激,就即刻发作,严重影响了孩子的健康成长与学习,曾经多方治疗,总是不能根治,时好时犯。经郑大夫针灸治疗后,再没发作,孩子大学毕业后,一直坚持工作,这真是一个奇迹,我们全家无比的高兴与感谢。

郑魁山教授在他50多年的针灸生涯中,碰到不少逆境和不愉快的事,但他对人民的针灸事业始终坚持不懈,精益求精;工作中任劳任怨,从不计较个人得失。《郑氏针灸全集》的出版,是他辛勤劳动的成果,这对他的事业也是一个很大的鼓舞,对广大读者和患者定有裨益,对针灸科学的研究与推广必将起积极的推动作用。在郑魁山教授行医 50 周年的时候,我曾留句表示祝贺,现摘抄如下,作为本文结语:

> 精湛针艺,造福人类。
> 诚挚丹心,志在兴华。

邓品珊
1998 年 9 月

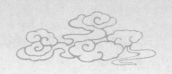

自　序

　　针灸医学,源远流长,历史悠久,是祖国医学的重要组成部分,是伟大宝库中的瑰宝。在公元前成书的祖国医学经典《灵枢经》,即专论针灸的著作,有《针经》之称。此时针灸学已经形成了完整的理论和实践体系,两千多年来,经过历代学者不断整理提高,使这一古老的学科日益完善。

　　针灸医疗的特点为适应证广,收效快捷,一般疾病,往往应手而愈,而且具有经济、简便、易于掌握等优势,因此,极受广大患者和人民的欢迎。

　　为了更进一步发掘、整理针灸医学遗产,使更多的医务工作者掌握针灸医术,更好地为广大患者服务,根据五代家传,尤其是先父及本人长期从事临床、科研和教学的经验,在不断实践中,勤求古训,博采众长,继承家传,汲取精髓,取其精华,弃其糟粕,其目的尽为弘扬针灸学术,使这一古老医学技艺得以发扬光大,迈出国门,走向世界,为人类的保健事业做出新贡献。根据家传经验所要求的取穴要准确,手法要精巧,辨证要切实,临证要按理、法、方、穴、术的规律诊治而撰写成本书——《郑氏针灸全集》。

　　本书内容汲取家传五代的针灸心得精萃,参以历代诸医家之长,力求理论联系实际,注重临床实践,取材有所侧重,文字浅显易懂,并附插图。可供中医师、中西医结合医师、中医院校师生及广大针灸工作者参考应用。

　　本书在编写过程中,得到金马、郑俊芳画图和甘肃中医学院张毅、谢光、张绍重等同志的热情帮助,在此致以诚挚的谢意。

　　本书部分内容,曾在甘肃科技出版社出版的《针灸集锦》《子午流注与灵龟八法》《针灸补泻手法》,中国医药科技出版社出版的《针灸问答》和日本东洋学术出版社出版的《针灸补泻手技》中出现过,收入本书时,由于历年来的不断实践及潜心研究，在原有的基础上，经过修改补充而成，但其中不足之处，仍在所难免，尚希读者批评指正。

郑魁山

1998 年 2 月 8 日于甘肃中医学院

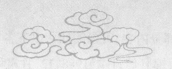

凡　例

　　一、本书共分五篇,乃五代家传针灸经验的集萃。第一篇经络腧穴,主要论述经络腧穴在人体的生理功能、病理变化,及其在诊断、治疗上的作用。为了临床取穴准确和利于辨证施治,并对每个腧穴,概括性地阐明穴名意义和穴性功能,在常用及重要穴后根据前人经验及本人实践加有按语,以便读者加深印象。第二篇针灸方法,主要介绍家传针法,重点介绍了烧山火、透天凉、热补法、凉泻法等主要的针刺手法操作和适应证,对手法补泻作了探讨,并对针麻、灸法等作了扼要介绍。第三篇临床治疗,主要介绍临床配穴原则、规律,及汗、吐、下、和、温、清、补、消"八法"在针灸治疗上的应用,脏腑经络证治,公开了郑氏导痰开窍治疗痰阻咽喉、升提摄血治疗血崩等 39 种家传秘方,并附有 26 种中医病名的辨证配穴和 41 种西医病名的治疗总结摘要。第四篇择时选穴,共分两章。第一章主要论述纳子法和纳甲法子午流注的组成、五输穴与天干、五行的配合及徐氏子午流注逐日按时定穴诀,内容采纳家传经验,集中众家之长,力求理论联系实际,附有脏腑辨证候时取穴、医案及子午流注的研究等;第二章灵龟八法与飞腾八法,主要论述灵龟八法的组成,八法与八脉交会穴的配合、八法八穴主治病证、主客配穴和医案。并根据家传经验及长期潜心研究,特制成"子午流注与灵龟八法临床应用盘",以方便读者使用。第五篇医话医案,第一章主要介绍怎样培养德才兼备和技术过硬的针灸人才;第二章主要附录上呼吸道感染等 66 例医案。

　　二、本书公开了作者家传的金钩钓鱼、怪蟒翻身等 8 种针法和 39 种治疗病证的特效秘方,以及针灸医案等珍贵资料,分别列在第二篇针法、第三篇临床治疗和第五篇医话医案的有关条文中。

三、本书部分内容,可参阅拙著以下各书:

1.《针灸集锦》(修订本)1988,12,甘肃科技出版社出版。

2.《子午流注与灵龟八法》(修订本)1988,4,甘肃科技出版社出版。

3.《针灸问答》1993,12,中国医药科技出版社出版。

4.《针灸补泻手技》1991,7,日本东洋学术出版社(日文本)出版。

5.《针灸补泻手法》1995,7,甘肃科技出版社出版。

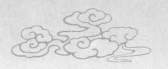

目 录

第一篇 经络腧穴

第二篇　针灸方法

第三篇　临　床　治　疗

第四篇 择时取穴

第五篇　医 话 医 案

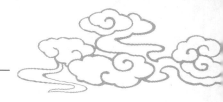

第一篇　经络腧穴

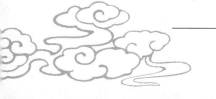

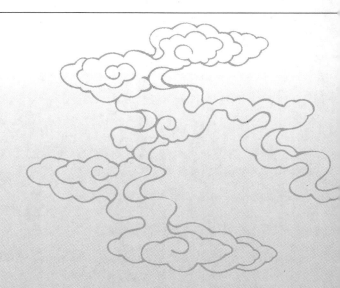

第一章　经络腧穴总论

经络是人体运行气血,联络脏腑,沟通内外,贯穿上下的径路;腧穴是经气输注交会于皮、肉、筋、骨间的部位。经络和腧穴同属一个系统,在生理、病理、诊断和治疗等方面都有密切的联系。

第一节　经　络

经系经脉,"直行者为经",是主干,比较大;络是络脉,"支而横者为络",是旁支,比较小。脉行络连,通称经络。经络贯穿于人体,从脏腑、肌肉、筋骨以至皮肤等一切组织,形成纵横交叉的罗网,就像自然界的河流渠道一样。气血就是通过经络昼夜运行,如环无端、周流不息的传注,使人体各部的机能活动和整个机体都保持了共济和协调。

一、经络系统的结构

经络系统是由十二经脉、奇经八脉、十五络脉、十二经别、十二经筋、十二经水和十二皮部的紧密联系所构成的。

1. **十二经脉**　因阴阳属性不同,分为三阴三阳;即手足三阴和手足三阳共十二条经脉,称为十二正经。每经都归属和联络一脏(阴)一腑(阳),形成脏腑的络属和阴阳配偶关系。十二经在体内,六阴经分别归属于肝、心、脾、肺、肾五脏(加心包络为六脏)。六阳经分别归属于胆、小肠、胃、大肠、膀胱、三焦六腑。十二经在体表分别于头面、躯干、四肢以阴升阳降的单向循行规律,逐经相传,如环无端、周而复始地构成气血运行的通路。

经脉阴升阳降的单向循行规律,可概括为手之三阴从胸走手,手之三阳从手走头,足之三阳从头走足,足之三阴从足走胸。

古人在长期的临床实践中观察认识到,脏腑生理的阴阳消长关系,犹如天时之六气。如心、肾二经似阴气之初生,应六气的少阴;脾、肺二经似阴气之大盛,应六气的太阴;心包络、肝二经似阴气之消尽,应六气的厥阴;三焦、胆二经似阳气之初生,应六气的少阳;小肠、膀胱二经似阳气之大盛,应六气的太阳;大肠、胃二经似阳气之最盛,应六气的阳明。从而又比类作象地为十二经定出了名称。如手太阴肺经、手少阴心经、手厥阴心包络经等。说明了人体与自然界是息息相关的。同时根据各脏腑之间在生理功能上的联系,找出了互为表里的配偶关系。如肺与大肠、脾与胃、心与小肠、肾与膀胱、肝与胆、心包络与三焦相表里。其所属的经脉亦自然成为一阴一阳的配偶关系;如手太阴肺经与手阳明大肠经,手少阴心经与手太阳小肠经……互为表里。

并以金、水、木、火、土五种物质属性和生克制化喻配于五脏六腑。如肺和大肠属金、肾和膀胱属水、肝和胆属木、心和小肠属火、脾和胃属土、心包络和三焦属相火,来阐明人体是一个统一的整体,和十二经所属脏腑在生理功能、病理变化上存在着相互依存、相互制约、相互联系、相互影响的关系。五行的相生比喻脏腑的相互依存,相克比喻脏腑的相互制约,在人体生理正常时,阴阳平衡,脏腑协调;病理变化时,则出现阴阳偏胜或偏衰,脏腑失调。也就是说十二经和所属脏腑,必须保持阴阳的平衡统一和脏腑的协调,才能维持机体正常的生理活动(表1)。

表1 十二经脉脏腑表里衔接走向

阴		脏(里)		腑(表)		阳	
		胸中衔接	四肢衔接	头面衔接			
太阴	手	→肺	手次指内端(商阳)	大肠 鼻孔傍(迎香)		手	阳明
	足	脾 胸中↓	足大趾内端(隐白)	胃		足	
少阴	手	心	手小指端(少冲、少泽)	小肠 内眼角(睛明)		手	太阳
	足	肾 胸中↓	足小趾端(至阴)	膀胱		足	
厥阴	手	心包	手无名指端(关冲)	三焦 外眼角(瞳子髎)		手	少阳
	足	→肝	足大趾外端(大敦)	胆		足	

2. **奇经八脉** 无脏腑络属和阴升阳降规律,亦无配偶,而别道奇行,但与"奇恒之腑"(脑、髓、骨、脉、胆、女子胞)有密切联系,故称奇经。奇经有八脉,任脉行于胸腹,总任一身之阴经;督脉行于脊背,总督一身之阳经;冲脉与足少阴并行;带脉在季肋下,绕身一周;阳跷为足太阳之别,由足跟外侧上行;阴跷为足少阴之别,由足跟内侧上行;阳维起于足跟,出外踝并足少阳等经上行;阴维起于小腿内侧,并足太阴经等上行;总之阳脉从外侧面,阴脉从内侧面,由下向上循行,阴阳相维,诸脉乃调。八脉中唯督、任有专穴,由元代滑伯仁著《十四经发挥》,将任督二脉合十二经为十四经,其余六脉皆附于十二经中。

3. **十五络脉** 十四经脉各别出一络,加脾之大络,共称十五络。十五络脉皆有自己的分布部位,其中十二经之络脉各由肘膝以下分出,在体表构成表里经相互联络的通路。任脉之络分布在腹部,督脉之络分布在背部,脾之大络分布在侧身部,加强了人体的统一和联系。《灵枢·经脉》篇已有详载,兹不赘述。由于《素问·平人气象论篇》又有"胃之大络名曰虚里"的记载,故又有十六络之称。关于十五络穴的作用和应用参见"特定穴的应用"原络穴一节。

4. **十二经别** 是十二正经的别行部分。它的循行是由四肢走入内脏,复出头颈,比较络脉则为深长。它是在互为表里配偶的阴阳经之间出入离合,作为中途加强联系的通路。但阴经与阳经之间有一区别,六阳经别行后仍能合到本经,六阴经别行后不再返回本经,而和其互为表里的阳经相合。由于它是正经所别出的支脉,所以称为别行的正经。

5. **十二经筋** 是十二经别以外的另一个循行系统,起于四肢末端,行于关节部分,上至颈项头面,但不入内脏。十二经筋,是十二经脉之气输注、积聚、散布于筋、肉、关节的体系,也是十二经脉的附属部分。其循行和十二经脉的体表通路基本是一致的。但与十二经阴升阳降的规律不同。

6. **十二经水** 主要是古人借助于当时十二条有名的河流,比喻人体十二经脉之大小、深浅、气血之多少和十二经脉交叉离合的联系及输注、濡养的作用。在临床治疗上实用意义不大,故从略。

7. **十二皮部** 是经络机能活动反映于体表的部位。皮为一身之躯壳,在内包括脏腑,在外则司毫毛腠理之开合,而为诸邪出入之门户,也就是由于它居于人体最外层,所以是机体卫外的屏障,在病理上,邪气可以通过皮部而深入络脉、经脉以至脏腑;而内脏有病,也可通过经脉、络脉反映于皮部。

二、经络的作用

《灵枢·经脉》篇说:"人始生,先成精,精成而脑髓生,骨为干,脉为营,筋为刚,肉为墙,皮肤坚而毛发长,谷入于胃,脉道以通,血气乃行……经脉者,所以能决死生,处百病,调虚实,不可不通。"这就是说成形始于精,养形在于谷,都必须依靠经络运行气血,营养周身,才能进行复杂的生命活动。当人体得了病,往往会反映到经络上来,在进行治疗时,也应当根据经络显现之虚实证候进行施治。所以针灸治病更须首先熟悉经络。两千多年来,经络学说一直是中医指导临床、分析生理、病理、诊断和治疗方面的主要依据,因此,"不懂经络,动手开口便错"的说法是有道理的。

1. **在生理上的作用** 《灵枢·本脏》篇说:"经脉者,所以行血气而营阴阳,濡筋骨,利关节者也。"说明气血必须依靠经络循环不息的运行、输注,才能供给人体五脏、六腑、四肢、百骸、组织器官的营养,从而使机体得到正常活动的物质基础。人体各脏腑器官进行有规律的活动时,经常受天时气候的影响,因此经络还有调节机体内在活动适应外界环境变化的作用。正如《素问·生气通天论》篇所载的"其气九州、九窍、五脏、十二节,皆通乎天气"的学说。就是说明,经络在运行气血、营养周身、适应自然环境等方面,都起着很重要的作用。

2. **在病理上的作用** 当机体处于病理状态时,经络有传递病邪和反映证候的作用。在传递病邪方面:正如《素问·缪刺论》篇说的:"邪之客于形也,必先舍于皮毛……入舍于孙脉……入舍于络脉……入舍于经脉,内连五脏,散于肠胃。"说明外邪在机体卫外功能减弱,或失常时,即会由表传里。例如外感风寒,往往会引起头痛、鼻塞,甚或出现腹痛、下泻。就是病邪由表传里的表现。在反映病理证候方面:经络运行失常,气血受阻,就会在所过部位的某处发生疼痛、肿胀或功能障碍;如因经气不足,可能在病变部位出现肌肤麻木、痿弱无力、功能减退等症候。脏腑有病也往往会在所属和有关的经络线上或所辖部位显现异常。如《素问·藏气法时论》篇说的"肝病者,两胁下痛"。在某种情况下脏腑有病也会在本经脏腑所司的组织发生病理改变。如《灵枢·经脉》篇说的"手太阴气绝,则皮毛焦"。就是脏腑有病通过经络反映到体表来的现象。由此可见,经络在使病邪传递和反映病理证候上都起着重要作用。

3. **在诊断上的作用** 《素问·三部九候论》篇说："有下部,有中部,有上部;部各有三候……中部天,手太阴也;中部地,手阳明也;中部人,手少阴也;下部天,足厥阴也;下部地,足少阴也;下部人,足太阴也。故下部之天以候肝,地以候肾,人以候脾胃之气。"就是在人体相应的部位来诊察人体经络的异常和证候的方法。

近代根据古人触经按穴的诊察方法,发展地运用了经络传导刺激和反映症候的临床特性,来察知脏腑经络的病变。如望诊,有的患者当脏腑发生病变时,在皮肤上循经出现红线、白线和丘疹、湿疹、色素痣、扁平苔藓等带状分布,医者以此为线索,结合辨证施治和其他诊查方法,诊断疾病。问诊,在临床上询问时,有许多病人都是因局部不知缘故的疼痛、酸困等自觉症状来就诊,检查后,结果都与脏腑经络有关。触诊,针灸临床工作者,常沿问诊所得的线索,循经摸搪,按压穴位,如背俞及腹募穴,看是否有结节、过敏、压痛等异常,帮助诊断,并为针灸治疗提示重要部位。仪器,用经络测探仪,尤其是用耳针测探仪进行诊查,为进一步诊断,提示很有意义的线索。所以经络在诊断上也是很重要的。

4. **在治疗上的作用** 前已叙述,经络有内连脏腑,外络支节,运行气血,协调阴阳,传导感应,调整虚实的功能。故针灸治病,多按病位症状归经,采用循经取穴的方法进行治疗。不但有五输取穴、原络配穴、俞募配穴、异经取穴、巨刺、缪刺、刺络和上病取下、下病取上的治疗方法。而且还有按照经络循行的方向,进行迎随补泻的针刺手法。所以经络在治疗上也有它的特殊价值。

5. **感觉传导与经络有密切关系** 针灸临床诊疗,基本依经络的传导来完成,故研究经络的传导,对进一步理解和探索经络的实质,有很重要的意义。根据 1964 年 3 月在中医研究院针灸研究所 1980 例患者,全身 58 个穴位,针 6439 次的结果,循经的占 69.7%,穴位周围的占 24.03%,不循经的仅占 6.27%。临床上有某些典型例子基本上是与经脉循行部位相符合的。例如针陷谷穴的感觉沿胃经上至头维,下至内庭穴;针内关的感觉沿心包络经上至天池,下至中冲穴;针命门的感觉沿督脉上至大椎,下至长强穴。足以证明经络的传导,是有一定径线的。

针刺部位的不同也影响着感传径线的变化:头顶、胸腹和背部穴位,感觉常为片状放散,传导近而不循经的较多。如针天枢穴感觉多为片状放散或斜行传导,以不循经的和传到一侧腹部的较多,肺俞、心俞感传常沿肋骨放散,有时并放散到胸腔或腹腔;这说明背部"俞穴"、腹部"募穴"确实与脏腑有关系。四肢穴位,尤其是肘膝以下的穴位,感觉多为循经传导,并且传导波较远。如针足三里的感传上至头维,下至足次趾,等等。也说明了"五输穴"与经脉确有密切的关系。

第二节 腧 穴

腧穴是人体脏腑经络之气输注,聚结于体表的部位,也是施行针灸治病的处所。腧穴是经穴、奇穴、阿是穴等的总称。在《内经》里腧、输、俞三字通用。腧通输,有转输流注之意,俞为简写。穴有空隙的含义,像隐藏之土室与空洞。腧穴在《内经》里称为气穴、骨空,在晋初皇甫谧《甲乙经》自序中称为孔穴,到元代《金兰循经》中称为经穴。

一、腧穴的分类

腧穴的种类很多,但总括起来不外三类:

1. **经穴** 是《内经》《铜人经》里有记载属于十四经系统内的腧穴。经穴这个名称,可能是因为这些穴位分别联属在一定的经络通路上,和经络脏腑有着密切关系而命名的。但在文字记载上,到元代《金兰循经》中始有称腧穴为经穴的记载。

穴数的记载:《内经》中有 365 个穴数,但因年代古远,有所遗缺,现在《内经》原文中只有单穴 25 个,双穴 135 个,共 295 个穴数;《甲乙经》中有单穴 49 个,双穴 300 个,共 649 个穴数;《铜人腧穴针灸图经》中有单穴 51 个,双穴 303 个,共 657 个穴数;《针灸大成》中有单穴 51 个,双穴 308 个,共 667 个穴数。根据各家腧穴数目的记载来看,历代腧穴数目随历史的进程是逐渐发展的。

2. **经外奇穴** 是不属于十四经系统内的穴位。也是历代针灸工作者在临床治疗中逐渐发现积累起来的经验穴位。如太阳部位的太阳穴治头痛、眼病;眉中的鱼腰治眼病等都有一定的疗效。所谓经外奇穴,并不是说它与经络循行道路绝对无关,而仅是表示它不属于原来的三百六十多个经穴而已。如古人将《内经》未载的穴称奇穴,《铜人经》未载的穴称别穴,现在习惯上称《内经》《铜人经》未载的穴皆为经外奇穴。

3. **阿是穴** 是在患处或过敏点上或患处附近施行针灸的部位。它没有固定的位置,是在患处选择适当的部位进针,也就是《内经》所说的"以痛为腧"的取穴法。阿是穴在唐代《千金方》中就有记载,后世《针方六集》的"不定穴"、《医学纲目》的"天应穴"等,名称虽然不同,但仍属一类。

二、腧穴的作用

腧穴分布在一定的经络循行路线上,它的作用和经络是密切相关的,在生理上,腧穴是脏腑经气运行输注、积聚出入之处所。在病理上,某经脏腑发病时,往往在某经的穴位上出现疼痛、麻痹或过敏等。在诊断上,常用手指压按各经的穴位和"俞穴""募穴"寻找压痛点,诊查疾病。针灸治疗就是根据这些特点施行补虚泻实、扶正驱邪来调整经络、脏腑之功能,而治愈疾病。所以腧穴几千年来一直是针灸、按摩治病的专用部位。但每个腧穴的主治范围很广,全身腧穴又很多,为了便于记忆,根据古代和现代文献的记载及临床治疗经验,将所有腧穴按部归类分别将主治重点的共同性简述如下:

1. **头、面、颈、项部腧穴** 主治局部病和腧穴邻近器官及神志病(图1)。

2. **胸、腹、背、腰部腧穴** 主治局部病和腧穴部位的脏腑器官病。后背上部的腧穴兼治发热和上肢病;腰部以下的腧穴兼治虚寒症和下肢病(图2~图4)。

3. **肘、膝以上腧穴** 主治局部病和腧穴邻近病。

4. **肘、膝以下腧穴** 主治局部病和腧穴邻近病,主要治疗本经的经络病和络属脏腑器官的疾病。如肺经腧穴能治喉、胸、肺的病;大肠经腧穴能治头、面、口、眼、喉和发热病;胃经腧穴能治头、面、鼻、齿、胃、肠和发热病;脾经腧穴能治脾、胃病;心经腧穴能治胸、心和神志病;小肠经腧穴能治头、项、眼、耳和发热病;膀胱经腧穴能治头、项、腰、背、膀胱和发热病;肾经腧穴能治生殖、泌尿系和咽喉病;心包络经腧穴能治胸、心、胃、和神志病;三焦经腧穴能治头、耳、眼、胸、胁和发热病;胆经腧穴能治头、眼、耳、胁和发热病;肝经腧穴能治胸、胁、肝的病。总之头面躯干的穴位主治是以分部为主,四肢,尤其是肘膝以下的以分经为主(图5~图9)。

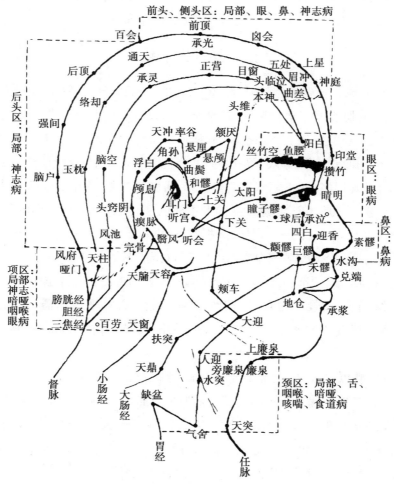

图 1　头面颈项部腧穴和主治

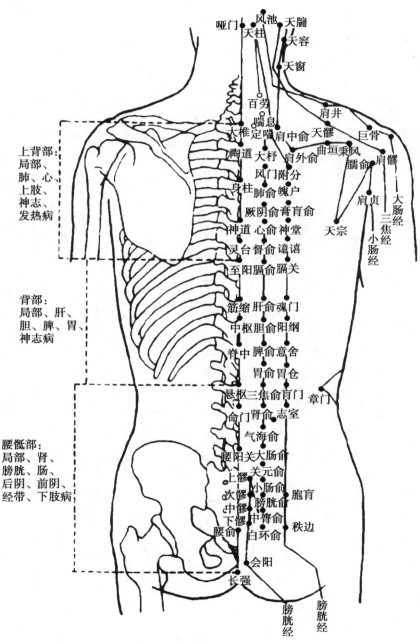

图 2　背腰部腧穴和主治

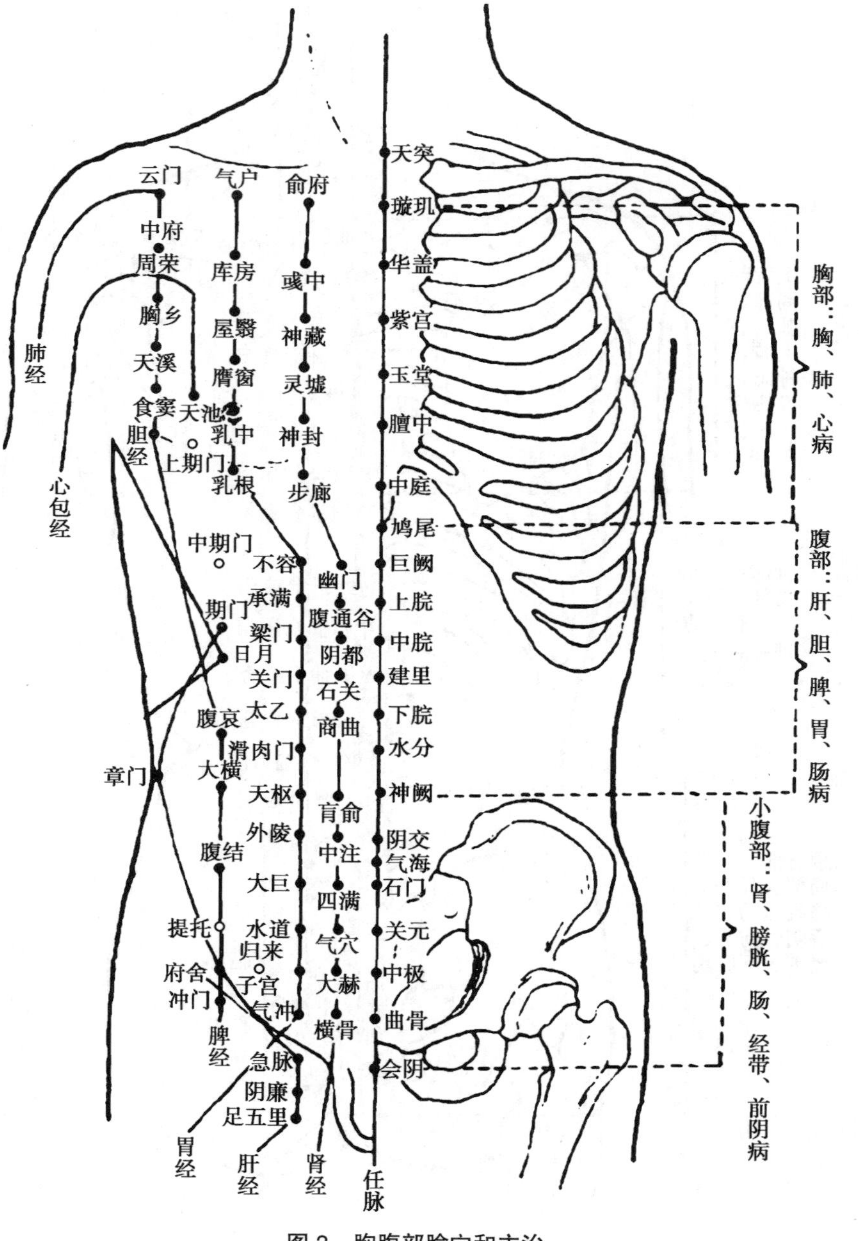

云门　气户　俞府　天突
中府　　　　璇玑
周荣　库房　彧中　华盖
胸乡　屋翳　神藏　紫宫
天溪　膺窗　灵墟　玉堂
食窦　　　神封　膻中
　天池　乳中　步廊　
肺经　上期门　乳根　中庭
心包经　胆经　　　鸠尾
　　中期门　不容　幽门　巨阙
期门　承满　腹通谷　上脘
梁门　阴都　中脘
日月　关门　石关　建里
腹哀　太乙　商曲　下脘
　滑肉门　　水分
章门　大横　天枢　肓俞　神阙
腹结　外陵　中注　阴交
　大巨　四满　气海
提托　水道　气穴　石门
府舍　归来　大赫　关元
冲门　子宫　横骨　中极
脾经　气冲　　曲骨
急脉　　　会阴
阴廉
足五里
胃经　肝经　肾经　任脉

胸部：胸、肺、心病
腹部：肝、胆、脾、胃、肠病
小腹部：肾、膀胱、肠、经带、前阴病

图3　胸腹部腧穴和主治

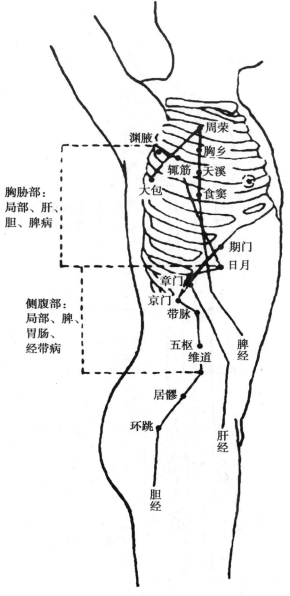

胸胁部：
局部、肝、
胆、脾病

渊腋
周荣
胸乡
辄筋　天溪
大包　食窦
期门
日月
章门
京门
带脉
五枢
维道
居髎
环跳
脾经
肝经
胆经

侧腹部：
局部、脾、
胃肠、
经带病

图4　胸胁侧腹部腧穴和主治

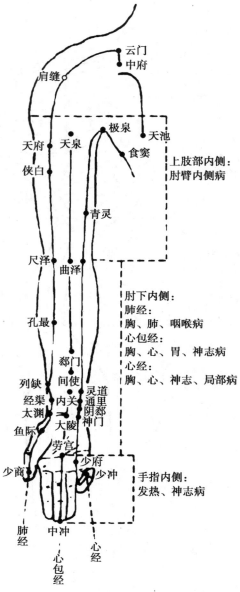

图 5 上肢部内侧腧穴和主治

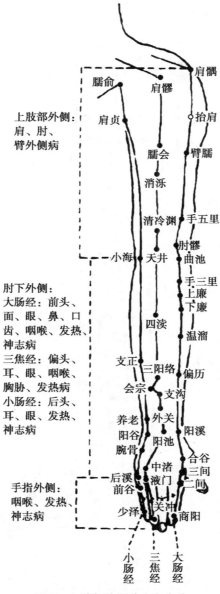

图 6　上肢部外侧腧穴和主治

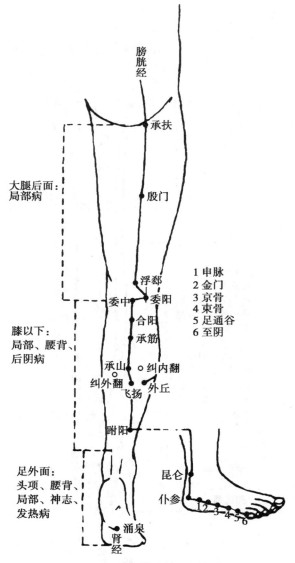

图 7　下肢部背面腧穴和主治

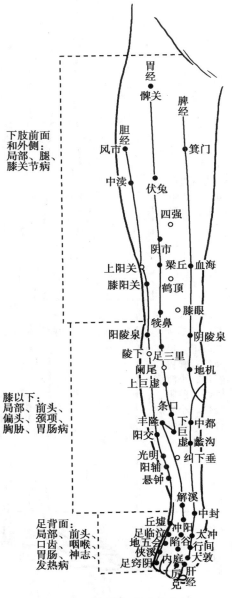

下肢前面和外侧：局部、腿、膝关节病

膝以下：局部、前头、偏头、颈项、胸胁、胃肠病

足背面：局部、前头、口齿、咽喉、胃肠、神志、发热病

图8 下肢部前面腧穴和主治

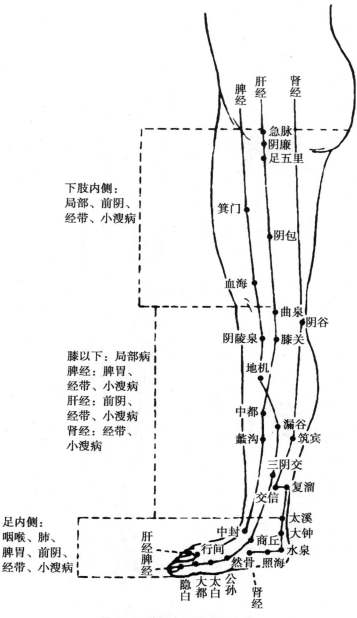

下肢内侧：
局部、前阴、
经带、小溲病

膝以下：局部病
脾经：脾胃、
经带、小溲病
肝经：前阴、
经带、小溲病
肾经：经带、
小溲病

足内侧：
咽喉、肺、
脾胃、前阴、
经带、小溲病

脾经　肝经　肾经

急脉
阴廉
足五里

箕门

阴包

血海

曲泉　阴谷
阴陵泉　膝关
地机

中都　漏谷
蠡沟　筑宾
三阴交
复溜
交信
太溪
大钟
中封　商丘　水泉
肝经脾经　行间　然骨　照海
隐白　大都　太白　公孙
　　　　　　　　　肾经

图 9　下肢部内侧腧穴和主治

三、取 穴 法

寻找腧穴的位置,称为取穴。取穴准确与否直接影响治疗效果。为了取穴准确,必须掌握骨度折量分寸和体表天然标志。在取穴时首先要根据各部腧穴的具体情况,医生、患者用一定的姿势、动作(如患者的坐、卧、屈肘、张口和医生的推、拉、翻、转等)将体位姿势摆好,再采用骨度分寸折量取穴法、天然标志取穴法和手指同身寸取穴法。确定穴位的部位后,还要用手指在取穴部位行按压、分拨等手法,避开筋骨血管,寻到孔隙凹陷或压之出现酸、麻、胀感觉时,才能取得准确穴位。

1. 骨度分寸折量取穴法 是将病人身体某一部位的距离,折作一定的寸数,按规定寸数取穴。《灵枢·骨度》篇说的"众人之度,人长七尺五寸"。是说不论男女老少,高矮、肥瘦都是一样按"骨度法"折量。如肘横纹至腕横纹折作一尺二寸,取穴就以它作为折算的标准。这种取穴法头面四肢都可使用(图10、表2)。

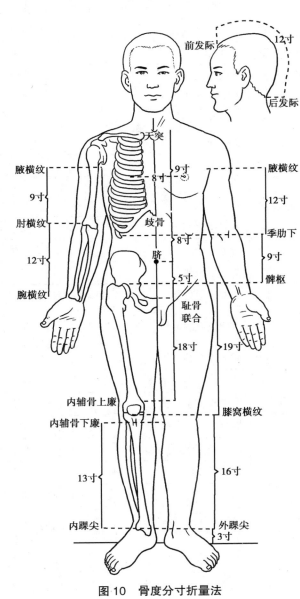

图10 骨度分寸折量法

表2　常用骨度分寸折量法

部位	起止部位	骨度分寸	度量法	说明
头面颈项部	眉心至前发际	3寸	直寸	前后发际不明者,从眉心至大椎折作18寸
	前发际至后发际	12寸	直寸	头维穴至神庭穴折作4.5寸
	后发际至大椎	3寸	直寸	完骨指耳后乳突骨
	前发际至颐	1尺	直寸	
	两头维之间	9寸	横寸	
	耳后两完骨之间	9寸	横寸	
	结喉至缺盆	4寸	直寸	
胸腹部	天突至歧骨	9寸	直寸	歧骨指剑突
	歧骨至肚脐	8寸	直寸	横骨上廉指耻骨联合上缘
	肚脐至横骨上廉	5寸	直寸	胸肋部的直寸按肋骨计算,一肋骨折作1.6寸
	两乳头之间	8寸	横寸	季肋指十一肋端
	腋下至季肋	12寸	直寸	髀枢指环跳处
	季肋下至髀枢	9寸	直寸	
背部	大椎下至尾骶	21椎3尺	直寸	大椎以下按脊椎数计算
上肢部	腋前纹至肘横纹	9寸	直寸	腋前纹至腕横纹用于手三阴、三阳经的直寸
	肘横纹至腕横纹	12寸	直寸	
	腕横纹至中指本节	4寸	直寸	
	中指本节至其末	4.5寸	直寸	
下肢部	横骨上廉至内辅骨上廉	18寸	直寸	内辅骨上廉指股骨内上髁
	内辅骨下廉至内踝尖	13寸	直寸	臀横纹至膝中折作14寸
	髀枢至膝中	19寸	直寸	膝中指膝盖中央或膝窝横纹
	膝中至外踝尖	16寸	直寸	膝内侧用于足三阴经的直寸
	外踝尖至足底	3寸	直寸	膝外侧用于足三阳经的直寸
	足长	12寸	长度	

2. **手指同身寸取穴法**　一种是中指同身寸;是以患者的中指屈曲,以中指中节内侧面,两端横纹尖之间的距离,折作一同身寸(图11)。

另一种是横指同身寸,是以患者的手指第一、二关节处为准,分为一横指、二横指、三横指、四横指。四横指相当于中指同身寸 3 寸。如果针灸医生的手指和病人的手指长短、粗细相近时,医生就可以用自己的手指直接量取病人的穴位;若是病人身材过高或过矮,医生可以根据病人的手指长短、粗细的比例,按照自己的手指适当增减用以量取病人的穴位。这种取穴法,多用于四肢的直寸和背部的横寸(图 12)。

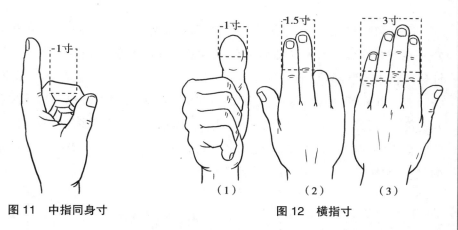

图 11　中指同身寸　　　　　　　　图 12　横指寸

3. 人身天然标志取穴法　是以患者的天然标志取穴的方法。如两乳头之间取膻中,剑突与肚脐之间取中脘,目内眦取睛明,眉头陷中取攒竹,十指尖取十宣,屈肘横纹头取曲池,第一胸椎上取大椎,屈膝膝盖下取犊鼻,膝窝横纹中取委中等。这种取穴法,适用于一部分穴位。

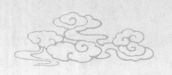

第二章　经络腧穴各论

经络和腧穴,是不可分割的完整系统,在临床治疗中,除个别奇穴和新穴外,都要循经取穴,因为针刺和艾灸的感应是靠经络传递,取得疗效的。许多针灸医籍中,把经络和腧穴分开论述,是为了叙述的方便。笔者为实际应用,将两者一并介绍,按照每条经络的循行路线、生理功能和病理症候,及该经腧穴的部位、穴释、功能、主治和针灸方法,分别叙述。并对某些穴位根据前人经验和个人临床体会加了按语,使读者对每条经络和它的腧穴有一个比较系统的概念,并能抓住重点,以便临床运用。

第一节　手太阴肺经

起于中府,终于少商,左右共 22 穴。取少商、鱼际、太渊、经渠、尺泽,为井、荥、输、经、合。本穴经渠,络穴列缺,俞穴肺俞,募穴中府,郄穴孔最。

循行概述:起于中焦,横行出于中府,沿着胸上外侧及上肢内侧上缘下行,过肘、腕桡侧,至拇指内侧端的少商穴。腕后的支脉,从列缺走向食指内侧端和手阳明经相接。中焦的支脉,向下联络大肠,上行归属肺脏(图 13)。

生理功能:肺位于胸中,上连气道,和大肠互为表里,外合皮毛,开窍于鼻。主行气调节呼吸,为气机出入升降之枢纽,"肺朝百脉",而能煦泽皮毛肌肤,抵御外邪。

病理证候:经络症:伤风自汗,缺盆和肩臂内侧前缘至拇指内侧肺经循行线之肿痛、麻痹、厥冷。

脏腑症:咳嗽哮喘,胸中满闷,咽肿口渴,咳吐脓痰,气郁气短。肺气竭绝,则不能行气布津,温养皮毛,而见指(趾)甲干枯,毫毛脱落。

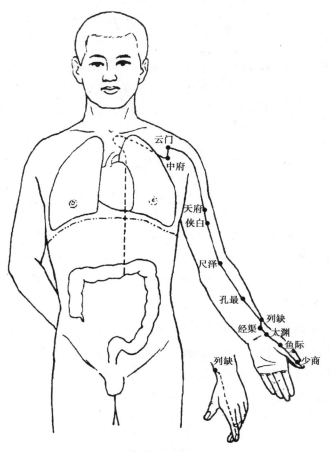

图 13　手太阴肺经循行示意图和腧穴

肺经穴歌：

> 手太阴肺十一穴，中府云门天府诀；
>
> 侠白尺泽孔最存，列缺经渠太渊涉；
>
> 鱼际拇指白肉际，少商甲角如韭叶。

中　府

部位： 仰卧取穴。在任脉旁 6 寸，云门下约 1 寸，第一肋间隙外侧（图 13）。

穴释： 中，胸中；府，府库。此穴在胸部，为肺气聚集贮藏之府，故名中府。

针灸： 向下斜刺 3~5 分；灸 5~10 分钟。

功能： 调理肺气，养阴清热。

主治:胸痛,烦满,咳嗽,哮喘,腹胀,支气管炎,肺炎,肺结核,肩背酸痛等。

按语:中府系肺之募穴。手太阴肺经和足太阴脾经之会穴。除能治疗本经咳嗽、气喘,胸部胀满,尚可治疗脾经病症,如脾失运化纳差、腹胀。该穴也是肺脏病变出现经络反应的压痛点,近代用来诊断肺结核,有一定参考价值,故亦为治疗肺结核的主穴。配肺俞、百劳、定喘、膻中治疗慢性气管炎。痰盛加丰隆。

云 门

部位:仰卧用手叉腰取穴。在任脉旁6寸,锁骨外下方凹陷中(图13)。

穴释:云,云雾;门,门户。"肺开窍于鼻,五气入鼻,藏于心肺",再由此穴如云雾样的温润全身,故名云门。

针灸:直刺5~8分;灸5~10分钟。

功能:调理肺气。

主治:胸痛烦满,咳嗽,哮喘,肩臂疼痛、麻木等。

按语:云门与中府仅一肋之隔,虽在治疗肺经病症的作用上略同,但无肺募的特殊性。因其感应能理想地沿本经传到上肢远端,故常作为治疗肩臂疼痛及上肢麻木等症的主穴。配天府、尺泽、列缺治疗臂内前缘的疼痛和麻木。

天 府

部位:垂臂或举臂取穴。在上臂内侧,腋前纹头下3寸筋骨间。垂臂与乳头平齐(图13)。

穴释:天,高上为天,"府",府库。"天食人以五气",此穴为肺气聚会与输布之处,故名天府。

针灸:直刺5~8分。

功能:调理肺气,清热凉血。

主治:咳嗽,哮喘,吐血,鼻衄,喉肿,精神病,肩臂痛等。

侠 白

部位:垂臂取穴。在天府下1寸筋骨间(图13)。

穴释:侠,同夹;白,肺色白。两臂下垂,此穴夹在肺脏两旁白肉间,故名侠白。

针灸：直刺 5~8 分；灸 5~10 分钟。

功能：调理肺气。

主治：胸痛,胸中烦满,咳嗽,气短,心悸,心痛等。

按语：侠白系手太阴肺经之经别,散于胸中。故可治疗胸痛、胸中烦满、心悸、心痛等症。配心俞、膈俞、内关治疗心脏病。

尺　泽

部位：取穴法有三种。

1. 屈肘拱手,在大肠经曲池内 1 寸横纹端。

2. 屈肘仰掌,在肘窝横纹中央,大筋(肱二头肌腱)外侧凹陷中。

3. 伸臂使肘窝静脉暴露,用于三棱针放血(图 14)。

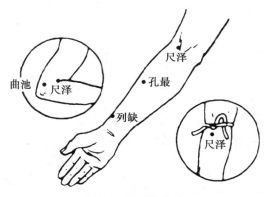

图 14　尺泽取穴法

穴释：尺,从此处至寸口一尺;"泽" 湖泽。此穴在屈肘肘横纹似湖的凹陷中,故名尺泽。

针灸：直刺 1~1.5 寸;灸 5~10 分钟。

功能：调理肺气,清热和中。

主治：胸胁胀满,咳嗽,哮喘,咯血,鼻衄,咽喉肿痛,腹痛,吐泻,小儿惊风,上肢瘫痪,肘臂挛痛等。

按语：尺泽系肺经之合穴。上述三种不同取穴法,其治疗作用有别。第一种取穴,常配肩髃、列缺、三间治疗上肢瘫痪和肘臂痛。第二种取穴,常配膻中、定喘治疗胸满、哮喘。第三种取穴,属点刺放血,常配少商、合谷治疗咽喉肿痛。配委中治疗急性腹痛,吐泻等。

孔 最

部位:伸肘握拳取穴。在前臂掌面桡侧,太渊上 7 寸凹陷中,伸肘手虎口向上握拳时凹陷最明显,并且有压痛(图 14)。

穴释:孔,孔隙;最,甚大也。掌心向上握拳,此穴在腕上 7 寸最大的凹陷处,故名孔最。

针灸:直刺 1~1.5 寸;灸 5~10 分钟。

功能:调理肺气,清热利咽。

主治:咳嗽,咯血,咽喉肿痛,身热无汗,肺炎,肘臂冷痛等。

按语:孔最系肺经之郄穴。配肺俞、风门、大椎治疗肺炎、发烧;加配合谷治疗高热、无汗。前人配膈俞、肺俞、曲池等穴医治咯血。日人泽田健谓孔最是灸治肛痔的名穴。

列 缺

部位:取穴法有两种。

1. 两手虎口交叉,食指尖端到达的凹陷就是本穴。

2. 手虎口向上,在大肠经阳溪后 1.5 寸(二横指)凹陷中(图 15)。

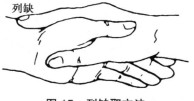

穴释:列,排列;缺,缺陷。此穴在腕上寸半,肺经经气运行到此裂缝、缺陷之处,故名列缺。

图 15 列缺取穴法

针灸:向前、后斜刺 5~8 分;灸 5~10 分钟。

功能:调理肺气,疏通经络。

主治:咳嗽,哮喘,头痛,颈项强痛,牙痛,咽喉肿痛,口眼歪斜,腕部腱鞘炎,腕痛、无力,上肢瘫痪等。

按语:列缺系肺经之络穴,别走手阳明大肠经。又是八脉交会穴之一,通任脉。历代针灸家对该穴的临床应用,积累了丰富的经验,将它列入四总要穴。该穴除能治疗本经的咳喘等症外,长于治疗外感引起的偏正头痛、颈项强痛、口眼㖞斜等症。配合谷、鱼际、少商治疗咽喉肿痛,气逆咳喘。配照海治疗肾阴虚损之咽喉干痛。

经 渠

部位: 仰掌避开动脉取穴。在太渊后1寸,桡动脉桡侧凹陷中(图13)。

穴释: 经,经气;渠,水沟。肺经经气像水在此穴处流注,故名经渠。

针灸: 直刺2~5分。

功能: 调理肺气。

主治: 咳嗽,哮喘,咽喉肿痛,腕痛、无力等。

按语: 经渠系肺经之经穴。配合谷、少商治疗咽喉肿痛。

太 渊

部位: 仰掌避开动脉取穴。在手腕掌面桡侧横纹上,桡动脉桡侧凹陷中(图13)。

穴释: 太,大之甚;渊,深潭。肺经经气运行、聚集到此穴,为凹陷最深之处,故名太渊。

针灸: 直刺2~5分;灸1~3分钟。

功能: 调理肺气,止咳化痰。

主治: 胸满,咳嗽,哮喘,肺痨咳血,无脉症等。

按语: 太渊系肺经之输穴,原穴,又是八会穴中之脉会。常用于治疗咳喘、无脉症等。配内关、神门治疗胸痛、心痛、心悸。

鱼 际

部位: 仰掌取穴。在拇指掌指关节后内侧,太渊前1寸赤白肉际凹陷中(图13)。

穴释: 鱼,鱼际肌;际,边际。此穴在拇指本节后赤白肉际,故名鱼际。

针灸: 直刺5~8分;灸3~5分钟。

功能: 调理肺气,清热利咽。

主治: 咳嗽吐血,身热,头痛,咽喉肿痛,肺炎,乳房肿痛,肘痛,指挛等。

按语: 鱼际系肺经之荥穴,多用于外感风寒引起的头痛、身热、咳喘等症。

配少泽、乳根、足三里治疗乳房肿痛。配少商、肺俞、中府治疗肺炎。

少　商

部位：伸指取穴。在拇指内侧（桡侧）指甲角外约1分（图13）。

穴释：少，幼小为少；商，肺属金，在五音为商。此穴为肺经脉气初出之井，故名少商。

针灸：斜刺1~2分或点刺出血。

功能：清肺利咽，清热醒神。

主治：中风，中暑，昏迷，休克，癔病，癫狂，伤风，发热，咽喉肿痛，鼻衄，腮肿，乳蛾，手指挛痛等。

按语：少商系肺经之井穴。是治疗中风、晕厥、昏迷、休克的重要急救穴之一。因有清肺利咽的功能，用点刺出血的方法配十宣、翳风治疗乳蛾、发热、咽肿、喉闭等症，加配人中治疗中暑昏迷。

第二节　手阳明大肠经

本经起于商阳，终于迎香，左右共40穴。取商阳、二间、三间、合谷、阳溪、曲池，为井、荥、输、原、经、合。本穴商阳，络穴偏历，俞穴大肠俞，募穴天枢，郄穴温溜。

循行概述：起于商阳，沿着食指内侧及上肢外侧上缘上行，过腕、肘、肩端、曲颊、口角至鼻孔旁边迎香和足阳明经相接。肩部的支脉，从巨骨交会督脉大椎。过颊部的支脉，入下齿，绕口环唇交会人中。肩部缺盆的支脉，入里联络肺脏，向下归属大肠（图16）。

生理功能：大肠包括回肠和广肠。大肠上接阑门，下接直肠和肛门。和肺互为表里。大肠司传送、排泄糟粕。

病理证候：经络症：牙痛颈肿，口干喉痹，咽梗不通，鼻塞流涕，鼻衄，目黄，肩臂上缘至食指等大肠经循行线之肿痛、麻痹、厥冷。

脏腑症：腹痛、肠鸣、便秘、泄泻、下血、脱肛。大肠气竭绝，则泄利无度。

大肠经穴歌：

　　　　　二十大肠起商阳，二间三间合谷藏；

阳溪偏历温溜济,下廉上廉三里长;

曲池肘髎五里近,臂臑肩髃巨骨当;

天鼎扶突禾髎接,鼻旁五分号迎香。

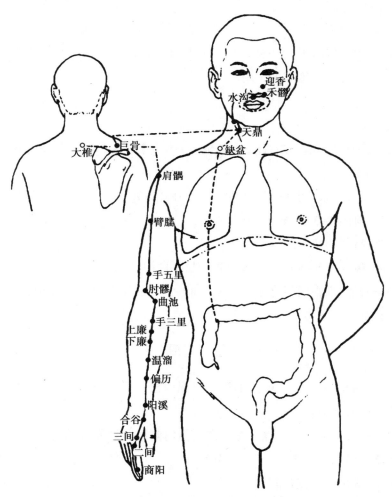

图16　手阳明大肠经循行示意图和腧穴

商　阳

部位:伸指取穴。在食指内侧(桡侧)指甲角外约1分(图16)。

穴释:商,大肠属金,在五音为商;阳,阳经。此穴在手阳明大肠经,故名商阳。

针灸:斜刺 1~2 分或点刺出血;灸 3~5 分钟。

功能:清热醒神,疏泻阳明。

主治:中风,昏迷,耳鸣,耳聋,目赤,咽喉肿痛,齿痛,腮肿,热病汗不出,腹痛吐泻,乳蛾等。

按语:商阳系大肠经之井穴。有泻阳明热的作用。配少商、合谷、翳风治疗乳蛾、疟腮。配大椎、合谷、风门治发热汗不出。配人中、百会、内关治疗中风、昏迷、休克,有清热醒神作用。

二　间

部位:握拳取穴。在食指内侧(桡侧)第二掌指关节前横纹头赤白分肉间凹陷中(图 16)。

穴释:二,二数;间,间隔。此穴在食指内侧第二骨节后,故名二间。

针灸:斜刺 1~3 分;灸 5~10 分钟。

功能:清阳明热。

主治:鼻衄,口眼㖞斜,咽喉肿痛,腮肿,食积等。

按语:二间系在肠经之荥穴。配少商、合谷治疗咽喉肿痛,加配天府、膈俞治疗鼻出血。

三　间

部位:屈指或握拳取穴。在食指内侧(桡侧)第二掌指关节后,赤白分肉间凹陷中(图 16)。

穴释:三,三数;间,间隔。此穴在食指内侧第三骨节后,故名三间。

针灸:直刺 0.5~1.5 寸;灸 3~5 分钟。

功能:清热止痛,疏经利节。

主治:咽喉肿痛,梗塞,肠鸣,下泻,牙痛,齿龈肿痛,手背红肿,手指拘挛,上肢瘫痪等。

按语:三间系大肠经之输穴。与二间仅一节之隔,但二间穴长于治疗鼻衄,三间则长于本经的肠鸣亢进,急性下泄。此外尚有舒筋利节作用,对于手指拘急,握拳不开,用此穴深刺透后溪,常获显效。配天枢、气海、会阳、长强治疗洞泻。

合 谷

部位:取穴法有三种。

1. 拇食二指并拢,在拇食二指之间虎口纹头上。针沿食指侧直刺。

2. 拇食二指张开,在虎口上赤白肉际凹陷中。针向两掌骨间近端斜刺。

3. 握拳在第二掌指关节与第一掌骨腕端连线的中点,直刺透劳宫(图17)。

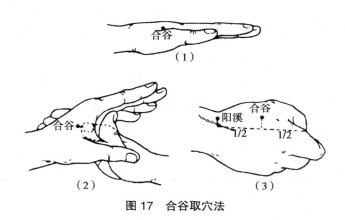

图 17　合谷取穴法

穴释:合,开合;谷,山谷空洞也。此穴在拇食二指岐骨间似谷的凹陷处,故名合谷。

针灸:直刺 0.5~1.5 寸;灸 5~20 分钟。

功能:清泻阳明,疏风镇痛,通经开窍。

主治:头痛,面肿,目赤生翳,聋哑,鼻衄,鼻塞,牙痛,口噤不开,口眼㖞斜,咽喉肿痛,痄腮,中风,瘫痪,荨麻疹,丹毒,瘾病,精神病,癫痫,吐泻,消渴,惊风,热病汗不出,三叉神经痛,扁桃体炎,臂痛,手挛,上肢麻痹,鹅掌风,滞产、难产,胎衣不下,闭经等。孕妇禁针灸。

按语:合谷系大肠经之原穴。是极为常用的名穴之一。有较好的解表退热和通经镇痛作用。治疗相当广泛,但由于取穴和刺法不同,其适应证亦随之有别。上述第一种针法,属于常规用穴法,正如《四总要穴歌》中"面口合谷收"之句,为后世治疗头面部疾病的依据。配风池治疗发热汗不出。配下关治疗上牙痛。配太冲古称"四关穴",有开窍醒神之功,故可治疗手足抽搐、小儿惊风、中风昏迷、口噤不开等。第二种针法,是笔者治疗狂躁型精神病的经验用穴法。进针后施以赤凤摇头手法,可立即使患者出现抑制状态,起到较理想的镇静作用。第三种针法常用于治疗鹅掌风。

阳　溪

部位:手虎口向上取穴。在手腕上侧腕横纹两筋间凹陷中。翘起拇指凹陷更明显(图18)。

穴释:阳,阳经;溪,水沟。此穴在手阳明经,腕部两筋间似溪的凹陷处,故名阳溪。

针灸:直刺5~8分;灸5~10分钟。

功能:清泻阳明,舒筋利节。

主治:头痛,耳鸣,耳聋,目痛生翳,咽喉肿痛,食道痉挛,腕部腱鞘炎,臂痛,腕痛、无力等。

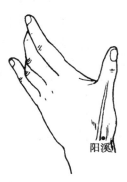

图 18　阳溪穴

按语:阳溪系大肠经之经穴。配合谷、阳池、外关对手指拘挛和腕痛疗效迅速。配三间、天突、间使治疗食道痉挛和咽喉气梗。

偏　历

部位:手虎口向上取穴。在阳溪后3寸桡骨外侧凹陷中(图16)。

穴释:偏,偏侧;历,经历。手阳明经经历手臂至此偏侧,别走太阴,故名偏历。

针灸:直刺0.5~1寸;灸5~10分钟。

功能:疏经活络。

主治:耳鸣,牙痛,口眼歪斜,腕部腱鞘炎,上肢酸痛,瘫痪等。

按语:偏历系大肠经之络穴,别走手太阴肺经。有疏经活络的功能,可用于两经产生的腕、臂、肘、肩疼痛及麻木不仁等。配阳溪、列缺治疗腕部腱鞘炎。

温　溜

部位:屈肘手虎口向上取穴。在阳溪(上6寸)与曲池之间,桡骨外侧凹陷中(图16)。

穴释:温,温暖;溜,流注。手阳明经之阳气流注至此,能温经散寒,故名温溜。

针灸:直刺 0.5~1 寸;灸 5~10 分钟。

功能:清泻阳明,疏经活络。

主治:头痛,面肿,癫狂症,扁桃体炎,上肢酸痛、瘫痪等。

按语:温溜系大肠经之郄穴。多用于治疗腹痛、肠澼等大肠之急性病。又有疏风通络、清上焦热的作用,用于癫狂、语无伦次等症。配合谷、少商、颊车治疗急性扁桃体炎。

下　廉

部位:屈肘手虎口向上取穴。在曲池下 4 寸筋肉之间(图 16)。

穴释:下,下端;廉,边缘,又与棱通。手阳明经循行于上肢外侧前缘,此穴在曲池下 4 寸,肌肉棱起的下端,故名下廉。

针灸:直刺 0.5~1 寸;灸 5~10 分钟。

功能:疏经活络。

主治:消化不良,腹痛,上肢酸痛、麻痹、瘫痪等。

上　廉

部位:屈肘手虎口向上取穴。在曲池下 3 寸筋肉之间(图 16)。

穴释:上,上端;廉,边缘,又与棱通。此穴在曲池下 3 寸,肌肉棱起的上端,故名上廉。

针灸:直刺 0.5~1 寸;灸 5~10 分钟。

功能:疏经活络。

主治:胸满,腹痛,腹胀,半身不遂,上肢酸痛、瘫痪等。

手　三　里

部位:屈肘拱手,手虎口向上取穴。在曲池下 2 寸筋肉之间(图 16)。

穴释:手与臂通;里,里程也,一里为 1 寸。此穴在肘髎下 3 寸,故名手三里。

针灸:直刺 1~1.5 寸;灸 5~10 分钟。

功能:清泻阳明,疏风活络。

主治:牙痛,颌痛,痄腮,胃痛,腹痛,腹泻,高血压,上肢麻痹、酸痛、瘫痪等。

按语：手三里长于经络病的治疗，因为它的针刺感应相当强烈，胜于曲池，是治疗小儿麻痹、瘫痪或肌肉萎缩、知觉迟钝的首选穴。配臂臑作"穴位埋线"，治疗上肢麻痹和肌肉萎缩等。近代已将其作为治疗高血压、淋巴结核等病的常用穴。

曲　　池

部位：屈肘拱手、手虎口向上取穴。在肘窝横纹头（桡侧）筋骨间凹陷中（图16）。

穴释：曲，曲角；池，水池。曲肘，此穴在肘骨内缘曲角似池的凹陷处，故名曲池。

针灸：直刺1~1.5寸；灸5~10分钟。

功能：调理肠胃，行气活血，疏筋利节。

主治：瘰疬，喉痹，咳嗽，哮喘，腹痛，吐泻，便秘，肠痈，水肿，湿疹，荨麻疹，皮肤瘙痒症，丹毒，高血压，月经不调，上肢肿痛、麻痹、瘫痪等。

按语：曲池系大肠经之合穴。有疏风清热、行气和血、利节通络的功效。它不但是上肢筋缓臂细或拘急挛痛、半身不遂等经络症的常用穴，还对本腑的上吐下泻、大便秘结、痢疾、肠痈等病症及肺经的咳嗽、哮喘、咽痛、喉痹也有一定的疗效。常用曲池透臂臑治疗淋巴结核。配合谷、风市、血海、足三里、三阴交治疗湿疹和皮肤瘙痒。

肘　　髎

部位：屈肘取穴。在曲池外上方1寸，肱骨边缘凹陷中（图16）。

穴释：肘，肘骨；髎同窌，骨之空隙。此穴在曲池上，肘大骨外缘凹陷中，故名肘髎。

针灸：直刺5~8分；灸5~10分钟。

功能：舒筋利节。

主治：臂肘酸痛、麻痹、痉挛，上肢瘫痪等。

手　五　里

部位：屈肘取穴。在曲池上3寸，筋骨间凹陷中（图16）。

穴释:五,五数;里,里程。一里为 1 寸,此穴在天府下 5 寸,故名五里。

针灸:直刺 5~8 分;灸 5~10 分钟。

功能:行气散瘀。

主治:瘰疬,瘿气,咳嗽,吐血,肘臂酸痛等。

臂　臑

部位:垂臂屈肘取穴。在曲池上 7 寸,三角肌下端凹陷中(图 16)。

穴释:臂同膊、膀;臑,肩膊下胭肉。此穴在肩膊下胭肉端。故名臂臑。

针灸:直刺 1~1.5 寸;灸 5~10 分钟。

功能:疏经散风。

主治:颈项强痛,瘰疬,瘿气,癫痫,上肢瘫痪,肩臂痛等。

按语:臂臑系手阳明大肠经、手太阳小肠经、足太阳膀胱经和阳维脉之会穴。有疏风、散寒通络的作用,治疗外感风寒所致的头项强痛。又可治疗肩背痛和胸痛。对瘫痪、小儿麻痹、肌肉萎缩的病人,疗效胜于肩髃。配合谷、膻中埋线治疗癫痫。

肩　髃

部位:正坐将胳膊举与肩平取穴。在肩头前面正中凹陷中(图 16)。

穴释:肩,肩骨;髃,髃骨。举臂此穴在肩前两骨间凹陷中,故名肩髃。

针灸:向腋窝直刺 1~2 寸;灸 5~10 分钟。

功能:理气化痰,舒筋利节。

主治:颈项强痛,瘰疬,瘿气,麻痹,半身不遂,瘫痪,肩关节周围炎,肩臂酸痛,手臂拘急等。

按语:肩髃系手阳明大肠经和阳跷脉之会穴。能治疗本经病症和上肢挛痛及瘫痪。配肩髎、臑会、条口治疗肩关节周围炎。配曲池、外关、合谷、环跳、阳陵泉、悬钟治疗偏瘫。

巨　骨

部位:正坐垂肩取穴。在肩头之上,锁骨肩峰与肩胛冈之间的凹陷中(图 16)。

穴释:巨,形似巨字;骨,锁骨,谓之巨骨。此穴在肩上两叉骨间,似"巨"字形的凹陷中,故名巨骨。

针灸:直刺 5~8 分;灸 5~10 分钟。

功能:宽胸理气,疏经利节。

主治:胸中满闷,瘰疬,瘿气,半身不遂,屈伸困难,颈项强痛,肩臂酸痛等。

按语:巨骨系手阳明大肠经和阳跷脉之会穴。配风池、悬钟治疗颈项强痛。

天 鼎

部位:正坐直颈取穴。在颈侧部扶突下 1 寸,胸锁乳突肌后缘(图 16)。

穴释:天,头颈在上为天;鼎,三足两耳煮茶、焚香之古鼎。此穴在颈旁似鼎状的三条肌腱顶部,故名天鼎。

针灸:向前斜刺 0.5~1 寸;灸 3~5 分钟。

功能:理气化痰,清利咽膈。

主治:咽喉肿痛,气梗,瘰疬,瘿气,胸、背胀痛等。

扶 突

部位:正坐直颈取穴。在颈侧部结喉旁 3 寸,胸锁乳突肌后缘(图 1)。

穴释:扶,铺四指曰扶,为三寸;突,突起。此穴在结喉突起旁三寸肌肉隆起处,故名扶突。

针灸:向前或向后斜刺 0.5~1 寸;灸 3~5 分钟。

功能:理气化痰,清利咽膈。

主治:咳嗽,哮喘,咽喉肿痛,瘰疬,瘿气等。

禾 髎

部位:正坐或仰卧取穴。在鼻翼直下,督脉人中旁五分(图 16)。

穴释:禾,五谷也;髎同窌,骨之空隙。此穴在鼻翼下凹陷中,可嗅到五谷气味之处,故名禾髎。

针灸:直刺 2~3 分。

功能:散风清热。

主治:鼻塞,流涕,鼻衄,嗅觉不灵,昏厥,口噤不开,口眼㖞斜等。

迎　香

部位:正坐或仰卧取穴。在鼻唇沟上端,鼻侧凹陷中(图16)。

穴释:迎,迎接;香,芳香。此穴在鼻唇沟中,能迎、嗅芳香气味之处,故名迎香。

针灸:直刺或向鼻孔斜刺 2~5 分。

功能:清热散风,通利鼻窍。

主治:面痒,面痛,浮肿,口眼㖞斜,鼻塞,鼻衄,嗅觉失灵,鼻炎等。

按语:迎香系手阳明大肠经和足阳明胃经之会穴。顾名思义,其穴为治疗鼻病的主穴。有散面风,清肺热的作用,治鼻塞、鼻衄、面部肿痛、瘙痒、麻木及蚁走感。配上星、攒竹、上迎香、合谷治疗急、慢性鼻炎和嗅觉失灵。

第三节　足阳明胃经

本经起于承泣,终于厉兑,左右共 90 穴。取厉兑、内庭、陷谷、冲阳、解溪、足三里,为井、荥、输、原、经、合。本穴足三里,络穴丰隆,郄穴梁丘,俞穴胃俞,募穴中脘。

循行概述:起于承泣,沿着口角绕口唇、耳前,从下颌、咽喉、缺盆、乳线、脐旁及下肢外侧前缘下行,过膝、胫前面、足跗至二趾外侧端厉兑。胫部的支脉,从丰隆至中趾外侧。足跗部的支脉,从冲阳至大趾内侧端和足太阴经相接。缺盆的支脉,入里下行归属胃腑,联络脾脏(图19)。

生理功能:胃在膈下,上接食道,下通小肠,胃上口为贲门,又名上脘,下口为幽门,又名下脘,统称胃脘。和脾互为表里,胃主受纳腐熟,消化水谷,司升清降浊,为后天之本,化气生血之源泉。

病理症候:经络症:身热阵寒,高热谵语,口唇生疮,牙痛喉肿,口㖞眼斜,鼻痛流血,鼻塞流涕和胸、腹、股、膝、胫至次趾等胃经循行线之肿痛、麻痹、厥冷。

脏腑症:胃脘胀痛,消谷善饥,呕吐吞酸,水肿,肠鸣,腹部膨胀,食难消化。胃气竭绝,则不能纳谷。

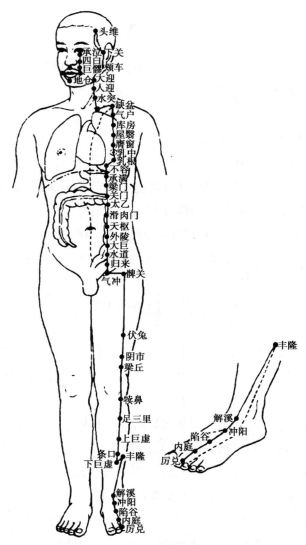

图 19　足阳明胃经循行示意图和腧穴

胃经穴歌：

四十五穴足阳明，承泣四白巨髎经。

头维下关颊车穴，地仓大迎对人迎。

水突气舍连缺盆，气户库房屋翳屯。

膺窗乳中接乳根，不容承满与梁门。

关门太乙滑肉门，天枢外陵大巨存。

水道归来气冲次，髀关伏兔走阴市。

梁丘犊鼻足三里，上巨虚连条口行。

下巨虚跳上丰隆，解溪冲阳陷谷中。

内庭穴在二趾缝，次趾甲角厉兑停。

承 泣

部位：正坐或仰卧取穴。在瞳孔下7分，下眼眶上缘凹陷中（图19）。

穴释：承，承受，泣，泪下曰泣。此穴在下眼眶上缘陷中，能承受眼泪之处，故名承泣。

针灸：直刺2~3分或沿皮刺透睛明。

功能：清头明目，疏风活络。

主治：目赤肿痛，青盲，近视，口眼㖞斜，视神经萎缩，泪囊炎等。

按语：承泣系足阳明胃经、阳跷脉和任脉之会穴。是治眼病的主穴。透睛明治疗近视眼，加配合谷、风池治疗泪囊炎。

四 白

部位：正坐或仰卧取穴。在瞳孔下1寸，眶下孔凹陷中（图19）。

穴释：四，四方；白，光明洁白。此穴在目下，针后使眼睛明亮，观看四方万物，故名四白。

针灸：直刺2~3分或沿皮刺透睛明。

功能：清头明目，疏风活络。

主治：头痛，眩晕，目痛，目赤生翳，夜盲，青盲，近视，口眼歪斜，三叉神经痛，鼻炎等。

巨 髎

部位：正坐或仰面取穴。在瞳孔直下，平齐人中穴的凹陷中（图19）。

穴释：巨，大也；髎，通窌，骨之空隙。此穴在颧骨下，突隙最大之处，故名巨髎。

针灸：直刺0.5~1寸；灸3~5分钟。

功能：清热散风，疏经镇痛。

主治:目痛,鼻塞,唇颊肿痛,牙痛,面神经麻痹,三叉神经痛等。

按语:巨髎系足阳明胃经、手阳明大肠经和阳跷脉之会穴。是治疗牙痛和颜面神经麻痹的主穴。配下关、合谷治疗上牙痛。

地 仓

部位:正坐或仰卧取穴。在口角外边,直对瞳孔(图 19)。

穴释:地,口为地,"地食人以五味";仓,仓廪。此穴在口角旁,闭口凹陷似仓之处,故名地仓。

针灸:直刺 2~3 分或横刺透颊车;灸 5~10 分钟。

功能:清热散风,疏经镇痛。

主治:面肿,口眼歪斜,口疮流涎,失音不语,惊风等。

按语:地仓系足阳明胃经、手阳明大肠经和阳跷脉之会穴。《玉龙歌》《杂病穴法歌》等许多古著皆有"地仓连颊车治疗口眼歪斜"之句。近代也常以此穴透颊车,治疗颜面神经麻痹和痉挛。

大迎(髓孔)

部位:仰卧取穴。在下颌角前 1.3 寸,下颌底上方,咬肌前缘凹陷中(图 19)。

穴释:大,先后天之大气;迎,迎接。此穴在口角旁骨隙中动脉处,能迎接谷气,输转气血,故名大迎。

针灸:直刺 2~5 分;灸 3~5 分钟。

功能:清头散风,通利牙关。

主治:面肿,口眼㖞斜,口噤不开,牙痛,颊肿等。

颊 车

部位:正坐或仰卧闭口取穴。在下颌角前上方约一横指凹陷中。牙齿咬紧时凹陷处有一块肌肉凸起来(图 19)。

穴释:颊,曲颊;车,牙车。此穴在颊部,张口合口活动如车轮之转动处,故名颊车。

针灸:直刺 3~5 分或横刺透地仓;灸 5~10 分钟。

功能:祛风清热,通利牙关,疏经止痛。

主治: 牙关紧闭,口眼㖞斜,疒腮,中风,舌强不语,牙痛,颊肿,下颌关节炎,失喑,口疮流涎,惊风,三叉神经痛,扁桃体炎等。

按语: 颊车具有祛风活络的作用。配承浆、合谷治疗下牙痛和口眼㖞斜。加配人中治疗小儿惊风、口噤不开。

下 关

部位: 正坐闭口取穴。在耳屏(小耳朵)前约二横指,颧骨弓下凹陷中。张嘴时凹陷就会凸起来(图 19)。

释穴: 下,下方;关,机关。此穴在颧骨弓下,张口合口如机关样的上下活动,故名下关。

针灸: 直刺 0.5~1.5 寸。

功能: 清热止痛,通利牙关,疏风开窍。

主治: 牙痛,龈肿,习惯性颞下颌关节脱臼,口眼㖞斜,耳鸣,耳聋,耳痛,口噤不开,下颌关节炎,三叉神经痛等。

按语: 下关系足阳明胃经和足少阳胆经之会穴。功同颊车,唯治耳疾及下颌关节病胜于颊车。配合谷治疗上牙痛和三叉神经痛。配听宫治疗耳聋。

头 维

部位: 正坐咬牙取穴。在额角头发边,入发际五分肌缝中。咬牙时穴位处有一块肌肉凸起来(图 19)。

穴释: 头,头部;维,四角为维。此穴在头部额角入发际之处,故名头维。

针灸: 向耳朵斜刺 0.5~1 寸或横刺透率谷。

功能: 祛风止痛,清头明目。

主治: 偏正头痛,眩晕,口眼歪斜,面肿,目痛,眼跳,视物不清等。

按语: 头维系足阳明胃经、足少阳胆经和阳维脉之会穴。是治疗偏正头痛的主穴。对颜面神经麻痹所见的前额无纹、上眼睑无力疗效显著。配百会、风池、太阳、合谷治疗头痛。配阳白治疗面神经麻痹所见的前额无纹和眼睑无力。

人 迎

部位: 直颈避开动脉取穴。在结喉旁 1.5 寸,胸锁乳突肌前缘(图 19)。

穴释:人,有生命的人;迎,迎接。此穴在结喉旁,能迎接呼吸来的氧气、饮食来的五谷,维持人之生命,故名人迎。颈动脉,古称人迎脉。

针灸:直刺 2~5 分或横刺透扶突。

功能:清肺利咽,理气化痰。

主治:胸满,咳嗽,哮喘,咽喉肿痛,瘰疬,瘿气,高血压等。

按语:人迎系足阳明胃经和足少阳胆经之会穴。配曲池、内关、阳陵泉、足三里治疗高血压。

水 突

部位:直颈避开血管取穴。人迎与气舍穴之间,胸锁乳突肌前缘(图 19)。

穴释:水,水谷;突,突起。此穴在咽喉旁,水谷下咽时,该突起上下活动,故名水突。

针灸:直刺 2~4 分或向外横刺 1~1.5 寸。

功能:清肺利咽,理气化痰。

主治:咳嗽,哮喘,气短,咽喉肿痛,甲状腺肿等。

气 舍

部位:直颈避开血管取穴。在任脉天突旁 1.5 寸,锁骨上窝凹陷中(图 19)。

穴释:气,肺气;舍,居室。此穴在肺上部,是呼吸之气入舍之处,故名气舍。

针灸:直刺或向后背横刺 3~5 分。

功能:清肺利咽,理气化痰。

主治:咳嗽,哮喘,呃逆,咽喉肿痛,颈项强痛,瘰疬,瘿气等。

缺 盆

部位:正坐取穴。在任脉天突旁 4 寸,乳头直上,锁骨上窝凹陷中(图 19)。

穴释:缺,残缺凹陷;盆,无盖之盆。此穴在锁骨上窝盆状凹陷处,故名缺盆。

针灸:向后背横刺 3~5 分;灸 3~5 分钟。

功能:清肺利咽,理气化痰。

主治:胸满,咳嗽,哮喘,咽喉肿痛,瘰疬,瘿气,颈肿,缺盆中肿痛等。

气 户

部位:仰卧取穴。在任脉旁4寸,乳头直上,锁骨下缘凹陷中(图19)。

穴释:气,肺气;户,门户。此穴在肺尖部,是呼吸之气出入的门户,故名气户。

针灸:向下斜刺3~5分;灸3~5分钟。

功能:宽胸理气,疏经止痛。

主治:咳嗽,哮喘,呃逆,胸胁支满,胸背痛等。

库 房

部位:仰卧取穴。在任脉旁4寸,乳头直上,第一肋间隙中(图19)。

穴释:库,仓库;房,房屋。此穴在胸部,似库房样的贮藏肺气,故名库房。

针灸:向下斜刺3~5分;灸3~5分钟。

功能:理肺化痰。

主治:胸胁胀痛,咳吐浊痰等。

屋 翳

部位:仰卧取穴。在任脉旁4寸,乳头直上,第二肋间隙中(图19)。

穴释:屋,房舍;翳,雉尾扇,蔽也。此穴在胸部,似屋舍羽扇遮盖保护心肺,故名屋翳。

针灸:向下斜刺3~5分;灸3~5分钟。

功能:宣肺理气,安神定志,活络通乳。

主治:胸满,肋痛,咳嗽,哮喘,心动过速,心律不齐,乳肿,乳少等。

按语:屋翳为胸部常用穴之一,配膻中、内关治疗心动过速或心律不齐。配大椎、肺俞、膻中、尺泽治疗咳喘。

膺 窗

部位:仰卧取穴。在任脉旁4寸,乳头直上,第三肋间隙中(图19)。

穴释:膺,胸膺;窗,窗牖通孔。此穴在乳上是肺气出入之处,故名膺窗。

针灸:向下斜刺 3~5 分;灸 3~5 分钟。

功能:宣肺理气,安神定志,活络通乳。

主治:胸满,肋痛,咳逆,哮喘,心区痛,心动过速,心律不齐,乳痛,乳少等。

按语:膺窗是治疗乳房肿痛的主穴,有清热消肿的作用。配乳根、膻中、少泽治疗乳腺炎,发烧加配大椎、合谷。配膻中、内关治疗心动过速、心律不齐和心区痛。

<h1 style="text-align:center">乳　中</h1>

部位:在乳头中央,仅为取穴之标志(图 19)。禁忌针灸。

穴释:乳,乳头;中,正中。此穴在乳头正中,故名乳中。

<h1 style="text-align:center">乳　根</h1>

部位:仰卧取穴。在任脉旁 4 寸,乳头直下,第五肋间隙中(图 19)。

穴释:乳,乳房;根,根本、基底地。此穴在乳房下缘根底部,故名乳根。

针灸:向下斜刺 3~5 分;灸 3~5 分钟。

功能:宣肺理气,活络通乳。

主治:胸满,肋痛,咳嗽,哮喘,呃逆,心区痛,乳痛,乳少等。

按语:乳根以其穴所居位置故名,为治疗乳房一些疾患及心区疼痛的主穴。配膻中、内关治疗心前区疼痛。配膻中、少泽治疗乳房肿痛及产后突然乳汁不通或乳汁不足。

<h1 style="text-align:center">不　容</h1>

部位:仰卧取穴。在肚脐上 6 寸,任脉巨阙旁 2 寸(图 19)。

穴释:不,夫不鸟名,小鸠也;容,容纳。此穴在鸠尾旁接近胃府,能容纳盛受水谷,故名不容。

附注:胃经由不容至滑肉门的横寸,有几种不同的记载:《甲乙经》《针灸大成》为去任脉三寸,《类经图翼》《医宗金鉴》为去中行二寸,本书为任脉旁二寸。

针灸:直刺 0.5~1 寸;灸 3~5 分钟。

功能:调理胃气。

主治:胸满,胁痛,咳嗽,哮喘,吐血,胃痛,呕吐等。

承　满

部位:仰卧取穴。在任脉上脘旁2寸,不容下1寸(图19)。

穴释:承,承受;满,饱满。此穴接近胃腑,能承满饮食,故名承满。

针灸:直刺0.5~1寸;灸3~5分钟。

功能:调理胃气。

主治:胃痛,腹胀,胁下肿痛,饮食不下,胃溃疡等。

梁　门

部位:仰卧取穴。在任脉中脘旁2寸,承满下1寸(图19)。

穴释:梁同粱,谷也;门,门户。此穴在胃脘部,是谷气出入之门,故名梁门。

针灸:直刺0.5~1寸;灸3~5分钟。

功能:调理胃气。

主治:胃痛,腹胀,食欲不振,肠鸣,泄泻,完谷不化,胃炎,胃和十二指肠溃疡等。

按语:梁门为治疗胃病的常用主穴。配中脘、足三里、内关、公孙治疗胃痛和胃溃疡。

关　门

部位:仰卧取穴。在任脉建里旁2寸,梁门下1寸(图19)。

穴释:关,机关;门,门户。此穴在胃底部,是纳谷、消谷、胃气出入之门,故名关门。

针灸:直刺0.5~1寸;灸3~5分钟。

功能:调理胃肠。

主治:腹痛,泻痢,食欲不振,水肿,腹胀,便秘等。

太　乙

部位:仰卧取穴。在任脉下脘旁2寸,关门下1寸(图19)。

穴释:太,大也;乙,一也,盘曲之象。此穴在盘曲的大小肠之上,故名太乙。

针灸:直刺 0.5~1 寸;灸 3~5 分钟。

功能:调理胃肠。

主治:胸满,心烦,腹痛,泻痢,食欲不振,胃肠炎等。

滑 肉 门

部位:仰卧取穴。在任脉水分旁 2 寸,太乙下 1 寸(图 19)。

穴释:滑,光滑;肉,肌肉;门,门户。此穴在腹部滑肉处,是调理胃肠之门,故名滑肉门。

针灸:直刺 0.5~1 寸;灸 3~5 分钟。

功能:调理胃肠。

主治:胃痛,呕吐,腹痛,腹胀,消化不良等。

天 枢

部位:仰卧取穴。在肚脐中心旁 2 寸,滑肉门下 1 寸(图 19)。

附注:胃经由天枢至气冲的直寸,有几种不同的记载:《千金翼方》天枢下半寸为外陵,《针灸大全》陵下二寸名大巨,《甲乙经》水道穴在大巨下三寸,归来穴在水道下二寸,本书为一寸一穴。

穴释:天,高上为天;枢,枢纽。《素问·至真要大论》说:"身半以上天之分也,天气主之;身半以下地之分也,地气主之。半,所谓天枢也。"此穴在脐旁,居天地二气之间,通于中焦;为水谷之气升清降浊之枢纽,故名天枢。

针灸:直刺 0.5~1 寸;灸 5~20 分钟。

功能:调理肠胃,行气活血。

主治:腹痛、胀满,便秘,泄泻,肠鸣,痢疾,水肿,癥瘕,消化不良,阑尾炎,急、慢性肠炎,月经不调,痛经等。

按语:天枢系大肠之募穴。是治疗肠道疾病的常用穴之一。配中脘、气海、足三里治疗急、慢性肠炎,腹痛,痢疾和肠麻痹。配外陵、上巨虚治疗阑尾炎。

外 陵

部位:仰卧取穴。在任脉阴交旁 2 寸,天枢下 1 寸(图 19)。

穴释:外,外侧;陵,丘陵。此穴在脐旁腹肌隆起如丘的外缘,故名外陵。

针灸:直刺 0.5~1 寸;灸 5~20 分钟。

功能:理气活血。

主治:腹胀,腹痛,疝气,阑尾炎,月经不调等。

按语:外陵配关元治疗下焦虚寒引起的腹胀,腹痛。配天枢、上巨虚治疗肠痈。

大　巨

部位:仰卧取穴。在任脉石门旁 2 寸,外陵下 1 寸(图 19)。

穴释:大,高大、大盛;巨,巨大。此穴在脐旁腹肌隆起最高大丰满而有光泽之处,故名大巨。

针灸:直刺 0.5~1 寸;灸 5~20 分钟。

功能:理气活血。

主治:肠痈,腹痛,便秘,小便不利,遗精等。

水　道

部位:仰卧取穴。在任脉关元旁 2 寸,大巨下 1 寸(图 19)。

穴释:水,水液;道,道路。此穴接近膀胱,有通调水道利尿之功能,故名水道。

针灸:直刺 0.5~1 寸;灸 5~20 分钟。

功能:通调水道。

主治:小腹胀痛,小便不利,水肿,腹水,疝气,肾炎,膀胱炎,月经不调等。

按语:水道,顾名思义能通调水道,有利尿作用。配命门、膀胱俞、中极、水分、复溜治疗膀胱气化失调、小便不利、乳肿、口渴不欲饮水等。配中极、三阴交治疗尿路感染、尿急、尿频。配中脘、水分、气海、足三里、复溜治疗腹水。

归　来

部位:仰卧取穴。在任脉中极旁 2 寸,水道下 1 寸(图 19)。

穴释:归,回归;来,还也。此穴在少腹部,有使不归之气血复来之功,故名归来。

针灸：直刺 0.5~1 寸；灸 5~20 分钟。

功能：调气活血,培补冲任。

主治：小腹胀痛,遗精,疝气,阴部肿痛,经闭,白带,月经不调等。

按语：归来有温经活血的作用。配关元、三阴交用于寒凝血瘀的经闭和盆腔及外生殖器的疾患,虚症加肾俞、关元俞;实证加气穴、中极。

气冲（气街）

部位：仰卧避开动脉取穴。在任脉曲骨旁 2 寸,归来下 1 寸,耻骨上缘（图 19）。

穴释：气,原气、逆气;冲,冲要、冲动。此穴在少腹气街动脉处,是经气通行的重要道路,能治疗疝气、逆气上冲等症,故名气冲。

针灸：直刺 0.5~1 寸；灸 5~10 分钟。

功能：行气活血,调肝补肾。

主治：腹痛,疝气,阳痿,阴茎痛,阴部肿痛,月经不调等。

按语：气冲系足阳明胃经和冲脉之会穴。配关元、三阴交治疗月经不调。

髀 关

部位：仰卧屈膝取穴。在大腿根前面,平齐耻骨的横纹中央,两筋间凹陷中（图 19）。

穴释：髀,股骨;关,关节。此穴在股骨关节处,下肢运动亦随之活动,故名髀关。

针灸：直刺 1~2 寸；灸 3~5 分钟。

功能：舒筋活络。

主治：腿膝肿痛,不得屈伸,下肢麻痹、瘫痪等。

伏 兔

部位：仰卧或正坐屈膝取穴。在髌骨（膝盖）外上缘上 6 寸起肉处（图 19）。

穴释：伏,潜伏;兔,动物。此穴在膝上,腿膝伸直绷紧,肌肉隆起,形如兔伏,故名伏兔。

针灸：直刺 1~2 寸；灸 3~5 分钟。

功能：疏经活络。

主治：荨麻疹,脚气,腿膝冷痛,下肢麻痹等。

阴 市

部位：仰卧或正坐屈膝取穴。在髌骨(膝盖)外上缘上 3 寸(图 19)。

穴释：阴,阴寒;市,集市。此穴在足阳明经,是寒湿阴气聚集与治疗之处,故名阴市。

针灸：直刺 1~1.5 寸;灸 3~5 分钟。

功能：疏经利节。

主治：消渴,腿膝肿痛,下肢麻痹,脚气等。

梁 丘

部位：垂足取穴。在髌骨(膝盖)外上缘上 2 寸(图 19)。

穴释：梁同粱;丘,丘陵。此穴在膝上,腿膝伸直绷紧,肌肉隆起状如梁丘之处,故名梁丘。

针灸：直刺 1~1.5 寸;灸 5~10 分钟。

功能：疏肝和胃,通经活络。

主治：胃痛,腹胀,胃酸过多,腿膝肿痛,下肢麻痹等。

按语：梁丘系足阳明胃经之郄穴。与足三里同是治胃病的有效常用穴,但梁丘擅长治疗胃酸过多,足三里擅长治疗胃酸缺乏。配中脘、内关、公孙治疗胃酸过多和胃溃疡。

犊 鼻

部位：屈膝垂足取穴。在髌骨(膝盖)前外侧凹陷中(图 20)。

穴释：犊,小牛;鼻,鼻子。此穴在膝下外膝眼状如牛鼻之处,故名犊鼻。

针灸：向血海斜刺 1~1.5 寸;灸 10~15 分钟。

功能：通利关节。

主治：脚气,膝关节肿痛、麻木、屈伸不利等。

按语：犊鼻因于髌骨韧带外侧之深陷中,形似牛犊鼻孔故名。亦称外膝眼。为治疗膝关节疾患的主穴。配鹤顶、梁丘、血海、阴陵泉、阳陵泉、足三里治疗膝关节炎。

足 三 里

部位:屈膝垂足取穴。在犊鼻下 3 寸,大骨(胫骨脊)外缘凹陷中(图 20)。

穴释:足,下肢;里,里程。一里为 1 寸。此穴在膝下 3 寸,故名足三里。

针灸:直刺 1~1.5 寸;灸 10~15 分钟。

功能:调理脾胃,疏通经络,镇痉止痛。

主治:胃痛,腹胀,胃酸缺乏,呕吐,泻痢,肠鸣,便秘,消化不良,水肿,神经衰弱,急、慢性胃肠炎,下肢肿痛、麻痹、痹症、瘫痪等。

按语:足三里系胃经之合穴。主治范围很广,为四总要穴之一。是治疗胃肠疾患的常用穴。配中脘治疗急、慢性胃痛,常获显效。配中脘、天枢、气海治疗急、慢性胃肠炎、消化不良等

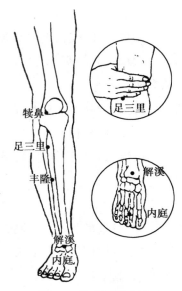

图 20 足三里取穴法

病。配环跳、阳陵泉、悬钟治疗下肢瘫痪,小儿麻痹后遗症,风湿痹症等。30 岁以上的人,常灸此穴,可以保健。

上 巨 虚

部位:屈膝垂足取穴。在足三里下 3 寸,筋骨之间凹陷中(图 19)。

穴释:上,上端;巨虚,巨大空虚。屈膝垂足,此穴在胫骨外缘,长条肌肉巨大空隙上方,故名上巨虚。

针灸:直刺 1~1.5 寸;灸 5~10 分钟。

功能:调理肠道,疏经活络。

主治:胃痛,腹痛,腹胀,便秘,痢疾,肠痈,消化不良,结肠炎,下肢肿痛、麻痹、瘫痪等。

按语:上巨虚又名上廉,系大肠之下合穴。是治疗肠道疾病的主穴。配天枢治疗结肠炎引起之急性腹痛。配天枢、内关、曲池、公孙治疗痢疾、腹胀、腹痛。

条　口

部位：垂足取穴。在上巨虚下 2 寸，筋骨之间凹陷中（图 19）。

穴释：条，狭长为条；口，缺口。屈膝垂足，此穴在胫骨外缘，长条肌肉如口状的凹陷中间，故名条口。

针灸：直刺 1~1.5 寸或透承山；灸 5~10 分钟。

功能：疏经活络。

主治：腹痛，肩关节周围炎，下肢肿痛、麻痹等。

按语：条口常用于小腿部外经病，其远距离治疗的特点是：能缓解肩关节周围的肌肤挛痛。配肩髃、肩髎，天宗治疗肩关节周围炎。

下　巨　虚

部位：垂足取穴。在上巨虚下 3 寸，筋骨之间凹陷中（图 19）。

穴释：下，下端；巨虚，巨大空隙。屈膝垂足，此穴在胫骨外缘，长条肌肉巨大空隙下方，故名下巨虚。

针灸：直刺 1~1.5 寸；灸 5~10 分钟。

功能：疏经活络，调理胃肠。

主治：胸胁胀痛，泻痢，急、慢性肠炎，下肢肿痛、瘫痪等。

按语：下巨虚又名下廉，系小肠之下合穴。是治疗下腹部疼痛的主穴。配中脘、关元能增强小肠的分清降浊作用，治疗消化不良的水泻。配天枢治疗急性肠炎。

丰　隆

部位：仰卧或垂足取穴。在外踝尖（上 8 寸）与膝窝外面横纹之间，大骨（胫骨）外约二横指两筋间隙中（图 20）。

穴释：丰，丰满；隆，隆起。此穴在胫骨外侧肌肉丰满隆起之处，故名丰隆。

针灸：直刺 1~1.5 寸；灸 5~10 分钟。

功能：祛痰降逆，疏经活络。

主治：头痛，目眩，癔病，精神病，癫痫，咳嗽，哮喘，腹痛，痢疾，便秘，下肢肿痛，中风，瘫痪等。

按语:丰隆系胃经之络穴,别走足太阴脾经。长于降逆祛痰,凡呼吸系统疾患痰多者必加丰隆。配曲池、内关治疗高血压。配膻中治疗癫痫。

解 溪

部位:仰卧取穴。在脚腕前面(脚背与小腿交界处)横纹正中,两筋间凹陷处(图 20)。

穴释:解,解脱;溪,水沟。此穴在足腕关节两筋间似溪的凹陷中,系,解鞋带处,故名解溪。

针灸:直刺 5~8 分;灸 5~15 分钟。

功能:通调肠胃,舒筋利节。

主治:头痛,面肿,腹胀,便秘,踝关节炎,足腕下垂、肿痛,下肢麻痹等。

按语:解溪系胃经之经穴。主要用于踝关节疾患。配丘墟、商丘治疗踝关节痛。

冲 阳

部位:垂足避开动脉取穴。在解溪前 1 寸,足背动脉凹陷中(图 19)。

穴释:冲,冲动、冲要;"阳",阳经。此穴在足背高骨动脉处,是胃气运行的重要通道,故名冲阳。

针灸:直刺 2~3 分;灸 3~5 分钟。

功能:健脾利湿,疏风通络。

主治:头面浮肿,牙痛,口眼㖞斜,水肿,胃痛,腹胀,不思食,精神病,足背肿痛,足麻、无力等。

按语:冲阳系胃经之原穴。配中脘、足三里治疗胃痛。

陷 谷

部位:垂足取穴。在足背内庭后约二横指,第二、三跖趾关节凹陷中(图 19)。

穴释:陷,凹陷;谷,山谷、空洞。此穴在第二、三跖趾关节后凹陷处,故名陷谷。

针灸:直刺 3~5 分;灸 5~10 分钟。

功能:健脾利湿,疏风通络。

主治:头面浮肿,水肿,腹痛,脚背肿痛,足麻、无力等。

按语:陷谷系胃经之输穴。配下关、颧髎治疗面部浮肿。

内　　庭

部位:仰卧或垂足取穴。在足背,二趾三趾的趾缝纹头后凹陷中(图20)。

穴释:内,里边;庭,庭室。此穴在二、三趾间如内室的凹陷处,故名内庭。

针灸:直刺3~5分;灸5~10分钟。

功能:调理胃肠,祛风活络,清热镇痛。

主治:胃痛,腹胀,痢疾,便秘,肠痛,牙痛,龈肿,口眼㖞斜,鼻衄,喉痹,脚背红肿疼痛等。

按语:内庭系胃经之荥穴。配颊车、地仓,下关治疗口眼㖞斜。

厉　　兑

部位:伸趾取穴。在足二趾外侧趾甲角外约1分(图19)。

穴释:厉,月在戊为厉,胃属戊土;兑,为正西属金。此穴是足阳明经之井属金,故名厉兑。

针灸:斜刺1~2分或点刺出血;灸3~5分钟。

功能:清热利湿,通调肠胃。

主治:胸满,胃痛,腹胀,水肿,便秘,鼻衄,喉肿,尸厥,口噤,晕厥,热病汗不出,黄疸,足痛,趾肿等。

按语:厉兑系胃经之井穴。配合谷、风池治疗热病汗不出。配十宣、人中治疗昏厥。

第四节　足太阴脾经

本经起于隐白,终于大包,左右共42穴。取隐白、大都、太白、商丘、阴陵泉,为井、荥、输、经、合。本穴太白,络穴公孙和大包,俞穴脾俞,募穴章门,郄穴地机。

循行概述:起于隐白,沿着大趾内侧赤白肉际及下肢内侧前缘上行,过内踝、

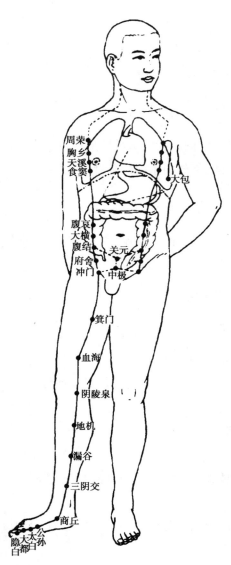

胫骨内侧、腹股沟、腹部至胸外侧大包。腹部入胃的支脉，穿过横膈和手少阴经相接。腹部从冲门进入腹腔的支脉，过中极、关元、下脘、期门、横膈，夹咽喉，连舌本，并归属脾脏，联络胃腑（图21）。

生理功能：脾在腹中，和胃互为表里。脾主肌肉，开窍于口，连系舌本。脾司运化，把食物中的精华输布到全身，为生化之源，且有益气统血，营养五脏、六腑、四肢、百骸和肌肉的功能。

病理症候：经络症：舌根强痛，股、膝内侧至大趾等脾经循行线之肿痛、麻痹、厥冷。

脏腑症：胃痛痞满，腹胀呕吐，消化不良，嗳气，便溏，黄疸，痰饮，肢体沉重无力。脾气竭绝，则肌肉得不到脉的营养，而见肌肉松软，舌萎缩，人中部肿满，口唇外翻。

脾经穴歌：

二十一穴脾中州，隐白在足大趾头。

大都太白公孙盛，商丘三阴交可求。

漏谷地机阴陵泉，血海箕门冲门投。

府舍腹结大横排，腹哀食窦天溪候。

胸乡周荣大包上，从足经腹向胸走。

图21　足太阴脾经循行示意图和腧穴

隐　白

部位：伸趾取穴。在足大趾内侧趾甲角外约1分（图21）。

穴释：隐，隐伏；白，白色。此穴在大趾内侧隐伏不见的白肉际，故名隐白。

针灸：斜刺2~3分或点刺出血；灸3~5分钟。

功能：开窍醒神，益气统血。

主治:昏厥,癫狂,呕吐,腹胀,食不下,泄泻,小儿抽搐,鼻衄,崩漏,带下,月经不调等。

按语:隐白系脾经之井穴。脾为统血之脏,脾失健运,统摄无权,则血不归经,经水过期不止,甚或崩漏,常以隐白为主穴。配关元治疗经漏,加配行间治疗血崩。配人中治疗失血之昏迷。近代配关元、血海、三阴交为主穴治疗功能性子宫出血。

大 都

部位:仰卧或盘膝取穴。在足大趾内侧,第一跖趾关节前横纹头陷中(图22)。

穴释:大,高大;都,城邑、丰满。此穴在大趾内侧本节前白肉丰满处,故名大都。

针灸:向下斜刺1~3分;灸2~5分钟。

功能:健脾利湿,镇惊熄风。

主治:热病汗不出,胃痛,腹胀,呕吐,暴泻,小儿惊风,足痛,厥冷,足趾肿痛等。

按语:大都系脾经之荥穴。常用于热病表实无汗,胃肠实热,疼痛拒按,热邪内闭,四肢厥逆及小儿惊风。《甲乙经》说:"热病汗不出且厥……大都主之。"可见该穴有清泄里热、疏散表邪、畅达气机、镇惊熄风的作用。配人中、合谷治疗小儿惊风。

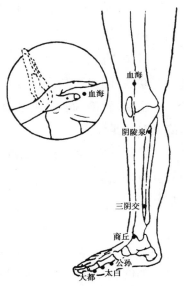

图22 大都、血海取穴法

太 白

部位:仰卧或盘膝取穴。在足内侧,第一跖趾关节后,骨下凹陷中(图22)。

穴释:太,大之甚;白,白色。此穴在高大的第一跖骨小头后白肉际,故名太白。

针灸:直刺3~5分;灸5~10分钟。

功能:健脾利湿,通调肠胃。

主治:胃痛,胸满,腹胀,肠鸣,腹痛,呕吐,泻痢,便脓血,便秘,消化不良,肢体沉重,脚气等。

　　按语:太白系脾经之输穴,又是原穴。有清热化湿的作用,可治疗时病所致之身热烦满、吐利、腹痛等胃肠疾患。配内关、足三里、大椎、天枢、合谷治疗发热身重、腹痛胀满、上吐下泻。

公　孙

　　部位:仰卧或垂足取穴。在足内侧,第一跖趾关节后1寸骨下凹陷中(图22)。

　　穴释:公,正经为公;孙,旁支为孙。此穴是足太阴沟通足阳明经之络,故名公孙。

　　针灸:直刺0.5~1寸,灸5~10分钟。

　　功能:健脾利湿,通调肠胃。

　　主治:胃痛,腹胀,呕吐,泻痢,痞积,消化不良,热病,黄疸,疟疾,水肿,癔病,癫痫,足痛无力等。

　　按语:公孙系脾经之络穴,别走足阳明胃经。也是八脉交会穴之一,通冲脉。有理气宽膈、降痰除烦之功。配内关治疗太息胸闷、心烦喜呕、胃痛吐酸、疟疾等。

商　丘

　　部位:垂足取穴。在内踝前下方凹陷中(图22)。

　　穴释:商,在五行为金;丘,丘陵。此穴在似丘陵的内踝前,为脾经之经属金,故名商丘。

　　针灸:直刺0.5~1寸;灸3~5分钟。

　　功能:健脾利湿。

　　主治:呃逆,呕吐,肠鸣,腹胀,消化不良,痢疾,泻泄,便秘,舌强、肿痛,足踝关节红肿、酸痛、麻痹等。

　　按语:商丘系脾经之经穴。主要用于健脾利湿。配天枢、气海、足三里治疗急性腹痛泻泄,加配关元、脾俞、三焦俞治疗因脾阳运化失调所致的慢性腹泻。

三　阴　交

部位:仰卧或垂足取穴。在内踝尖上 3 寸,胫骨后缘凹陷中(图 22)。

穴释:三阴,三阴经;交,交会。此穴在内踝上 3 寸,是足三阴经交会处,故名三阴交。

针灸:直刺 1~1.5 寸;灸 5~15 分钟。

功能:健脾益气,调补肝肾。

主治:胃痛,腹胀,消化不良,肠鸣,溏泻,黄疸,消渴,眩晕,失眠,阳痿,滑精,疝气,遗尿,尿血,小便不利,水肿,荨麻疹,阴部肿痛,神经衰弱,高血压,癥瘕,痛经,闭经,崩漏,带下,月经不调,子宫脱垂,胎衣不下,下肢肿痛、瘫痪、脚气等。孕妇禁针。

按语:三阴交系足太阴脾经、足厥阴肝经和足少阴肾经之会穴。统治足三阴经所主治的病症。应用极为广泛,为治疗肠胃、生殖、泌尿系统和妇产科疾病的主穴。亦为下肢病症的常用穴。配关元治疗痛经。配中极、膀胱俞治疗尿闭、遗尿。

漏　谷

部位:垂足取穴。在内踝尖上 6 寸,胫骨后缘凹陷中(图 21)。

穴释:漏,渗漏;谷,山谷、空洞。此穴在胫骨内侧后缘凹陷处,主治淋沥水肿,故名漏谷。

针灸:直刺 5~8 分;灸 3~5 分钟。

功能:健脾利湿。

主治:肠鸣,腹胀,下肢肿痛、麻痹,脚气等。

地　机

部位:垂足取穴。在阴陵泉下 3 寸,胫骨后缘凹陷中(图 21)。

穴释:地,土地;机,枢机。脾属土,此穴在膝下 5 寸,为膝关节和脾气转输之处,故名地机。

针灸:直刺 0.5~1 寸;灸 3~5 分钟。

功能:健脾利湿,调补肝肾。

　　主治:胁满,腹胀,水肿,溏泻,小便不利,遗精,遗尿,癥瘕,痛经,白带,月经不调,下肢冷痛、麻痹等。

　　按语:地机系脾经之郄穴。有健脾利湿、通经活血的作用。配肾俞、期门、中脘、中极、水道、复溜治疗肝脾不利,脾失健运所致之纳差、便溏、胁满腹胀、小便不利、水肿等症。配关元、归来、三阴交治疗气滞血凝之痛经、经闭及癥瘕等症。

阴 陵 泉

　　部位:仰卧或垂足取穴。在膝窝里面横纹头下 2 寸,胫骨头下缘凹陷中(图 22)。

　　穴释:阴陵,内侧丘陵;泉,水泉。此穴在膝关节隆起的内侧,如泉的凹陷中,故名阴陵泉。

　　针灸:直刺 1~2 寸;灸 5~15 分钟。

　　功能:健脾利湿,调补肝肾。

　　主治:腹痛、胀满,水肿,泄泻,小便不利,遗精,遗尿,尿闭,月经不调,带下,阴痛,腿膝肿痛、麻痹等。

　　按语:阴陵泉系脾经之合穴。也是下肢腧穴中较常用的经穴之一。主治脾肾二经症候。有温运中焦,清利下焦之功。故凡由中焦虚寒与下焦湿热所致的病症皆可选用此穴施治。配水道、中极、复溜治疗水肿。

血 海

　　部位:垂足取穴。在髌骨(膝盖)内上缘上 2 寸,右掌心按左膝,左掌心按右膝时拇指尖尽处是穴(图 22)。

　　穴释:血,血液;海,水归聚之处。脾统血、摄血,此穴属脾经,有祛瘀血、生新血,调治一切血病的功能,故名血海。

　　针灸:直刺 1~1.5 寸;灸 5~15 分钟。

　　功能:调和气血,祛风利湿。

　　主治:腹胀,湿疹,荨麻疹,贫血,经闭,崩漏,痛经,月经不调,阴部痒痛,脚气,腿膝肿痛、麻痹等。

　　按语:血海又名百虫窝,有调和气血的作用。血分杂病,常选用此穴。擅治妇科经血诸症。亦用于阴部瘙痒、湿疹、荨麻疹等皮肤风湿侵袭之症，古有"治风先治血，血行风自灭"之说，就是这个道理。配三阴交、隐白、归来治疗脾失统摄的崩漏。配气穴、关元、三阴交治疗痛经、经闭。配曲池、合谷、足三里、三阴交治疗荨麻疹和皮肤瘙痒等症。

箕　门

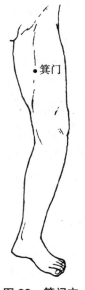

图23　箕门穴

部位：外展屈膝取穴。在髌骨（膝盖）内上缘上8寸，两筋间凹陷中。外展屈膝时凹陷最明显（图23）。

穴释：箕，簸箕；门，门户。此穴在膝髌内缘上8寸，外展屈膝两筋间似簸箕口的凹陷处，故名箕门。

针灸：直刺1~1.5寸；灸3~5分钟。

功能：健脾利湿。

主治：小便不通，遗尿，阴囊湿疹，大腿肿痛、麻痹等。

冲　门

部位：仰卧避开动脉取穴。在任脉曲骨旁4寸，腹股沟外端纹头中（图21）。

附注：脾经由冲门至腹哀的横寸，有几种不同的记载：《针灸大成》为去中行四寸五分，《类经图翼》《医宗金鉴》为去中行三寸五分，本书为任脉旁四寸。

穴释：冲，冲动，上冲；门，门户。此穴在腹股沟外端动脉处，脉气由此上冲，是脾、肝、阴维脉交会之门，故名冲门。

针灸：直刺0.5~1寸；灸5~10分钟。

功能：调中益气，温经活血。

主治：小腹胀痛，小便不利，疝气，睾丸炎，子宫脱垂等。

按语：冲门系足太阴脾经、足厥阴肝经、阴维脉之会穴。一般用于少腹寒凉、胀痛、坠痛和尿闭等症。配中脘、气海、三阴交治疗子宫脱垂。配大敦、三阴交治疗疝气。

府　舍

部位：仰卧取穴。在冲门上7分，任脉旁4寸（图21）。

穴释:府,脏腑;舍,居室。此穴在腹部,是脏腑之气聚集入舍之处,故名府舍。

针灸:直刺 0.5~1 寸,灸 5~10 分钟。

功能:调中益气,温经活血。

主治:小腹胀痛,癥瘕,疝气,睾丸炎,子宫脱垂等。

按语:府舍系足太阴脾经、足厥阴肝经和阴维脉之会穴。是治疗小腹癥瘕、积聚引起急痛的常用穴。配中脘、气海、三阴交治疗子宫脱垂,加配大敦治疗睾丸炎。

腹　　结

部位:仰卧取穴。在大横下 1.3 寸,任脉旁 4 寸(图 21)。

附注:腹结的直寸有几种不同的记载:《甲乙经》《千金方》《外台秘要》《十四经发挥》《针灸大成》《类经图翼》等书为大横下一寸三分,《铜人腧穴图经》为大横下三寸,《针灸大全》为大横下三分,本书为大横下一寸三分。

穴释:腹,肚腹;结,聚结。此穴在腹部,是腹气结聚及治疗气结腹痛之处,故名腹结。

针灸:直刺 1~1.5 寸;灸 5~10 分钟。

功能:理气活血。

主治:绕脐腹痛,腹胀,疝气,泻痢,阑尾炎等。

大　　横

部位:仰卧取穴。在肚脐中心旁 4 寸(图 21)。

穴释:大,大肠;横,平线为横。此穴在脐外 4 寸,横平大肠之募天枢,故名大横。

针灸:直刺 0.5~1 寸;灸 5~10 分钟。

功能:通调肠胃。

主治:绕脐腹痛,泄泻,痢疾,便秘,脏躁症等。

按语:大横系足太阴脾经和阴维脉之会穴。为治疗腹痛、泻痢的常用穴。亦可治疗妇女脏躁症。配天枢、上巨虚治疗绕脐腹痛。配人中、合谷治疗癔病。

腹　哀

部位：仰卧取穴。在大横上1.5寸,任脉旁4寸(图21)。

穴释：腹,肚腹;哀,哭啼,哀鸣。此穴在上腹部,常有肠鸣之声,故名腹哀。

针灸：直刺0.5~1寸;灸3~5分钟。

功能：调理脾胃。

主治：胸腹胀痛,消化不良等。

按语：腹哀系足太阴脾经和阴维脉之会穴。主要治疗胃肠疾病。配中脘、足三里治疗消化不良。

食　窦

部位：仰卧或举臂取穴。在任脉旁6寸,天溪下一肋,第五肋间隙中(图21)。

穴释：食,饮食;窦,空洞。此穴在侧胸肋间,饮食通过之处,故名食窦。

针灸：向下斜刺3~5分;灸3~5分钟。

功能：宽胸理气。

主治：胸胁胀痛等。

天　溪

部位：仰卧取穴。在乳头旁2寸,第4肋间隙中(图21)。

穴释：天,胸属上焦为天;溪,水沟。此穴在乳旁,乳汁流溢之处,故名天溪。

针灸：向下斜刺3~5分;灸3~5分钟。

功能：舒肝理气。

主治：胸肋胀痛,呃逆,咳嗽,哮喘,乳痈,乳汁不足等。

胸　乡

部位：仰卧取穴。在任脉旁6寸,天溪上一肋,第三肋间隙中(图21)。

穴释：胸,胸腔;乡,家乡居处。此穴在侧胸部,内居肺脏,故名胸乡。

针灸：向下斜刺3~5分;灸3~5分钟。

功能：宽胸理气。

主治：胸肋胀痛，支气管炎等。

周　荣

部位：仰卧取穴。在任脉旁 6 寸，胸乡上一肋，第二肋间隙中（图 21）。

穴释：周，周身；荣，荣养。此穴内应肺脏，是肺气、脾气转输荣养全身之处，故名周荣。

针灸：向下斜刺 3~5 分；灸 3~5 分钟。

功能：宽胸理气。

主治：胸胁胀痛，咳嗽，哮喘等。

大　包

部位：仰卧或正坐举臂取穴。在任脉中庭旁 8 寸，腋窝直下 6 寸，第六肋间隙中。手虎口张开，拇指尖按中庭，中指尖尽处就是本穴（图 21）。

穴释：大，大络；包，包罗，包揽。此穴为脾之大络，"总统阴阳诸络"，"灌溉五脏"，无所不包，故名大包。

针灸：向下斜刺 3~5 分；灸 3~5 分钟。

功能：理气活络。

主治：胸胁胀痛，咳嗽，哮喘，气短，全身痛等。

按语：大包系足太阴脾经之大络。总管阴阳诸经之络，能治疗全身络脉病症，但后世多用于治疗胸胁痛和脾胃疾患。配肝俞、期门治疗胸胁痛。

第五节　手少阴心经

本经起于极泉，终于少冲，左右共 18 穴。取少冲、少府、神门、灵道、少海，为井、荣、输、经、合。本穴少府，络穴通里，俞穴心俞，募穴巨阙，郄穴阴郄。

循行概述：起于心中，上肺横出腋窝部的极泉，沿着上肢内侧下缘下行，过肘、腕尺侧至小指内侧端少冲和手太阳经相接。从心中出来的支脉，连"心系"夹咽喉连"目系"，并归属心脏，向下联络小肠（图 24）。

生理功能：心居胸中，被心包围护，和小肠互为表里，开窍于舌。心主血脉，主宰血脉之运行，濡养全身，为生命活动之中心，又主神明，是情志思维活

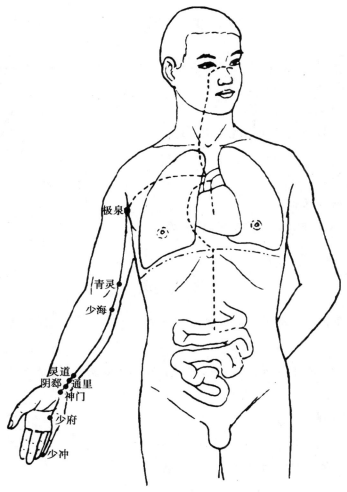

图24　手少阴心经循行示意图和腧穴

动之中枢。

　　病理症候：经络症：手心热痛，上臂内侧后缘心经循行线之肿痛、麻痹、厥冷。

　　脏腑症：心痛，不眠，咽干，目黄，口渴欲饮，心悸，健忘，惊恐烦乱，哭笑无常。心气竭绝，则脉道不通，血不流行，而见头发颜色不润泽，面色黑瘦如柴。

　　心经穴歌：

　　　　　九穴心经手少阴，极泉青灵少海深；

　　　　　灵道通里阴郄穴，神门少府少冲寻。

极 泉

部位:举臂手掌向内避开动脉取穴。在腋窝正中,两筋间凹陷中(图25)。

穴释:极,尽处,高也;泉,水之源。此穴在心经最高处,气血由此流出,故名极泉。

针灸:直刺3~5分。

功能:行气活血。

主治:心痛,胁痛,乳汁不足,臂肘冷痛等。

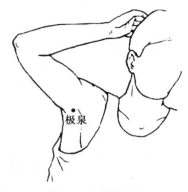

图25 极泉取穴法

青 灵

部位:伸肘仰掌或手掌按头取穴。在少海上3寸,大筋(肱二头肌)内侧沟中(图24)。

穴释:青,少也,生发之象;灵,神灵。此穴属少阴心经,是藏神通灵之处,故名青灵。

针灸:直刺5~8分;灸3~5分钟。

功能:行气活血。

主治:头痛,胁痛,肩臂红肿、酸痛、麻痹等。

少 海

部位:屈肘成直角取穴。在肘关节内侧(尺侧)横纹头凹陷中(图26)。

穴释:少,少阴;海,水归聚之处。此穴属手少阴之合水,经气似百川汇合入海之处,故名少海。

针灸:直刺0.5~1寸;灸5~10分钟。

功能:行气活血,化痰宁心。

主治:头痛,目眩,健忘,癫痫,癔病,心痛,呕吐,瘰疬,腋下肿痛,手颤,肘挛,上肢不能抬举等。

按语:少海系心经之合穴。可用于癫狂等症,手臂肘挛痛功能障碍,也常选用此穴。近年来主要用于手颤动和瘰疬的治疗。配曲池、内关透外关、合谷治疗手臂震颤，配阿是、巨骨治疗颈淋巴结核。

灵　道

部位：伸肘仰掌取穴。在神门后 1.5 寸，两筋间凹陷中（图 26）。

穴释：灵，心灵；道，道路。此穴属手少阴经之经，是心灵出入的道路，故名灵道。

针灸：直刺 5~8 分；灸 3~5 分钟。

功能：行气活血，宁心醒神。

主治：心痛，干呕，暴喑不语，神昏，失眠，悲恐，癔病，尺神经麻痹，手痒，臂肘挛痛等。

按语：灵道系心经之经穴。是治疗心脏病和癔病的主穴。配内关、心俞、厥阴俞、膻中治疗心脏病。配人中、合谷、巨阙治疗癔病。

通　里

部位：伸肘仰掌取穴。在神门后 1 寸，两筋间凹陷中（图 26）。

穴释：通，通达；里，家乡邻里。此穴属心经之络，能通达表经，返还故里，故名通里。

针灸：直刺 5~8 分；灸 3~5 分钟。

功能：行气活血，宁心醒神。

主治：心悸，心痛，怔忡，失眠，癔病，癫痫，目眩，暴哑，神昏，舌强，咽喉肿痛，臂腕酸痛，指挛等。

按语：通里系心经之络穴，别走手太阳小肠经。是治疗心血瘀阻，心阳不通之心痛的主穴。配内关、膺窗、乳根治疗心绞痛。

阴　郄

部位：伸肘仰掌取穴。在神门后 5 分，两筋间凹陷中（图 26）。

穴释：阴，少阴；郄，孔隙，裂缝。此穴属手少阴经之郄，故名阴郄。

针灸：直刺 5~8 分；灸 3~5 分钟。

功能：行气活血，养阴安神。

主治:心痛,惊悸,心动过速,失眠,盗汗,干咳,吐血等。

按语:阴郄系心经之郄穴。常用于阴虚盗汗、心悸失眠、午后烦热、干咳无痰等症。配百会、印堂、风池治疗神经衰弱。配百劳、肺俞,定喘治疗肺结核。

神 门

部位:仰掌取穴。在手掌面尺侧第一道腕横纹的两筋间凹陷中(图26)。

穴释:神,心藏神;门,门户。此穴属心经,为心神出入之门,故名神门。

针灸:直刺 3~5 分;灸 3~5 分钟。

功能:行气活血,宁心安神。

主治:心痛,烦满,心悸,怔忡,健忘,失眠,无脉症,癔病,癫狂,吐血,惊风,神经衰弱等。

按语:神门系心经之输穴,也是本经的原穴。为治疗心血管、脑神经系统病症的常用穴。配内关、心俞、膻中、乳根治疗心绞痛、阵发性心动过速、心律不齐等症。配百会、印堂、风池,三阴交治疗神经衰弱。配人中、百会、合谷治疗癔病。

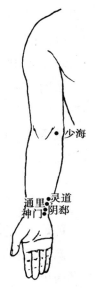

图26 神门等穴

少 府

部位:仰掌屈指取穴。在无名指和小指之间,掌心内第一道横纹尺侧凹陷中(图24)。

穴释:少,少阴;府,府库、聚也。此穴在掌心,为手少阴脉气汇聚之处,故名少府。

针灸:直刺 3~5 分;灸 3~5 分钟。

功能:行气活血,清心导火。

主治:心痛、烦满、胸中痛,心悸,心律不齐,失眠,阴痒,小便赤短,手指拘挛,手掌多汗等。

按语:少府系心经之荥穴。功同神门,都有治疗心病的作用,但少府主要用于风湿性心脏病、心律不齐及心绞痛的治疗；而神门有治疗精神病、癔病及神经衰弱的作用。另外本穴尚有治阴痒、小便不利的功能。配三阴交、关元治疗遗尿。配关元、会阴治疗阴部湿疹瘙痒。

少 冲

部位：伸指取穴。在小指内侧（桡侧）指甲角外约 1 分（图 24）。

穴释：少，少阴；冲，冲要、冲出。此穴在小指内侧端，是手少阴经脉气所出之井，故名少冲。

针灸：斜刺 1~2 分或点刺出血。

功能：行气活血，清热醒神。

主治：心悸，心痛，胸胁胀满，目黄，癔病，癫狂，中风，中暑，惊风，昏厥等。

按语：少冲系心经之井穴。长于高热惊厥和中风昏迷的治疗。配合谷、太冲、人中治疗小儿惊风。配风府、十宣、合谷治疗中风昏迷。

第六节 手太阳小肠经

本经起于少泽，终于听宫，左右共 38 穴。取少泽、前谷、后溪、腕骨、阳谷、小海，为井、荥、输、原、经、合。本穴阳谷，络穴支正，俞穴小肠俞，募穴关元，郄穴养老。

循行概述：起于少泽，沿着小指外侧及上肢外侧下缘上行，过腕、肘、肩胛、颈、颧骨至耳前听宫。肩上的支脉，交会督脉大椎。耳前的支脉，从颧髎至内眼角和足太阳经相接。肩上入缺盆的支脉，下行联络心脏、归属小肠（图 27）。

生理功能：小肠上接胃的幽门，下连大肠的阑门。和心互为表里。小肠受盛胃中水谷，分利清浊，亦即吸收营养、传递糟粕。

病理症候：经络症：颊肿，口糜，咽喉肿痛，耳聋，目黄，肩、肘、臂外侧后缘小肠经循行线之肿痛、麻痹。

脏腑症：小腹痛，腰脊痛引睾丸，疝气，小便赤涩，尿闭，尿血。小肠气竭绝，则发直焦脆如干麻，自汗不止。

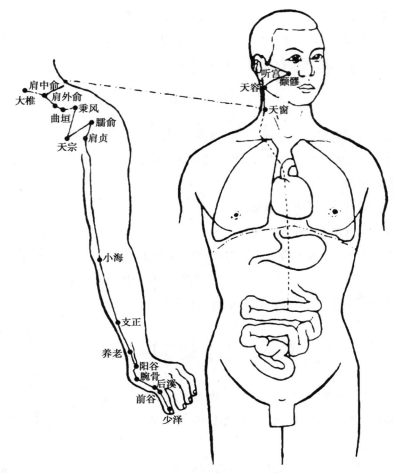

图 27　手太阳小肠经循行示意图和腧穴

小肠经穴歌：

小肠经穴一十九，少泽前谷后溪走。

腕骨阳谷养老穴，支正小海外辅肘。

肩贞臑俞接天宗，髎外秉风曲垣首。

肩外俞连肩中俞，天窗乃与天容偶。

颧骨弓下是颧髎，听宫耳屏前面求。

少　　泽

部位：伸指取穴。在小指外侧（尺侧）指甲角外约 1 分（图 27）。

穴释:少,小也;泽,润泽。此穴属手太阳经之井,小肠主液,有润泽全身之功能,故名少泽。

针灸:斜刺 1~2 分或点刺出血;灸 3~5 分钟。

功能:清热醒神,活络通乳。

主治:中风昏迷,头痛,项强,目翳,鼻衄,咽喉肿痛,疟疾,热病,乳汁不足,乳腺炎等。

按语:少泽系小肠经之井穴。因有散风解表的作用,故可用于表证头痛、寒热无汗等症。能通络清热,为治疗乳痈肿痛和乳汁不通的主穴。配乳根、阿是治疗乳腺炎。配膻中、膺窗、乳根、中脘治疗乳汁分泌不足。

前　谷

部位:握拳取穴。在小指外侧(尺侧)第五掌指关节前横纹头赤白肉际凹陷中(图 27)。

穴释:前,前方;谷,山谷、空洞。此穴在手小指外侧本节前凹陷处,故名前谷。

针灸:斜刺 2~3 分;灸 3~5 分钟。

功能:清热疏风。

主治:头项强痛,耳鸣,耳聋,目痛,鼻衄,颊肿,痄腮,疟疾,热病,乳汁不足,手指麻木等。

按语:前谷系小肠经之荥穴。局部应用主要治疗掌、指的一些疾患。远端用该穴治疗面颊和咽喉的病症。配外关、阳谷治疗手小指麻木。

后　溪

部位:握拳取穴。在小指外侧(尺侧)第五掌指关节后横纹头上方的赤白肉际凹陷中(图 27)。

穴释:后,后方;溪,水沟。此穴在手小指外侧本节后凹陷处,故名后溪。

针灸:直刺 5~8 分;灸 5~10 分钟。

功能:散风清热,疏经活络。

主治:头项强痛,目翳,耳聋,癫痫,瘛病,疟疾,感冒,热病,臂痛,小儿麻痹后遗症,指挛,鹅掌风,瘫痪等。

按语：后溪系小肠经之输穴，又是八脉交会穴之一，通督脉。主要功用：清心宁志，治疗癔病、癫痫、精神病；清心导火，治疗小便短赤，心移热于小肠的见症；清热解表，治疗外感发热、疟疾。配风池、阿是治疗颈项强痛。配大椎、陶道、申脉治疗感冒及疟疾。

腕 骨

部位：握拳取穴。在手腕外侧（尺侧）腕横纹前约一横指，赤白肉际凹陷中（图27）。

穴释：腕骨，手腕前外侧高骨，谓之腕骨。此穴在手腕前外侧高骨下陷中，故名腕骨。

针灸：直刺 0.5~1 寸；灸 5~10 分钟。

功能：清热散风，疏经活络。

主治：头痛，耳鸣，目痛生翳，颈项强痛，尺神经麻痹，臂痛，指挛，手肿，瘫痪，消渴等。

按语：腕骨系小肠经之原穴。有清热散风，舒筋活络的作用。治胆火上浮，耳鸣，耳聋；肝火上攻，目赤生翳；湿热黄疸；指、腕、臂、肘挛痛不得屈伸。配外关、阳池治疗腕关节炎和小指、四指麻木。

阳 谷

部位：屈腕取穴。在手背腕横纹外侧（尺侧），尺骨小头之前凹陷中（图27）。

穴释：阳，外为阳；谷，山谷、空洞。此穴在腕关节外侧似山谷的凹陷处，故名阳谷。

针灸：直刺 2~3 分；灸 5~10 分钟。

功能：清热泻火，舒筋利节。

主治：耳鸣，目眩，颈、颌肿痛，臂痛，手腕酸痛等。

按语：阳谷系小肠经之经穴。配合谷、人中、内关治疗心肝火盛之癫狂诸症。配腋门、侠溪、听宫治疗肝胆火邪所致之耳聋、耳鸣及两胁疼痛。

养 老

部位：屈肘手掌向肩取穴。在阳谷上 1 寸，尺骨小头最高点桡侧骨缝中。

屈肘掌心朝面,小指侧内旋,尺骨小头桡侧显出的陷窝就是本穴(图 27)。

穴释:养,供养;老,元老。此穴有治疗老年人眼目昏花,肩臂酸痛的功效,故名养老。

针灸:直刺 0.5~1 寸;灸 5~10 分钟。

功能:清热利湿,舒筋活络。

主治:口舌生疮,小便短赤,麻痹无力,落枕,肩臂酸痛,手腕酸痛等。

按语:养老系小肠经之郄穴。有清热利湿的作用,是治疗指、腕、肘关节红肿疼痛症的主穴。配外关、阳池治疗手腕下垂和腕关节痛。

支　　正

部位:屈肘手掌向肩取穴。在阳谷上 5 寸,筋骨之间(图 27)。

穴释:支,别走为支;正,本经为正。此穴为小肠经之络穴,别走手少阴经,故名支正。

针灸:直刺 0.5~1 寸;灸 5~10 分钟。

功能:清热养阴,疏经活络。

主治:头痛,项强,颈肿,目眩,消渴,癫狂,精神病,尺神经麻痹,臂痛,肘挛,手指酸痛等。

按语:支正系小肠经之络穴,别走手少阴心经。与腕骨穴同有养阴清热作用,能治疗消渴、癫狂、臂痛等症。配中脘、足三里、脾俞治糖尿病。

小　　海

部位:屈肘取穴。在肘尖(尺骨鹰嘴)与肘内高骨(肱骨内上髁)之间的沟中(图 27)。

穴释:小,小肠经,海,水归聚之处,此穴在肘内大骨外似海的凹陷中,故名小海。

针灸:直刺 0.5~1 寸;灸 5~10 分钟。

功能:清心导火,舒筋利节。

主治:耳聋,目眩,牙痛,颊肿,颈项强痛,小便短赤,癫痫,精神病,尺神经麻痹,臂痛,震颤,瘫痪等。

按语:小海系小肠经之合穴。主要用于本经所过部位及器官的病症。如肩、臂、肘、颈的疼痛和耳、目、颧、颊的疾患。配支正、阳谷、腕骨治疗尺神经麻痹。

肩　贞

部位：垂臂取穴。在腋窝后面竖纹头上约 1 寸凹陷中（图 28）。

穴释：肩，肩胛；贞，正也。此穴在肩胛外，腋窝后缘竖纹正中，为操作努力之本，故名肩贞。

针灸：直刺 1~2 寸；灸 5~10 分钟。

功能：舒筋利节。

主治：肩胛酸痛，上肢肿痛、麻痹、瘫痪等。

臑　俞

部位：垂臂取穴。在肩贞直上，肩胛冈下缘凹陷中（图 28）。

穴释：臑，肩膊下胭肉；俞，输注。此穴在肩胛骨下缘，经气输注之软肉处，故名臑俞。

针灸：直刺 1~2 寸；灸 5~10 分钟。

功能：舒筋利节。

主治：肩胛酸痛，颈项强痛，臂痛、无力等。

按语：臑俞系手太阳小肠经、阳维脉和阳跷脉之会穴。主要治疗肩胛疼痛。配肩髎、肩髃、肩贞、外关治疗肩关节周围炎。

天　宗

部位：正坐垂臂取穴。在腋窝后面竖纹头下端向内约四横指，大筋外凹陷中，约与第五胸椎平齐（图 28）。

穴释：天宗，日月星也。《书·尧典》："禋于六宗"。疏："六宗者，天宗三，日月星也；地宗三，江河岱也"。此穴在肩胛骨中央，与曲垣、秉风诸穴排列有天宗之象，故名天宗。

针灸：向内斜刺 3~5 分；灸 5~10 分钟。

功能：舒筋利节。

主治：肩胛酸痛，上肢肿痛、麻痹、瘫痪等。

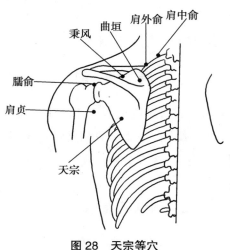

图 28　天宗等穴

　　按语:天宗和秉风均能治疗肩胛酸痛。但天宗的感应相当强烈,能穿过肩胛传到手指。故能治疗臂痛和麻痹。配臑俞、肩髃、臑会、曲池治疗臂丛神经损伤。

秉　　风

　　部位:垂臂取穴。在天宗直上,肩胛冈上缘凹陷中(图28)。

　　穴释:秉,主持;风,风邪。此穴在肩胛骨上缘,有主治诸风病的功能,故名秉风。

　　针灸:向前斜刺 0.5~1 寸;灸 3~5 分钟。

　　功能:舒筋利节。

　　主治:颈项强痛,麻痹,肩胛酸痛,臂痛等。

　　按语:秉风系手三阳经和足少阳胆经之会穴。主要治疗肩胛部的疼痛。配肩井、臑俞、肩髃治疗肩胛部肿痛。

曲　　垣

　　部位:垂臂取穴。在胆经肩井后下方约 2 寸,肩胛骨上凹陷中(图28)。

　　穴释:曲,弯曲;垣,矮墙。此穴在肩中央曲胛陷中,四旁骨起如垣,故名曲垣。

　　针灸:向前斜刺 5~8 分;灸 3~5 分钟。

功能:舒筋利节。

主治:肩胛酸痛,肩臂拘急,臂痛、麻痹等。

肩 外 俞

部位:正坐伏俯取穴。在督脉陶道旁 3 寸,肩胛骨边缘(图 28)。

穴释:肩,肩胛;外俞,外缘腧穴。此穴在肩胛骨外缘,去脊三寸,故名肩外俞。

针灸:向下斜刺 3~5 分;灸 3~5 分钟。

功能:疏经活络。

主治:颈项强痛,肩背酸痛,肘臂冷痛等。

肩 中 俞

部位:正坐伏俯取穴。在督脉大椎旁 2 寸凹陷中(图 28)。

穴释:肩,肩胛;中俞,中间腧穴。此穴去脊 2 寸,在肩胛骨外缘与督脉之间,故名肩中俞。

针灸:向下斜刺 3~5 分;灸 5~10 分钟。

功能:宣肺解表,疏经活络。

主治:咳嗽,哮喘,吐血,感冒,目视不明,肩臂酸痛等。

天 窗

部位:正坐取穴。在大肠经扶突后约 1 寸,胸锁乳突肌后缘(图 27)。

穴释:天,高上为天;窗,窗牖。此穴在颈外侧,有开窍通气治耳聋喉痹之功能,故名天窗。

针灸:直刺或向结喉斜刺 3~5 分;灸 3~5 分钟。

功能:清热散风。

主治:颈项强痛,咽喉肿痛,口噤,耳鸣,聋哑等。

天 容

部位:正坐取穴。在耳垂下约 1 寸,胸锁乳突肌与下颌角之间凹陷中(图 27)。

穴释:天,高上为天;容,面容、容身。此穴在耳下曲颊后,古人之头盔弯曲下垂,防护头颈,穴当其下,头颈象天,故名天容。

针灸:直刺 5~8 分;灸 3~5 分钟。

功能:清热化痰。

主治:耳鸣,耳聋,咽喉肿痛,牙痛,颊肿,瘰疬,瘿气等。

颧　髎

部位:合口取穴。在外眼角直下,颧骨下缘凹陷中(图 27)。

穴释:颧,颧骨;髎,同窌,骨之空隙。此穴在颧骨下缘凹陷中,故名颧髎。

针灸:直刺 1~1.5 寸。

功能:清热散风,疏经止痛。

主治:口眼㖞斜,牙痛,面肿,眼睑痉挛,三叉神经痛等。

按语:颧髎系手太阳小肠经和手少阳三焦经之会穴。主要用于三叉神经痛和面神经麻痹的治疗。配太阳、下关、颊车、合谷治疗三叉神经痛。

听　宫

部位:张口取穴。在耳屏(小耳朵)前边凹陷中。张口时凹陷最明显(图 27)。

穴释:听,听力;宫,五音之首,又为宫室。此穴在耳屏前,张口凹陷处,主听力,故名听宫。

针灸:直刺 1~1.5 寸。

功能:清头聪耳。

主治:耳鸣,耳聋,耳中肿痛,头痛,聋哑,眩晕,牙痛,下颌关节炎等。

按语:听宫系手太阳小肠经、手少阳三焦经和足少阳胆经之会穴。有活络通窍的作用。是治疗耳部诸疾的主穴。配听会、率谷、侠溪治疗耳鸣、耳聋。配耳门、听会、前谷治疗中耳炎。

第七节　足太阳膀胱经

本经起于睛明,终于至阴,左右共 134 穴。取至阴、通谷、束骨、京骨、昆仑、委中,为井、荥、输、原、经、合。本穴通谷,络穴飞扬,俞穴膀胱俞,募穴中极,郄穴金门。

循行概述: 起于睛明,沿着眉头、前额、头顶、项、背及下肢后面下行,过腰、臀、膝窝、腿肚、外踝后至小趾外侧端至阴和足少阴经相接。头部的支脉,交百会入里络脑。头顶的支脉,横行于耳上角。臀部的支脉,从秩边交环跳而下行。背脊的支脉、入里联络肾脏,归属膀胱(图 29)。

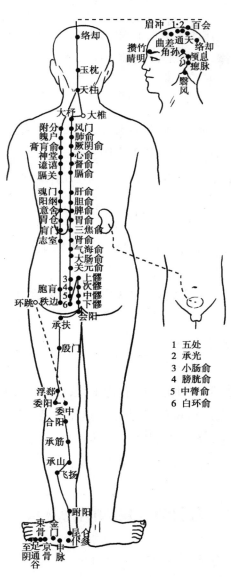

1 五处
2 承光
3 小肠俞
4 膀胱俞
5 中膂俞
6 白环俞

图 29 足太阳膀胱经循行示意图和腧穴

生理功能:膀胱位于小腹,和肾互为表里。膀胱藏津液,司气化,主汗,尿之排泄。

病理症候:经络症:发热恶寒,头痛,鼻衄,鼻塞流涕,目痛流泪,项、背、腰、臀和膝后面至足等膀胱经循行线之肿痛、麻痹、厥冷。

脏腑症:小便不利,遗尿,尿赤,尿浊,尿血,蓄血发狂。膀胱气绝,则遗尿狂言,目反直视。

膀胱经穴歌:

> 六十七穴足太阳,睛明目内红肉藏。
>
> 攒竹眉冲与曲差,五处二寸上承光。
>
> 通天络却下玉枕,天柱发际大筋上。
>
> 大杼风门肺厥阴,心俞督俞膈俞当。
>
> 肝胆脾胃具挨次,三焦肾气海大肠。
>
> 关元小肠到膀胱,中膂白环寸半量。
>
> 上次中下四髎穴,一空二空骶孔藏。
>
> 会阳尾骨外边取,附分背脊第二行。
>
> 魄户膏肓神堂寓,譩譆膈关魂门详。
>
> 阳纲意舍胃仓随,肓门志室至胞肓。
>
> 二十一椎秩边是,承扶臀股纹中央。
>
> 殷门浮郄委阳至,委中合阳承筋量。
>
> 承山飞扬跗阳继,昆仑仆参申脉堂。
>
> 金门京骨束骨跟,通谷至阴小趾旁。

睛 明

部位:取穴法有三种。

1. **睛明** 仰卧合目取穴,在内眼角外约1分凹陷中。

2. **内睛明** 仰卧分开上下眼睑,目向外视取穴,在内眼角内泪阜边缘。

3. **上睛明** 仰卧合目取穴,在内眼角上1分凹陷中(图30)。

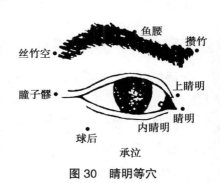

图30 睛明等穴

穴释: 睛,眼睛;明,光明。此穴在目内眦靠近眼球,有使眼睛明亮之功,故名睛明。

针灸: 直刺 1~3 分;内、上睛明直刺 1~1.5 寸。

功能: 疏风清热,活血明目。

主治: 目赤肿痛,内眦胬肉侵睛,目痒,流泪,近视,青盲,色盲,夜盲,视网膜炎,视网膜出血,视神经炎,视神经萎缩,早期白内障等一切眼病。

按语: 睛明系足太阳膀胱经、手太阳小肠经、足阳明胃经和阴、阳跷脉之会穴。有疏风清热,通络明目的作用。为治疗眼病的主穴,尤其内睛明是内眼病的首选穴。对青光眼、视网膜出血、视网膜炎和视神经萎缩等病有较好的疗效。配风池、颅息、角孙、太阳、攒竹治疗视网膜炎和眼底出血。配风池、球后、瞳子髎、攒竹治疗视神经萎缩,加配合谷、光明可降眼压治疗青光眼。

攒 竹

部位: 正坐或仰卧取穴。在睛明直上,眉头陷中(图 30)。

穴释: 攒,簇聚;竹,竹叶。此穴在眉头凹陷处,眉毛似攒聚之竹丛,故名攒竹。

针灸: 向下斜刺 3~5 分或透鱼腰或点刺出血。

功能: 疏风清热,通络明目。

主治: 头痛,面肿,眉棱骨痛,目赤肿痛,目翳,眼球痒痛,流泪,青盲,口眼㖞斜,眼睑痉挛,近视,视网膜出血,视神经萎缩,鼻炎等。

按语: 攒竹有疏风泄热、通络明目的作用。功同睛明,治疗一切眼病。但内睛明长于内眼病;而本穴则长于外眼疾患和头痛等。配鱼腰、太阳治疗急性结膜炎。配承泣透睛明治疗泪囊炎。配上星、合谷治疗前头痛。

眉 冲

部位: 正坐或仰卧取穴。在眉头直上,入发际 5 分,督脉神庭与曲差之间(图 29)。

穴释: 眉,眼眉;冲,冲要。此穴在眉头直上,经气冲入发际之处,故名眉冲。

针灸: 沿皮刺 3~5 分。

功能: 清头散风。

主治:头痛,眩晕,鼻塞流涕,目赤肿痛等。

曲　差

部位:正坐或仰卧取穴。在督脉神庭旁1.5寸(图29)。

穴释:曲,弯曲;差,参差不齐。此穴在眉冲外,发际弯曲不齐之处,故名曲差。

针灸:沿皮刺3~5分。

功能:清头散风。

主治:头顶肿痛,鼻衄,鼻塞流涕,目视不明等。

五　处

部位:正坐取穴。在曲差后5分,督脉上星旁1.5寸(图29)。

穴释:五,五数;处,处所。此穴在曲差后5分,又是足太阳经的第五穴,故名五处。

针灸:沿皮刺3~5分。

功能:清头散风。

主治:头痛,眩晕,目视不明等。

承　光

部位:正坐取穴。在五处后约2寸,督脉前顶旁1.5寸(图29)。

穴释:承,承受;光,光明。此穴在头部,有承受眼病,使之恢复光明的功能,故名承光。

针灸:沿皮刺3~5分。

功能:清头散风。

主治:头痛,眩晕,鼻塞流涕,口眼㖞斜等。

通　天

部位:正坐取穴。在承光后1.5寸,督脉百会旁1.5寸(图29)。

穴释:通,通达;天,高上为天。此穴是足太阳经上交督脉百会之处,为一身之天顶,故名通天。

针灸：沿皮刺 3~5 分。

功能：清头散风。

主治：头痛，眩晕，偏瘫，鼻衄，鼻塞流涕，尸厥等。

络　　却

部位：正坐取穴。在通天后 1.5 寸，督脉旁 1.5 寸（图 29）。

穴释：络，联络；却，退却。此穴在通天之后，经脉从巅顶入里络脑，还出却向后下行，故名络却。

针灸：沿皮刺 3~5 分。

功能：清头散风。

主治：头痛，眩晕，耳鸣，青盲，目视不明等。

玉　　枕

部位：正坐取穴。在督脉脑户旁 1.5 寸凹陷中（图 29）。

穴释：玉枕，相士称枕骨为玉枕骨。此穴在脑后枕骨两旁仰卧着枕之处，故名玉枕。

针灸：沿皮刺 3~5 分；灸 3~5 分钟。

功能：清头散风。

主治：头痛，眩晕，鼻塞流涕，目视不明，近视等。

天　　柱

部位：正坐取穴。在项后发际，督脉哑门旁大筋外缘（图 29）。

穴释：天，高上为天；柱，支柱。此穴在项后发际大筋外缘，项筋柱骨支持头部有擎天之象，故名天柱。

针灸：向内斜刺 0.5~1 寸。

功能：清头散风，通经活络。

主治：头痛，眩晕，目视不明，鼻塞流涕，感冒，颈项强痛，落枕，失眠，健忘，肩臂酸痛等。

按语：天柱有通经活络之功，为治疗颈项病的主穴。又有升清降浊的作用，可清头明目。配大杼、风门、巨骨治疗项背疼痛。配内关、阳陵泉治疗高血压。

大　杼

部位：俯伏取穴。在第一胸椎下，督脉陶道旁 1.5 寸（图 29）。

穴释：大，盛大；杼，织布之梭。第一胸椎谓之杼骨，此穴在杼骨两旁，故名大杼。

针灸：向下斜刺 3~5 分；灸 3~5 分钟。

功能：祛风解表，疏调筋骨。

主治：头痛，项强，目眩，咳嗽，哮喘，发热汗不出，咽喉肿痛，肩胛酸痛，脊背酸痛等。

按语：大杼系足太阳膀胱经，手太阳小肠经、手少阳三焦经和足少阳胆经之会穴。又是八会中的骨会。有解表退热、舒筋壮骨之功。配大椎、陶道、后溪治疗伤寒脉浮、头项强痛、恶寒发热无汗等症。配大椎、华佗夹脊、委中治疗项背筋急酸痛不得屈伸等症。

风　门

部位：俯伏取穴。在第二胸椎下，督脉旁 1.5 寸（图 29）。

穴释：风，风邪；门，门户。此穴在第二胸椎旁，是风邪侵入与驱出的门，故名风门。

针灸：向下斜刺 3~5 分；灸 3~5 分钟。

功能：祛风解表，清热宣肺。

主治：头痛，项强，感冒，咳嗽，哮喘，胸背疼痛，荨麻疹，支气管炎，肺炎等。

按语：风门亦称热府，系足太阳膀胱经和督脉之会穴。因风邪多由此为门户侵入，故名。有理肺宣散之功，擅长祛风，凡外感表症皆可取此穴施治。配大椎、肺俞、鱼际、少商治疗寒邪外束，内热郁闭之肺炎等症。

肺　俞

部位：俯伏取穴。在第三胸椎下，督脉身柱旁 1.5 寸（图 29）。

穴释：肺，肺脏；俞，同输。此穴内应肺脏，是肺气转输之处，故名肺俞。

针灸：向下斜刺 3~5 分；灸 5~10 分钟。

功能：疏散风热，养阴清肺。

主治：肺痨,咳嗽,哮喘,吐血,盗汗,感冒,发热,荨麻疹,肩背强痛,气管炎,肺炎等。

按语：肺俞系肺在背之俞穴。有调补肺气之功,通治肺经内伤、外感病症。配风门、喘息、列缺治疗外感咳喘,胸膈满闷等症。配大椎、身柱、中府、列缺、照海治疗内伤咳嗽,盗汗、午后潮热等症。

厥 阴 俞

部位：俯伏取穴。在第四胸椎下,督脉旁 1.5 寸(图 29)。

穴释：厥阴,心包络;俞,同输。此穴内应心包络,是心包络之气转输之处,故名厥阴俞。

针灸：向下斜刺 3~5 分;灸 5~10 分钟。

功能：理气活血,疏通心脉。

主治：心痛,呕吐,胸痛,肋痛,烦闷,咳嗽,冠心病等。

按语：厥阴俞系心包络在背之俞穴。有通经活络之功。配心俞、膻中、内关缓解冠状动脉痉挛,扩张血管,改善心脏供血障碍,治疗心绞痛。

心 俞

部位：俯伏取穴。在第五胸椎下,督脉神道旁 1.5 寸(图 29)。

穴释：心,心脏;俞,同输。此穴内应心脏,是心气转输之处,故名心俞。

针灸：向下斜刺 3~5 分;灸 5~10 分钟。

功能：理气活血,化痰宁心。

主治：胸闷,心痛,心烦,心悸,心脏病,咳嗽,哮喘,呕吐,吐血,遗精,健忘,癔病,癫痫,肩臂酸痛等。

按语：心俞系心在背之俞穴。有行气活血、清热化痰、镇惊安神之功。治疗癫痫、狂躁、精神病等。近代临床为治疗心绞痛和冠心病的主穴。另外对于心肾不交之遗精、溲浊、神经衰弱亦有疗效。配厥阴俞、膻中、内关治疗心绞痛和冠心病。

督 俞

部位：俯伏取穴。在第六胸椎下,督脉旁 1.5 寸(图 29)。

穴释:督,督脉;俞,同输。此穴在第六胸椎旁,是督脉之气转输之处,故名督俞。

针灸:向下斜刺 3~5 分;灸 5~10 分钟。

功能:宽胸理气。

主治:胸膈满闷,心痛,气逆,腹胀,肠鸣,脊背痛等。

膈 俞

部位:俯伏取穴。在第七胸椎下,督脉至阳旁 1.5 寸。正坐时与肩胛骨下缘平齐(图 31)。

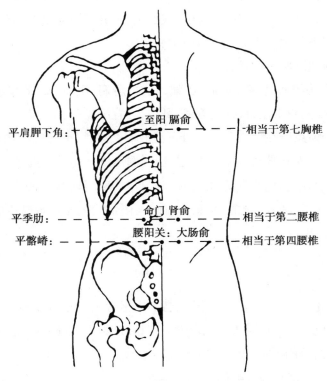

图 31 膈俞、大肠俞等取穴法

穴释:膈,横膈;俞,同输。此穴内应横膈,有开胸通膈治疗气滞血瘀的功能,故名膈俞。

针灸:向下斜刺 3~5 分;灸 5~10 分钟。

功能:宽胸降逆,调补气血。

主治:胸胁胀痛,胃痛,呕吐,噎膈,呃逆,饮食不下,咳嗽,哮喘,吐血,瘀血,便血,贫血,肩臂酸痛等。

按语:膈俞系八会穴中之血会。与胆俞合称"四花穴",主要有补血化瘀作用。并可治疗咳嗽、哮喘、胸满气逆和虚劳诸疾。配肝俞、脾俞、曲池、血海、三阴交治疗慢性出血、贫血和紫癜等症。配肝俞、期门、中脘、合谷、内关治疗膈肌痉挛。

肝 俞

部位:俯伏取穴。在第九胸椎下,督脉筋缩旁1.5寸(图29)。

穴释:肝,肝脏;俞,同输。此穴内应肝脏,是肝气转输之处,故名肝俞。

针灸:向下斜刺3~5分;灸5~15分钟。

功能:清泄肝胆,养血明目。

主治:胸胁胀痛,胃痛,黄疸,鼻衄,吐血,癔病,癫痫,眩晕,青盲,夜盲,肝炎,胆囊炎,视网膜出血,视神经萎缩,乳少,脊背酸痛等。

按语:肝俞系肝在背之俞穴。既可泄肝胆之火,又能养肝肾之阴。凡肝肾阴虚、肝阳上亢和肝胆经湿热之见症,皆可选用此穴施治。此外,对肝胆经所司两胁痛和目疾等症,也常选用此穴。配胆俞、期门、中脘、足三里、三阴交治疗肝炎。配大椎、风池、肾俞、颅息、角孙、太阳治疗因血小板减少引起的紫癜和视网膜反复出血。

胆 俞

部位:俯伏取穴。在第十胸椎下,督脉中枢旁1.5寸(图29)。

穴释:胆,胆腑;俞,同输。此穴内应胆腑,是胆气转输之处,故名胆俞。

针灸:向下斜刺3~5分;灸5~15分钟。

功能:清泄肝胆,理气解郁。

主治:胸胁胀痛,黄疸,口苦,感冒,恶寒汗不出,胃痛,呕吐,胆囊炎,肝炎等。

按语:胆俞系胆在背之俞穴。功同肝俞。而肝俞偏养阴潜阳;此穴则长于利胆解郁;二穴常同时使用治疗肝胆所见诸症。配肝俞、期门、中脘、阳陵泉、足三里、三阴交治疗急性黄胆性肝炎,加配日月治疗胆囊炎。

脾 俞

部位: 俯伏或俯卧取穴。在第十一胸椎下,督脉脊中旁 1.5 寸(图 29)。

穴释: 脾,脾脏;俞,同输。此穴内应脾脏,是脾气转输之处,故名脾俞。

针灸: 向下斜刺 3~5 分;灸 5~15 分钟。

功能: 健脾利湿,益气统血。

主治: 胃痛,腹胀,呕吐,泄泻,黄疸,水肿,肠鸣,痢疾,癥瘕,积聚,出血性病症,崩漏等。

按语: 脾俞系脾在背之俞穴。有健脾利湿、益气统摄之功。凡脾阳不振出现水湿内停、纳差、便溏、脘腹胀满、疼痛喜按、四肢困乏、水肿等中焦虚寒,以及脾不统血之出血见症,皆可取此穴施治。配胃俞、中脘、足三里治疗脾胃虚寒证。配关元、归来、三阴交、隐白治疗经水崩漏证等。

胃 俞

部位: 俯伏或俯卧取穴。在十二胸椎下,督脉旁 1.5 寸(图 29)。

穴释: 胃,胃腑;俞,同输。此穴内应胃腑,是胃气转输之处,故名胃俞。

针灸: 向下斜刺 3~5 分;灸 5~15 分钟。

功能: 滋养胃阴,健脾助运。

主治: 胃痛,胃下垂,腹胀,饥不思食,渴思冷饮,虚烦干呕,泄泻,小儿疳积,营养不良,腰背酸痛等。

按语: 胃俞系胃在背之俞穴。与脾俞有治疗消化系统病症的协同作用。脾俞健运脾阳,胃俞滋养胃阴,凡见渴思冷饮、干呕嘈杂、饥不思食、脉数舌红等胃阴不足之症,均以此穴为主。配中脘、内关、足三里治疗胃脘痛。配脾俞、中脘、建里、下脘、足三里、四缝治疗消化不良。配中脘、内关、三阴交治疗胃阴不足。

三 焦 俞

部位: 俯伏或俯卧取穴。在第一腰椎下,督脉悬枢旁 1.5 寸(图 29)。

穴释: 三焦,三焦腑;俞,同输。此穴内应三焦,是三焦之气转输之处,故名三焦俞。

针灸：向下斜刺 3~5 分；灸 5~15 分钟。

功能：温阳化气，通调水道。

主治：腹胀，呕吐，泻痢，水肿，消化不良，腰背酸痛等。

按语：三焦俞系三焦在背之俞穴。此穴统管三焦之火，有通调水道之功。故凡三焦寒凝、水湿内停皆可取用此穴，温阳化气，行水利湿。配脾俞、胃俞、中脘治疗消化不良。配肾俞、水分、水道、中极、阴陵泉、复溜治疗水肿。

肾　俞

部位：俯伏或俯卧取穴。在第二腰椎下，督脉命门旁 1.5 寸（图 31）。

穴释：肾，肾脏；俞，同输。此穴内应肾脏，是肾气转输之处，故名肾俞。

针灸：直刺 5~8 分；灸 10~20 分钟。

功能：益肾固精，清热利湿。

主治：阳痿，遗精，遗尿，尿血，尿闭，水肿，耳鸣，目昏，腰背酸痛，肾炎，神经衰弱，视网膜出血，视神经萎缩，赤白带下，月经不调，盆腔炎，下肢麻痹等。

按语：肾俞系肾在背之俞穴。有滋阴补肾之功。泌尿生殖系统疾病，多用此穴。配关元俞、关元、三阴交治疗遗尿、遗精、阳痿等症。配内关、中脘、水分、气海、阴陵泉、足三里、复溜治疗肾炎。

气　海　俞

部位：俯伏或俯卧取穴。在第三腰椎下，督脉旁 1.5 寸（图 29）。

穴释：气海，原气之海；俞，同输。此穴与脐下气海相对，有输调元气之功，故名气海俞。

针灸：直刺 5~8 分；灸 10~20 分钟。

功能：培补元气。

主治：下焦虚寒，腰酸腿软，阳痿，遗精，腹胀，便秘，腰背强痛，崩漏，带下，下肢瘫痪等。

大　肠　俞

部位：俯伏或俯卧取穴。在第四腰椎下，督脉阳关旁 1.5 寸。约与髂嵴平齐(图 31)。

穴释:大肠,大肠腑;俞,同输。此穴内应大肠,是大肠之气转输之处,故名大肠俞。

针灸:直刺 1~1.5 寸;灸 10~20 分钟。

功能:通调大肠。

主治:腹痛,便秘,泻泄,痢疾,肠痈,痔漏,腰背酸痛,坐骨神经痛,肠炎等。

按语:大肠俞系大肠在背之俞穴。有调理大肠气机的作用。可用于燥热伤津、大便秘结;或水湿偏渗、大便溏泻等症。配中脘、天枢、气海、足三里治疗痢疾、肠炎。配支沟、次髎、天枢、照海治疗便秘。

关 元 俞

部位:俯卧或俯伏取穴。在第五腰椎下,督脉旁 1.5 寸。骶髂关节上缘凹陷中(图 29)。

穴释:关元,元气之机关;俞,同输。此穴与脐下关元相对,有输调元气之功,故名关元俞。

针灸:直刺 1~1.5 寸;灸 10~20 分钟。

功能:温肾壮阳。

主治:腹痛,泄泻,遗精,遗尿,尿闭,腰腿酸痛,坐骨神经痛,赤白带下,癥瘕,月经不调,盆腔炎,下肢麻痹等。

按语:关元俞有统理下焦气血的功能,尤可调补丹田元气。凡下焦虚寒诸症,皆可选用此穴。配肾俞、上髎、关元治疗少腹寒痛。配秩边、环跳、承扶、委中、承山治疗腰膝冷痛、下肢酸软和坐骨神经痛。

小 肠 俞

部位:俯卧取穴。在第一骶椎下,督脉旁 1.5 寸(图 29)。

穴释:小肠,小肠腑;俞,转输。此穴内应小肠,是小肠之气转输之处,故名小肠俞。

针灸:直刺 1~1.5 寸;灸 10~20 分钟。

功能:清热利湿。

主治:小腹胀痛,小便淋沥,遗尿,尿闭,遗精,消渴,痢疾,赤白带下,盆腔炎等。

按语：小肠俞系小肠在背之俞穴。有调理小肠、分清降浊的作用。配关元、中极、三阴交、复溜治疗尿浊、尿赤、遗尿、尿闭、茎中痛等症。

膀 胱 俞

部位：俯卧取穴。在第二骶椎下，督脉旁 1.5 寸。骶髂关节下缘凹陷中（图 29）。

穴释：膀胱，膀胱腑；俞，转输。此穴内应膀胱，是膀胱之气转输之处，故名膀胱俞。

针灸：直刺 1~1.5 寸；灸 10~20 分钟。

功能：疏调膀胱，清热化湿。

主治：尿赤，遗尿，小便不利，遗精，阳痿，泄泻，便秘，会阴部湿痒、肿痛，腰脊酸痛，坐骨神经痛，下肢麻痹等。

按语：膀胱俞系膀胱在背之腧穴。凡由寒热诸因致成膀胱气化失司，证见小便不利、癃闭、频数、失禁，湿热下注之阴部瘙痒、肿痛、肾气虚弱之遗精、阳痿等症，皆可取本穴治疗。配关元、中极、三阴交治疗遗尿、尿闭、阳痿、遗精等症。配肾俞、关元俞、腰眼、阿是治疗腰肌劳损，加配环跳、委中、承山治疗坐骨神经痛、下肢麻痹、瘫痪等。

中 膂 俞

部位：俯卧取穴。在第三骶椎下，督脉旁 1.5 寸（图 29）。

穴释：中膂，脊背中隆起之肌肉；俞，转输。此穴在骶部、脊椎两旁隆起的肌肉之中，有输调腰膂及下焦经气之功能，故名中膂俞。

针灸：直刺 1~1.5 寸；灸 10~20 分钟。

功能：清利下焦。

主治：腹痛，泻痢，腰脊强痛，腿痛、麻痹等。

白 环 俞

部位：俯卧取穴。在第四骶椎下，督脉腰俞旁 1.5 寸凹陷中（图 29）。

穴释：白环，白色玉环；俞，转输。此穴在臀部脊椎两旁白肉处，经脉由此回绕如环,上至上髎,有输调白浊、白带之功,故名白环俞。

针灸:直刺 1~1.5 寸;灸 10~20 分钟。

功能:疏调下焦。

主治:遗精,疝气,二便不利,腰背酸痛,月经不调,下肢麻痹等。

上　髎

部位:俯卧取穴。在督脉和小肠俞之间,第一骶骨孔凹陷中(图 29)。

穴释:上,上端;髎,同窌,骨之空隙。骶骨左右各四孔,此穴在上,故名上髎。

针灸:直刺 1~1.5 寸;灸 10~20 分钟。

功能:壮腰补肾,清热利湿。

主治:二便不利,阳痿,遗精,腰腿酸痛,阴门瘙痒,月经不调,赤白带下,子宫脱垂,盆腔炎,下肢麻痹等。

按语:上髎系足太阳膀胱经和足少阳胆经之会穴。与次髎、中髎、下髎合称八髎穴。是治疗妇科和二阴疾患、腰痛的常用穴。配关元俞、次髎、中髎、下髎、关元、三阴交治疗遗精、阳痿、盆腔炎,加配中脘治疗子宫脱垂。

次　髎

部位:俯卧取穴。在督脉和膀胱俞之间,第二骶骨孔凹陷中(图 29)。

穴释:次,次位,髎,同窌、骨之空隙。此穴在骶骨第二孔中,故名次髎。

针灸:直刺 1~1.5 寸;灸 10~20 分钟。

功能:壮腰补肾,清热利湿。

主治:二便不利,肠鸣,泄泻,遗精,阳痿,疝气,腰背酸痛,月经不调,白带,经痛,下肢麻痹等。

中　髎

部位:俯卧取穴。在督脉和中膂俞之间,第三骶骨孔凹陷中(图 29)。

穴释:中,中间;髎,同窌、骨之空隙。此穴在骶骨第三孔中,故名中髎。

针灸:直刺 1~1.5 寸;灸 10~20 分钟。

功能:壮腰补肾,清热利湿。

主治:二便不利,腹胀,痢疾,泄泻,遗精,阳痿,腰腿酸痛,赤白带下,月经不调,下肢麻痹等。

按语:中髎系足太阳膀胱经和足少阳胆经之会穴。配关元俞、上髎、次髎、归来、三阴交治疗月经不调和赤白带下。

下 髎

部位:俯卧取穴。在督脉腰俞和白环俞之间,第四骶骨孔凹陷中(图29)。

穴释:下,下端;髎,同窌、骨之空隙。此穴在骶骨第四孔为下,故名下髎。

针灸:直刺1~1.5寸;灸10~20分钟。

功能:壮腰补肾,清热利湿。

主治:小腹胀痛,二便不利,肠鸣,泻痢,腰腿酸痛,赤白带下,痛经,盆腔炎,下肢麻痹等。

会 阳

部位:俯卧取穴。在尾骨尖旁约5分凹陷中(图29)。

穴释:会,交会;阳,阳经。此穴在尾骨两旁,足太阳经与督脉交会之处,故名会阳。

针灸:向上直刺1~1.5寸;灸10~20分钟。

功能:壮腰补肾,清热利湿。

主治:泻痢,脱肛,痔漏,便血,阴部汗湿瘙痒,白带等。

附 分

部位:俯伏开胛取穴。在第二胸椎下,督脉旁3寸,肩胛边缘(图29)。

穴释:附,附属、附近;分,分支、分界。此穴在第二椎下旁开3寸,膀胱经第二行,即第一行的附属分支,故名附分。

针灸:向下斜刺3~5分;灸5~10分钟。

功能:清热散风,疏经活络。

主治:颈项强痛,肩背挛痛、拘急,上肢麻痹等。

按语:附分系足太阳膀胱经和手太阳小肠经之会穴。功同风门。偏于疏经活络,治疗肩背疼痛、麻木等。配风门、大椎、身柱治疗脊背酸痛,加配肩井、肩髃、肩髎、曲池治疗肘臂麻木。

魄　户

部位：俯伏开胛取穴。在第三胸椎下，督脉身柱旁 3 寸，肩胛骨边缘（图 29）。

穴释：魄，肺藏魄；户，门户。此穴内应肺脏，是肺气出入之门户，故名魄户。

针灸：向下斜刺 3~5 分；灸 5~10 分钟。

功能：疏散风热，养阴清肺。

主治：肺痨，咳嗽，哮喘，项强，胸满，肩背痛等。

膏　肓

部位：俯伏开胛取穴。在第四胸椎下，督脉旁 3 寸，肩胛骨边缘（图 29）。

穴释：膏，心下为膏；肓，心下膈上为肓。此穴在心膈之间，故名膏肓。

针灸：向下斜刺 3~5 分；灸 5~10 分钟。

功能：清肺养阴，补虚益损。

主治：肺痨，咳嗽，哮喘，吐血，咳血，盗汗，健忘，遗精，肩背痛，支气管炎等。

按语：膏肓有补益气血的作用。对于体弱、虚痨的病人，常作为扶助正气的主穴。配百劳、肺俞、膈俞、肾俞、中府、太渊治疗骨蒸盗汗、咳吐痰血。配定喘、喘息、膻中治疗哮喘。配足三里、关元常灸能健壮身体。

神　堂

部位：俯伏开胛取穴。在第五胸椎下，督脉神道旁 3 寸，肩胛骨边缘（图 29）。

穴释：神，心藏神；堂，宫室。此穴内应心脏，是心神朝会之堂，故名神堂。

针灸：向下斜刺 3~5 分；灸 5~10 分钟。

功能：清肺宁心，理气安神。

主治：胸满，咳嗽，哮喘，心慌，心痛，脊背强痛等。

譩　譆

部位：俯伏取穴。在第六胸椎下，督脉灵台旁 3 寸，肩胛骨边缘（图 29）。

穴释：譩，伤痛之声；譆，悲欢之声。此穴在第六胸椎旁 3 寸，压之令人呼

"噫嘻",噫嘻应手震动,故名噫嘻。

针灸:向下斜刺 3~5 分;灸 5~10 分钟。

功能:宣肺解表,和胃降逆。

主治:咳嗽,哮喘,热病汗不出,呃逆,呕吐,胸背痛等。

膈　关

部位:俯伏取穴。在第七胸椎下,督脉至阳旁 3 寸,肩胛骨边缘(图 29)。

穴释:膈,横膈;关,关界。此穴内应横膈,是上焦中焦的关界,故名膈关。

针灸:向下斜刺 3~5 分;灸 5~10 分钟。

功能:宽胸利膈,和胃降逆。

主治:胸闷,噎膈,呕吐,呃逆,背痛,脊强等。

魂　门

部位:俯伏取穴。在第九胸椎下,督脉筋缩旁 3 寸(图 29)。

穴释:魂,肝藏魂;门,门户。此穴内应肝脏,是肝气出入之门,故名魂门。

针灸:向下斜刺 3~5 分;灸 5~10 分钟。

功能:疏肝理气。

主治:胸胁胀痛,腰背痛,饮食不下,尸厥等。

阳　纲

部位:俯伏取穴。在第十胸椎下,督脉中枢旁 3 寸(图 29)。

穴释:阳,腑为阳;纲,纲纪。此穴内应胆腑,为诸阳之纲纪,故名阳纲。

针灸:向下斜刺 3~5 分;灸 5~10 分钟。

功能:清肝胆热。

主治:腹痛,腹胀,背痛,黄疸,泄泻,饮食不下等。

按语:阳纲有清利肝胆湿热的作用,配至阳、膈俞、肝俞、脾俞、期门、中脘、足三里治疗黄疸性肝炎。

意　舍

部位:俯伏取穴。在第十一胸椎下,督脉脊中旁 3 寸(图 29)。

穴释:意,脾藏意;舍,居室。此穴内应脾脏,是脾气居留之舍,故名意舍。

针灸:向下斜刺 3~5 分;灸 5~10 分钟。

功能:调和脾胃。

主治:腹满,呕吐,肠鸣,泄泻,食欲不振,背痛等。

胃 仓

部位:俯卧取穴。在第十二胸椎下,督脉旁 3 寸(图 29)。

穴释:胃,胃腑;仓,胃为仓廪之官。此穴内应胃腑,是胃气之仓,故名胃仓。

针灸:向下斜刺 3~5 分;灸 5~10 分钟。

功能:和中理气。

主治:胃痛,腹满,水肿,食积,便秘,背痛等。

按语:胃仓有理气和中的作用。长于胃痛、腹胀的治疗。配脾俞、肓门、中脘、三关治疗小儿食积。

肓门(痞根)

部位:俯卧取穴。在第一腰椎下,督脉悬枢旁 3 寸(图 29)。

穴释:肓,膜也;门,门户。此穴内应三焦,上有膏肓、下有胞肓、前有肓俞,是三焦之气通向诸肓之门,故名肓门。

针灸:向下斜刺 5~8 分;灸 5~10 分钟。

功能:通调肠胃,化滞消痞。

主治:胃痛,痞块,食积,腹胀,便秘,消化不良等。

志室(精宫)

部位:俯卧取穴。在第二腰椎下,督脉命门旁 3 寸(图 29)。

穴释:志,肾藏志;室,居处。此穴内应肾脏,是肾之精气储藏之室,故名志室。

针灸:直刺 3~5 分;灸 5~10 分钟。

功能:补肾培元。

主治:阳痿,遗精,小便淋沥,阴肿,阴痛,水肿,腹胀,遗尿,尿闭,腰背强痛,腰肌劳损,肾炎等。

按语:志室功同肾俞。长于壮腰补肾。配肾俞、关元俞、腰眼、阿是治疗腰肌劳损。

胞 肓

部位:俯卧取穴。在第二骶椎下,督脉旁 3 寸凹陷中(图 29)。

穴释:胞,膀胱;肓,膜也。此穴内应膀胱,是膀胱之气转输之处,故名胞肓。

针灸:直刺 1~2 寸;灸 5~10 分钟。

功能:疏调下焦。

主治:腹胀,阴肿,遗尿,二便不利,腰脊强痛,坐骨神经痛,下肢麻痹等。

秩 边

部位:俯卧取穴。在第四骶椎下,督脉腰俞旁 3 寸(图 29)。

穴释:秩,秩序;边,边际。此穴在背部膀胱经,依次序排列到最下边际之处,故名秩边。

针灸:直刺 1~3 寸;灸 10~20 分钟。

功能:壮腰补肾,疏通经络。

主治:腰脊酸痛,二便不利,坐骨神经痛,下肢瘫痪等。

按语:秩边有疏经通络之功。配关元俞、胞肓、环跳、承扶、委中、承山治疗坐骨神经痛和下肢麻痹。

承 扶

部位:俯卧屈膝取穴。在臀下横纹中央,大筋外侧凹陷中(图 29)。

穴释:承,承受;扶,扶护。此穴在臀下横纹中,有承受上身扶护下肢之功,故名承扶。

针灸:直刺 1~2 寸;灸 5~10 分钟。

功能:舒经活络。

主治:腰臀酸痛,二便不利,痔疮,坐骨神经痛,下肢酸痛、麻痹等。

殷 门

部位:俯卧屈膝取穴。在承扶下 6 寸两筋之间(图 29)。

穴释：殷，丰厚；门，门户。此穴在大腿后面肌肉丰满肥厚处,是膀胱经脉气通行之门,故名殷门。

针灸：直刺 1~1.5 寸；灸 5~10 分钟。

功能：疏通经络。

主治：腰脊强痛,坐骨神经痛,下肢酸痛、麻痹等。

浮 郄

部位：微屈膝取穴。在委阳内上方 1 寸,两筋之间凹陷中(图 29)。

穴释：浮,浅浮;郄,孔隙。此穴在委阳上 1 寸,经气从承扶顺流直下,至此而浅浮,故名浮郄。

针灸：直刺 1~1.5 寸；灸 3~5 分钟。

功能：舒筋利节。

主治：腹痛,吐泻,腿膝挛痛,下肢麻痹等。

委 阳

部位：屈膝取穴。在膝窝横纹外侧端,两筋间凹陷中(图 29)。

穴释：委,曲也;阳,阳经、外侧。此穴曲膝在委中之外侧,故名委阳。

针灸：直刺 1~1.5 寸；灸 3~5 分钟。

功能：舒筋利节。

主治：腰痛,小便不利,腹痛,下肢挛痛、麻痹等。

按语：委阳系三焦下合穴。配中脘、天枢、阿是治疗腹痛。配秩边、承山、三阴交治疗腓肠肌痉挛。

委 中

部位：俯卧避开动脉取穴。在膝窝横纹中央,动脉侧凹陷中(图 29)。

穴释：委,曲也;中,正中。此穴曲膝在腘窝横纹中央,故名委中。

针灸：直刺 1~1.5 寸或点刺出血。

功能：清热散邪,舒筋利节。

主治：腰背痛,膝肿痛,腹痛吐泻,下肢挛痛、麻痹等。

按语：委中系膀胱经之合穴。是有名的"四总"穴之一,为治疗腰背病症的主穴。配肾俞、关元俞治疗腰痛。配尺泽点刺出血治疗暑热和腹痛吐泻。

合 阳

部位:俯卧取穴。在委中下 2 寸,分肉间凹陷中(图 29)。

穴释:合,会合,阳,太阳。足太阳经两条支脉会于腘中,至此合行向下,故名合阳。

针灸:直刺 1~1.5 寸;灸 5~10 分钟。

功能:舒筋利节。

主治:腰脊强痛,功能性子宫出血,下肢酸痛、麻痹等。

承 筋

部位:俯卧取穴。在委中下 5 寸,小腿肚中央(图 29)。

穴释:承,承受;筋,经筋。此穴在腨肠足太阳经筋所结之处,能承受全身重力,故名承筋。

针灸:直刺 1~1.5 寸;灸 5~10 分钟。

功能:舒筋利节。

主治:腰痛,便秘,下肢酸痛、麻痹、转筋、抽筋等。

承 山

部位:俯卧取穴。在委中(下 8 寸)与外踝尖之间凹陷中。用力提脚跟,向后翘脚尖,人字形凹陷最明显(图 32)。

穴释:承,承受;山,高山。此穴在丰肉似山的腨肠下,能承受全身重力,故名承山。

针灸:直刺 1~2 寸;灸 5~10 分钟。

功能:舒筋利节。

主治:腰痛、痔疮、脱肛、便秘,脚气,足跟肿痛,坐骨神经痛,下肢肿痛、麻痹、瘫痪、转筋、抽筋等。

按语:承山功同委中。而偏于治疗小腿转筋及肛门病症。配会阳、长强、大肠俞治疗脱肛、痔疮等。配关元俞、阿是、手小节治疗腰背扭伤之疼痛。

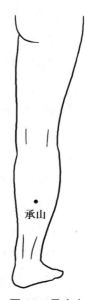

图 32 承山穴

飞　扬

部位:俯卧卷足取穴。在承山外下方约 1 寸,昆仑上 7 寸,两筋间凹陷中(图 29)。

穴释:飞,飞翔;扬,举也。此穴为足太阳之络,可沟通少阴与阳跷,有助跑跳捷步如飞之功,故名飞扬。

针灸:直刺 1~1.5 寸;灸 5~10 分钟。

功能:舒经活络。

主治:腰痛,痔疮,膀胱炎,下肢麻痹、肿痛、抽筋等。

按语:飞扬系膀胱经之络穴,别走足少阴肾经。配秩边、环跳、承山治疗下肢麻木和坐骨神经痛。

跗　阳

部位:俯卧或垂足取穴。在昆仑上 3 寸,筋骨之间(图 29)。

穴释:跗,跗骨;阳,外侧、阳经。此穴在跗骨上方之外侧,故名跗阳。

针灸:直刺 1~1.5 寸;灸 5~10 分钟。

功能:舒筋利节。

主治:腰痛,下肢酸痛、瘫痪,外踝肿痛,脚气等。

按语:跗阳系阳跷脉之郄穴。配秩边、环跳、飞扬治疗下肢外侧疼痛、麻木等症。

昆　仑

部位:垂足取穴。在外踝尖后,脚跟上的大筋(跟腱)前凹陷中(图 29)。

穴释:昆仑,高山名。此穴在似高山的外踝尖后,故名昆仑。

针灸:直刺 0.5~1 寸;灸 5~10 分钟。

功能:舒筋利节,解表散寒。

主治:头痛,项强,腰背强痛,坐骨神经痛,阴部肿痛,难产,胎衣不下,足跟肿痛,脚气,下肢瘫痪、麻痹等。

按语:昆仑系膀胱经之经穴。有疏通经络的作用。配肾俞、关元俞、阿是治疗腰背痛。配次髎、会阳、曲骨治疗阴部肿痛。

仆　参

部位:垂足取穴。在昆仑直下约 2 寸,跟骨下赤白肉际凹陷中(图 29)。

穴释:仆,侍从;参,参见。此穴在跟骨外侧,仆人参见下跪时显露之处,故名仆参。

针灸:直刺 3~5 分,灸 3~5 分钟。

功能:疏经活络,开窍醒神。

主治:晕厥,癫痫,精神病,脚气,足跟肿痛,下肢麻痹等。

按语:仆参系阳跷脉之本。功同昆仑。但有治疗癫痫、晕厥、精神病等的作用。配承山、飞扬、昆仑、太溪治疗足跟肿痛不得着地。配人中、合谷、太冲治疗癫狂症。

申　脉

部位:垂足取穴。在外踝直下,赤白肉际凹陷中(图 29)。

附注:《针灸大成》记载:申脉在外踝下五分陷中,容爪甲白肉际;《铜人》《针灸资生经》记载:在"外踝下陷中,容爪甲白肉际。"根据临床应用,外踝下五分,针刺浅感应小,进针深感应向胆经侠溪的方向传导,只有外踝直下赤白肉际处取穴,针感沿足小趾外传导。所以《针灸集锦》申脉穴在外踝直下赤白肉际凹陷中。

穴释:申,申时;脉,经脉。此穴在足太阳膀胱经,气血申时流注于本脉,故名申脉。

针灸:直刺 0.5~1 寸;灸 5~10 分钟。

功能:祛散风寒,疏经活络。

主治:头痛,眩晕,热病恶寒,癫痫,癔病,精神病,腰腿酸痛,下肢麻木、无力、瘫痪等。

按语:申脉系阳跷脉之所生,为八脉交会穴之一,通阳跷脉。配后溪治疗感冒、眩晕、癫痫等病。配悬钟、环跳治疗半身不遂之腿、脚不收和足内翻。

金　门

部位:垂足取穴。在第五跖骨粗隆后方,赤白肉际凹陷中(图 29)。

穴释:金,申支属金;门,门户。此穴在膀胱经,申时气血注此,为经气通行之门,故名金门。

针灸:直刺 3~5 分;灸 3~5 分钟。

功能:清热散风。

主治:昏厥,癫痫,惊风,腿痛,转筋,麻痹等。

按语:金门系膀胱经之郄穴,阳维脉之所生。配人中、合谷、中冲治疗昏厥和小儿惊风。

京 骨

部位:伸趾取穴。在第五跖骨粗隆前下方,赤白肉际凹陷中(图 29)。

穴释:京骨,小趾外侧本节后大骨,谓之京骨。此穴在京骨后,故名京骨。

针灸:直刺 3~5 分;灸 3~5 分钟。

功能:清热散风,疏经活络。

主治:头痛,项强,目痛,眩晕,心痛,腰胯酸痛,腿脚挛痛等。

按语:京骨系膀胱经之原穴。有疏经络,通心脉的作用。配风池、后溪、阿是治疗头痛、项背强痛。配心俞、内关、膻中治疗心痛。

束 骨

部位:垂足取穴。在第五跖骨小头后下方,赤白肉际凹陷中(图 29)。

穴释:束骨,小趾外侧本节,谓之束骨。此穴在束骨后,故名束骨。

针灸:直刺 3~5 分;灸 3~5 分钟。

功能:清热散风,疏经活络。

主治:头痛,项强,目赤,目眩,目黄,耳聋,腰痛,小腿酸痛、抽筋等。

按语:束骨系膀胱经之输穴。有清热利湿之功。配肝俞、胆俞、期门、中脘、阳陵泉治疗身热、目黄。

足 通 谷

部位:屈趾取穴。在第五跖趾关节前下方,横纹头凹陷中(图 29)。

穴释:通,通行;谷,山谷。此穴在小趾本节前陷中,足太阳所溜之荥,故名通谷。

针灸:向下斜刺 3~5 分;灸 3~5 分钟。

功能:清热散风,疏经活络。

主治:头痛,目眩,颈项强痛,足趾肿痛等。

按语:足通谷系膀胱经之荥穴。可疏风清热。配申脉、天柱、攒竹、太阳治疗头痛目眩。

至　阴

部位:伸趾取穴。在足小趾外侧,趾甲角外约 1 分(图 29)。

穴释:至,到也;阴,阴经。此穴在小趾外侧端,足太阳经终止而交至少阴经,故名至阴。

针灸:向下斜刺 1~2 分或点刺出血;灸 3~5 分钟。

功能:清热散风,通利下焦。

主治:头痛,眩晕,目痛,鼻塞,遗精,尿闭,滞产,难产,胞衣不下,胎位不正等。孕妇禁针。

按语:至阴系膀胱经之井穴。是远距离取穴(上病取下)的常用穴,对于头、面诸疾均可选配此穴。灸本穴尚有矫正胎位的作用。配风池、瞳子髎、攒竹治疗头痛、目痛。

第八节　足少阴肾经

本经起于涌泉,终于俞府,左右共 54 穴。取涌泉、然谷、太溪、复溜、阴谷,为井、荥、输、经、合。本穴阴谷,络穴大钟,俞穴肾俞,募穴京门,郄穴水泉。

循行概述:起于涌泉,沿着脚心及下肢内侧后缘上行,过脚跟、内踝后、膝股内侧、会阴、脐旁至胸部俞府。从胸部入肺的支脉,联络心脏,注于胸中,和手厥阴经相接。入肺的支脉,沿喉咙至舌根两侧。会阴部的支脉,从长强入里归属肾脏,联络膀胱(图 33)。

生理功能:肾居下焦,内藏元阴元阳,为水火之脏,和膀胱互为表里,开窍于耳。主藏精,为生殖发育之源,先天之本。主骨,生髓,司听力和体内津液之平衡,有润养五脏之功能。

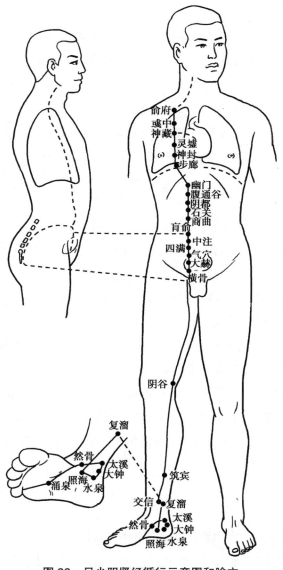

图 33　足少阴肾经循行示意图和腧穴

病理症候：经络症：咽喉肿痛，下肢内侧后缘肾经循行线之肿痛、麻痹、厥冷，足心热痛。

脏腑症：咳血，气喘，水肿，便秘，或泄泻，遗精，阳痿，心悸，恐惧，腰酸，腿软，耳鸣，眼花，口干舌燥，目视不清。肾气竭绝，则不能营养骨髓而骨枯，肌肉无所附着而退缩，可见齿松无华，发枯不润。

肾经穴歌:

> 少阴肾经二十七,涌泉然谷与太溪。
>
> 大钟水泉通照海,复溜交信筑宾抵。
>
> 阴谷膝内辅骨后,以上从足走至膝。
>
> 横骨大赫连气穴,四满中注肓俞脐。
>
> 商曲石关阴都密,通谷幽门一寸取。
>
> 步廊神封膺灵墟,神藏彧中俞府毕。

涌　泉

部位:仰卧屈足蹻趾取穴。在足心前凹陷中(图 33)。

穴释:涌,涌出;泉,喷水之泉。此穴在足心,肾经脉气如泉水自此涌出,故名涌泉。

针灸:直刺 5~8 分;灸 3~5 分钟。

功能:清热醒神,交济心肾。

主治:头痛,目眩,中风,昏迷,休克,身热,咽喉肿痛,小便不利,水肿,黄疸,小儿惊风,癔病,足趾痛不能履地等。

按语:涌泉系肾经之井穴。有开窍醒神、交济水火的作用。虚火上炎可壮水制火,实火炽盛能釜底抽薪。刺灸按摩的效果可直达颠顶。配百会、人中、合谷治疗癔病。配颊车、翳风、合谷治疗咽喉肿痛。配人中、十宣、合谷治疗小儿惊风和休克。

然　谷

部位:仰卧取穴。在内踝前舟骨下凹陷中(图 33)。

穴释:然,然骨,今称舟骨;谷,山谷空洞。此穴在然骨下凹陷处,故名然谷。

针灸:直刺 5~8 分;灸 3~5 分钟。

功能:滋阴补肾,清热利湿。

主治:咽喉肿痛,咳血,心痛,遗精,阳痿,泻痢,自汗,盗汗,消渴,小儿脐风,阴痒,月经不调,足跗肿痛,脚气等。

按语:然谷系肾经之荥穴。既可滋阴清热,又可益火祛寒。配人中、合谷治疗小儿脐风。配肾俞、关元俞、关元治疗遗精、阳痿。

太　溪

部位: 垂足取穴。在内踝尖后、脚跟上的大筋(跟腱)前凹陷中(图 33)。

穴释: 太,大之甚也;溪,水沟。此穴在内踝后如溪的凹陷中,故名太溪。

针灸: 直刺 5~8 分;灸 3~5 分钟。

功能: 滋阴补肾,清热利湿。

主治: 咽喉肿痛,心痛,咳嗽,遗尿,尿频,浮肿,阳痿,遗精,耳聋,牙痛,失眠,膀胱炎,肾炎,神经衰弱,月经不调,下肢麻痹,足跟肿痛等。

按语: 太溪系肾经之输穴,又是原穴。可调治三焦,滋阴补肾。配水分、气海、水道治疗水湿泛滥,周身浮肿。配膀胱俞、中极、水道治疗尿路感染和膀胱炎。

大　钟

部位: 垂足取穴。在太溪下 5 分,跟腱内侧缘凹陷中(图 33)。

穴释: 大,高大;钟,同锺、踵。此穴在足踵部,是肾藏精气之处,故名大钟。

针灸: 直刺 3~5 分;灸 3~5 分钟。

功能: 滋肾清肺。

主治: 咽喉肿痛,哮喘,咳血,尿闭,遗尿,痴呆嗜卧,足跟肿痛等。

按语: 大钟系肾经之络穴,别走足太阳膀胱经。配关元、中极、三阴交治疗遗尿、尿闭。

水　泉

部位: 垂足取穴。在太溪下 1 寸陷中(图 33)。

穴释: 水,肾属水;泉,喷泉。此穴在足跟,肾之经气如泉水由此上行,故名水泉。

针灸: 直刺 3~5 分;灸 3~5 分钟。

功能: 调补肝肾。

主治: 目视不明,小便不利,月经不调,经闭,痛经,子宫脱垂等。

按语: 水泉系肾经之郄穴。配提托、归来、关元、三阴交治疗子宫脱垂、经闭和痛经。

照　　海

部位： 仰卧或垂足取穴。在内踝直下约 1 寸，距骨下凹陷中（图 33）。

附注：《针灸甲乙经》记载："照海，阴跷脉所生，在足内踝下一寸。"《针灸大成》："照海，足内踝下四分。"在临床取穴时，内踝下四分很难找到凹陷处，而内踝下一寸正符合"前后有筋，上有踝骨，下有软骨，其穴居中"，根据临床应用，所以本书照海穴在内踝直下约一寸，距骨下凹陷中。

穴释： 照，明照；海，水归聚之处。此穴在肾经属水，内寓真阳，明照周身，故名照海。

针灸： 直刺 5~8 分；灸 5~10 分钟。

功能： 滋阴补肾，清热利湿。

主治： 遗尿，疝气，便秘，癫痫，痫病，眩晕，失眠，咽喉肿痛，神经衰弱，阴痒，阴痛，子宫脱垂，白带，月经不调，半身不遂，瘫痪引起的足外翻等。

按语： 照海系阴跷脉之所生，八脉交会穴之一，通阴跷脉。有清心神、利咽喉、泄湿热的作用。配翳风、列缺、合谷治疗咽喉肿痛。配纠外翻、三阴交治疗瘫痪引起的足外翻。

复　　溜

部位： 垂足取穴。在太溪上 2 寸，跟腱前缘（图 33）。

穴释： 复，复返；溜，同流。此穴在内踝上，肾经在内踝往复返还溜行之处，故名复溜。

针灸： 直刺 5~8 分；灸 3~5 分钟。

功能： 滋阴补肾，清热利湿。

主治： 水肿，腹水，腹胀，泻痢，尿道感染，消渴，淋病，尿闭，舌干，视力减退，盗汗，自汗，肾炎，小儿麻痹后遗症，月经不调，足痿，小腿寒冷，下肢浮肿等。

按语： 复溜系肾经之经穴。有培补肾气之作用。治疗肾阴亏损，或水道不通，寒湿停滞或湿热下注。配水分、水道、中极治疗腹水和下肢浮肿。配合谷可止汗。

交　信

部位：垂足取穴。在内踝尖上 2 寸,复溜前 5 分胫骨后缘(图 33)。

穴释：交,交会;信,信息。此穴与复溜相并、相交,并与三阴交互通信息,故名交信。

针灸：直刺 5~8 分;灸 3~5 分钟。

功能：调补肝肾。

主治：睾丸肿痛,淋病,二便不利,痢疾,胫骨内侧痛,月经不调,经闭,崩漏,白带,子宫脱垂等。

按语：交信系阴蹻脉之郄穴。配中脘、归来、关元治疗子宫脱垂。

筑　宾

部位：垂足取穴。在内踝尖上 5 寸,胫骨后约二横指(图 33)。

穴释：筑,建筑;宾,客也。此穴属肾经为主,又是阴维脉之郄为客,似在肾经上筑一宾馆,迎接阴维脉之来临,故名筑宾。

针灸：直刺 5~8 分;灸 3~5 分钟。

功能：调补肝肾,清热利湿。

主治：癫痫,癔病,疝气,腹痛,遗尿,肾炎,膀胱炎,小腿酸痛、无力等。

按语：筑宾系阴维脉之郄穴,又是足少阴肾经和阴维脉之会穴。配肾俞、膀胱俞、中极治疗膀胱炎。

阴　谷

部位：外展微屈膝取穴。在膝窝内侧横纹头,两筋(半腱肌腱与半膜肌腱)之间凹陷中(图 34)。

穴释：阴,阴经;谷,山谷空洞。此穴在足少阴经腘横纹内侧两筋间空陷处,故名阴谷。

针灸：直刺 5~8 分;灸 3~5 分钟。

功能：调补肝肾,清热利湿。

主治：阳痿,疝气,阴囊湿痒,小便频急,遗尿,尿闭,腹胀,崩漏,赤白带下,膝内侧痛等。

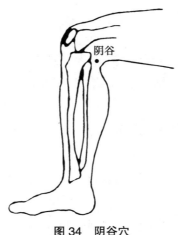

图 34　阴谷穴

按语：阴谷系肾经之合穴。有升举下焦、清利湿热之功。配水道、中极、复溜治疗小便短赤涩痛，加配关元、肾俞、上髎治疗白带过多、阴痒和阴囊湿疹。

横　骨

部位：仰卧取穴。在任脉曲骨旁一寸，耻骨上缘（图33）。

附注：肾经由横骨至肓俞的横寸，有几种不同的记载：《内经》《甲乙经》《千金方》《外台》《铜人》《十四经发挥》《类经图翼》《医宗金鉴》等书为去中行五分；《针灸大成》为去中行一寸。

　　根据临床应用，若在腹部中线旁5分取穴，距任脉太近，容易使肾经和任脉穴位相混，若按1.5寸取穴，又距胃经太近，容易使肾经和胃经穴位相混。例如，若按腹部中线旁5分取肓俞穴，穴位在肚脐外缘，消毒不严容易引起感染，使用很不方便，针刺时感觉多沿任脉向下传导；距腹部中线1.5寸取穴，虽距肚脐较远，但离胃经又太近，针刺时，感觉常沿胃经向下传导；只有距任脉1寸，针感呈直线向耻骨传导，所以本书为任脉旁1寸。

穴释：横骨，耻骨谓之横骨。此穴在横骨上缘，故名横骨。

针灸：直刺0.5~1寸；灸5~10分钟。

功能：调补肝肾，清热利湿。

主治：小腹胀痛，遗精，阳痿，小便不利，阴肿，偏坠，淋病，遗尿，盆腔炎，经闭，月经不调等。

按语：横骨系足少阴肾经和冲脉之会穴。配中极、三阴交治疗遗尿。

大　赫

部位：仰卧取穴。在横骨上 1 寸，任脉中极旁 1 寸（图 33）。

穴释：大，高大；赫，显赫。此穴在小腹，是足少阴、冲脉之会，妇女妊娠后，此处突起高大，显而易见，故名大赫。

针灸：直刺 0.5~1 寸；灸 5~10 分钟。

功能：调补肝肾，清热利湿。

主治：阳痿，遗精，阴茎痛，月经不调，赤白带下，子宫脱垂等。

按语：大赫系足少阴肾经和冲脉之会穴。配气海、关元、三阴交治疗月经不调及阴茎痛。

气　穴

部位：仰卧取穴。在大赫上 1 寸，任脉关元旁 1 寸（图 33）。

穴释：气，原气；穴，孔穴。此穴是足少阴与冲脉之会，下焦元气归聚之处，故名气穴。

针灸：直刺 0.5~1 寸；灸 5~10 分钟。

功能：调补肝肾，温经散寒。

主治：遗精，遗尿，小便不通，腹痛，泄泻，月经不调，经闭，痛经，子宫寒冷，不孕症等。

按语：气穴系足少阴肾经和冲脉之会穴。配中脘、天枢、关元、三阴交、合谷治疗经闭和不孕症。

四　满

部位：仰卧取穴。在气穴上 1 寸，任脉石门旁 1 寸（图 33）。

穴释：四，四方精神气血；"满"，充满。此穴在丹田旁，精气充满之处，故名四满。

针灸：直刺 0.5~1 寸；灸 5~10 分钟。

功能：调补肝肾。

主治：遗精，疝气，脐下积聚，腹痛，月经不调，功能性子宫出血等。

按语:四满系足少阴肾经和冲脉之会穴。配膈俞、肝俞、关元、三阴交、隐白治疗功能性子宫出血。

中 注

部位:仰卧取穴。在四满上1寸,任脉阴交旁1寸(图33)。

穴释:中,中间;注,灌注。此穴在人身中部,是肾气注入冲脉之处,故名中注。

针灸:直刺0.5~1寸;灸5~10分钟。

功能:调补肝肾。

主治:疝气,腹痛,便秘,小便淋沥,月经不调等。

按语:中注系足少阴肾经和冲脉之会穴。配关元俞、上髎、关元、三阴交治疗月经不调。

肓 俞

部位:仰卧取穴。在中注上1寸,任脉神阙(肚脐)旁1寸,腹直肌内缘(图33)。

穴释:肓,肓膜;俞,同输。此穴在脐旁,是肾气深入输注肓膜之处,故名肓俞。

针灸:直刺0.5~1寸;灸5~10分钟。

功能:调肠理气。

主治:腹痛,便秘,疝气痛,肠炎,月经不调等。

按语:肓俞系足少阴肾经和冲脉之会穴。配横骨、大敦治疗疝气痛。

商 曲

部位:仰卧取穴。在肓俞上2寸,任脉下脘旁1寸,腹直肌内缘(图33)。

附注:肾经由商曲至幽门的横寸,有几种不同的记载:《内经》《甲乙经》《千金方》《外台秘要》《铜人腧穴图经》《十四经发挥》《医宗金鉴》等书为去任脉中行五分,《针灸大成》《针灸大全》等书为去任脉中行一寸五分;根据临床应用,本书为任脉旁一寸,腹直肌内缘。

穴释:商,大肠属金,其音为商;曲,弯曲。此穴在腹部,内应大肠曲折之处,故名商曲。

针灸:直刺 0.5~1 寸;灸 3~5 分钟。

功能:调理胃肠。

主治:消化不良,腹痛,腹中积聚,泄泻,便秘等。

按语:商曲系足少阴肾经和冲脉之会穴。配中脘、阿是、足三里、三阴交治疗气滞血瘀之腹痛拒按。

石　关

部位:仰卧取穴。在商曲上 1 寸,任脉建里旁 1 寸,腹直肌内缘(图 33)。

穴释:石,同食;关,关口。此穴在腹部,内应胃脘,是受纳饮食之关,故名石关。

针灸:直刺 0.5~1 寸;灸 3~5 分钟。

功能:调理胃肠。

主治:胃痛,呃逆,呕吐,食欲不振,腹痛,消化不良等。

按语:石关系足少阴肾经和冲脉之会穴。配内关、中脘、足三里治疗腑气不通、胃痛、呕吐。

阴　都

部位:仰卧取穴。在石关上 1 寸,任脉中脘旁 1 寸,腹直肌内缘(图 33)。

穴释:阴,阴经;都,都邑。此穴在腹部,是胃、脾、肾、冲脉之都会,故名阴都。

针灸:直刺 0.5~1 寸;灸 3~5 分钟。

功能:调理胃肠。

主治:胃痛,胁痛,腹痛,腹胀,消化不良等。

按语:阴都系足少阴肾经和冲脉之会穴。配中脘、下脘、足三里治疗腹痛和消化不良。

通　谷

部位:仰卧取穴。在阴都上 1 寸,任脉上脘旁 1 寸,腹直肌内缘(图 33)。

穴释:通,通过;谷,同穀。此穴内应胃腑,是水谷通过之处,故名通谷。

针灸:直刺 0.5~1 寸;灸 3~5 分钟。

功能:调理胃肠。

主治:胃痛,呕吐,腹痛,消化不良,急、慢性胃炎等。

按语:通谷系足少阴肾经和冲脉之会穴。配上脘、建里、天枢、足三里治疗消化不良。

幽　门

部位:仰卧取穴,在通谷上 1 寸,任脉巨阙旁 1 寸,肋骨边缘(图 33)。

穴释:幽,两阴交尽曰幽;门,门户。此穴在上腹部,是冲脉与肾经交会的尽处,又是胃气出入之门,故名幽门。

针灸:直刺 5~8 分;灸 3~5 分钟。

功能:调理胃肠。

主治:胸痛,胃痛,腹胀,呃逆,呕吐,食积,消化不良,胃溃疡等。

按语:幽门系足少阴肾经和冲脉之会穴。配上脘、中脘、梁丘、足三里治疗胃脘痛。

步　廊

部位:仰卧取穴。在任脉中庭旁 2 寸,第五肋间隙中(图 33)。

穴释:步,度量;廊,庭外长廊。此穴在中庭外,肾经各穴从步廊至俞府,均等距离按顺序排列,如庭廊相对,故名步廊。

针灸:向下斜刺 3~5 分;灸 3~5 分钟。

功能:宣肺理气。

主治:胸胁胀痛,咳嗽,哮喘,气短,呃逆,呕吐,心悸等。

按语:步廊配心俞、内关治疗心悸。

神　封

部位:仰卧取穴。在任脉膻中与乳头之间,第四肋间隙中(图 33)。

穴释:神,心藏神;封,封藏。此穴在胸部,内应心脏,是心神封藏之处,故名神封。

针灸:向下斜刺 3~5 分;灸 3~5 分钟。

功能:宣肺理气,宁心安神。

主治:胸肋胀痛,咳嗽,哮喘,呕吐,肋间神经痛,心动过速,支气管炎,乳痛,乳汁不足等。

按语:神封与步廊皆有通经活络、宽胸利膈的作用。为治疗肋间神经痛和心脏病的常用配穴。配膈俞、肝俞、膻中、支沟治疗肋间神经痛。

灵　墟

部位:仰卧取穴。在任脉玉堂旁 2 寸,第三肋间隙中(图 33)。

穴释:灵,心灵;墟,居处。此穴内应心脏,是心灵隐居之处,故名灵墟。

针灸:向下斜刺 3~5 分;灸 3~5 分钟。

功能:宣肺理气。

主治:咳嗽,哮喘,呕吐,胸肋胀痛,乳痛,乳汁不足等。

神　藏

部位:仰卧取穴。在任脉紫宫旁 2 寸,第二肋间隙中(图 33)。

穴释:神,心神;藏,隐藏。此穴内近心脏,是心神隐藏之处,故名神藏。

针灸:向下斜刺 3~5 分;灸 3~5 分钟。

功能:宣肺理气。

主治:咳嗽,哮喘,胸肋胀痛,心慌,气短,支气管炎等。

按语:神藏有平喘降逆、通经活络之功。配百劳、定喘、肺俞、膻中、太渊治疗咳嗽哮喘。

彧　中

部位:仰卧取穴。在任脉华盖旁 2 寸,第一肋间隙中(图 33)。

穴释:彧,繁华茂盛;中,胸中。此穴在胸部,是心神肺气聚集与输布之处,故名彧中。

针灸:向下斜刺 3~5 分;灸 3~5 分钟。

功能:宣肺理气。

主治:咳嗽,哮喘,痰壅,胸肋胀痛,支气管炎等。

俞 府

部位:仰卧取穴。在任脉璇玑旁2寸,锁骨下缘凹陷中(图33)。

穴释:俞,同输;府,府库。此穴在胸部,是肾经、心包络经、心血、肺气会聚、转输之处,故名俞府。

针灸:向下斜刺3~5分;灸3~5分钟。

功能:宣肺理气。

主治:咳嗽,哮喘,胸肋胀痛,呕吐,支气管炎等。

第九节 手厥阴心包络经

本经起于天池,终于中冲,左右共18穴。取中冲、劳宫、大陵、间使、曲泽,为井、荥、输、经、合。本穴劳宫,络穴内关,俞穴厥阴俞,募穴膻中,郄穴郄门。

循行概述:起于胸部天池,沿着腋窝及上肢内侧心、肺二经之间下行,过肘、腕、掌心至中指端中冲。掌心的支脉,从劳宫走向无名指外侧端和手少阳经相接。胸部的支脉,入里归属心包络,向下联络上、中、下三焦(图35)。

生理功能:心包居于胸中,护于心脏之外,和三焦互为表里,代心行事。

病理症候:经络症:腋下肿,肘、臂拘急或痉挛,掌心发热。

脏腑症:心痛,胸闷,心悸,烦躁,喜笑无常,癫狂。心包络气竭绝,则阳反独留,形体如烟

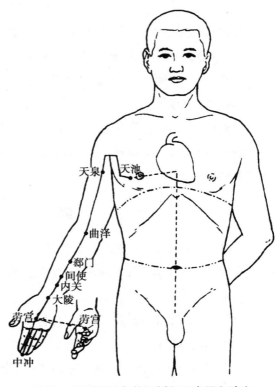

图35 手厥阴心包络经循行示意图和腧穴

熏,目直视、摇头。

　　心包络经穴歌：

九穴心包手厥阴,天池天泉曲泽深;

郄门间使内关对,大陵劳宫中冲寻。

天　　池

　　部位：仰卧取穴。在乳头外约 1 寸,第四肋间隙中(图 35)。

　　穴释：天,胸居上焦为天;池,水池。此穴在乳旁凹陷中,是乳汁贮存之处,故名天池。

　　针灸：向下斜刺 3~5 分;灸 3~5 分钟。

　　功能：宽胸理气,宁心安神。

　　主治：胸膈烦满,胁肋疼痛,腋下肿痛,心悸,心痛,乳痈等。

　　按语：天池系手厥阴心包络经、手少阳三焦经、足少阳胆经和足厥阴肝经之会穴。有清热除烦,宽胸理气之功。配心俞、厥阴俞、内关治疗胸满,心烦和心痛。

天　　泉

　　部位：垂臂取穴。在臂前面腋横纹下 2 寸,两筋之间(图 35)。

　　穴释：天,高上为天;泉,水源。此穴在上肢腋下,经气如瀑布自上而下,故名天泉。

　　针灸：直刺 5~8 分;灸 3~5 分钟。

　　功能：疏经活络。

　　主治：心痛,咳嗽,胸胁胀痛,臂内侧痛等。

曲　　泽

　　部位：屈肘取穴。在肘窝横纹中央,大筋(肱二头肌腱)内侧凹陷中(图 35)。

　　穴释：曲,屈曲;泽,湖泽。此穴屈肘在肘窝横纹凹陷正中,与尺泽相平,故名曲泽。

　　针灸：直刺 5~8 分或点刺出血。

　　功能：清热除烦,舒筋活血。

主治:心痛,心悸,胃痛,腹痛,腹泻,呕吐,身热,烦渴,臂肘挛痛等。

按语:曲泽系心包络经之合穴。有通心络、除烦热、利暑湿的作用。配心俞、膻中、内关治疗心胸疼痛、胸满烦热。配委中点刺放血治疗暑温高热,上吐下泻。

郄 门

部位:仰掌取穴。在大陵后 5 寸,两筋之间(图 35)。

穴释:郄,孔隙;门,门户。此穴在腕后 5 寸两筋如门的凹陷中,又是郄穴,故名郄门。

针灸:直刺 5~8 分;灸 3~5 分钟。

功能:宁心安神,调理气血。

主治:胸满,心痛,心悸,呕血,鼻衄,癫痫,瘄病等。

按语:郄门系心包络经之郄穴。有降逆除烦,通经活络的作用。配天池、心俞治疗心痛。

间 使

部位:仰掌取穴。在大陵后 3 寸,两筋之间(图 35)。

穴释:间,间隙;使,臣使。此穴在腕后 3 寸两筋间,心包为臣使之官,故名间使。

针灸:直刺 5~8 分;灸 3~5 分钟。

功能:清热化痰,宁心安神。

主治:心痛,心悸,胃痛,呕吐,中风,昏迷,癫痫,瘄病,精神病,疟疾,热病,小儿惊风,肘臂挛痛等。

按语:间使系心包络经之经穴。有祛痰开窍,养心安神之功。配人中、合谷、丰隆治疗痰蒙心窍之癫狂、瘄病等症。配心俞、膻中、乳根、神封治疗心动过速、心律不齐。

内 关

部位:仰掌取穴。在大陵后 2 寸,两筋之间,仰掌握拳两筋显出之浅沟凹陷处(图 35)。

穴释：内，内侧；关，关口；此穴在腕后内侧，是心主通三焦与阴维脉之关，故名内关。

针灸：直刺5~8分；灸5~10分钟。

功能：理气降逆，宁心安神，镇痉止痛。

主治：心绞痛，心悸，怔忡，无脉症，胃痛，呃逆，呕吐，胸胁胀痛，昏迷，眩晕，失眠，疟疾，热病，中暑，癫痫，癔病，精神病，心动过速，急性胃肠炎，神经衰弱，小儿惊风，肘臂挛痛、麻痹等。

按语：内关系心包络经之络穴。别走手少阳三焦经，又是八脉交会穴之一，通阴维脉。有宁心安神、疏肝降逆、调和脾胃、活血通络之功。是治疗胸满胁痛、呃逆呕吐、胃脘胀痛等症的常用穴。古书有"治心痛、胸胁诸疾"及"胸胁内关谋"等句。足证该穴是治疗上、中二焦疾病的重要穴位，尤其对上实中满的实证见长。临床配厥阴俞、心俞、膻中、乳根治疗心悸不安和心绞痛。配膈俞、肝俞、中脘、公孙治疗恶心呕吐。配曲池、百会、丰隆治疗高血压。配膻中、期门、肝俞、膈俞治疗胸胁痛。

大　陵

部位：仰掌取穴。在手掌面的腕横纹正中，两筋之间凹陷中（图35）。

穴释：大，高大；陵，丘陵。此穴在掌后似丘陵的隆起之下，故名大陵。

针灸：直刺3~5分；灸3~5分钟。

功能：理气活血，宁心安神，清热散邪。

主治：心痛，心悸，癫痫，癔病，胃痛，中暑，头痛，热病汗不出，咽喉肿痛，呕吐，胸胁痛，神经衰弱，肘、臂、手挛痛等。

按语：大陵系心包络经之输穴，也是本经原穴。功同内关。但偏于安神定志，疏通心络。配人中、内关、合谷治疗癔病。

劳　宫

部位：仰掌屈指取穴。在中指和无名指之间，掌心内第一道横纹的凹陷中（图35）。

穴释：劳，劳作；宫，宫室。此穴在掌心凹陷中，用手劳作时握物之处，故名劳宫。

针灸：直刺 3~5 分；灸 3~5 分钟。

功能：活血开窍，清热散邪。

主治：心痛，呕吐，胸胁痛，胃痛，大小便带血，鼻衄，黄疸，癫痫，瘛病，热病汗不出，中风，昏迷，手掌多汗，鹅掌风等。

按语：劳宫系心包络经之荥穴。有开窍醒神的作用。配人中、神门、合谷治疗瘛病、哭笑无常。

中　冲

部位：伸指取穴。在中指尖正中，指甲前约 1 分（图 35）。

穴释：中，中指；冲，冲出。此穴在中指尖端，是心包络经所出之井，故名中冲。

针灸：斜刺 1~2 分或点刺出血。

功能：活血开窍，清热散邪。

主治：心痛，心烦，热病汗不出，中风，中暑，昏迷，晕厥，休克，吐泻，癫痫，瘛病，急、慢性惊风等。

按语：中冲系心包络经之井穴。有醒神救脱之功。常用于中风昏迷、晕厥、休克等神志不清诸症。配人中、内关、合谷治疗小儿惊风，配十宣、人中治疗中暑、中风之昏迷。

第十节　手少阳三焦经

本经起于关冲，终于丝竹空，左右共 46 穴。取关冲、液门、中渚、阳池、支沟、天井，为井、荥、输、原、经、合。本穴支沟，络穴外关，俞穴三焦俞，募穴石门，郄穴会宗。

循行概述：起于关冲，沿着无名指及上肢外侧大、小肠二经之间上行，过腕、肘、肩、颈、耳后、耳前至眉外丝竹空和足少阳经相接。肩上的支脉，由天髎交会肩井与大椎。然后从缺盆入里联络心包络，向下归属上、中、下三焦（图 36）。

生理功能：三焦有上、中、下之分，和心包络互为表里。主通调水道。

病理症候：经络症：耳聋，耳鸣，外眼角痛，咽喉肿痛，咽梗，颊肿，耳后和肩、臂、肘外侧至无名指等三焦经循行线之肿痛、麻痹。

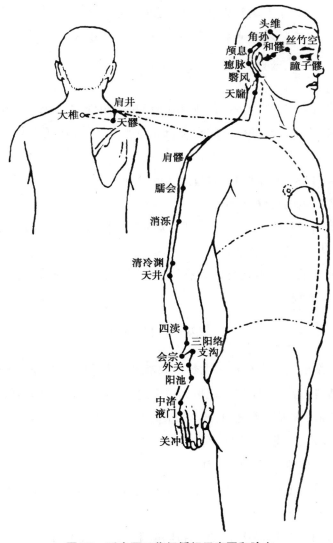

图 36　手少阴三焦经循行示意图和腧穴

脏腑症：腹胀，水肿，遗尿，小便不利。三焦气竭绝：上焦竭则善噫，中焦竭则不能消谷，下焦竭则遗尿失便。

三焦经穴歌：

二十三穴手少阳，关冲液门中渚旁。

阳池外关支沟正，会宗三阳四渎长。

天井清冷渊消泺，臑会肩髎天髎堂。

天牖翳风瘈脉青,颅息角孙耳门当。

和髎耳前发际边,丝竹空在眉外藏。

关 冲

部位:伸指取穴。在无名指外侧(尺侧)指甲角外约 1 分(图 36)。

穴释:关,关口;冲,冲出。此穴是三焦经所出之井,脉气与外关相通,故名关冲。

针灸:斜刺 1~2 分或点刺出血;灸 3~5 分钟。

功能:清三焦热,醒神开窍。

主治:头痛,目赤,目翳,目视不明,热病,口干,腹痛。吐泻,心烦,咽喉肿痛,痄腮,中暑,中风,昏迷等。

按语:关冲系三焦经之井穴。有清热醒神的作用。配颊车、翳风、合谷治疗口干咽痛和痄腮。

液 门

部位:握拳取穴。在小指和无名指的指缝纹头后凹陷中(图 36)。

穴释:液,津液;门,门户。三焦为决渎之官,水道出焉,此穴在小指与无名指之间,是津液、水气出入之门,故名液门。

针灸:直刺 3~5 分;灸 5~10 分钟。

功能:清三焦热,开窍聪耳,舒筋利节。

主治:头痛,眩晕,目赤、肿痛,咽喉肿痛,疟疾,耳鸣,耳聋,牙痛,手背红肿、痒痛,手指拘挛等。

按语:液门系三焦经之荥穴。有清热泻火、安神定痛的作用。配太阳、下关、颊车、合谷治疗目赤涩痛、牙痛、咽肿、眩晕、耳鸣等虚火上炎之症。

中 渚

部位:俯掌或握拳取穴。在液门后 1.5 寸掌骨间(图 36)。

穴释:中,中间;渚,水流之处。此穴在手背三阳经中间,是三焦经所注之输,故名中渚。

针灸:直刺 3~5 分;灸 3~5 分钟。

功能:清三焦热,开窍聪耳,舒筋利节。

主治:头痛,眩晕,目赤,耳聋,聋哑,耳鸣,咽喉肿痛,疟疾,热病汗不出,前臂痛,手肿痒痛,指难屈伸等。

按语:中渚系三焦经之俞穴。有清热开窍、舒筋活血的作用。配耳门、听宫、率谷治疗耳鸣、耳聋。配合谷治疗指难屈伸。

阳　　池

部位:俯掌取穴。在手背面腕横纹正中凹陷处(图36)。

穴释:阳,背为阳;池,水池。此穴在手腕背面似池的凹陷中,故名阳池。

针灸:直刺3~5分;灸5~10分钟。

功能:清三焦热,舒筋利节。

主治:感冒,疟疾,耳聋,口干,消渴,虚痨,上肢肿痛、麻痹,手腕肿痛、无力、下垂等。

按语:阳池系三焦经之原穴。是调理上、中、下三焦气机的重要穴位。有宣肺解表,滋阴除烦,清热利湿之功。为很多慢性病之整体疗法中不可缺少的穴位。日人泽田健常以左阳池灸治子宫屈曲(如左、右屈,前、后倾)。临床常配风池、大椎、曲池、合谷治疗感冒、发热头痛等症。配脾俞、肾俞、三阴交、照海治疗消渴。配膏肓、百劳、肺俞、肾俞、关元、足三里治疗虚痨。配中脘、气海、足三里治疗脘腹胀满。配曲池、四渎、外关治疗手腕无力及下垂。

外　　关

部位:俯掌取穴。在阳池后2寸,两骨之间凹陷中(图36)。

穴释:外,外为阳;关,关口。此穴在腕后外侧,是三焦通阳维与心包经之关,故名外关。

针灸:直刺5~8分;灸5~10分钟。

功能:清三焦热,镇惊熄风,疏经活络。

主治:头痛,胸胁痛,耳聋,耳鸣,聋哑,鼻衄,感冒,热病,中暑,牙痛,疟腮,颊肿,落枕,高血压,小儿惊风,上肢挛痛、麻痹、瘫痪,腕痛、无力,手指肿痛、麻痹等。

按语:外关系三焦经之络穴,别走手厥阴心包络经。也是八脉交会穴之一,通阳维脉。有通经活络的作用。配膻中、肝俞、足临泣治疗胸肋痛。配曲池、手三里、四渎、阳池、中渚治疗上肢瘫痪、腕下垂和手指麻痹。

支 沟

部位: 俯掌取穴。在阳池后 3 寸,两骨之间凹陷中(图 36)。

穴释: 支,同肢;沟,水沟。此穴在上肢外侧腕后 3 寸两骨间之沟中,故名支沟。

针灸: 直刺 5~8 分;灸 5~10 分钟。

功能: 清三焦热,通关开窍,疏经活络。

主治: 耳鸣,耳聋,热病汗不出,暴哑不语,口噤不开,胸胁胀痛,浮肿,呕吐,便秘,经闭,上肢酸痛、瘫痪等。

按语: 支沟系三焦经之经穴。配阳陵泉、膈俞、肝俞、膻中治疗胸胁胀痛。配次髎、照海治疗习惯性便秘。

会 宗

部位: 俯掌取穴。在支沟外侧(尺侧)约 5 分,尺骨边缘(图 36)。

穴释: 会,交会;宗,聚也,流派之本源为宗。此穴在三焦经,为手三阳经脉气宗会之处,故名会宗。

针灸: 直刺 5~8 分;灸 3~5 分钟。

功能: 疏经活络。

主治: 耳聋,哮喘,癫痫,上肢酸痛,瘫痪等。

按语: 会宗系三焦经之郄穴。配曲池、四渎、外关、合谷治疗上肢疼痛和瘫痪。

三 阳 络

部位: 俯掌取穴。在支沟后 1 寸,两骨之间(图 36)。

穴释: 三阳,三阳经;络,联络。此穴在手三阳经之间,经气互有联络,故名三阳络。

针灸: 直刺 5~8 分;灸 3~5 分钟。

功能: 疏经活络,通关开窍。

主治:耳聋,暴喑不语,牙痛,上肢酸痛,麻痹等。

四 渎

部位:手掌按头取穴。在肘尖下 5 寸,阳池上 7 寸,两骨之间(图 36)。

穴释:四,四肢;渎,水之大川。三焦为决渎之官,手足少阳上有四渎、下有中渎,四肢经气相通,故名四渎。

针灸:直刺 1~1.5 寸;灸 3~5 分钟。

功能:疏经活络。

主治:头痛,耳鸣,牙痛,聋哑,上肢肿痛、麻痹等。

天 井

部位:屈肘或手掌按头取穴。在肘尖上 1 寸凹陷中(图 36)。

穴释:天,高上为天;井,水井。此穴在上肢肘后,四周高中间似井的凹陷处,故名天井。

针灸:直刺 5~8 分;灸 3~5 分钟。

功能:清热化痰,疏经利节。

主治:头痛,项强,耳鸣,耳聋,瘰疬,颈肿,颊肿,咽喉肿痛,胸胁胀痛,咳嗽,癫痫,肘臂酸痛、麻痹等。

按语:天井系三焦经之合穴。配肘髎、曲池、手三里治疗肘关节炎。

清 冷 渊

部位:屈肘取穴。在天井上 1 寸(图 36)。

穴释:清冷,寒冷;渊,深水。此穴在肘尖上 2 寸,有清热泻火之功,是古人种痘、流水浆预防天花之处,故名清冷渊。

针灸:直刺 5~8 分;灸 3~5 分钟。

功能:清三焦热,疏经活络。

主治:头痛,颈项强痛,胁痛,目黄,上肢酸痛、麻痹等。

消 泺

部位:屈肘取穴。在肘尖上 6 寸(图 36)。

穴释:消,消散;泺,水泽。此穴在臂外侧腘肉下,有清热泻火之功,也是古人种痘、流水浆预防天花之处,故名消泺。

针灸:直刺 5~8 分;灸 3~5 分钟。

功能:清三焦热,疏经活络。

主治:头痛,眩晕,颈项强痛,上肢酸痛、瘫痪等。

臑　　会

部位:垂臂取穴。在肩髎下约 3 寸,三角肌后缘,与腋后纹头平齐(图36)。

穴释:臑,肩髆下之腘肉;会,交会。此穴在臑部,是三焦经与阳维脉之会,故名臑会。

针灸:直刺 1~1.5 寸;灸 3~5 分钟。

功能:疏经活络。

主治:项强,瘿气,肩背痛,臂肿痛、无力、瘫痪等。

按语:臑会配天宗、肩髎、肩髃治疗肩关节周围炎。

肩　　髎

部位:举臂取穴。在大肠经肩髃后外方约 1 寸凹陷中(图36)。

穴释:肩,肩髆;髎同窌,骨之空隙。此穴在肩外端空隙处,故名肩髎。

针灸:直刺 1~1.5 寸;灸 3~5 分钟。

功能:疏经利节。

主治:肩关节炎,臂痛不得举,中风、瘫痪等。

按语:肩髎有祛风通络的作用。配肩髃、曲池、外关治疗上肢疼痛和麻痹。

天　　髎

部位:垂臂取穴。在胆经肩井后下方约 1 寸凹陷中(图36)。

穴释:天,高上为天;髎,同窌,骨之空隙,此穴在肩胛上方空隙处,故名天髎。

针灸:向前斜刺 5~8 分或透肩井;灸 3~5 分钟。

功能:疏经利节。

主治:颈项强痛,胸中烦满,肩臂酸痛等。

按语:天髎系手少阳三焦经、足少阳胆经和阳维脉之会穴。作用同肩髎。

配肩井、风门、膈俞治疗肩背痛。

天牖

部位：正坐取穴。在胆经完骨下约 1 寸，胸锁乳突肌后缘，约与下颌角平齐（图 36）。

穴释：天，高上为天；牖，窗牖。此穴在耳后，有开窍通气治疗耳聋之功，故名天牖。

针灸：直刺 3~5 分；灸 3~5 分钟。

功能：清头散风。

主治：头晕，面肿，耳鸣，耳聋，目痛，喉痛，颈项强痛，肩背痛等。

翳风

部位：正坐张口取穴。在耳朵根下，耳垂后凹陷中。张口时凹陷最明显（图 37）。

穴释：翳，雉尾扇；风，风气。此穴在似羽扇的耳垂后，蔽风收声之处，故名翳风。

针灸：向鼻尖斜刺 5~8 分；灸 3~5 分钟。

功能：清热化痰，通关开窍。

主治：耳鸣，耳聋，耳内湿痒，聋哑，口眼歪斜，牙痛，龈肿，牙关紧闭，瘰疬，瘿气，口吃，腮腺炎，三叉神经痛，乳娥等。

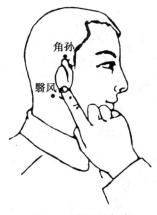

图 37 翳风取穴法

按语：翳风系手少阳三焦经和足少阳胆经之会穴。有清热散邪，通关开窍之功。配颊车、合谷、少商治疗扁桃体炎和痄腮。配颊车、下关、合谷治疗牙痛和口噤不开。

瘈脉

部位：正坐取穴。在耳廓后平齐耳屏的青脉中（图 36）。

穴释：瘈，瘈纵；脉，络脉。此穴在耳后青络脉处，高热证则脉赤而跳动，肾元亏则脉黑而干枯，主治抽掣瘈纵之证，故名瘈脉。

针灸：斜刺 3~5 分或点刺出血。

功能:清热散风。

主治:头痛,目赤,目视不明,耳鸣,耳聋,小儿惊风等。

颅　息

部位:正坐取穴。在耳廓后,瘈脉上约 1 寸青脉中(图 36)。

穴释:颅,头颅;息,安息。此穴在头颅侧面,睡卧休息时着枕之处,故名颅息。

针灸:斜刺 3~5 分或点刺出血。

功能:清热散风。

主治:头痛,耳鸣,耳聋,耳中肿痛,身热,目视不明,小儿惊痫,中耳炎,视网膜出血等。

角　孙

部位:正坐取穴。在耳尖上直对耳孔的发际边,张口有凹陷(图 37)。

穴释:角,头角,拐角;孙,幼小细络。此穴在耳廓上角细络发际处,故名角孙。

针灸:斜刺 3~5 分;灸 3~5 分钟。

功能:清热散风。

主治:耳中肿痛,耳廓红肿,牙痛,龈肿,头痛,项强,目赤生翳,视网膜出血,视神经萎缩等。

按语:角孙系手少阳三焦经、手太阳小肠经和足少阳胆经之会穴。有清头明目的作用。配风池、颅息、太阳、内睛明治疗视网膜出血和视神经萎缩。

耳　门

部位:张口取穴。在耳屏上缺口处之前方凹陷中(图 36)。

穴释:耳,耳屏;门,门户。此穴在耳屏上缺口似门的凹陷中,能司听力,故名耳门。

针灸:直刺 0.5~1 寸或向下斜刺透听会。

功能:清热散风,通关开窍。

主治:耳鸣,耳聋,耳中肿痛,头痛,眩晕,牙痛,颌肿,聋哑等。

按语:耳门具有通络聪耳之功,为耳疾常用穴。配听宫、听会、翳风、中渚治疗耳鸣,耳聋,耳中肿痛。

和 髎

部位:正坐避开动脉取穴。在耳门前上方鬓发边缘动脉处(图 36)。

穴释:和,调和;髎,同窌,骨之空隙。此穴在耳前鬓发边缘空隙中,耳和能闻五音,故名和髎。

针灸:斜刺 3~5 分。

功能:清热散风。

主治:头痛,耳鸣,牙痛,颌肿,口眼歪斜等。

按语:和髎系手少阳三焦经、足少阳胆经和手太阳小肠经之会穴。配头窍阴治疗耳鸣。

丝 竹 空

部位:正坐取穴。在眉毛外边凹陷中(图 36)。

穴释:丝竹,细长如丝的竹叶;空,空隙。此穴在似竹叶的眉毛外端空隙中,故名丝竹空。

针灸:直刺 3~5 分。

功能:清热散风。

主治:头痛,眩晕,目赤肿痛,迎风流泪,青盲,眼睑震颤,口眼歪斜,近视,视网膜出血,视神经萎缩等。

按语:丝竹空系手少阳三焦经和足少阳胆经之会穴。配鱼腰、攒竹治疗目赤肿痛。配风池、攒竹、合谷治疗头痛。

第十一节 足少阳胆经

本经起于瞳子髎,终于窍阴,左右共88穴。取窍阴、侠溪、临泣、丘墟、阳辅、阳陵泉,为井、荥、输、原、经、合。本穴临泣,络穴光明,俞穴胆俞,募穴日月,郄穴外丘。

循行概述:起于瞳子髎,绕额角、前额、耳前、耳后、偏头部,沿着肩、侧胸、胁下、小腹外侧、胯骨及下肢外侧下行,过膝、胫外侧、外踝前面、足跗至四趾外侧端窍阴。足跗部的支脉,从足临泣入大趾和足厥阴经相接。肩部的支脉,从肩井交会大椎。肩部入缺盆的支脉,穿过横膈联络肝脏,归属胆腑(图 38)。

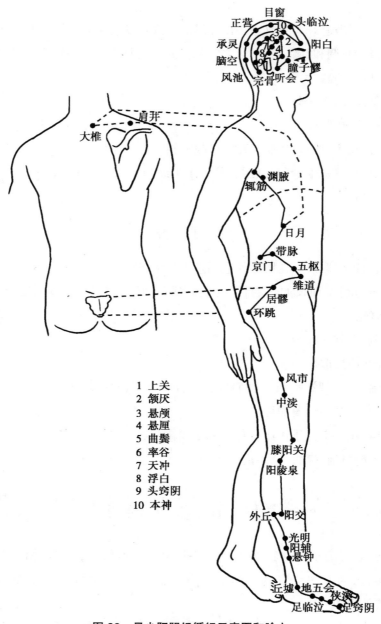

1　上关
2　颔厌
3　悬颅
4　悬厘
5　曲鬓
6　率谷
7　天冲
8　浮白
9　头窍阴
10　本神

图 38　足少阳胆经循行示意图和腧穴

生理功能:胆附于肝,主贮藏与输出胆汁,和肝互为表里。古人认为胆性刚直,豪壮,果断,说明与精神活动有密切关系。

病理症候:经络症:往来寒热,头额痛,外眼角痛,缺盆和腋下肿痛,胸、胁和股、膝外侧至足四趾等胆经循行线之肿痛、麻痹。

脏腑症:胸、脘烦满,胁痛,口苦,呕吐,胆怯易惊,善太息,皮肤不润。胆气竭绝,则骨节弛缓、耳聋、眉必倾。

胆经穴歌:

> 足少阳起瞳子髎,四十四穴行召召。
> 听会上关颌厌集,悬颅悬厘曲鬓翘。
> 率谷天冲浮白次,窍阴完骨本神交。
> 阳白临泣目窗皮,正营承灵脑空朝。
> 风池肩井与渊腋,辄筋日月京门标。
> 带脉五枢维道连,居髎环跳风市到。
> 中渎阳关阳陵泉,阳交外丘光明照。
> 阳辅悬钟丘墟外,临泣当在足背找。
> 地五会过是侠溪,窍阴穴在四趾梢。

瞳 子 髎

部位:正坐或仰卧取穴。在外眼角外约一横指,眶骨外侧凹陷中(图38)。

穴释:瞳子,瞳孔;髎,同窌,骨之空隙。此穴在眼眶外缘空隙中,横平瞳子,故名瞳子髎。

针灸:直刺3~5分或向下斜刺透颧髎。

功能:清热散风,活络明目。

主治:头痛,眩晕,目翳,目痒,迎风流泪,口眼㖞斜,夜盲,近视,视网膜出血,视神经萎缩,角膜炎,结膜炎,三叉神经痛等。

按语:瞳子髎系足少阳胆经、手太阳小肠经和手少阳三焦经之会穴。有散风活络、清头明目的作用。也是眼科疾患常用穴。配肝俞、肾俞、风池、颅息、角孙、攒竹治疗眼底出血和视神经萎缩。配风池、悬颅、头维、中渚治疗偏头痛。

听　会

部位:张口取穴。在耳屏下缺口处之前方凹陷中(图38)。

穴释:听,听力;会,会聚。此穴在耳屏下缺口前凹陷中,能使听觉会聚之处,故名听会。

针灸:直刺1~1.5寸。

功能:清热散风,通关开窍。

主治:耳鸣,耳聋,聋哑,耳中肿痛,牙痛,腮肿,下颌脱臼,口眼㖞斜,下颌关节炎等。

按语:听会是耳疾的常用主穴,通窍聪耳是此穴之长。配听宫、耳门、液门治疗耳鸣、耳聋、中耳炎。配听宫、神庭、风池、合谷、内关治疗耳源性眩晕。

上　关

部位:正坐取穴。在耳屏前约二横指,颧骨弓上缘凹陷中(图38)。

穴释:上,上方;关,机关。此穴在颧骨弓上缘,与颧骨弓下之下关相对,故名上关。

针灸:直刺1~3分;灸2~3分钟。

功能:清热散风。

主治:头痛,耳鸣,耳聋,口眼㖞斜,下颌关节炎,牙痛等。

按语:上关系足少阳胆经、手少阳三焦经和足阳明胃经之会穴。有活络止痛,清热祛风之效。配太阳、下关、颧髎、合谷治疗上牙痛。

颔　厌

部位:正坐取穴。在胃经头维下后方约1寸鬓发内(图38)。

穴释:颔,下颌骨;厌,合也。此穴在额角发际头维之下,咀嚼食物时下颌骨动,此处亦应合而动,故名颔厌。

针灸:斜刺3~5分;灸2~3分钟。

功能:清热散风。

主治:偏头痛,耳鸣,头风,口眼㖞斜,目眩,目痛等。

按语:颔厌系足少阳胆经、手少阳三焦经和足阳明胃经之会穴。有疏风止痛之功。配头维、百会、听宫、风池、合谷治疗偏、正头痛和眩晕。

悬　颅

部位:正坐取穴。在颔厌下后方约1寸鬓发内(图38)。

穴释:悬,悬挂;颅,头颅。此穴在颔厌后下方,上不及顶,下不及耳,如悬在头颅之状,故名悬颅。

针灸:斜刺3~5分;灸2~3分钟。

功能:清热散风。

主治:偏头胀痛,鼻衄,面肿,目眩,目赤肿痛等。

按语:悬颅系足少阳胆经、手少阳三焦经和足阳明胃经之会穴。有散风止痛的作用。配头维、风池、太阳、下关、颊车、合谷治疗头面肿痛。

悬　厘

部位:正坐取穴。在悬颅下后方约1寸,曲鬓前上方约1寸,鬓发内(图38)。

穴释:悬,悬挂;厘,同氂,毛之强屈者曰氂。此穴在悬颅下,只差毫氂,故名悬厘。

针灸:斜刺3~5分;灸2~3分钟。

功能:清热散风。

主治:偏头痛,面红肿,耳鸣,目眩,目赤肿痛,三叉神经痛等。

按语:悬厘系足少阳胆经、手少阳三焦经和足阳明胃经之会穴。有清热泻火的作用。配瞳子髎、攒竹、四白、合谷治疗面目红肿、内热心烦。

曲　鬓

部位:正坐取穴。在悬厘下后方约1寸,三焦经耳门直上、鬓发边凹陷中(图38)。

穴释:曲,弯曲;鬓,鬓发。此穴在耳上鬓发弯曲之处,故名曲鬓。

针灸:斜刺3~5分。

功能:清热散风,通关开窍。

主治:偏头痛,耳鸣,颌颊肿痛,口眼㖞斜,牙关紧闭,青光眼,视网膜出血,视神经萎缩等。

按语：曲鬓系足少阳胆经和足太阳膀胱经之会穴。配风池、颅息、角孙、太阳、攒竹、肝俞、肾俞治疗视网膜出血和视神经萎缩。

率　谷

部位：正坐取穴。在耳孔直上入发际 1.5 寸（图 38）。

穴释：率，率领；谷，山谷，空洞。此穴在耳上发际内凹陷处，咀嚼时此处率领运动，故名率谷。

针灸：斜刺 3~5 分；灸 2~3 分钟。

功能：清热散风。

主治：偏正头痛，眩晕，耳鸣，耳聋，偏瘫等。

按语：率谷系足少阳胆经和足太阳膀胱经之会穴。配耳门、听宫、听会、中渚治疗耳鸣、耳聋。

天　冲

部位：正坐取穴。在率谷后约 5 分（图 38）。

穴释：天，高上为天；冲，冲动。此穴在率谷后与足太阳经交会直上通天，故名天冲。

针灸：斜刺 3~5 分。

功能：清热散风。

主治：头痛，眩晕，牙痛，齿龈肿痛，癫痫等。

按语：天冲系足少阳胆经和足太阳膀胱经之会穴。配风池、百会、神庭、听宫、合谷治疗眩晕。

浮　白

部位：正坐取穴。在天冲后下方约 1 寸凹陷中（图 38）。

穴释：浮，漂浮；白，白色。此穴在胆经耳后发际内，肝胆相表里，血不养肝，肝阳上浮，鬓发斑白，故名浮白。

针灸：斜刺 3~5 分；灸 3~5 分钟。

功能：清热散风。

主治：头痛，颈项肿痛，耳鸣，耳聋，瘿气，偏瘫等。

按语:浮白系足少阳胆经和足太阳膀胱经之会穴。配耳门、听宫、听会、中渚治疗耳鸣、耳聋。

头 窍 阴

部位:正坐取穴。在浮白下后方约 1 寸,完骨上凹陷中(图 38)。

穴释:头窍,头上空窍;阴,后为阴。此穴在耳后枕骨下,动摇有空之处,是通脑髓之窍,故名头窍阴。

针灸:斜刺 3~5 分;灸 3~5 分钟。

功能:清热散风。

主治:头痛,项强,目痛,耳鸣,耳聋,咽喉肿痛,中耳炎等。

按语:头窍阴系足少阳胆经、足太阳膀胱经和手少阳三焦经之会穴。有通络清热的作用。配风池、脑空、后顶、后溪治疗后头痛。

完 骨

部位:正坐取穴。在乳突后缘凹陷中,与督脉风府平齐(图 38)。

穴释:完骨,耳后高骨,谓之完骨。此穴在完骨下,能完备地维护脑髓,故名完骨。

针灸:直刺 5~8 分;灸 3~5 分钟。

功能:清热散风。

主治:头痛,耳后痛,面肿,咽喉肿痛,口眼㖞斜,颈项强痛,失眠,视网膜出血,视神经萎缩等。

按语:完骨系足少阳胆经和足太阳膀胱经之会穴。有疏风活络、清热明目的作用。配风池、角孙、太阳、攒竹、肝俞治疗视网膜出血和视神经萎缩。

本 神

部位:正坐取穴。在外眼角直上入发际约 5 分,督脉神庭旁约 3 寸(图 38)。

穴释:本,根本;神,神志。此穴在前发际,内应脑髓,脑为人之本,主神志,故名本神。

针灸:沿皮刺 3~5 分;灸 3~5 分钟。

功能:清热散风。

主治：头痛,目眩,视物不明,癫痫,中风昏迷,小儿惊风等。

按语：本神系足少阳胆经和阳维脉之会穴。配神庭、攒竹、合谷治疗前额痛。

阳 白

部位：正坐或仰卧取穴。在眉毛上1寸,直对瞳孔(图38)。

穴释：阳,阳经;白,光明洁白。此穴在眼眉之上肌肉洁白处,有使患眼光明之功,故名阳白。

针灸：沿皮刺5~8分;灸2~3分钟。

功能：清热散风。

主治：头痛,目眩,目赤肿痛,流泪,角膜痒痛,青盲,夜盲,口眼㖞斜,近视,眼睑痉挛,三叉神经痛,视网膜出血等。

按语：阳白系足少阳胆经和阳维脉之会穴。为疏风明目的常用穴。配头维、丝竹空、攒竹治疗口眼㖞斜,前额肌麻痹。

头 临 泣

部位：正坐取穴。在阳白直上入发际约5分,督脉神庭与胃经头维之间(图38)。

穴释：头,头颅;临,临近;泣,泪下曰泣。此穴在目上入发际,泣出于目,穴临头上,故名头临泣。

针灸：沿皮刺3~5分;灸2~3分钟。

功能：清热散风。

主治：头痛,癫痫,目眩,目痛,目翳,鼻塞流涕,中风昏迷等。

按语：头临泣系足少阳胆经、足太阳膀胱经和阳维脉之会穴。长于目、鼻之疾。配攒竹、瞳子髎、承泣透睛明治疗目痛及泪囊炎。

目 窗

部位：正坐取穴。在头临泣后1寸(图38)。

穴释："目",眼目;"窗",窗牖。此穴在目上入发际,有通气透光治目疾之功,故名目窗。

针灸:沿皮刺 3~5 分;灸 2~3 分钟。

功能:清热散风。

主治:头痛,眩晕,面肿,目赤痒痛,鼻塞,暴盲,青盲,近视等。

按语:目窗系足少阳胆经和阳维脉之会穴。为头部通络明目的主要配穴之一。配攒竹、鱼腰、瞳子髎、风池、合谷治疗暴盲、目赤痒痛。

正　营

部位:正坐取穴。在目窗后 1 寸(图 38)。

穴释:正,正中;营,营气。此穴在头顶正中百会旁,为少阳、阳维脉之会,给脑输送营气,故名正营。

针灸:沿皮刺 3~5 分;灸 3~5 分钟。

功能:清热散风。

主治:头痛,项强,眩晕,呕吐,牙痛,唇挛等。

按语:正营系足少阳胆经和阳维脉之会穴。配百会、太阳、内关治疗头痛、呕吐。

承　灵

部位:正坐取穴。在正营后 1.5 寸(图 38)。

穴释:承,承受;灵,神灵。此穴在头部,为承受脑髓元神之处,故名承灵。

针灸:沿皮刺 3~5 分;灸 3~5 分钟。

功能:清热散风。

主治:头痛,眩晕,鼻衄,鼻塞流涕,伤风,感冒,目痛等。

按语:承灵系足少阳胆经和阳维脉之会穴。配风池、百会、合谷治疗外感头痛。

脑　空

部位:正坐取穴。在风池直上 1.5 寸,督脉脑户旁约三横指凹陷中(图 38)。

穴释:脑,头脑;空,空隙。此穴在后脑枕骨下凹陷空软处,故名脑空。

针灸:直刺 2~5 分;灸 3~5 分钟。

功能：清热散风。

主治：头痛，眩晕，颈项强痛，癫痫，青盲等。

按语：脑空系足少阳胆经和阳维脉之会穴。配听宫、百会、神庭、合谷治疗眩晕。

风　池

部位：正坐取穴。在督脉风府旁大筋（斜方肌）外，后头骨下凹陷中（图38）。

穴释：风，风邪；池，水池。此穴在项后大筋外似池的凹陷中，是感受与主治风邪之处，故名风池。

针灸：向对侧太阳斜刺 5~8 分；灸 3~5 分钟。

功能：祛风解表，清头明目，健脑安神。

主治：头痛，项强，耳鸣，耳聋，目痛，青盲，鼻塞，鼻衄，中风不语，外感风寒，热病汗不出，失眠，健忘，精神病，近视，视网膜出血，视神经萎缩，神经衰弱，半身不遂等。

按语：风池系足少阳胆经、手少阳三焦经和阳维脉之会穴。是祛风清热、通达脑目脉络之重要腧穴。可治疗头脑、五官、颈项诸疾。配大椎、曲池、合谷治疗外感风寒。配肝俞、肾俞、颅息、角孙、曲鬓、太阳、攒竹、内睛明治疗视网膜出血和视神经萎缩。

肩　井

部位：正坐垂臂取穴。在肩膀头与督脉大椎之间，两筋中央凹陷中（图38）。

穴释：肩，肩胛；井，水井。此穴在肩部正中似井的凹陷处，故名肩井。

针灸：向前斜刺 5~8 分；灸 3~5 分钟。

功能：理气降痰，疏经活络。

主治：中风不语，颈项强痛，落枕，肩背酸痛，上肢酸痛，瘫痪，胸满，瘰疬，肩关节周围炎，滞产，难产，胎衣不下，乳痈等。

按语：肩井系足少阳胆经、手少阳三焦经、足阳明胃经和阳维脉之会穴。有疏通经络、行瘀降痰的作用。配肩髎、肩髃、天宗、臑会治疗肩关节周围炎。配百会、风府、风池、人中、合谷、中冲治疗中风不语。

渊　腋

部位: 举臂取穴。在腋下 3 寸,第四肋间隙中,约与乳头平齐(图 38)。

穴释: 渊,深渊;腋,腋窝。此穴在腋窝下深藏之处,常有汗液从腋窝流下,故名渊腋。

针灸: 向下斜刺 3~5 分。

功能: 理气活血。

主治: 胸满,胁痛,腋下肿痛,肋间神经痛等。

辄　筋

部位: 举臂取穴。在渊腋前 1 寸第四肋间隙中,约与乳头平齐(图 38)。

穴释: 辄,车两辄也;筋,筋脉。此穴在似两辄的筋骨之间,即第四肋间隙中,故名辄筋。

针灸: 向下斜刺 3~5 分;灸 3~5 分钟。

功能: 理气活血,平喘降逆。

主治: 胸满,胁痛,气喘,呕吐,肋间神经痛等。

按语: 辄筋系足少阳胆经和足太阳膀胱经之会穴。有宽胸理气之功。配膈俞、肝俞、膻中、期门、支沟治疗肋间神经痛。

日　月

部位: 仰卧取穴。在乳头直下第九肋端下 5 分(图 38)。

穴释: 日,左目为日;月,右目为月。此穴在肝募期门下,肝胆之精气上注于目,犹如日月之光明,故名日月。

针灸: 直刺 5~8 分;灸 3~5 分钟。

功能: 疏调肝胆,和中降逆。

主治: 胁肋胀痛,肋间神经痛,呃逆,膈肌痉挛,呕吐,吞酸,腹痛,黄疸,胆囊炎,肝炎等。

按语: 日月系胆之募穴,足少阳胆经和足太阴脾经之会穴。有疏肝和胃、通利胆道的作用。配期门、中脘、足三里、阳陵泉、三阴交、行间、肝俞、胆俞治疗胆囊炎和肝炎。

京 门

部位: 侧卧取穴。在第十二肋前端(图38)。

穴释: 京,京城;门,门户。此穴在似京城的十二肋端,是通肾脏与原气之门,故名京门。

针灸: 直刺3~5分;灸5~10分钟。

功能: 温补肾阳。

主治: 腹胀,腹痛,肠鸣,泄泻,小便不利,肾炎,腰膝冷痛等。

按语: 京门系肾之募穴。有温肾壮阳,通利下焦的作用。配肾俞、命门、关元、委中治疗腰膝冷痛。配中脘、天枢、气海、足三里治疗腹痛、肠鸣、泄泻。配肾俞、关元、复溜治疗肾炎。

带 脉

部位: 侧卧取穴。在第十一肋前端下约1.8寸,与肚脐平齐(图38)。

穴释: 带,腰带;脉,经脉。此穴在肚脐外侧,如束腰带的带脉循行处,故名带脉。

针灸: 直刺5~8分,灸5~10分钟。

功能: 温补下焦。

主治: 腰腹冷痛、疝气,赤白带下,月经不调,子宫脱垂等。

按语: 带脉系足少阳胆经和带脉之会穴。有调经止带的作用。配肾俞、关元俞、上髎、关元、阴陵泉、三阴交治疗月经不调,赤白带下和子宫脱垂。

五 枢

部位: 侧卧取穴。在带脉下3寸,髂前上棘之上凹陷中(图38)。

穴释: 五,五数;枢,枢纽。"天数五,地数五"。五为中数,此穴在人身之中,是任、督、冲、带、足少阳五脉通行之枢纽,故名五枢。

针灸: 直刺5~8分;灸5~10分钟。

功能: 温补下焦。

主治: 疝气,腹痛,便秘,腰胯酸痛,赤白带下等。

按语: 五枢系足少阳胆经和带脉之会穴。配关元俞、上髎、次髎、关元、三阴交治疗慢性盆腔炎和附件炎。

维　　道

部位:仰卧取穴。在髂前上棘(五枢)下5分凹陷中(图38)。

穴释:维,维系;道,道路。此穴是足少阳、带脉之会,也是维系连接下肢的道路,故名维道。

针灸:直刺5~8分;灸5~10分钟。

功能:温阳利湿,疏经活络。

主治:腰胯酸痛,疝气,水肿,腿痛、麻痹等。

按语:维道系足少阳胆经和带脉之会穴。有温经散寒之功。配冲门、关元、三阴交、大敦治疗疝气。

居　　髎

部位:侧卧取穴。在髂前上棘与胯骨头(大转子最高点)之间凹陷中(图38)。

穴释:居,蹲也;髎,同窌,骨之空隙。此穴在胯骨上,蹲坐时软肉空陷处,故名居髎。

针灸:直刺1~2寸;灸5~10分钟。

功能:清利湿热,舒筋利节。

主治:腰胯酸痛,髋关节炎,膀胱炎,下肢肿痛、瘫痪等。

按语:居髎系足少阳胆经和阳跷脉之会穴。配关元俞、腰眼、环跳、风市治疗腰胯肿痛。

环　　跳

部位:侧卧下腿伸直,上腿弯曲取穴。在胯骨头(大转子最高点)后上方约2寸凹陷中(图38)。

穴释:环,同镮;跳,跳跃。此穴在股骨大转子后上方,侧卧伸下足,屈上足环形凹陷处,人的下肢屈伸跳跃,全仗此骨为枢纽,故名环跳。

针灸:直刺2~3寸,灸5~10分钟。

功能:祛风利湿,舒筋利节。

　　主治:腰胯酸痛,荨麻疹,风寒湿痹,髋关节炎,坐骨神经痛,下肢肿痛,麻痹、瘫痪,半身不遂等。

　　按语:环跳系足少阳胆经和足太阳膀胱经之会穴。能通经活络、除湿散寒,为治疗下肢、腰背病常用穴。配胞肓、秩边、承山治疗坐骨神经痛。

风　市

　　部位:仰卧取穴。在大腿外侧正中线,膝窝外面横纹头(上7寸)与臀下横纹头之间,两筋间(图38)。

　　穴释:风,风邪;市,聚集之处。此穴在股外侧,是风邪侵袭与治疗之处,故名风市。

　　针灸:直刺1~1.5寸;灸5~10分钟。

　　功能:祛风利湿,疏经活络。

　　主治:风寒湿痹,荨麻疹,全身瘙痒,神经性皮炎,下肢肿痛、麻痹、瘫痪,半身不遂,脚气等。

　　按语:风市有驱风湿、壮筋骨的作用。配环跳、阳陵泉、足三里、三阴交、申脉治疗风寒湿所致之下肢肿痛和麻痹。配曲池、合谷、血海、足三里、三阴交治疗荨麻疹和皮肤瘙痒症。

中　渎

　　部位:仰卧取穴。在大腿外侧,膝窝外面横纹头上五寸,两筋间(图38)。

　　穴释:中,中间;渎,水之大川。此穴在足太阳、阳明两经中间,经气由此流注,故名中渎。

　　针灸:直刺1~1.5寸;灸5~10分钟。

　　功能:疏经活络。

　　主治:腿膝酸痛,下肢瘫痪,半身不遂等。

膝 阳 关

　　部位:屈膝取穴。在髌骨(膝盖)外侧,膝窝外面横纹头之上凹陷中(图38)。

　　穴释:阳,外为阳;关,关节。此穴在膝关节外侧,主治膝关节屈伸不利,故名阳关。

针灸:直刺 1~2 寸或透曲泉。

功能:舒筋利节,温经散寒。

主治:膝部红肿、疼痛、拘挛,下肢冷痛、麻痹,半身不遂等。

按语:膝阳关又名寒府。长于驱下肢寒湿,是治疗膝部肿痛的常用穴。配梁丘、膝眼、足三里治疗膝关节炎。

阳 陵 泉

部位:屈膝或垂足取穴。在膝窝外面横纹头下二寸,腓骨小头前下方凹陷中(图 38)。

穴释:阳陵,外侧丘陵;泉,水泉。此穴在膝关节外侧,如丘的腓骨小头下方,似泉的凹陷中,故名阳陵泉。

针灸:直刺 1~1.5 寸;灸 10~15 分钟。

功能:清泄肝胆,舒筋利节。

主治:胸满,胁痛,黄疸,呕吐,全身拘挛,腰痛,坐骨神经痛,肋间神经痛,肝炎,胆囊炎,高血压,膝部红肿,下肢肿痛、瘫痪,半身不遂,小儿麻痹后遗症等。

按语:阳陵泉系胆经之合穴,也是八会穴中之筋会。有疏肝胆、清湿热、舒筋利节的作用,是临床极为常用的腧穴。配肝俞、胆俞、期门、日月、中脘、内关、足三里治疗胆囊炎。配曲池、外关、合谷、环跳、三阴交治疗四肢痉挛。

阳 交

部位:垂足或屈膝取穴。在外踝尖上 7 寸,腓骨前缘两筋间(图 38)。

附注:阳交,有交会阳维脉、外丘和胃经的含义,阳交应在外丘和胃经之间,外丘指在阳交外侧似丘的丰肉隆起处,应在阳交后外方。所以本书阳交穴在外踝尖上 7 寸腓骨前缘,外丘穴在腓骨后缘。

穴释:阳,阳经;交,交会。此穴在外踝上 7 寸,胆经与阳维脉之交会处,故名阳交。

针灸:直刺 1~1.5 寸;灸 3~5 分钟。

功能:疏经活络。

主治:胸满,胁痛,面肿,坐骨神经痛,下肢酸痛、瘫痪等。

按语:阳交系阳维脉之郄穴。配阳陵泉、悬钟、丘墟治疗下肢外侧酸痛。

外　丘

部位:垂足取穴。在外踝尖上7寸腓骨后缘,阳交(后约一横指)与膀胱经飞扬之间(图38)。

穴释:外,外侧;丘,丘陵。此穴在阳交后外方,健步用力,此处丰肉隆起如丘,故名外丘。

针灸:直刺1~1.5寸;灸3~5分钟。

功能:疏经活络。

主治:颈项强痛,胸胁胀痛,坐骨神经痛,腿痛、麻痹、瘫痪,脚气等。

按语:外丘系胆经之郄穴。配风池,风门、肩井治疗颈项强痛。

光　明

部位:垂足取穴。在外踝尖上5寸,腓骨前缘两筋间(图38)。

穴释:光,光亮;明,光明。此穴为胆经之络,肝胆相表里,肝开窍于目,有使患眼恢复光明之功,故名光明。

针灸:直刺1~1.5寸;灸3~5分钟。

功能:清热散风,疏经活络。

主治:目痛不明,热病汗不出,头痛,青光眼,视神经萎缩,下肢肿痛、麻痹等。

按语:光明系胆经之络穴,别走足厥阴肝经。有清肝明目之功。配风池、瞳子髎、攒竹、内睛明、球后、合谷治疗青光眼。

阳　辅

部位:垂足取穴。在外踝尖上4寸,腓骨前缘两筋间(图38)。

穴释:阳,外为阳;辅,辅助、辅骨。此穴在小腿外侧腓骨前方,腓为胫之辅,故名阳辅。

针灸:直刺1~1.5寸;灸3~5分钟。

功能:清肝胆热,疏经活络。

主治:头痛,目痛,胸满,胁痛,腋下肿痛,坐骨神经痛,下肢挛痛、麻痹、瘫痪、半身不遂等。

按语：阳辅系胆经之经穴。配环跳，风市、阳陵泉、足三里治疗下肢偏瘫。

悬　钟

部位：垂足取穴。在外踝尖上 3 寸，腓骨前缘凹陷中（图 38）。

附注：《针灸甲乙经》记载："悬钟，在足外踝上三寸动者脉中，足三阳络，按之阳明脉绝乃取之。""动者脉中"，指腓骨前的胫前动脉，以手重按此处，则足背动脉（足三阳之大络）停止跳动。只有外踝上三寸，腓骨前缘凹陷处有这个特点。根据临床应用，所以本书悬钟穴在外踝尖上三寸，腓骨前缘凹陷中。

穴释：悬，悬挂；钟，钟鼓乐器。此穴在外踝上绝骨之端，似钟的凹陷处，故名悬钟。

针灸：直刺 1~1.5 寸；灸 5~15 分钟。

功能：清肝胆热，疏经活络。

主治：颈项强痛，落枕，胸胁胀痛，伤寒热不退，咽喉肿痛，腹痛，腰痛，下肢肿痛、瘫痪，脚气，肩凝症等。

按语：悬钟又名绝骨，系八会穴中之髓会。配风池、风门、巨骨治疗颈项强痛，配环跳、风市、梁丘、足三里治疗下肢挛痛、麻痹和瘫痪。

丘　墟

部位：垂足取穴。在外踝前下方凹陷中（图 38）。

穴释：丘，丘陵；墟，同虚。此穴在如丘陵的外踝前下方，空虚的凹陷处，故名丘墟。

针灸：直刺 3~8 分；灸 3~5 分钟。

功能：清肝胆热，舒筋利节。

主治：颈项强痛，胸胁胀痛，腋下肿痛，胆囊炎，半身不遂，腿痛、转筋、麻痹，外踝和足跟肿痛等。

按语：丘墟系胆经之原穴。有清泻肝胆的作用。配肝俞、胆俞、期门、日月、中脘、阳陵泉治疗胆囊炎。配悬钟、解溪治疗外踝肿痛。

足 临 泣

部位:垂足取穴。在足背小趾四趾的趾缝纹头后1.5寸,小筋后骨缝中(图39)。

穴释:足,足背,临,居高临下;"泣",泪下曰泣。此穴在足背,主治郁闷不舒哭泣之症,故名足临泣。

针灸:直刺3~5分;灸3~5分钟。

功能:清肝胆热,疏经止痛。

主治:头痛,耳鸣,目痛,目眩,胸满,胁肋胀痛,瘰疬,疟疾,热病,往来寒热,乳痛,月经不调,足背肿痛等。

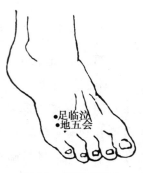

图 39 足临泣等穴

按语:足临泣系胆经之输穴,八脉交会穴之一,通带脉。有疏肝解郁、理气止痛之功。配肝俞、期门、外关治疗两胁疼痛。配大椎、陶道、外关治疗疟疾。

地 五 会

部位:垂足取穴。在足背小趾四趾的趾缝纹头后约1寸,小筋前骨缝中(图39)。

穴释:地,地下;五会,五经交会。此穴在足部为地,胆经之气与其他五经之气在足部交会相通之处,故名地五会。

针灸:直刺3~5分;灸3~5分钟。

功能:清肝胆热。

主治:目赤肿痛,腋下肿痛,吐血,足背肿痛、麻木等。

侠 溪

部位:垂足取穴。在小趾四趾的趾缝纹头后凹陷中(图38)。

穴释:侠,同夹;溪,水沟。此穴在小趾次趾夹缝如溪的中间,故名侠溪。

针灸:向下斜刺3~5分;灸3~5分钟。

功能:清肝胆热,疏经活络。

主治:头痛,眩晕,目痛不明,颊肿,耳鸣,耳聋,胸胁胀痛,浮肿,疟疾,热病,全身串痛,足背肿痛、麻木,足趾挛痛等。

按语:侠溪系胆经之荥穴。有疏肝清热的作用。配听宫、听会、翳风治疗耳鸣、耳聋。

足 窍 阴

部位:伸趾取穴。在足四趾外侧,趾甲角外约 1 分(图 38)。

穴释:足窍,足下空窍;阴,阴经。此穴在足趾,是足少阳交于足厥阴经之处,和头窍阴上下相应,主治目痛、耳聋等症,两穴基本相同,故名足窍阴。

针灸:斜刺 1~2 分;灸 3~5 分钟。

功能:清肝胆热。

主治:头痛,失眠,目痛,心烦,咳逆,哮喘,咽喉肿痛,舌强,胸胁胀痛,热病,耳聋,手足烦热等。

按语:足窍阴系胆经之井穴。有清热养阴之功。配颊车、翳风、合谷、少商治疗咽喉肿痛。

第十二节 足厥阴肝经

本经起于大敦,终于期门,左右共 28 穴。取大敦、行间、太冲、中封、曲泉,为井、荥、输、经、合。本穴大敦,络穴蠡沟,俞穴肝俞,募穴期门,郄穴中都。

循行概述:起于大敦,沿着足背及下肢内侧脾、肾二经之间(内踝骨上 8 寸以下在脾经之前)上行,过内踝前、膝内侧,会阴部至胸前期门穴,进入中焦和手太阴经相接。胸前的支脉,穿横膈布胁肋,过喉咙后面,入鼻咽部连"目系"。目系的支脉,环绕口唇里面。会阴部入里的支脉,夹胃上行归属肝脏,联络胆腑(图 40)。

生理功能:肝在胁下,和胆互为表里。肝主筋,开窍于目,司血液之贮藏调节,主全身筋、骨、关节之屈伸。肝性刚强,喜条达恶抑郁,说明精神情志之变化与肝有密切关系。

病理症候:经络症:腰痛,疝气,小腹肿痛,遗尿,尿闭。

脏腑症:胸满,胁痛,口苦,呕吐,呃逆,癥瘕,积聚,月经不调,头晕,目眩,急、慢惊风,手、足拘挛。肝气竭绝,则不能生血养筋,而见拘急痉挛,唇青,舌卷,睾丸上缩。

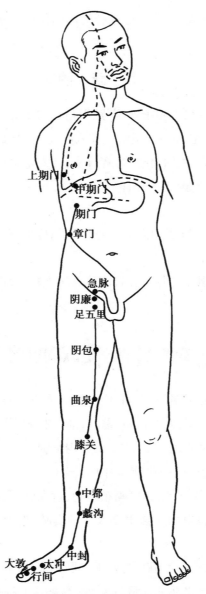

上期门
中期门
期门
章门
急脉
阴廉
足五里
阴包
曲泉
膝关
中都
蠡沟
中封
大敦
太冲
行间

图 40　足厥阴肝经循行示意图和腧穴

肝经穴歌：

一十四穴足厥阴，大敦行间太冲寻；

中封蠡沟中都近，膝关曲泉阴包临；

五里阴廉急脉穴，章门仰望见期门。

大　敦

部位：伸趾取穴。在足大趾外侧趾甲角外约 1 分（图 40）。

穴释：大，盛大；敦，厚、高也。此穴在足大趾外端，肌肉丰厚之处，故名大敦。

针灸：向上斜刺 2~3 分；灸 5~10 分钟。

功能：清热醒神，固冲止崩，升举下陷。

主治：小便频数，遗尿，腹胀，肿痛，失血，昏厥，疝气，茎中痛，阴部瘙痒，淋病，崩漏，子宫脱垂等。

按语：大敦系肝经之井穴。功长调肝和血，并有清热利湿作用。配关元、归来、三阴交治疗月经过多和功能性子宫出血。配中注、四满、关元、三阴交治疗外阴湿疹瘙痒、淋病和疝气。

行　间

部位：垂足取穴。在足大趾二趾趾缝纹头后凹陷中（图 40）。

穴释：行，通行；间，中间。此穴在大趾次趾夹缝中间，是肝经所溜之荥，故名行间。

针灸：直刺 3~5 分；灸 5~10 分钟。

功能：舒肝理气，调经和血，镇惊止痛。

主治：胸满、胁痛，善怒，目肿流泪，心痛，咳逆，呕血，胃痛、腹痛，癫病、癫痫，惊风，疝气，遗尿、尿血，尿闭，头痛，失眠，目眩，消渴，黄疸，神经衰弱，阴肿，崩漏，白带，痛经，月经不调，脚气等。

按语：行间系肝经之荥穴。有理气活血、舒肝解郁的作用。配中脘、天枢、关元、足三里、三阴交治脘腹胀痛。配人中、合谷、三阴交治疗肝郁不舒，癫病和精神病。

太　冲

部位：垂足避开动脉取穴。在行间后 1.5 寸骨缝中（图 40）。

穴释：太，大之甚也；冲，冲动。此穴在足背太冲脉搏动处，"女子太冲脉盛，月事以时下，故有子"。肝经与冲脉有关，故名太冲。

针灸：直刺 3~5 分；灸 3~5 分钟。

功能：舒肝理气，调经和血，镇惊熄风。

主治：胸满，胁痛，癔病，惊风，头痛，失眠，目眩，口眼㖞斜，溏泄，疝气，遗尿，尿闭，黄疸，高血压，淋病，阴肿，崩漏，赤白带下，月经不调，足痛、无力，足趾挛痛等。

按语：太冲系肝经之输穴，亦是原穴。用以治疗寒滞厥阴，阴囊收缩，痛引少腹或肝失藏血及肝经风热诸症。配关元、三阴交、隐白治疗功能性子宫出血。配中注、四满、关元治疗疝气和小腹痛。配人中、合谷治疗小儿惊风。

中 封

部位：翘足屈趾取穴。在内踝尖前大筋（胫骨前肌腱）后凹陷中（图 40）。

穴释：中，中间；封，封藏。足尖上翘，此穴在内踝与大筋中间，筋肉封藏处，故名中封。

针灸：直刺 3~5 分；灸 3~5 分钟。

功能：舒肝理气，清利下焦。

主治：小腹肿痛，疝气，遗精，小便不利、淋病，疟疾，肝炎，踝关节肿痛等。

按语：中封系肝经之经穴。常用于治疗肝经湿热下注。配关元、曲骨、三阴交治疗湿热淋病和小腹痛。配解溪、丘墟治疗踝关节炎。

蠡 沟

部位：垂足取穴。在内踝尖上 5 寸，胫骨内侧缘（图 40）。

穴释：蠡，盛水之瓢；沟，水沟。此穴在胫骨内侧，似瓢勺的沟渠处，故名蠡沟。

针灸：斜刺 5~8 分；灸 3~5 分钟。

功能：舒肝理气，清利下焦。

主治：疝气，小便肿痛，小便不利，会阴部湿痒，月经不调，赤白带下，子宫出血，下肢肿痛、麻痹等。

按语：蠡沟系肝经之络穴。有疏肝解郁的作用。可治疗肝脾不和诸症。配关元、归来、三阴交、隐白治疗月经不调、功能性子宫出血和赤白带下。

中　都

部位：垂足取穴。在内踝尖上7寸,胫骨内侧缘(图40)。

穴释：中,中间;都,都会、丰满。此穴在内踝与膝胫中间,肌肉丰满处,故名中都。

针灸：斜刺5~8分;灸3~5分钟。

功能：舒肝理气,固冲止崩。

主治：小腹胀痛,痢疾,疝气,崩漏,赤白带下,月经不调等。

按语：中都系肝经之郄穴。配中注、关元、三阴交、大敦治疗疝气和小腹胀痛。

膝　关

部位：屈膝取穴。在膝下2寸,脾经阴陵泉后1寸之沟中。

左手虎口按住左侧胫骨嵴(右手按右侧),食指尽处是阴陵泉,中指尽处就是该穴(图41)。

穴释：膝,膝关节;关,机关。此穴在膝内辅骨后,靠近膝关节,故名膝关。

针灸：直刺1~1.5寸;灸3~5分钟。

功能：通利关节。

主治：腹痛,胀满,膝内痛,下肢肿痛、麻痹等。

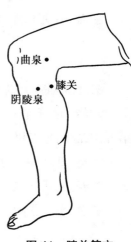

图41　膝关等穴

曲　泉

部位：屈膝取穴。在髌骨(膝盖)内侧,膝窝里面横纹头之上凹陷中(图41)。

穴释：曲,屈曲;泉,水泉。此穴屈膝在膝内腘窝横纹上似泉的凹陷处,故名曲泉。

针灸：直刺1~1.5寸或透阳关;灸3~5分钟。

功能：理气活血,清热除湿,舒筋利节。

主治：小腹肿痛,疝气,阴股痛,遗精,阳痿,阴茎痛,小便不利,尿闭,阴部痒痛,癥瘕,月经不调,子宫脱垂,腿膝肿痛等。

按语:曲泉系肝经之合穴。常用于治疗湿热下注之阴痒、溲难、小腹肿痛等病症。尚有升举下陷,治疗阴挺的作用。配中脘、关元、足三里、三阴交治疗子宫脱垂。配中极、足五里、血海、足三里治疗外阴瘙痒和湿疹。

阴 包

部位:腿伸直或跷足取穴。在膝内高骨(股骨内上髁)上4寸两筋(股内肌与缝匠肌)间(图40)。

穴释:阴,阴经;包,包揽。此穴在股内廉,居足三阴经之间,能包揽三阴经和胞宫病候,故名阴包。

针灸:直刺1~1.5寸;灸3~5分钟。

功能:理气活血,通调下焦。

主治:小便不利,遗尿,月经不调,下肢肿痛、麻痹等。

足 五 里

部位:仰卧避开动脉取穴。在胃经气冲下3寸,大腿根内侧股动脉中(图40)。

穴释:足,下肢;五,五数;里,里程。此穴在股内廉,居足厥阴经尽处前的第五位,故名足五里。

针灸:直刺5~8分;灸3~5分钟。

功能:通调下焦。

主治:小腹胀满,遗尿,小便不通,阴囊湿痒等。

阴 廉

部位:仰卧避开动脉取穴。在胃经气冲下2寸,大腿根内侧动脉中(图40)。

穴释:阴,会阴部;廉,边缘。此穴在股内廉,会阴部的外缘,故名阴廉。

针灸:直刺3~5分;灸3~5分钟。

功能:调经活血。

主治:股内侧痛,月经不调等。

急 脉

部位:仰卧取穴。在胃经气冲下约1寸任脉旁2寸。平齐阴茎根上缘腹股沟处（图 40）。

穴释：急，急促；脉，动脉。此穴在阴茎旁，动脉冲动甚急之处，故名急脉。

针灸：灸 5~10 分钟。

功能：舒肝理气。

主治：阴茎痛，疝气，小腹胀痛，股内侧痛，阴部肿痛，子宫脱垂等。

章　　门

部位：侧卧取穴。在第十一肋前端（见图 4）。

穴释：章，同障，蔽也；门，门户。此穴在第十一肋端，两肋为遮蔽五脏和脏气出入之门，故名章门。

针灸：直刺 0.5~1 寸；灸 3~5 分钟。

功能：疏调肝脾，清热利湿，活血化瘀。

主治：黄疸，呃逆，呕吐，水肿，腹胀如鼓，肠鸣，腹泻，二便不利，胁痛，肝脾肿大，胃痛，消化不良等。

按语：章门系脾之募穴，足厥阴肝经和足少阳胆经之会穴，又是八会穴中之脏会。有疏肝理气、通络化瘀的作用。配膈俞、肝俞、脾俞、期门、中脘、足三里、三阴交治疗肝脾肿大。

期　　门

部位：仰卧取穴。部位有三个。

1. **期门**　在乳头直下肋弓边缘第九肋端。
2. **上期门**　在乳旁 1.5 寸，再下 1.5 寸。
3. **中期门**　在乳头下二肋，第六肋间隙中（图 40）。

附注：《针灸甲乙经》记载：期门是腹部穴，"在第二肋端，不容旁各一寸五分，上直两乳……举臂取之。""肋端"不是肋间，不容旁在腹部，又是"举臂取之。"如果是胸部穴，用不着举臂取穴。因为穴在肋弓边缘，举臂向上，不但腹肌下沉，内脏上提，而且第九肋端明显，容易取穴，还可防止刺伤内脏。根据临床应用，所以本书期门穴在乳头直下肋弓边缘，第九肋端。

穴释：期，周期；门，门户。十二经运行气血，始于肺经，终于肝经，周而复始，气血至此穴为归入肺经之门，故名期门。

针灸：直刺 4~6 分，上、中期门斜刺 3~5 分；灸 3~5 分钟。

功能：疏调肝脾，理气活血。

主治：胸满，胁痛，肋间神经痛，咳逆，哮喘，胃痛，呃逆，呕吐，饮食不下，黄疸，肝脾肿大，肝炎，妇女热入血室，乳痛，乳汁不足等。

按语：期门系肝之募穴，足厥阴肝经、足太阴脾经和阴维脉之会穴。功用同章门。而章门偏于脾经病症，此穴则长于肝经见症。配膈俞、肝俞、胆俞、日月、中脘、阳陵泉、足三里、中封治疗肝炎和胆囊炎。上期门、中期门配膈俞、肝俞、膻中、支沟治疗肋间神经痛。

第十三节 任 脉

本脉起于会阴，终于承浆，共 24 穴。络穴会阴，列缺通任脉。

循行概述：起于会阴，沿着腹内中线上行，过脐、喉至唇下承浆，沿面部进入目内（图 42）。

生理功能：任脉担任一身之阴脉，"任主胞胎"，为生养之原。

病理症候：疝气，赤白带下和聚结肿块。

任脉穴歌：

> 任脉二四起会阴，曲骨中极关元逢。
>
> 石门气海阴交并，神阙水分下脘临。
>
> 建里中脘连上脘，巨阙鸠尾剑突迎。
>
> 中庭膻中连玉堂，紫宫华盖璇玑扪。
>
> 天突廉泉结喉上，唇下宛窝承浆寻。

会 阴

部位：仰卧屈膝取穴。在阴囊（女子阴道后联合）与肛门之间，会阴部正中（图 42）。

穴释：会，聚会；阴，阴部。此穴在前后二阴之间，任、督、冲三脉之会，故名会阴。

针灸：直刺 5~8 分；灸 5~10 分钟。

功能：补肾培元，清热利湿。

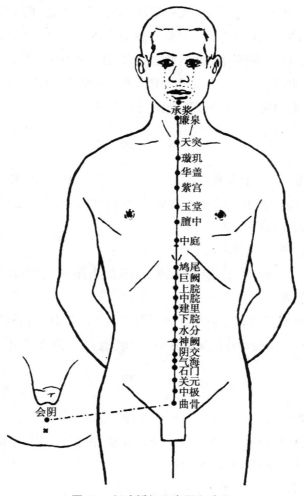

图 42 任脉循行示意图和腧穴

主治:阴部痒痛,多汗,肛门瘙痒、肿痛,遗精,遗尿,尿闭,溺水昏迷,淋病,子宫脱垂,月经不调等。

按语:《针灸甲乙经》记载:"会阴,一名屏翳,在大便前小便后两阴间,任脉别络侠督脉、冲脉之会。"《针灸大全》《针灸大成》均记载"任脉之络穴为屏翳"。《灵枢》记载:"膏之原,出于鸠尾","原"即本源,有元气的含义,原穴是元气注留的部位,主治五脏六腑的有关病证;络有网络与联络的含义,络穴居络脉别出处的部位,多在表里二经之间,主治表里二经的有关病证。《针灸大成》还记载:"督由会阴而行背,任由会阴而行腹。"主治"阴头痛,阴中诸病,前后相应痛,不得大小便,谷道瘙痒,久痔相通,女子经水不通,阴门肿痛。"会阴距督脉近,能通任督二脉,又能治疗任督二脉的病,所以本书任脉络穴是会阴。

会阴又名屏翳,系任、督、冲三脉之会穴,任脉之络穴,别走督脉。是治疗二阴和盆腔疾患的有效穴。但由于取用不便,一般回避不用。配人中、百会治疗溺水昏迷。配中脘、关元、三阴交治疗子宫脱垂。

曲 骨

部位:仰卧取穴。在肚脐中心下 5 寸,耻骨联合上缘(图 42)。

穴释:曲,屈曲;骨,横骨。此穴在横骨(耻骨)中央屈曲处之上缘,故名曲骨。

针灸:直刺 0.5~1 寸;灸 5~20 分钟。

功能:补肾培元,清热利湿。

主治:阳痿,遗精,尿闭,遗尿,疝气,小腹胀痛,淋病,阴部湿痒,赤白带下,月经不调,痛经等。

按语:曲骨系任脉和足厥阴肝经之会穴。为治疗盆腔和外阴部病症的常用穴。配中极、三阴交治疗遗尿和尿频。加配血海、风市治疗外阴湿痒。

中 极

部位:仰卧取穴。在肚脐中心下 4 寸(图 42)。

穴释:中,中间;极,极端、尽处。此穴在横骨之上,人体上下左右的中间,任脉行于腹部中线的尽端,故名中极。

针灸:直刺 0.5~1 寸;灸 5~20 分钟。

功能:补肾培元,清热利湿。

主治:阳痿,遗精,疝气,遗尿,尿闭,小腹胀痛,阴部肿痛、瘙痒,癥瘕,经闭,崩漏,赤白带下,月经不调,胎衣不下,子宫脱垂等。

按语:中极系膀胱之募穴,任脉和足三阴经之会穴。有培补肾气、清热利湿之功。配肾俞、关元俞、膀胱俞、水道、三阴交,治疗遗尿、遗精、外阴肿痛和膀胱炎。

关 元

部位:仰卧取穴。在肚脐中心下 3 寸(图 42)。

穴释：关，关界、闭藏；元，元气。此穴在脐下，是人身元阴元阳交关之所，故名关元。

针灸：直刺 0.5~1 寸；灸 10~20 分钟。

功能：补肾培元，清热利湿。

主治：阳痿，遗精，遗尿，尿闭，尿血，泄泻，痢疾，脱肛，腹痛，胃下垂，疝气，虚脱，尿道炎，膀胱炎，神经衰弱，会阴部湿痒，崩漏，赤白带下，癥瘕，经闭，痛经，子宫脱垂，胎衣不下，不孕，月经不调等。

按语：关元系小肠之募穴，任脉和足三阴经之会穴。为培元固本之要穴，治疗极为广泛。凡胃肠、盆腔、泌尿、生殖等器官之见症，皆可取用此穴施治。配印堂、中脘、神门、三阴交治疗神经衰弱。配肾俞、关元俞、上髎治疗盆腔炎。

石　门

部位：仰卧取穴。在肚脐中心下 2 寸（图 42）。

穴释：石，坚石；门，门户。此穴在脐下丹田之门，内气下沉、少腹坚硬之处，故名石门。

针灸：直刺 0.5~1 寸；灸 5~20 分钟。

功能：补肾培元，清热利湿。

主治：疝气，小腹痛，泄泻，痢疾，水肿，遗尿，尿闭，消化不良，癥瘕，经闭，滞产，崩漏，赤白带下等。

按语：石门系三焦之募穴。配关元、气穴、合谷、三阴交治疗经闭。

气　海

部位：仰卧取穴。在肚脐中心下 1.5 寸（图 42）。

穴释：气，元气；海，水归聚之处。此穴在脐下，是人身元气生发与会聚之处，故名气海。

针灸：直刺 0.5~1 寸；灸 5~20 分钟。

功能：补肾培元，益气和血。

主治：胃痛，腹痛，绕脐绞痛，便秘，泄泻，痢疾，脱肛，水肿，遗尿，尿血，尿闭，阳痿，遗精，胃下垂，疝气，虚痨，虚脱，神经衰弱，崩漏，赤白带下，癥瘕，经闭，痛经，月经不调，胎衣不下，子宫脱垂，四肢无力等。

按语:气海意为元气之海。偏于补气,常用于脏器功能低下之见症。擅治肠胃虚弱。配中脘、天枢、足三里治疗胃下垂和慢性胃肠炎。配关元、三阴交、行间治疗尿血和崩漏。

阴 交

部位:仰卧取穴。在肚脐中心下 1 寸(图 42)。

穴释:阴,阴脉;交,交会。此穴在脐下,为任脉、冲脉、足少阴交会之处,故名阴交。

针灸:直刺 0.5~1 寸;灸 5~20 分钟。

功能:补肾培元,清热利湿。

主治:小腹痛,绕脐冷痛,疝气,阴部湿痒,崩漏,赤白带下,月经不调等。

按语:阴交系任脉、足少阴肾经和冲脉之会穴。配下脘、天枢、足三里治疗绕脐冷痛和慢性肠炎。

神 阙

部位:仰卧取穴。在肚脐中心(图 42)。

穴释:神,元神;阙,帝王之宫庭。此穴在脐中心,为元神出入之阙庭,故名神阙。

针灸:禁针;隔盐灸 10~20 分钟。严禁起疱。

功能:培元固本。

主治:肠鸣、腹痛、泄泻,痢疾,水肿,脱肛,腹中冷痛,中风,尸厥,虚脱等。

按语:神阙为回阳救逆之主要灸穴。配人中、足三里治疗中风、昏迷、尸厥和虚脱。

水 分

部位:仰卧取穴。在肚脐中心上 1 寸(图 42)。

穴释:水,水液;分,分离。此穴内应小肠,能分利水气之清浊,主水病,故名水分。

针灸:直刺 0.5~1 寸;灸 5~10 分钟。

功能:和中理气,分利水湿。

主治:胃胀,腹胀如鼓,腹水,腹胀痛,绕脐痛,小便不利,泄泻等。

按语:水分为分利水道的常用穴。配天枢、气海、会阳治疗洞泻。配脾俞、肾俞、足三里、复溜治疗肾炎、水肿。

下　脘

部位:仰卧取穴。在肚脐中心上 2 寸(图 42)。

穴释:下,下方;脘,胃腑。此穴内应胃之下口,故名下脘。

针灸:直刺 0.5~1 寸;灸 5~10 分钟。

功能:和中理气,消积化滞。

主治:胃痛,呕吐,肠鸣,腹胀,腹痛,痞块,消化不良等。

按语:下脘系任脉和足太阴脾经之会穴。为治疗胃肠道疾患的常用穴。配上脘、中脘、内关、足三里治疗胃痛、腹胀和胃十二指肠溃疡。

建　里

部位:仰卧取穴。在肚脐中心上 3 寸(图 42)。

穴释:建,建立;里,邻里。此穴内应胃部中下之间,建立中焦之邻里,故名建里。

针灸:直刺 0.5~1 寸;灸 5~10 分钟。

功能:和中理气,消积化滞。

主治:胃痛,呃逆,呕吐,腹胀痛,身肿,消化不良等。

按语:建里为治疗胃肠疾患的配穴。配上脘、天枢、足三里治疗腹胀、肠鸣和消化不良。

中　脘

部位:仰卧取穴。在肚脐中心(上 4 寸)与中庭之间(图 42)。

穴释:中,中间;脘,胃腑。此穴内应胃腑之中,中焦营卫气血化生之源,故名中脘。

针灸:直刺 0.5~1 寸;灸 5~10 分钟。

功能:调理肠胃,行气活血,清热化滞。

主治:胃痛,胃下垂,呕吐,呃逆,吞酸,食积,疳疾,肠鸣,腹痛、胀满,痞块,便秘,泄泻,痢疾,黄疸,咳嗽,哮喘,癔病,癫痫,失眠,神经衰弱,胃溃疡,胃炎,消化不良,肠炎,肝炎,胆囊炎等。

按语:中脘系胃之募穴,八会穴中之腑会,又是任脉、手太阳小肠经、手少阳三焦经和足阳明胃经之会穴。有健脾和胃的作用,临床极为常用。配巨阙、下脘、内关、足三里、公孙治疗急、慢性胃肠炎和胃及十二指肠溃疡。

上　脘

部位:仰卧取穴。在肚脐中心上 5 寸(图 42)。

穴释:上,上方;脘,胃腑。此穴内应胃之上口,故名上脘。

针灸:直刺 0.5~1 寸;灸 5~10 分钟。

功能:和中降逆,清热化痰。

主治:胃痛,呃逆,呕吐,腹泻,腹胀痛,黄疸,痞块,水肿,癔病,癫痫,吐血,消化不良等。

按语:上脘系任脉、足阳明胃经和手太阳小肠经之会穴。上、中、下三脘的作用基本相同,都有治疗胃肠疾患的作用。但上脘偏于降逆和胃,治疗胃气上逆之呕吐;中脘则长于健脾助运,治疗脾失运化之纳差、疲乏、浮肿等症;下脘则偏于肠道疾患,治疗腹痛、腹胀、肠鸣、泄泻等。配巨阙、内关治疗呃逆、呕吐和急性胃痛。

巨　阙

部位:仰卧取穴。在肚脐中心上 6 寸(图 42)。

穴释:巨,大也;阙,帝王之宫庭。此穴在蔽骨下,为心神经气会聚之阙庭,故名巨阙。

针灸:直刺 0.5~1 寸;灸 5~10 分钟。

功能:和中降逆,清心化痰。

主治:胸满、胀痛,呃逆,呕吐,胃痛,吞酸,黄疸,腹泻,噎膈,癔病,癫痫,心痛,心慌,心悸,急性胃肠炎等。

按语:巨阙系心之募穴。配心俞、神门治疗心悸。配天突、膻中、中脘、内关、阳溪治疗噎膈和癔病。

鸠　尾

部位:仰卧举臂取穴。在剑突下5分,肚脐中心上7寸(图42)。

穴释:鸠,鸠鸟;尾,尾巴。此穴在胸前似鸠鸟尾巴的鸠尾骨下,故名鸠尾。

针灸:直刺3~5分;灸3~5分钟。

功能:和中降逆,清心化痰。

主治:胸满、胀痛,胃痛,呃逆,呕吐,癔病,癫痫,心悸等。

中　庭

部位:仰卧取穴。在胸骨体与剑突之间凹陷中(图42)。

穴释:中,中间;庭,宫庭。此穴在胸前鸠尾骨上端,胸腹中心之前庭,故名中庭。

针灸:直刺3~5分;灸3~5分钟。

功能:宽胸理气。

主治:胸胁胀痛,食不下,呕吐,小儿吐乳,噎膈等。

膻　中

部位:仰卧取穴。在中庭上1.6寸,两乳头之间凹陷中(图42)。

穴释:膻,胸中两乳间曰膻;中,中间。此穴为八会之气会,在两乳间陷中,故名膻中。

针灸:向下沿皮刺3~8分;灸5~10分钟。

功能:宽胸理气,宁心化痰。

主治:胸痛,咳嗽,哮喘,肺痈,咯血,噎膈,呃逆,心悸,心慌,痰迷心窍,心动过速,乳汁不足,乳痈等。

按语:膻中系心包络之募穴,任脉、足太阴脾经、足少阴肾经、手太阳小肠经和手少阳三焦经之会穴,也是八会穴中之气会。有理肺气、通乳络之功。配百劳、定喘、肺俞、太渊治疗咳喘、胸满、不得卧。

玉　堂

部位:仰卧取穴。在膻中上1.6寸凹陷中(图42)。

穴释:玉,白色;堂,宫室。此穴居心之上,为五脏六腑经络精气来朝之堂,故名玉堂。

针灸:向下沿皮刺3~5分;灸3~5分钟。

功能:宽胸理气。

主治:胸痛,呕吐,咳嗽,哮喘,咽喉肿痛等。

紫　宫

部位:仰卧取穴。在玉堂上1.6寸凹陷中(图42)。

穴释:紫,赤色;宫,宫室。心为君主之官,此穴内应心脏,为君主所居,故名紫宫。

针灸:向下沿皮刺3~5分;灸3~5分钟。

功能:宽胸理气。

主治:胸痛,呃逆,呕吐,咳嗽,哮喘,咽喉肿痛等。

华　盖

部位:仰卧取穴。在紫宫上1.6寸凹陷中(图42)。

穴释:华,精华;盖,篷盖。肺之藏,有称五藏之华盖,此穴内应肺脏,故名华盖。

针灸:向下沿皮刺3~5分;灸3~5分钟。

功能:宽胸理气。

主治:胸肋胀痛,咳嗽,哮喘,咽喉肿痛,咳逆等。

璇　玑

部位:仰卧取穴。在华盖上1.6寸,天突下约1寸凹陷中(图42)。

穴释:璇,旋转;玑,枢机。此穴内应肺脏,肺气、宗气流通犹如璇玑运转,故名璇玑。

针灸:向下沿皮刺3~5分;灸3~5分钟。

功能:宽胸理气。

主治:胸肋胀痛,呃逆,咳嗽,哮喘,咽喉肿痛等。

天 突

部位：仰靠取穴。在胸骨上窝正中（图43）。

穴释：天，天气通肺；突，突出。此穴在胸骨上窝正中，犹如肺气出入之灶突，故名天突。

针灸：向下沿胸骨后直刺0.5~1寸。

功能：宽胸理气，清热化痰。

主治：胸痛，咳嗽，哮喘，肺痈，咯血，呃逆，呕吐，噎膈，咽喉肿痛，瘿气，癫病，暴暗，中风痰壅，食道炎等。

按语：天突系任脉和阴维脉之会穴。有降气平喘之效。配膻中、百劳、肺俞、列缺治疗咳嗽哮喘。

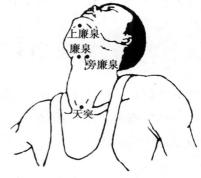

图43 天突穴

廉 泉

部位：仰靠取穴。在结喉上方凹陷中（图43）。

穴释：廉，棱也；泉，水泉。此穴在棱形的结喉上，犹如通金津玉液之清泉，故名廉泉。

针灸：直刺3~5分；灸2~3分钟。

功能：通利咽膈，清热化痰。

主治：舌下肿痛，舌强，舌弛缓，口疮，流涎，瘿气，暴哑，咳嗽，哮喘，咽喉肿痛，吞咽困难等。

按语：廉泉系任脉和阴维脉之会穴。有清热利咽的功能。配翳风、合谷、少商治疗咽喉肿痛。

承 浆

部位：仰卧取穴。在下嘴唇之下，唇沟正中凹陷处（图42）。

穴释：承，承受；浆，浆水。浆水入口，此穴在下唇之下，能够承受，故名承浆。

针灸：向下斜刺2~5分；灸3~5分钟。

功能：清热散风，开窍醒神。

主治:下牙痛,齿龈肿,口噤不开,口疮,面肿,口眼歪斜,中风昏迷,休克,惊风,癫痫,癔病,口腔溃疡,半身不遂等。

按语:承浆系任脉、督脉、手阳明大肠经和足阳明胃经之会穴。配地仓透颊车、下关、合谷治疗面神经麻痹。配人中,廉泉、哑门、合谷治疗癔病失音。配人中、内关、合谷、太冲治疗精神病。

第十四节 督 脉

本脉起于长强,终于龈交,共 28 穴。络穴长强,后溪通督脉。

循行概述:起于会阴部,由长强沿脊柱正中上行,过项后、头顶、前额至鼻柱下人中(图 44)。

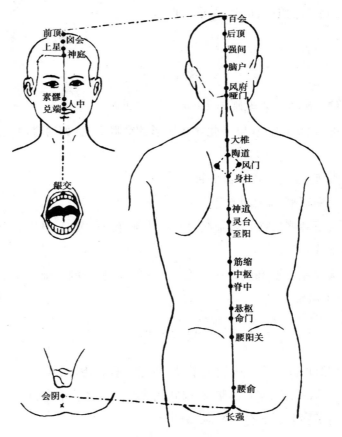

图 44 督脉循行示意图和腧穴

生理功能:督脉总督一身之阳脉,为"阳脉之海",和脊髓、大脑有密切关系。

病理症候:脊柱强痛,角弓反张,头重,眩晕。

督脉穴歌:

> 督脉中行二十八,长强腰俞阳关达。
> 命门悬枢脊中穴,中枢筋缩至阳发。
> 灵台神道身柱位,陶道大椎颈七下。
> 哑门风府上脑户,强间后顶百会查。
> 前顶囟会连上星,神庭素髎人中扎。
> 兑端口上唇中央,龈交唇内靠上牙。

长　强

部位:俯卧取穴。在尾骨与肛门之间(图44)。

穴释:长,端长;强,强盛。此穴在尾骨下,督脉为诸阳之会,脉长而气盛,故名长强。

针灸:向上直刺5~8分;灸5~10分钟。

功能:培补下焦,清热利湿。

主治:痔疮,泄泻,痢疾,脱肛,便血,阳痿,遗精,癫痫,惊风,腰骶强痛,阴部瘙痒,阴囊湿疹,子宫脱垂等。

按语:长强系督脉、足少阴肾经和足少阳胆经之会穴。督脉之络穴,别走任脉。配天枢、气海、会阳治疗里急后重。

腰　俞

部位:俯卧取穴。在第四骶骨下(屁股沟上边)凹陷中(图44)。

穴释:腰,腰背;俞,同输。此穴在骶骨下,是腰背部经气输注之处,故名腰俞。

针灸:直刺5~8分;灸5~10分钟。

功能:培补下焦,清热利湿。

主治:泄泻,痢疾,脱肛,痔疮,遗尿,遗精,腰骶强痛,月经不调,下肢瘫痪等。

腰 阳 关

部位:俯卧取穴。在第四腰椎下凹陷中。约与髂嵴平齐(图 44)。

穴释:腰,腰背,阳,背为阳;关,关界。此穴在第四腰椎下,其阳气通腹部关元而为阴阳交关之处,故名腰阳关。

针灸:直刺 5~8 分;灸 5~10 分钟。

功能:壮腰补肾,舒筋利节。

主治:遗精,阳痿,腰骶强痛,月经不调,赤白带下,下肢麻痹等。

按语:腰阳关功可补肾祛寒。配关元俞、上髎、关元、三阴交治疗遗精、阳痿,赤白带下。

命 门

部位:俯卧取穴。在第二腰椎下凹陷中。直立时与肚脐相对(图 44)。

穴释:命,生命;门,门户。此穴在两肾之间,为精气之海,生命之门,故名命门。

针灸:直刺 5~8 分;灸 10~20 分钟。

功能:温肾壮阳。

主治:遗精,阳痿,水肿,遗尿,耳鸣,头痛,腰脊强痛,神经衰弱,月经不调,赤白带下,痛经,手足冷痹,下肢麻痹等。

按语:命门有培补肾阳的功能。是治疗命门火衰之腰膝冷痛、阳痿、遗精等症的常用穴。配肾俞、关元俞、上髎、次髎治疗腰脊强痛和遗精、阳痿。

悬 枢

部位:俯卧取穴。在第一腰椎下凹陷中(图 44)。

穴释:悬,悬挂;枢,枢纽。此穴在腰部,晃腰时以腰脐为枢纽,太极悬于腰中;仰卧时此处悬起不能平直,故名悬枢。

针灸:直刺 3~5 分;灸 3~5 分钟。

功能:温补脾肾。

主治:腰脊强痛,腹痛,泄泻,食积,水谷不化等。

脊 中

部位:俯卧或俯伏取穴。在第十一胸椎下凹陷中(图44)。

穴释:脊,脊骨;中,中间。此穴在第十一节脊椎下,居脊椎之中间,故名脊中。

针灸:直刺3~5分;灸3~5分钟。

功能:温补脾肾。

主治:腰脊强痛,癫痫,胃痛,腹胀,泄泻,食积,脱肛等。

中 枢

部位:俯卧或俯伏取穴。在第十胸椎下凹陷中(图44)。

穴释:中,中间;枢,枢纽。此穴在第十节脊椎下居中,为督脉之枢纽,故名中枢。

针灸:直刺3~5分;灸3~5分钟。

功能:温补脾肾。

主治:腰脊强痛,胃痛,腹胀,食积,消化不良等。

筋 缩

部位:俯伏取穴。在第九胸椎下陷中(图44)。

穴释:筋,肝主筋;缩,挛缩。此穴在肝俞之间,联筋络肝,主筋肉挛缩,故名筋缩。

针灸:直刺3~5分;灸3~5分钟。

功能:镇惊熄风。

主治:脊背强痛,癫痫,瘛病,胃痛,小儿惊风等。

至 阳

部位:俯伏取穴。在第七胸椎下陷中。约与肩胛骨下角平齐(图44)。

穴释:至,到也;阳,背为阳。此穴在七椎下,近心处,心与七为阳中之阳,故名至阳。

针灸:直刺3~5分;灸3~5分钟。

功能:宽胸利膈,清热化痰。

主治:脊背强痛,胸胁胀痛,咳嗽,哮喘,疟疾,热病,黄疸,胃痛等。

灵 台

部位:俯伏取穴。在第六胸椎下陷中(图44)。

穴释:灵,心灵;台,楼台。此穴在六椎下,内应心脏,为心灵所居之台,故名灵台。

针灸:直刺3~5分;灸3~5分钟。

功能:清热化痰。

主治:脊背强痛,咳嗽,哮喘,热病,红丝疔等。

神 道

部位:俯伏取穴。在第五胸椎下陷中(图44)。

穴释:神,心神;道,道路。此穴在五椎下,内应心脏,为心神所通之道路,故名神道。

针灸:直刺3~5分;灸3~5分钟。

功能:清热熄风,宁心化痰。

主治:脊背强痛,心悸,咳嗽,哮喘,疟疾,热病,神经衰弱,小儿惊风等。

身 柱

部位:俯伏取穴。在第三胸椎下陷中(图44)。

穴释:身,身体;柱,支柱。此穴在三椎下,上连巅顶,下贯脊髓,横平两膊,为一身之支柱,故名身柱。

针灸:直刺3~5分;灸5~10分钟。

功能:清热散风,扶正祛邪。

主治:外感,身热,咳嗽,哮喘,疟疾,脊背强痛,癫痫,癔病,神经衰弱,小儿惊风等。

按语:身柱有清肺平喘的作用。配大椎、风门、肺俞、膻中、列缺治疗胸膈满闷、喘息不得卧。

陶 道

部位:俯伏取穴。在第一胸椎下陷中(图 44)。

穴释:陶,丘形上有两丘相重累曰陶;道,道路。此穴在第七颈椎、第一胸椎似两丘相重累的下方,是督脉之气通行的道路,故名陶道。

针灸:直刺 3~5 分;灸 3~5 分钟。

功能:清热散风,扶正祛邪。

主治:外感,身热汗不出,咳嗽,哮喘,疟疾,脊背强痛,癫痫,小儿惊风等。

按语:陶道系督脉和足太阳膀胱经之会穴。功长疏风解表、清热截疟。配天柱、风门、身柱、至阳治疗项背强痛。配风池、大椎、合谷、后溪治疗发热汗不出、头痛、头重。配大椎、内关、公孙治疗疟疾。

大 椎

部位:俯伏取穴。在第七颈椎与第一胸椎之间凹陷中(图 44)。

穴释:大,高大;椎,脊椎。此穴在最高大的第七颈椎与第一胸椎之间,故名大椎。

针灸:直刺 3~5 分;灸 5~15 分钟。

功能:清热散风,扶正祛邪。

主治:疟疾,外感,热病汗不出,咽痛,咳嗽,哮喘,头痛,项强,胸痛,呕吐,脊背拘急,癫痫,癔病,黄疸,暑病,软骨病,贫血,神经衰弱,毛囊炎,视网膜出血,小儿惊风,小儿麻痹后遗症等。

按语:大椎系督脉和手足三阳经之会穴。有解表退热、发散风寒的作用。是临床常用穴。配风池、曲池、合谷治疗外感发热汗不出。配风池、人中、后溪、申脉治疗小儿惊风。

哑 门

部位:俯伏取穴。在项后正中,风府下 5 分,入发际凹陷中(图 44)。

穴释:哑,哑疾;门,门户。此穴在项后发际,通舌根,为致哑与治哑之门,故名哑门。

针灸:向下颔直刺 0.5~1 寸。

功能:清热散风,化痰开窍。

主治:头痛,颈项强痛,角弓反张,中风不语,聋哑,癫痫,癔病等。

按语:哑门系督脉和阳维脉之会穴。有通经开窍之功。是治疗聋哑、失语的常用穴。配人中、百会、合谷治疗癔病失语。

风　　府

部位:俯伏取穴,在项后正中,枕骨粗隆(后胸勺)下两筋(两侧斜方肌)之间凹陷中(图44)。

穴释:风,风气;府,府库。此穴在项后发际正中如府的凹陷中,是感受与主治风邪之处,故名风府。

针灸:向下颏直刺3~5分。

功能:清热散风,化痰开窍。

主治:中风不语,头痛,颈项强痛,眩晕,鼻塞,鼻衄,咽喉肿痛,聋哑,癫痫,癔病,小儿惊风,半身不遂等。

按语:风府系督脉、足太阳膀胱经和阳维脉之会穴。为治疗风邪侵犯脑府之要穴。配风池、人中、合谷、太冲治疗小儿惊风。

脑　　户

部位:正坐取穴。在枕骨粗隆(后脑勺)上缘凹陷中(图44)。

穴释:脑,头脑;户,门户。此穴在枕骨部,为督脉入脑之门户,故名脑户。

针灸:沿皮刺3~5分;灸3~5分钟。

功能:清头散风。

主治:头痛,项强,癫痫,眩晕等。

按语:脑户系督脉和足太阳膀胱经之会穴。配命门、腰俞治疗癫痫。

强　　间

部位:正坐取穴。在脑户前1.5寸(图44)。

穴释:强,强硬;间,间隙,中间。此穴在顶骨与枕骨缝之间,骨质强硬,故名强间。

针灸: 沿皮刺 3~5 分;灸 3~5 分钟。

功能: 清头散风。

主治: 头痛,项强,癫痫,眩晕等。

后 顶

部位: 正坐取穴。在强间前 1.5 寸(图 44)。

穴释: 后,后方;顶,巅顶。此穴在巅顶之后,故名后顶。

针灸: 沿皮刺 3~5 分;灸 3~5 分钟。

功能: 清头散风。

主治: 癫痫,癔病,头痛,眩晕等。

百 会

部位: 正坐取穴。在头顶正中。前发际边与枕骨粗隆(后脑勺尖)之间凹陷中(图 44)。

穴释: 百,百脉;会,会合,交会。此穴在巅顶中央,为诸阳、百脉之会,故名百会。

针灸: 沿皮刺 3~5 分;灸 3~5 分钟。

功能: 清头散风,开窍醒神,回阳固脱。

主治: 中风昏迷,口噤不开,尸厥,角弓反张,头痛,眩晕,鼻塞,耳鸣,耳聋,健忘,失眠,癫痫,癔病,惊风,脱肛,遗尿,神经衰弱,半身不遂等。

按语: 百会系督脉和手足三阳经之会穴。有清热开窍、镇惊熄风的作用。配风池、神庭、人中、合谷治疗癫痫、癔病和尸厥。

前 顶

部位: 正坐取穴。在百会前 1.5 寸(图 44)。

穴释: 前,前方;顶,巅顶。此穴在巅顶之前,故名前顶。

针灸: 沿皮刺 3~5 分;灸 1~3 分钟。

功能: 清头散风。

主治: 头痛,眩晕,鼻塞流涕,癫痫,癔病,神经衰弱等。

囟　会

部位:正坐取穴。在前顶前 1.5 寸骨隙中(图 44)。

穴释:囟,囟门;会,会合。此穴在婴儿头顶软骨跳动、八月后而合的囟门处,故名囟会。

针灸:沿皮刺 3~5 分;灸 3~5 分钟。婴儿禁针灸。

功能:清头散风。

主治:头痛,眩晕,鼻塞流涕,嗅觉失灵,小儿惊风等。

上　星

部位:正坐取穴。在鼻梁直上入前发际边 1 寸(图 44)。

穴释:上,上方;星,光亮的星。此穴在前发际,如星之居上,使目光明,故名上星。

针灸:沿皮刺 1~3 分或点刺出血。

功能:清头散风。

主治:头痛,前顶痛,眩晕,目痛,目赤,热病汗不出,鼻塞,鼻衄,神经衰弱,小儿惊风等。

按语:上星有解表清热的作用,是治疗鼻病的主要配穴。配风池、上迎香、迎香、合谷治疗外感风邪、鼻塞流涕和鼻炎。

神　庭

部位:正坐取穴。在鼻梁直上入前发际边 5 分(图 44)。

穴释:神,元神;庭,宫庭。脑为元神之府,此穴在前发际,为元神之庭,故名神庭。

针灸:沿皮刺 2~5 分或点刺出血。

功能:清头散风。

主治:头痛,前顶痛,眩晕,目痛流泪,鼻塞流涕,癫痫,失眠,神经衰弱,癔病,小儿急、慢惊风等。

按语:神庭,顾名思义为藏神之庭。系督脉、足阳明胃经和足太阳膀胱经之会穴。配风池、百会、人中、合谷、太冲治疗小儿惊风。配印堂、神门、三阴交治疗神经衰弱、失眠。

素　髎

部位：仰卧取穴。在鼻尖正中（图44）。

穴释："素"，素白；"髎"，同窍，骨之空隙。此穴在鼻尖陷中，肺色白素、开窍于鼻，故名素髎。

针灸：直刺1~5分或点刺出血。

功能：清热开窍。

主治：鼻塞，鼻衄，鼻中息肉，酒皶鼻，一氧化碳中毒等。

人中（水沟）

部位：仰卧取穴。在鼻尖与上嘴唇尖之间，人中沟当中（图44）。

穴释：水，水液；沟，沟渠。此穴在鼻柱下人中沟流水液之处，故名水沟、人中。

针灸：向上斜刺5~8分，以有眼泪为度。

功能：清热熄风，苏厥醒神。

主治：中风，中暑，昏迷，急惊风，休克，癫痫，癔病，精神病，口眼歪斜，面肿，牙痛，腰脊强痛，崩漏，产后血晕等。

按语：人中又名水沟，系督脉、手阳明大肠经和足阳明胃经之会穴。有醒神开窍之长，为急救穴之一。凡见中风、昏迷、休克都可取此穴救治。配合谷、十二井治疗中风、中暑昏迷和癔病晕厥。配大敦、行间、隐白治疗血崩昏迷。

兑　端

部位：张口取穴。在上嘴唇尖正中，赤白肉际（图44）。

穴释：兑，兑上缺（☱）；端，端正。此穴在上唇端，口上之缺口似☱之处，故名兑端。

针灸：直刺2~3分或点刺出血。

功能：清热利湿。

主治：唇吻抽痛，牙痛，牙龈肿痛，口噤，癫痫，遗尿，尿闭等。

龈　　交

部位:掀起上唇取穴。在上唇内,上唇系带与上齿龈之连接处(图 44)。

穴释:龈,齿龈;交,交会。此穴在唇内上齿龈缝中,为任、督、手足阳明之交会处,故名龈交。

针灸:向上斜刺 2~5 分或点刺出血。

功能:清热利湿。

主治:牙龈肿痛,牙疳,口疮,鼻塞,癫痫,痣病等。

第十五节　其　他　经　脉

冲　　脉

本脉起于横骨,终于幽门,左右共 22 穴。公孙通冲脉。

循行概述:起于小腹内胞中,沿脊柱上行,出于气街,并于少阴,从横骨沿肾经夹脐上行,过咽喉,绕络口唇(图 45)。

生理功能:"冲为血海",司生育,胎产,月经,营养十二经脉、五脏六腑。

病理症候:气从小腹上冲,疝气,腹中胀满、拘急疼痛,癥瘕,崩漏下血,月经不调。

交会穴位:横骨、大赫、气穴、四满、中注、肓俞、商曲、石关、阴都、通谷、幽门。会阴、气冲、阴交,公孙通冲脉。

带　　脉

本脉起于带脉,终于维道,左右共六穴。足临泣通带脉。

循行概述:起于季胁,横行绕腰一周(图 46)。

生理功能:带脉如束腰带,约束阴阳诸经,与任、督、冲三脉关系更为密切。

病理症候:腹部胀痛,赤白带下,腰困、酸痛,下肢痿软。

交会穴位:带脉、五枢、维道。足临泣通带脉。

阴 跷 脉

本脉起于照海,终于睛明,左右共6穴。郄穴交信。

循行概述:起于照海,沿下肢肾经上行,过会阴、结喉至内眼角睛明(图47)。

生理功能:阴跷主阴气,司下肢运动。

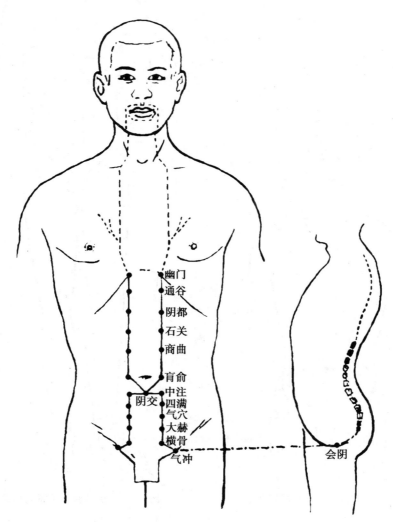

图45 冲脉循行示意图和腧穴

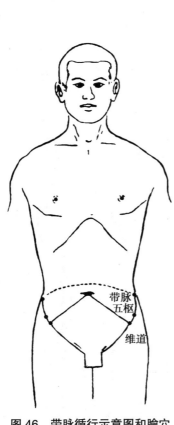

图 46　带脉循行示意图和腧穴

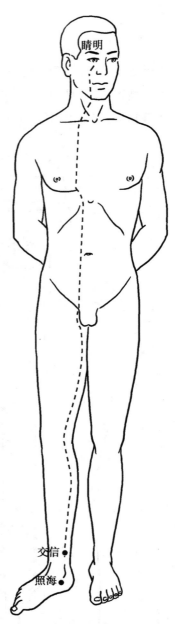

图 47　阴蹻脉循行示意图和腧穴

病理症候：下肢阳经弛缓或阴经拘急的足内翻，阳气不足，阴气偏盛的嗜睡。

交会穴位:照海、交信、睛明。

阳 跷 脉

本脉起于申脉,终于睛明,左右共 22 穴。郄穴跗阳。

循行概述:起于申脉,沿下肢膀胱经上行,过外踝、股外侧、腋窝后、肩上、口角至内眼角睛明(图 48)。

生理功能:阳跷主阳气,司下肢运动。

病理症候:下肢阴经弛缓或阳经拘急的足外翻,阴气不足,阳气偏盛的失眠。

交会穴位:申脉、仆参、跗阳、居髎、臑俞、肩髃、巨骨、地仓、巨髎、承泣、睛明。

阴 维 脉

本脉起于筑宾,终于廉泉,左右共 14 穴。郄穴筑宾,内关通阴维脉。

循行概述:起于筑宾,沿下肢肾经上行,过腹、胸至颈部廉泉(图 49)。

生理功能:阴维有维系全身阴经的作用。

病理症候:主里,属阴,症见胸腹痛,胃心痛。

交会穴位:筑宾、冲门、府舍、大横、腹哀、期门、天突、廉泉。内关通阴维脉。

阳 维 脉

本脉起于金门,终于哑门,左右共 30 穴。郄穴阳交,外关通阳维脉。

循行概述:起于金门,沿下肢胆经上行,过外踝、胯、腋窝后、肩上、前额至项后哑门(图 50)。

生理功能:阳维有维系全身阳经的作用。

病理症候:主表,属阳,症见恶寒发热,头目眩晕。

交会穴位:金门、阳交、臑俞、天髎、肩井、头维、本神、阳白、头临泣、目窗、正营、承灵、脑空、风池、风府、哑门。外关通阳维脉。

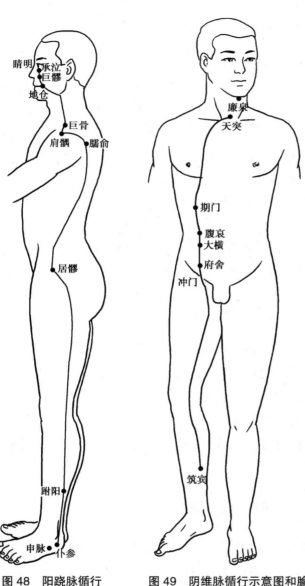

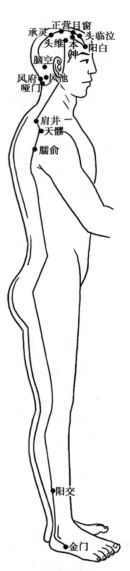

图 48　阳跷脉循行
　　示意图和腧穴

图 49　阴维脉循行示意图和腧穴

图 50　阳维脉循行
　　示意图和腧穴

第十六节　经外奇穴

　　经外奇穴,指内、难二经未记载的穴位,是后世医家在医疗实践中逐渐发现的,并非和经络没有联系。兹根据临床常用的分述如下。

印　堂

部位：仰卧取穴。在两眉头之间（见图1）。

针灸：向下沿皮刺3~5分。

功能：清热散风。

主治：头痛，眉棱骨痛，口眼喎斜，眩晕，惊风，神经衰弱等。

鱼　腰

部位：仰卧取穴。在眉毛中间凹陷中。直对瞳孔（见图30）。

针灸：向上、向内或向外斜刺2~5分。

功能：清头明目。

主治：目翳，目赤，青盲，口眼喎斜，上眼眶痛，近视，结膜炎，视网膜出血，视神经萎缩等。

太　阳

部位：正坐或仰卧取穴。在眉尖与外眼角之间，再向外移一寸凹陷中（见图1）。

针灸：直刺3~5分或点刺出血。

功能：清头明目。

主治：目赤肿痛，迎风流泪，头痛，眩晕，口眼喎斜，青盲，近视，视网膜出血，视神经萎缩，三叉神经痛等。

球　后

部位：仰卧睁眼，目向内上方视取穴。在承泣与外眼角之间，下眼眶上缘凹陷中（图30）。

针灸：拇指或食指托住眼球，沿眼球下，向瞳孔后斜刺1~1.5寸。

功能：活血明目。

主治：青盲，青光眼，近视，视神经炎，视神经萎缩等一切眼病。

上 迎 香

部位：正坐取穴。在鼻翼软骨与鼻的骨性部之交点处（图1）。

针灸：点刺2~3分，有时打喷嚏。

功能：清热散风，宣通鼻窍。

主治：伤风，鼻塞，头痛，目赤暴痛，鼻炎等。

金津（左）玉液（右）

部位：张口翘舌取穴。在舌下系带两侧静脉中（图51）。

针灸：直刺2~3分或点刺出血。

功能：清热开窍。

主治：舌肿痛，口疮，音哑，咽喉肿痛，消渴，呕吐，泄泻等。

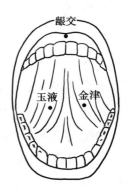

图51 金津（左）玉液（右）

旁 廉 泉

部位：仰头取穴。在结喉旁约一横指（图43）。

针灸：斜刺1~3分。

功能：清热导痰。

主治：中风昏迷，痰涎壅盛，咽喉肿痛，甲状腺肿，音哑等。

上 廉 泉

部位：正坐仰头取穴。在结喉上1寸，舌骨上方凹陷中（图43）。

针灸：向舌根部斜刺1~1.5寸。

功能：利咽开窍。

主治：暗哑，聋哑，舌痛，流涎，吞咽困难，咽炎等。

百 劳

部位：俯伏取穴。在督脉大椎上2寸、旁约1寸（图2）。

针灸:向下斜刺 3~5 分;灸 3~5 分钟。

功能:清肺化痰。

主治:瘰疬,颈肿,咳嗽,哮喘,肺痨,项背强痛,支气管炎等。

喘 息

部位:俯伏取穴。在第七颈椎旁 1 寸(图 2)。

针灸:向下斜刺 5~8 分;灸 3~5 分钟。

功能:宣肺定喘。

主治:咳嗽,哮喘,感冒,项背痛,支气管炎等。

定 喘

部位:正坐取穴。在大椎旁约一横指(图 2)。

针灸:向下斜刺 5~8 分;灸 3~5 分钟。

功能:宣肺定喘。

主治:咳嗽,哮喘,喉痛,头项强痛,气管炎等。

腰 眼

部位:俯卧取穴。在第四腰椎旁约 2 寸凹陷中(图 2)。

针灸:直刺 1~1.5 寸;灸 5~10 分钟。

功能:壮腰补肾。

主治:腰腿痛,遗精,阳痿,腰肌劳损,坐骨神经痛,月经不调,赤白带下,盆腔炎,下肢瘫痪等。

华 佗 夹 脊

部位:俯伏或俯卧取穴。在第一胸椎至第五腰椎,每椎旁约 5 分一穴。共 17 对穴(图 52)。

针灸:向脊椎斜刺 5~8 分;灸 5~10 分钟。

功能:通利关节,调理脏腑。

主治:脊背酸痛,腰肌扭伤,下肢麻痹,邻近部位的脏腑病等。

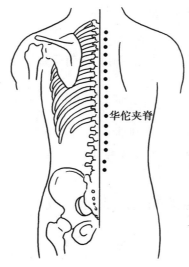

图 52　华佗夹脊

提　托

部位：仰卧取穴。在任脉关元旁 4 寸（图 3）。

针灸：直刺 0.5~1 寸；灸 10~20 分钟。孕妇禁针。

功能：升提下陷，理气活血。

主治：小腹痛，疝气，子宫脱垂等。

子　宫

部位：仰卧取穴。在任脉中极旁 3 寸（图 3）。

针灸：直刺 0.5~1 寸。孕妇禁针灸。

功能：升提下陷，调经和血。

主治：子宫脱垂，月经不调，痛经，不孕症，盆腔炎等。

肩　缝

部位：举臂取穴。在大肠经肩髃内侧约 1 寸凹陷中（图 5）。

针灸：直刺 1~1.5 寸；灸 5~10 分钟。

功能：舒筋利节。

主治：肩关节周围炎，上肢肿痛、麻痹等。

抬　肩

部位: 正坐取穴。在肩峰前下方约 1.5 寸(图 6)。

针灸: 直刺 1~2 寸;灸 5~10 分钟。

功能: 疏经活络。

主治: 小儿麻痹后遗症,臂痛等。

疟　门

部位: 手掌向下取穴。在手背面,第三、四指缝间赤白肉际(图 53)。

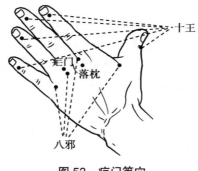

图 53　疟门等穴

针灸: 向上斜刺 0.5~1 寸。

功能: 清热截疟。

主治: 疟疾,手指痛等。

手　小　节

部位: 屈指取穴。在手四指(无名指)中节外侧中间赤白肉际(图 54)。

针灸: 直刺 2~5 分。

功能: 疏经止痛。

主治: 扭伤、挫伤、创伤性疼痛等。

落　枕

部位: 手掌向下取穴。在手背面,第二、三掌骨间,掌指关节后五分(图 53)。

针灸:直刺 0.5~1 寸。

功能:疏通经络。

主治:落枕,肩臂痛,手指挛痛等。

八　邪

部位:握拳取穴。在手背面,五指的指缝纹头后凹陷中。左右共 8 穴(图 53)。

针灸:直刺 3~5 分;灸 3~5 分钟。

功能:清热散风。

主治:手背红肿,手指挛痛,鹅掌风,蛇咬伤等。

十　王

部位:伸指取穴。在手指背面指甲根外约 1 分。左右共 10 穴(图 53)。

针灸:直刺一分或点刺出血。

功能:清热苏厥。

主治:中风,中暑,昏迷,休克,癔病,指甲青紫等。

三　关

部位:伸指取穴。在食指掌面第一、第二、第三道横纹上,每纹一穴,左右共 6 穴(图 54)。

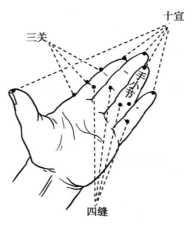

图 54　三关等穴

针灸:点刺出血或挤出黄白色透明液体。

功能:清热消积。

主治:食积,疳疾,吐乳,消化不良,小儿惊风等。

四　缝

部位:手掌向上取穴。在第二、三、四、五指掌面的中节横纹中,左右共 8 穴(图 54)。

针灸:点刺出血或挤出黄白色透明液体。

功能:清热消积。

主治:腹泻,百日咳,消化不良,小儿疳积等。

十　宣

部位:伸指取穴。在手指尖正中,指甲前约 1 分,左右共 10 穴(图 54)。

针灸:点刺出血。

功能:清热苏厥。

主治:中风,中暑,昏迷不醒,高烧,休克,癔病,咽喉肿痛等。

四　强

部位:仰卧取穴。在髌骨(膝盖)上缘中点直上 4.5 寸(图 8)。

针灸:直刺 1.5~2 寸。

功能:疏经活络。

主治:小儿麻痹后遗症,瘫痪,腿痛,下肢无力等。

鹤　顶

部位:屈膝取穴。在髌骨(膝盖)上缘正中凹陷中(图 8)。

针灸:直刺 1~1.5 寸;灸 5~10 分钟。

功能:通利关节。

主治:膝关节肿痛,下肢瘫痪等。

上 阳 关

部位：仰卧屈膝取穴。在膝窝外面横纹头上 1 寸（图 8）。

针灸：直刺 1~2 寸。

功能：疏经活络。

主治：小儿麻痹后遗症，瘫痪，腿痛，膝关节肿痛等。

膝 眼

部位：垂足屈膝取穴。在髌骨（膝盖）下左右两个凹陷中（图 8）。

针灸：向上斜刺 1~1.5 寸；灸 5~10 分钟。

功能：通利关节。

主治：膝关节肿痛，下肢麻痹等。

陵 下

部位：仰卧取穴。在胆经阳陵泉下 2 寸（图 8）。

针灸：直刺 1~2 寸；灸 5~10 分钟。

功能：清泻胆火，疏经活络。

主治：耳聋，胆囊炎，腿痛，下肢瘫痪、麻痹等。

阑 尾

部位：仰卧取穴。在膝眼下约 5 寸，胫骨外找压痛点（图 8）。

针灸：直刺 1~2 寸。

功能：清热散瘀，通调肠道。

主治：阑尾炎，吐泻，腹痛，下肢瘫痪、麻痹等。

纠 下 垂

部位：仰卧取穴。在胃经解溪上 2 寸，胫骨外缘（图 8）。

针灸：直刺 0.5~1 寸。

功能：疏经活络。

主治：小儿麻痹后遗症，足下垂，下肢瘫痪等。

纠 内 翻

部位：俯卧取穴。在膀胱经承山外约1寸（图7）。

针灸：直刺1~1.5寸。

功能：疏经活络。

主治：小儿麻痹后遗症，足内翻，下肢瘫痪等。

纠 外 翻

部位：俯卧取穴。在膀胱经承山内约1寸（图7）。

针灸：直刺1~1.5寸。

功能：疏经活络。

主治：小儿麻痹后遗症，足外翻，下肢瘫痪等。

八 风

部位：垂足取穴。在足背面五趾的趾缝间。左右共8穴（图55）。

针灸：直刺3~5分或点刺出血。

功能：清热散风。

主治：蛇虫咬伤，脚背红肿，足趾挛痛，脚气等。

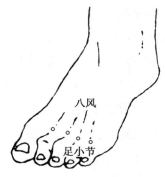

图55 八风等穴

足 小 节

部位：屈趾取穴。在足四趾中节外侧中间赤白肉际（图55）。

针灸：直刺2~3分。

功能：疏经止痛。

主治：扭伤，挫伤，创伤性疼痛等。

第十七节　经络的分布与临床应用

经络分布到全身各部，有根结、标本、气街、四海、关、阖、枢等理论，对于理解特定穴有重要意义。兹分述如下。

一、根结标本与气街

四肢部为根为本,头身为结为标。气街是指经气通行的道路。对腧穴分类与辨证取穴有指导意义。

1. **根结** 根为根本、根源;结有终结、归结的含义。脉气所起为根,所归为结。以四肢为"根",故称"四根",以头、胸、腹为"结",故称"三结"。"根",指四肢末端的井穴,"结",指头面躯干的有关部位(表3)。

2. **根、溜、注、入** "根",指井穴,即脉气所发出之处;"溜",指原穴,即脉气所通过之处;"注",指经穴,即脉气所灌注之处;"入",指脉气汇入两处;即上部的汇入颈项部腧穴,下部的汇入络穴(表4)。

3. **标本** "标",指末端,"本",指根本。标本与根结在词义上差不多,十二经在四肢的为"根"、为"本",在头面躯干的为"结"、为"标"。十二经之"本"在四肢,其位较低;"标"在头身,其位较高。这说明:经脉分布有上下、内外的区别,经气有集中与扩散的联系。十二经标本部位(表5)。

根结、标本的关系:因为根上有本,结外有标,它们着重阐明经气散布于周身。根结主要说明经气循行两极(上下两头)相连的关系;标本则说明经气的弥漫散布;它们是互相贯通、共同阐明脉气上下、内外相应的关系。

表3　六经根结证治

经脉		根	结	证候	治疗
太阳	关	至阴	睛明	皮肉消瘦、干枯缓弱、邪易入之、而多暴急之病	暴病者,取之太阳
阳明	阖	厉兑	大迎	真气阻滞不行,邪气居留不去,筋脉失养,而至痿疾	痿疾者,取之阳明
少阳	枢	窍阴	听宫（听会）	筋骨失养,骨节弛缓摇动、不能安稳站立于地	骨摇者,取之少阳
太阴	关	隐白	中脘	脾失健运,则水谷精微不能转输,水湿运化失常,膈气闭塞,洞泄不禁	膈洞者,取之太阴
厥阴	阖	大敦	玉堂	肝气弛缓而善悲(肺气乘之,则为悲)	悲者,取之厥阴
少阴	枢	涌泉	廉泉	肾脉之气结滞,而下焦不通	不通者,取之少阴

表4　六阳经根流注入腧穴

经脉	根	流	注	入	
				上	下
足太阳	至阴	京骨	昆仑	天柱	飞扬
足少阳	窍阴	丘墟	阳辅	天容	光明
足阳明	厉兑	冲阳	三里(解溪)	人迎	丰隆
手太阳	少泽	阳谷(腕骨)	小海(阳谷)	天窗	支正
手少阳	关冲	阳池	支沟	天牖	外关
手阳明	商阳	合谷	阳溪	扶突	偏历

表5　十二经标本部位腧穴

经脉	标		本
	头	胸背	四肢
足阳明	人迎		厉兑
足少阳	听宫　听会		窍阴
足太阳	睛明		附阳
足太阴	舌本　廉泉	脾俞	三阴交
足厥阴		肝俞	中封
足少阴	舌下两脉	肾俞	内踝上下三寸中,交信　照海
手阳明	大迎		臂臑　曲池
手少阳	角孙　丝竹空		液门(中渚)
手太阳	睛明上1寸		养老
手太阴		中府	太渊
手厥阴		天池	内关
手少阴		心俞	神门

4. **气街**　"气",指正气与邪气;"街",指径路。也就是气所通行的道路。《甲乙经》说:"知六经之气街者,能知解结纽于门户。"是说能知道六经之气通行的径路,就可以知道邪气积结的所在,和怎样解除邪气的方法,促使气血通行的要道畅通。十二经的脉气密布于周身、躯干与四肢,而头、胸、腹、背,是经气所集中与通行的部位和道路。而这也就是经络学中所称的气街。故《灵

枢·卫气》篇说："胸气有街,腹气有街,头气有街,胫气有街,四街者,气之径路也。"就是说经气在头面、躯干有横向性分段联系的通路(表6)。

表6　气街部位经脉腧穴

四街	经脉	止于部位		腧穴
头	手足三阳	脑	前	人迎(胃)
			侧	天容、天窗(小肠)天冲(胆)天牖(三焦)扶突(大肠)
			后	天柱(膀胱)
胸	手三阴	膺	前	中府(肺)天池(心包)
		背俞	后	肺俞、厥阴俞、心俞(足太阳)
腹	足三阴	冲脉于脐左右之动脉	前	肓俞(肾)天枢(胃)
		背俞	后	肝俞、脾俞、肾俞(足太阳)
胫	足阳明	气街	前	气冲(胃)
	足太阳	踝之上下	后	承山(膀胱)及踝周诸穴

5. 根结、标本与气街的临床应用

(1)《灵枢·邪气藏府病形》篇说："十二经脉,三百六十五络,其气血皆上于面而走空窍。"《灵枢·卫气》篇说："气在头者,止之于脑。"就是手足十二经脉之经气到头部的都联系头脑五官等部位,邪气在头部的,取百会穴治疗。因为手足三阳经的标、结都分布于头面、耳目等部位,所以手足阳经远端的腧穴,也都能治疗本经头面、耳目等部位的病症。

(2)《灵枢·卫气》篇说："气在胸者,止之膺与背俞,气在腹者,止于背俞与冲脉,于脐左右之动脉者。"就是手三阴经之经气到胸部的都联系胸前的膺部有关穴位和背部俞穴;足三阴经之经气到腹部的都联系背部俞穴和腹部的冲脉。十二经脉、脏腑,在背部从上到下,依次有五脏六腑的俞穴,胸腹部有募穴。所以手三阴之标都在胸膺和背部,足三阴之标都在背部。邪气在胸膺前面的,取胸部两旁的穴位;在背后面的,取背部俞穴;邪气在腹部的,取背部的俞穴和天枢、肓俞治疗。

(3)《灵枢·卫气》篇说："气在胫者,止之于气街,与承山踝上以下。"就是下肢部的经脉,其经气都联系或汇集于少腹气冲穴等处。所以邪气在胫部的,取气冲和承山及踝骨上下处的穴位治疗。

(4)根结、标本的部位,是指躯体大致上的一定区域范围,由于各经的根结、标本各有不同的部位,因此,腧穴的主治也各有其特性。凡刺以上穴位,针前先用手指压按,以候其反应,或有疼痛或有动脉应手,乃刺之,可以治疗很多种病症。

基于上述理论,所以分布在头项、胸腹部的腧穴,既能治疗局部的病和有关脏腑病症,又能治疗四肢的部分病症,而四肢的腧穴,既可治疗局部的病和有关头项、胸腹部的病症,又能治疗有关的脏腑病症。这和《灵枢·终始》篇说的:"病在上者,下取之,病在下者,高取之;病在头者,取之足,病在腰者,取之腘"的方法是一致的。《灵枢·卫气》篇说:"下虚则厥,下盛则热;上虚则眩,上盛则热痛。"故实者,"绝而止之",虚者,"引而起之"。是在下者为本,下虚则元阳衰于下,而为厥逆;下盛则阳气盛于下,而为热。在上者为标,上虚则清阳不升,而为眩晕;上盛则阳气盛于上,而为热痛,这是邪火上炽的缘故。治疗这种病,实证用泻法,以驱邪气绝其病根;虚证用引气的补法,以扶正气使其康复。《标幽赋》说:"更穷四根三结,依标本而刺无不痊。"就指出了根结、标本与气街理论的重要性。到现在这个理论对指导临床仍有它的一定作用。

二、四　　海

四海比喻自然界的渤海、东海、黄海、南海。海有容纳聚集的涵义。人有髓海、血海、气海、水谷之海,四海为人体精神气血之源泉。也是营卫气血、十二经脉汇合之处(表7)。

表7　四海及所通腧穴与证候

四海	所通腧穴		证候	
	上	下	有余	不足
脑为髓海	百会	风府	轻劲多力,自过其度	脑转耳鸣,胫酸眩冒,目无所见,倦怠安卧
冲脉为血海（十二经之海）	大杼	巨虚之上下廉	常想其身大,怫然不知其所病	常想其身小,狭然不知其所病

四海	所通腧穴		证候	
	上	下	有余	不足
膻中为气海	哑门　大椎	人迎	气满胸中,悗息面赤	少气,不足以言
胃为水谷之海	气冲	三里	腹满	饥不受谷食

1. 胃是受纳饮食物的,称为"水谷之海"。胃居中焦,产生水谷之气(谷气),化为营气和卫气,营气流于脉中,卫气散布脉外,行于周身。其气输注出入的重要穴位,上在气冲,下在足三里。水谷之海有余的实证,则腹部胀满;不足的虚证,则在饥饿时也吃不下饮食。

2. 冲脉上循脊里,与十二经脉会聚而贯通全身,称为"五脏六腑之海""十二经之海""血海"。冲脉起于胞中,居脐下,属下焦。《难经》说:"脐下、肾间动气",为十二经之根本,为元气,动而上下行,渗灌气血于全身。其气输注出入的重要穴位,上在大杼,下在上巨虚和下巨虚。血海有余的实证,则经常感觉身体重滞高大,郁怒不舒,但一般看不出有病的样子;不足的虚证,则经常感觉身体轻瘦短小,胸闷不舒,但外表上亦看不出有病的样子。

3. 膻中,即胸中,是宗气会聚之处,称为"气海"。胸中属上焦,贯心肺而行呼吸,为宗气,推动气血运行不息。其气输注出入的重要穴位,上在柱骨上下(哑门、大椎),前在人迎。气海有余,则邪气盛,发生气满胸中、胸中满闷、喘息、气上逆而面赤;不足,则正气虚,就会因元气衰少而语言轻怯无力。

4. 脑是脑髓聚集之处,称为"髓海"。气血津液的精华主补益脑髓而濡空窍,髓者以脑为主,故称脑为髓海。脑髓来源于"先天之精"和"后天之精",杨上善说:"胃流津液渗入骨空,变而为髓,头中最多,故为海也。"其气输注出入的重要穴位,上在百会,下在风府。髓海充足,则身轻劲足,体力强盛,能享有超过一般人的高寿;不足,就会发生头像旋转样的昏晕、耳鸣,小腿发酸,头目眩晕而恍恍惚惚,看不清东西,四肢乏力,嗜睡等病证。

要调治上述病证,必须审查其病证的虚实,取"四海"经气输注的腧穴,虚证用补法,实证用泻法,不要违背这个法则,就是能顺从这个治疗法则治疗的,就能使病人恢复健康;否则治疗就会失败,或有害于健康。

上焦宗气,中焦谷气,下焦原气,共同构成人体的真气(正气)。《灵枢·刺节真邪》篇说:"真气者,所受于天,与谷气并,以充身者也。"真气行于经络则称为"经气"或脉气,各经的穴位称为"脉气所发",又是"神气之所游行出入"的部位。神气的本源在脑,故称脑为"元神之府"。谷气,宗气,元气,神气,漫布全身。这一理论,对指导临床有重要意义。

三、三阳三阴与关、阖、枢

三阳三阴的气机变化,古人概括为"关""阖""枢"。关指门闩,其位在后,主关闭;阖指门扇,其位在前,主闭阖;枢指门轴,其位在侧,主转动。三者各有其方位和作用,阴阳之起始为"关",阳之盛或阴之衰为"阖",阴阳之转纽为"枢"。现结合皮部命名、六经辨证分述如下:

1. 太阳居三阳之表,为关,在皮部为"关枢"。"关",固卫也,使营卫流于外者固,即太阳能约束而固卫其输布之阳,亦即太阳在人身如门之关,能维护其外,以固表御邪。如太阳关的功能失调或减弱,皮肉就会消瘦、干枯、松弛;如风寒侵犯太阳,常见发热恶寒、头痛鼻塞、身痛无汗;如太阳卫外失固,感受外邪,即《灵枢·根结》篇说的"关折",就会发生暴急之病;都可取太阳经穴治疗。

2. 阳明居三阳之里,为阖,在皮部为"害蜚"。"蜚",古飞字,飞扬也,阳盛而浮也,必损,阳明、阳之损也。阳明在人身如门之阖,使营卫守于内者固,即阳明阖的功能、通调水谷、化生气血、运行全身,收藏阳气充养脏腑,主润肌肉宗筋。如阳明阖的功能失调、感受热邪,就会发生烦躁、恶热、谵语、腹满痛、大便干燥等症状;如外邪侵犯,肢节筋肉失养,即《灵枢·根结》篇说的"阖折",就会发生痿躄之病;都可取阳明经穴治疗。

3. 少阳居三阳表里之间,为枢,在皮部为"枢持"。"枢",机也,"持",主持。少阳在人身如门之枢,转动由之,使营卫出入内外也常。即少阳如机之枢纽,有转输内外、可出可入的功能。如少阳枢的功能失调或邪犯少阳,就会发生往来寒热、胸胁苦满、心烦喜呕等证;如少阳转输内外之经气失常,即《灵枢·根结》篇说的"枢折",就会发生骨节弛缓不收、动摇不安、站立不稳等证;都可取少阳经穴治疗。

4. 太阴居三阴之表,为关,在皮部为"关蜚"。"关"者,固外也,"蜚"即阴盛阳伏。即太阴在人身如门之关,能约束闭藏之阴气,不使外泄。如太阴"关"

的机能失调,脾失运化,谷气不能转输,即《灵枢·根结》篇说的"关折",上则膈气痞塞不通,不能受纳水谷;下则洞泄不止;都可取太阴经穴治疗。

5. 厥阴居三阴之里,为阖,在皮部为"害肩"。"肩",任也,载也,阳主运,阴主载,阴盛之极,其气必伤,此言阴极对万物的损害。即厥阴在人身如门之阖,使血气、精神、情志内守,充养脏腑、濡润宗筋。如厥阴"阖"的机能失调,情志所伤,肝气郁结不舒,即《灵枢·根结》篇说的"阖折",则可见胁肋窜痛、胸闷不舒、易怒、善悲、食欲不振、干呕等证,可取厥阴经穴治疗。

6. 少阴居三阴表里之间,为枢,在皮部为"枢儒"。"儒",文柔也,阴气柔顺。即少阴在人身如门之枢,使营卫内外出入。如少阴枢的机能失调,阴气盛则欲寐,虚阳上亢则心烦不得眠;《灵枢·根结》篇说的"枢折","则脉有所结而不通",脉气滞结不通等证,都可取少阴经穴治疗。

上述六经病,邪气有余的实证用泻法,正气不足的虚证用补法。

第二篇　针灸方法

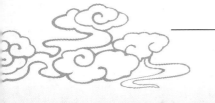

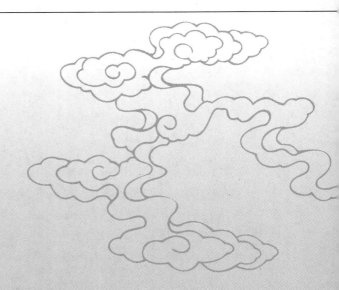

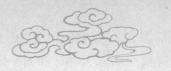

第一章 针法

《灵枢·九针十二原》篇载述："凡用针者,虚则实之,满则泻之,宛陈则除之,邪胜则虚之。"说明当人体的生理功能发生异常而反映出病理现象时,应根据病症的需要,选用不同形式的针,在人体腧穴或皮肤表面,刺入皮内或肌肉、筋骨间的经络通行之处,施予适合病情的针法,使患者产生酸、麻、困、重、胀、热、凉等感觉,或在局部放血排脓,达到气血调和,经络通畅,补虚泻实,祛邪扶正,治疗疾病,恢复健康的目的。

第一节 古代九针简介

《灵枢·宫针》篇说："九针之宜,各有所为,长、短、大、小,各有所施。"现将九针的名称、形状、用途分别介绍如下(图56)。

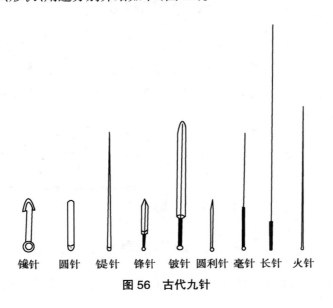

镵针　圆针　锃针　锋针　铍针　圆利针　毫针　长针　火针

图56　古代九针

镵针：又名箭头针。针体宽 0.5 寸，长 1.6 寸，头大，末端一分锋锐。用于浅刺皮肤放血、排脓，治疗头身热证和痈肿等。

圆针：长 1.6 寸，针身圆柱形，针尖卵圆形。用于按摩体表，顶压穴位，治疗分肉间气血瘀滞病。

锟针：长 3.5 寸，针头如黍粟状。圆而微尖。用于按压经脉，不能深刺。治疗脉气虚少者。

锋针：又名三棱针。长 1.6 寸，针身圆柱形，针头锋利呈三棱锥形。用于放血、排脓，治疗热病、痈肿。

铍针：又名铧针。长 4 寸，宽 2.5 分，形如剑，末如剑锋。用于割治、排脓，治疗痈肿。

圆利针：长 1.6 寸，针头微大，比毫针略粗，圆而且利。用于体壮者、深刺，治疗痹症和痈肿。

毫针：长 3.6 寸，针细如毫毛。即现代临床常用的针灸针。用于深刺、浅刺，治疗各种病症。

长针：又名环跳针。长 7 寸。用于肌肉较厚处穴位的深刺，治疗深部痛痹。

大针：后人称为火针。长 4 寸，针身粗圆形。烧红后，速刺速退，排脓，常用于治疗颈部淋巴结核。

一、毫针的规格

目前毫针多为不锈钢制成，针体长度有 0.5 寸、1 寸、1.5 寸、2 寸、2.5 寸、3 寸、4 寸等数种。针体粗细分 26 号、28 号、30 号、32 号等数种。针体有弹性、滑利、针尖锐度适宜者为好。其中以 1.5~3 寸长和 28~30 号粗细的毫针，临床应用最广泛（图 57）。

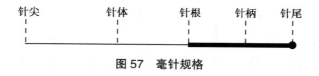

图 57　毫针规格

二、选针与藏针

1. 选针　毫针有长短、粗细之分，目的在于适应医者按病情选择应用。

选择的得当与否和疗效有密切关系。选择针之长短，应根据针刺穴位局部肌肉之厚薄，患者身体的胖瘦、强弱、年龄的大小、穴位的深浅以及病之在表在里、病情的虚实不同而定。穴位处肌肉厚、病在里、胖人，应刺深些，当选长针；反之则刺浅些，当选短针。选择毫针的粗细，应根据患者的体质强弱、病情的虚实和对针感的适应性，以及医者手法操作的熟练程度而定。体质强壮，病属实热，穴位局部肌肉丰满者选用粗针，反之则选用细针。但针体越粗针感越大，反之则小。针体过粗，容易引起疼痛，并且有损伤脏腑器官的危险；针体过细，技术不熟练不易进针。所以选针必须根据术者和患者的具体情况而定。

2. **藏针** 藏针的目的是防止生锈，避免针体弯曲和针尖受损。藏针的方法是：在煮沸消毒时，应用纱布包裹，以防针尖与消毒锅壁碰撞，引起针尖损伤。毫针使用完毕，必须用棉花擦净，放在针盒、针管或针夹内，并须垫以棉花、纱布，以保护针尖。

第二节 《内经》刺法

《灵枢·官针》篇说："凡刺之要，官针最妙。九针之宜，各有所为，长、短、大、小，各有所施也。不得其用，病弗能移。疾浅针深，内伤良肉，皮肤为痈；病深针浅，病气不泻，皮为大脓。病小针大，气泻太甚，疾必为害；病大针小，气不泄泻，亦复为败。"其内容不但丰富，而且在今天的临床上仍有十分重要的实用意义。兹将九刺、十二刺及五刺的方法，综合介绍如下：

一、属于不同浅深的刺法

（一）刺皮

1. **毛刺** "毛刺者，刺浮痹皮肤也"。这是《素问·刺要论》说的"刺毫毛腠理无伤皮"的刺法。由于针刺浅浮的毫毛腠理，故称毛刺。临床上常用各种皮肤针、梅花针轻叩，不仅治疗皮肤麻木不仁的"浮痹"、皮肤病，而且还可治疗脏腑病。

2. **半刺** "半刺者，浅内而疾发针，无针伤肉，如拔毛状，以取皮气，此肺之应也"。由于针不全入，像拔毛样的浅刺皮肤，不伤肌肉，故称半刺。因为肺主皮毛，刺皮可消散肺邪，所以和肺脏相应。这种针法比毛刺略深，临床上常用各种皮肤针、梅花针叩打、皮内埋针，宣泻表邪，治疗风寒束表、发热咳喘及某些皮肤病症等。

3. **直针刺**　"直针刺者，引皮乃刺之，以治寒气之浅者也"。由于沿皮进针，上下垂直或向左右平刺，故称直针刺。临床上这种针法，是将穴位上的皮肤捏起，然后将针从捏起处沿皮刺入，不伤肌肉，常取瞳子髎透颧髎、地仓透颊车，治疗风寒客邪侵入较浅的面神经麻痹、拘急、抽搐等症。

（二）刺脉

1. **经刺**　"经刺者，刺大经之结络经分也"。由于针刺经脉所过部位、气血瘀滞结聚不通之处，故称经刺。临床上这种针法，是在患病的本经脉循行线上，循摩压按，发现压痛、硬结、条索等闭结不通之处，用针刺之，以通其经气，治疗经络瘀滞、气血不通所致之局部红肿、疼痛和经络、脏腑的其他病证。

2. **络刺**　"络刺者，刺小络之血脉也"。这是《素问·调经论》说的："病在血，调之络"的刺法。由于浅刺小络出血，故称络刺，亦称刺络。临床上常取十宣、十二井、尺泽、委中、"三关纹"，用点刺法放血，疏泻热邪，治疗暑热高烧、惊风、中风、急性胃肠炎、小儿食积内热等症。

3. **赞刺**　"赞刺者，直入直出，数发针而浅之出血，是谓治痈肿也"。赞有赞助、帮助的含意，由于在患处用三棱针速刺速出、浅而多刺，放血排脓，帮助痈肿消散，故称赞刺。临床上常用这种方法，放出黏液治疗腱鞘囊肿。

4. **豹文刺**　"豹文刺者，左右、前后针之，中脉为故，以取经络之血者，此心之应也"。由于在经络患处散刺多针，出血点似豹皮的斑纹，故称豹文刺。因为心主血脉，所以和心脏相应。临床上常用这种针法，在病痛的局部前后、左右散刺多针，或用梅花针重叩，使之出血，消散经络中的瘀滞，治疗局部血肿、静脉曲张、静脉炎和热邪亢盛的急性结膜炎等症。

（三）刺肉

1. **浮刺**　"浮刺者，傍入而浮之，以治肌急而寒者也"。由于从穴位旁边斜针刺入而浅浮，故称浮刺。临床上常用毫针斜刺肌肉和皮下埋针，治疗感受寒邪所致的肌肉拘急、面肌痉挛等证。

2. **分刺**　"分刺者，刺分肉之间也"。由于针刺分肉之间的缝隙，故称分刺。《素问·调经论》说的"病在肉，调之分肉"，就属此法。临床上常用这种针法，治疗肌肉松软、麻痹、萎缩、痉挛、震颤和酸痛等症。

3. **合谷刺** "合谷刺者,左右鸡足,针于分肉之间,以取肌痹,此脾之应也"。由于"肉之大会为谷",一针三向成"个"字形刺于肌肉会合之处,故称合谷刺,因为脾主肌肉,所以和脾脏相应。临床上常用这种针法,将针刺至一定深度后,将针提至皮下,再分别向左右两侧各斜刺一针,像鸡爪的分叉针于分肉之间,治疗肌肉麻痹、酸痛和痉挛。有时用于搜寻感觉。

(四)刺筋

1. **关刺** "关刺者,直刺左右尽筋上,以取筋痹,慎无出血,此肝之应也"。由于针刺四肢筋的尽端关节附近,故称关刺。因为肝主筋,所以和肝脏相应。临床上常用这种针法,治疗关节炎、关节痛、筋肉拘急、痉挛和筋痹等症。但施针时要慎重,不要刺伤脉管、关节囊和软骨,以防出血、出液,引起关节不得屈伸、肿胀、疼痛等症。

2. **恢刺** "恢刺者,直刺傍之、举之,前后恢筋急,以治筋痹也"。由于针刺筋的附近,使拘急的筋恢复正常,故称恢刺。临床上这种针法,是在筋的旁边直刺、斜刺、横刺、多向透刺,结合提插搓捻,促其气至,以通其经气,缓解筋急,治疗拘急、痉挛、疼痛、腰肌劳损等症。

(五)刺骨

1. **短刺** "短刺者,刺骨痹,稍摇而深之,致针骨所,以上下摩骨也"。由于针接近骨部,在距离骨很近的地方,短促而快速的操作,故称短刺。临床上这种针法,是将针进到一定深度,边摇动、边渐渐深入,使针尖直达骨的附近,上下轻微的提插、搓捻,以摩擦刺激骨膜,治疗关节炎、骨痹等深部病证。

2. **输刺** "输刺者,直入直出,深内之至骨,以取骨痹,此肾之应也"。输有内外输通的含义,由于直进直出,深刺至骨,输泻深居骨节间的病邪,故称输刺。因为肾主骨,所以和肾脏相应。临床上常用这种针法,治疗肩、肘、膝关节炎和骨痹等深部病证。

二、属于取穴原则的刺法

(一)取五输和背俞穴

输刺:"输刺者,刺诸经荥输、脏腧也"。由于取特定穴中的五输和背俞治病,故称输刺。临床上常取十二经的井、荥、输、经、合及背部脏腑腧穴为主,治疗有关的脏腑、经络各种病证。

（二）局部取穴

"以痛为输"。这种针法，是在病痛的局部取穴治病的方法。后世的"阿是穴""不定穴""天应穴"，就是按此法发展而来的。

（三）远隔取穴

远道刺："远道刺者，病在上，取之下，刺腑腧也"。由于上病取下，所针之穴距离病位较远，故称远道刺。临床上常取百会治疗脱肛、足三里治疗胃病、委中治疗腰痛，等等。

（四）前后配穴

偶刺："偶刺者，以手直心若背，直痛所，一刺前，一刺后，以治心痹。刺此者，傍针之也"。由于前后、俞募、阴阳同时刺，似配偶，故称偶刺。这种针法，是在针刺之前，先以手指循按前胸募穴和后背俞穴，或在痛点上一针刺前胸，一针刺后背，治疗心痹和心气不舒的心胸疼痛。但针时必须斜刺，以防刺伤内脏。临床上称这种针法为俞募配穴，常取肺俞、中府治疗咳喘，中脘、胃俞治疗胃病，等等。

（五）左右取穴

1. **阴刺**　"阴刺者，左右率刺之，以治寒厥，中寒厥，足踝后少阴也"。由于取刺足少阴经的两侧太溪穴，治疗阴寒内盛的寒厥证，故称阴刺。临床上常取太溪治疗足心冷痛，十二原穴治疗四肢厥冷和疼痛等证。

2. **巨刺、缪刺**　"巨刺者，左取右、右取左"。《素问·调经论》说的："身形有痛，九候莫病，则缪刺之；痛在于左而右脉病者，巨刺之"和《素问·缪刺论》说的："邪客于经，左盛则右病，右盛则左病，亦有移易者，左痛未已而右脉先病，如此者，必巨刺之，必中其经，非络脉也，故络病者，其痛与经脉缪处，故名缪刺"。就是左病取右、右病取左，深刺经为巨刺、浅刺络为缪刺的区别。由于巨与距相通，缪与误同意，取穴与病位的距离不但远隔，而且缪误，故称巨刺、缪刺。临床上常取左合谷治疗热在阳明的右侧龈肿牙痛，取右偏历治疗风寒袭络的左侧面瘫。

三、其 他 刺 法

（一）多针

1. **齐刺**　"齐刺者，直入一，傍入二，以治寒气小深者；或曰三刺，三刺者，治痹气小深者也"。由于在病位正中和左右两侧各刺一针、三针齐下，故称齐刺、三刺。临床上常用这种针法，治疗局限性疼痛、麻木、酸困和寒气稽留范围较小而又较深的痹证。

2. **扬刺**　"扬刺者，正内一，傍内四而浮之，以治寒气之搏大者也"。由于五针齐下，浅刺速出，轻而扬之，故称扬刺。临床上这种针法，是将五根针捆在一起，用手指捏持，刺入皮肉后迅速将针抖出，以扩大针孔，或用梅花针重叩，捏挤出血，治疗疼痛、麻痹、热毒、疮疖和风寒湿侵及范围较广而浅的痹证。

3. **傍针刺**　"傍针刺者，直刺傍刺各一，以治留痹久居者也"。由于在病位正中和旁边各刺一针、两针邻近，正旁配合，故称傍针刺。临床上常用这种针法，治疗压痛明显、固定不移、久治不愈、寒气较深的痛痹。

4. **报刺**　"报刺者，刺痛无常处也。上下行者，直内无拔针，以左手随病所按之，乃出针复刺之也"。报有复之含义，由于出针后又复刺，故称报刺。临床上这种针法，是先在痛处直刺一针，不立即出针，再以左手在痛处上下循按，并询问患者有否压痛，找到新痛点后，将前针拔出，再复刺新痛点，发现一个新痛点，就复刺一针，根据痛点多少，决定复刺的针数，常用于治疗游走性窜痛、痛无定处的"行痹"。

（二）燔针

焠刺："焠刺者，刺燔针则取痹也"。由于将针烧红而刺，故称焠刺。《灵枢·经筋》篇说的："焠刺者，刺寒急也；热则筋纵不收，无用燔针"，就是焠刺的适应证和禁忌证。临床上是将烧红的针，对准病变的局部，迅速刺入一定的深度，当即迅速将针拔出，常用于治疗寒痹、瘰疬等证。

（三）排脓

大泻刺："大泻刺者，刺大脓以铍针也"。由于用铍针切开脓疡，排脓放血，祛邪外出，故称大泻刺。临床上常用三棱针，放出黏液，治疗腱鞘囊肿。

（四）输刺

"输刺者，直入直出，稀发针而深之，以治气盛而热者也"。输有输通的含义，直入直出，能输泻热邪，故称输刺。《灵枢·官针》篇中有三种输刺，这一种和前两种不同。这种是垂直进针，得气后垂直退出，取穴少，刺入较深，用泻法，治疗气盛有热的病证。临床上常用提插补泻中的泻法，深刺天枢、丰隆、支沟等穴治疗气盛有热的大便秘结。

第三节　针治的作用及注意事项

针治的作用很多,能治疗很多种疾病,但用之不当,也会给患者造成痛苦,甚至发生事故。所以采用针法时也应注意。

一、针治的作用

《灵枢·经脉》篇说:"盛则泻之,虚则补之,热则疾之,寒则留之……不盛不虚,以经取之"。《灵枢·刺节真邪》篇说:"用针之类,在于调气"。说明在穴位上用不同针刺手法,有补虚、泻实、调整机体平衡、治疗很多病症的作用。

1. **扶正补虚**　凡属脾肾阳虚引起的久泻、脱肛、阳痿、遗尿、神衰乏力或气血不足引起的麻痹、痿软等病症,取一定的穴位用补法,有扶正补虚、益气培元的作用。

2. **祛邪泻实**　凡属脏腑实热引起的腹满、便秘、尿闭、尿赤或感受外邪引起的烦躁、神昏和疼痛、痉挛等病症,取一定穴位用泻法,有祛邪泻实、清热导滞的作用。

3. **调和阴阳**　凡属气血失调引起的胸满、胁痛、气郁不舒、眩晕、失眠或阴阳偏盛偏衰引起的功能失调性病症,取一定的穴位用平补平泻法,有调和阴阳、疏通气血,调整机体平衡的作用。

4. **调通经络**　凡属经络阻塞引起的麻木、酸痛、肿胀等症,针刺一定的穴位,有疏通经络、通调气血的作用。

5. **清热解毒**　凡属风、寒、暑、湿、燥、火等外邪引起的发热无汗、咽喉肿痛和急性腹痛、吐泻等症,取一定穴位用点刺法放血,有清热除烦、泻火解毒的作用。

6. **镇痉止痛**　凡属内夹实热或感受外邪引起的惊风、痉挛、剧烈疼痛等症,取一定穴位用泻法,有清热熄火、镇痉止痛的作用。

7. **消坚散结**　腱鞘囊肿,用三棱针在囊肿顶端点刺,将胶状黏液挤净;瘰疬用火针;瘿气在局部用围刺法留针;有消坚散结的作用。

二、针治注意事项

1. 体位　在进针前,患者应采取舒适、能持久而又便于医者操作的体位。配穴治疗时,应尽量少变换体位。现将临床常用的体位分述如下(图58):

仰卧位:用于取头面、胸腹和下肢前面等穴位(1)。

俯卧位:用于取背腰、臀和下肢后面等穴位(2)。

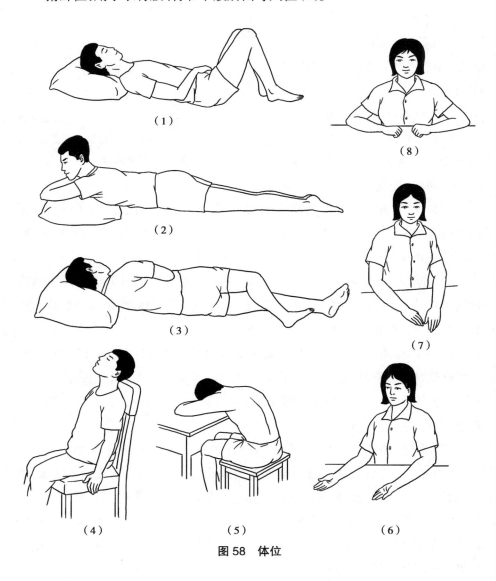

图58　体位

侧卧位:用于取章门、环跳等人体侧面穴位(3)。

仰靠位:用于取头面和颈部等穴位(4)。

俯伏位:用于取头项和背腰部等穴位(5)。

屈肘仰掌位:用于取上肢手掌面等穴位(6)。

屈肘俯掌位:用于取手背面等穴位(7)。

屈肘拱手位:用于取上肢外侧面等穴位(8)。

2. **进针角度** 取穴局部解剖部位不同,针感传导方向临床需要不同,进针的角度亦不一致(图59)。

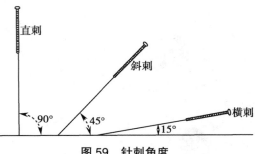

图59 针刺角度

(1)直刺:是针体与皮肤呈90°角垂直刺入。这种方法适用于全身大多数穴位。有时为使针感向四周扩散,常采取直刺盘摇法。

(2)斜刺:是针体倾斜与皮肤呈45°角刺入。这种方法多用于内有主要内脏的部位。如胸、背的中府、肺俞等穴。有时为使针感向需要的方向传导,常以针尖指向病所。

(3)横刺(沿皮刺):是针体与皮肤呈15°角刺入。这种方法多用于肌肉较薄的部位。如头部的百会、上星等穴。此外为了加强刺激量,或联络经络,在一针透数穴时也用此法。如地仓透颊车等。

3. **针刺深度** 每个穴位的针刺深度,在经络腧穴篇中已有详细论述,但在实际施针时,还要根据病人的年岁,胖瘦和感应大小,病之深浅酌情增减。

(1)年岁:全身穴位的针刺深度,是按正常中年人制定的,老人和儿童气血不足,针刺应当浅些。

(2)胖瘦:体壮的胖人,针刺应当深些;体弱的瘦人,针刺应当浅些。

(3)感应:施针时酸胀或触电感大的或感应出现快的,以及精神紧张、怕针的患者,针刺应当浅些;感应迟钝或感应小的针刺应当深些。

(4)病位:病在表的,应刺浅些;病在里的,应刺深些。正如《素问·刺要论篇》说的"病有浮沉,刺有浅深,各至其理,无过其道;过之则内伤,不及则生外壅……浅深不得,反为大贼……"

4. **取穴顺序** 一般先取上部的穴位,由上而下的按顺序往下针;双侧取穴,应针了一侧,再针另一侧;因病情需要,先取下部穴位时,应由下而上的按顺序往上针。拔针亦应如此。也就是应按顺序施针和起针。不应上肢扎一针,下肢扎一针,反回来又在上肢扎一针,下肢扎一针,打乱取穴顺序。

5. **消毒** 棉花、纱布、镊子、针和藏针器具以及与针直接接触的用品,均应消毒,一般针和镊子用75%酒精浸泡30分钟或煮沸消毒。每针只针一穴,用后再消毒。术者在治疗前应先将手洗净,然后再用酒精棉球在穴位上由内向外涂擦消毒;放血时应用碘酒消毒,再用酒精棉球擦净。

6. **工作细致** 医生态度要和蔼,对患者要有同情心和责任感,仔细耐心地检查和了解病情,作好思想工作,使患者树立战胜疾病的信心和决心。施术时应采用平稳、舒适、能持久的体位,再行进针。施针时要避开大血管和瘢痕组织。初诊或精神紧张的患者,要进行解释,使其解除精神上不必要的负担。要告诉病人施针时不要乱动,如有感应,要及时告诉医生,并随时询问和观察病人进针后的感应。在留针时间不得远离患者,以防发生事故。对疗效差或疗效不巩固的疾病,不要有"万病一针"的错误思想,应当配合其他方法进行治疗,以提高疗效。

第四节 禁针与异常现象的处理

一、禁 针

《灵枢·终始》篇说:"凡刺之禁,新内勿刺,新刺勿内;已醉勿刺,已刺勿醉;新怒勿刺,已刺勿怒;新劳勿刺,已刺勿劳;已饱勿刺,已刺勿饱;已饥勿刺,已刺勿饥;已渴勿刺,已刺勿渴。大惊、大恐,必定其气乃刺之。乘车来者,卧而休之,如食顷乃刺之;出行来者,坐而休之,如行十里顷乃刺之"。指出过劳、过饱、过饥、过渴、大惊、大恐、酒醉时等,应当解除这些情况以后,再给施针。急诊者应当例外。

《针灸大成》禁针穴歌中提出的禁针穴位:脑户、囟会、神庭、玉枕、络却、承灵、颅息、角孙、承泣、神道、灵台、膻中、水分、神阙、会阴、横骨、气冲、箕门、承筋、手五里、三阳络、青灵、乳中。孕妇不宜针合谷、三阴交、石门。云门、鸠尾、缺盆、肩井、深刺则晕针,等等。这是前人根据腧穴部位在重要器官或由于针刺不当发生事故的教训记载。近代临床实践证明,可分三种情况:第一种是绝对禁针穴,如乳中、神阙。第二种是慎重用针穴,如孕妇小腹部及妊娠 3 个月以上不宜轻易针腰尻部及合谷、三阴交等反应较强的穴位,以防造成流产。若病情需要也可使用,但需慎重。第三种禁针穴位,只要医生认真负责,掌握针刺方向、深度及手法操作的轻重,是可以针刺的。如接近内脏,重要器官和大血管处的穴位,可用斜刺、浅刺法以避免发生事故。

二、针刺异常现象及处理

1. **滞针** 针下特别沉紧,针体无法转动,进退困难的叫滞针。如是向一个方向捻转过度致使组织缠绕针体的滞针,需向相反的方向将针捻回;肌肉过度紧张引起的滞针,需将针留在原处,在滞针的周围循按或在附近再进一针,等待气散,滞针处出现松弛后,再行拔针。

2. **弯针** 由于进针时用力过猛,指力不匀或进针后病人移动体位等,均可使针体弯曲。弯度轻的可以缓慢地将针拔出;弯度大或弯曲多的,应顺着弯针的方向,轻微摇动,顺着向针柄倾斜的方向,分段、缓慢地将针退出;如病人移动了体位,则需矫正到原来的体位,再拔针。

3. **折针** 多因针的质料不好,保存不当,针根锈蚀,针体损伤或发生死弯,最常见的是针根部折断。发生折针后,医者和患者必须保持镇静,不可惊慌,不要乱动患者体位,以防针体陷入深部。针体露在皮外的,可用镊子轻轻钳出;针体在皮内的,可用手指在穴位周围挤压,使针体露出,再用镊子钳取;针下有骨骼可由外面向下轻压,用骨骼将针顶出;折针在两骨之间的,可用手指将针顶进,使针尖穿过软组织从对侧露出,再用镊子钳取;针体已陷入深部,当用手术取出;因此,进针后针体露在皮外五分以上为宜,不能进到针根部,并且要经常检查针体有无缺损和死弯,能修理的修理,不能修理者挑出不用,以防发生折针事故。

4. **晕针** 多由病人体质虚弱,失血过多,饥饿疲劳,精神过度紧张,或医者针刺手法过重造成的。晕针轻的出现面色苍白、头晕目眩,恶心呕吐,心烦胸闷,四肢发冷等症,严重的有神志昏迷,肢冷脉微,冷汗淋漓,二便失禁等虚脱症状。如发现坐着晕针的,应立即停针,扶病人平卧,头部略低,并用指掐或针刺人中、中冲等穴，即可恢复。严重的可喂白开水或糖水，多数患者即可苏醒。

5. 出血及血肿 多因施术时粗心大意，误伤血管所致。出针后出血少的或慢的，用消毒棉球按住即可；出血多的或急的，则需在针孔四周按住出血的血管施加压力，始能止血。皮肤出现青紫色或肿起的，应在局部涂碘酒或酒精，再做轻揉或热敷即可消散。

第五节　其他针及疗法

其他针和疗法，近年来发展的很多，仅将常用、有效而又容易掌握的几种介绍如下，以供参考。

一、三　棱　针

三棱针为不锈钢制成。针长约 2 寸，针体圆柱形，针体末端三棱形，尖端三面有刃，针尖锋利，专用于点刺放血。古人对刺络放血非常重视。如《素问·血气行志篇》说："凡治病必先去其血"。《素问·针解》又说："菀陈则除之者，出恶血也"。就是刺络放血法。但刺时宜浅，出血不要过多，主要治疗发热、昏厥、咽喉肿痛，局部充血，急性腹痛、吐泻和神志病等，操作方法主要有三种（图 60）：

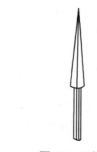

图 60　三棱针

1. 点刺（速刺）放血法 局部消毒后，左手拇食中三指捏紧被针穴位，右手持针迅速刺入半分深左右，即将针退出，然后捏挤局部使之出血，排黏液。常用于十二井、十宣放血，治疗昏厥、发热、咽喉肿痛；局部放黏液，治疗腱鞘囊肿等（图 61）。

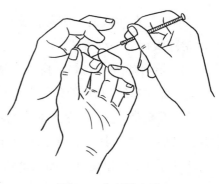

图 61　点刺放血法

2. **结扎放血法** 先用带子或橡皮带一根,结扎在被针部位上端,局部用碘酒消毒,酒精棉球擦净后,左手拇指压在被针部位下端,右手持三棱针对准被针部位的静脉刺入脉中(0.5~1分深左右),即将针退出,使其流出少量血液,出血停止后,将带子解开,再用消毒棉球揉按针孔,不使出血过多。常用于尺泽、委中放血,治疗吐泻,急性腹痛等。对于有瘀血的络脉部位,刺过之后,使其恶血自流,待恶血流尽后,再用消毒棉球按压针孔;当出血时,也可轻轻按摩经脉上端,以帮助邪毒外出(图62)。

3. **捏起放血法** 左手拇食二指捏起被针穴位的肌肉,右手持针刺入0.5~1分深左右,即将针退出,然后捏挤局部,使之出血,常用于攒竹、上星放血,治疗目赤肿痛和头痛等(图63)。

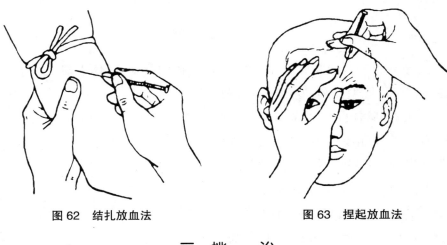

图62 结扎放血法　　　　　　图63 捏起放血法

二、挑　治

本法是在病人的一定部位皮肤上,用粗针或三棱针挑断皮下白色纤维样物,治疗疾病的一种方法。

1. **挑治痔疮** 要寻找痔点。让患者反坐于靠背椅上,两手扶在椅架上,暴露背部,在光线充足的条件下寻找痔点,痔点多在第一腰椎至尾椎两侧。痔点要与毛囊炎、色素斑等鉴别。找点困难时,可用两手在患者背部摩擦,注意痔点出现。如出现三个痔点,应选择明显的1~2个进行挑治。痔点越接近中线,近于尾椎,效果越好。如找不到痔点,挑大肠俞、次髎亦可。

(1)痔点的特点:痔点似丘疹稍突出于表皮,针帽大小,多为灰白、暗红、棕褐、浅红色等，压之不退色，有的点上还有一根毫毛。

（2）挑治的方法：痔点确定后，用碘酒、酒精消毒皮肤，用消过毒的三棱针或粗针挑破痔点表皮，然后向内深入，可挑出白色纤维样物数十条，将其逐一挑断，挑尽为止，然后用酒精消毒贴盖消毒纱布。痔疮在炎症期效果好，无炎症时效果差。挑治后局部不要沾水，不要吃刺激性食物，避免体力劳动。如果一次不愈，隔十日再选点挑治。对治疗内痔、外痔、混合痔、肛门痒都有良好效果。

2. **挑治颈淋巴结核**　让患者反坐于靠背椅上，两手扶在椅架上，暴露脊背，在患者背部两肩胛下角以上，脊椎两侧，可见到红色、略高于皮肤、小米粒大、指压不退色的"结核点"。右侧颈部患病在左侧找点；左侧患病在右侧找点；两侧患病在两侧找点。常规消毒后，用消过毒的三棱针刺破"结核点"表皮，挑断皮下浅层白色纤维数根。酒精消毒后贴盖消毒纱布。治疗颈部淋巴结核有效。

3. **截根颈淋巴结核**　让患者反坐于靠背椅上，两手扶在椅架上，暴露脊背，在患者背部的膈俞、肝俞、胆俞、胃俞、肾俞常规消毒和局麻后，用消过毒的三棱针刺入穴位的肌膜部位，用针尖划 3~5 次，找到感觉，出针后贴盖消毒纱布。一般一天截根 1 次，5 对穴位，1 次 1 对，轮换使用，10 次 1 个疗程。治疗未化脓颈部淋巴结核有效。

4. **挑治羊毛疔**　让患者仰卧，在患者腹部巨阙穴附近和后背及疼痛周围找到像疹子似的红点，常规消毒后，用消过毒的三棱针挑破红点表皮，然后向内深入，可挑出一种黄白色像羊毛样的细丝数条，将其逐一挑断，然后用酒精消毒贴盖消毒纱布。治疗羊毛疔（上腹部剧痛、胃痛、干呕等）有效。

三、火　针

治疗淋巴结核：让患者正坐或仰卧，局部常规消毒后，以 1%~2% 普鲁卡因局麻，再用烧红的不锈钢特制粗针刺患处。

1. **液化淋巴结**　刺液化中心，排尽脓液。

2. **溃疡**　沿其边火针，针距 0.5~1cm 围刺，对溃疡面的渗出物、增生肉芽须以平烙。

3. **漏管**　沿漏管腔，以火针破坏管腔及表皮使成溃疡面，继以火针。

4. **未液化淋巴结**　在硬结上火针,深达硬结 2/3,勿刺透,速刺速退。5~6天火针 1 次,针后涂龙胆紫,敷无菌纱布,禁用油纱布和药膏等。如有感染可用消炎药物,炎症消退后再针。治疗颈部淋巴结核有效。

四、皮 下 埋 针

让患者暴露受针部位,选好穴位,局部消毒后,选 1 寸长新毫针,由上向下沿皮横刺 5~7 分,用胶布或消过毒的干绵丝一束,在针根部缠绕一周,再用宽2cm,长 5cm 之胶布贴在整个针体的外面将针固定。然后让患者随意活动,如不刺痛,即将针留于皮下,一般可留 5~7 天。每次埋针不超过两穴,一般只取一个对称双穴。常取膈俞、阿是穴治疗胃痛;膻中、肺俞治疗哮喘等。

五、丛 　 针

《灵枢·官针》篇说:"凡刺有九,以应九变"。说明古人治病是根据病情和病位的不同,而选用针具的。丛针种类很多,常用的丛针有三种:一种是用线将 5 枚 1 寸长小针捆在一起,用手指直接捏持使用的称为丛针扬刺法。另一种是 4 根针在病变的四周向中间斜刺的称为围刺法。再一种是用 5~7 枚 1 寸长小针捆在一起,安装在筷子的一端,用手持筷柄叩打皮肤的称为皮肤针叩打法。由于安装之针数不同,故有梅花针(五枚针)和七星针(七枚针)的名称。由于此法仅用于叩打皮肤,故又称为皮肤针。丛针的针尖不要太尖,也不要参差不齐,以防发生刺痛。

1. **围刺法**　是用四根针在病变的四周向中间斜刺,得气后留针 20~30 分钟,治疗瘰疬、瘿气、腱鞘炎、腱鞘囊肿等(图 64)。

2. **皮肤针叩打法**　是右手持针柄(筷子),无名指和小指将针柄末端固定在手掌小鱼际处,拇中二指固定针柄,食指压在针柄中段,运用手腕弹力,使针尖垂直,在皮肤上连续叩打。当针尖触及皮肤后,立即迅速弹起。可发出短促的"哒哒"弹刺声音。叩打手法的轻重和次数多少,要根据患者的身体强弱及病症的需要而定。轻叩以不出血为度,重叩以微出血为

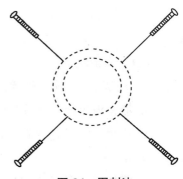

图 64　围刺法

度。主要治疗头痛、失眠、神经麻痹、肠胃病、咳嗽、哮喘、月经不调、神经性皮炎和儿童疾患等（图65）。

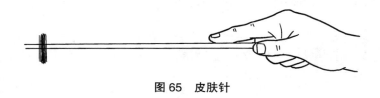

图65　皮肤针

（1）常规叩打部位：脊柱两侧和病变的局部，任何疾病都要叩打这些部位（图66）。

（2）重点叩打部位：在脊柱两侧，根据病人所述的病区，或医生指压发现的酸、麻、痛等异常感觉，或局部出现的结节状及条索状硬物等处，或脏腑器官病变的皮表相应区进行重点叩打。如治疗近视眼，先叩打脊柱两侧，再叩打眼睛周围。如治疗下肢静脉曲张，除沿下肢静脉由下而上地叩打外，尚需在腰部压痛点上进行叩打（图67）。

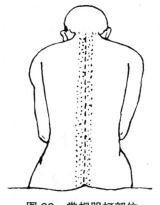

图66　常规叩打部位

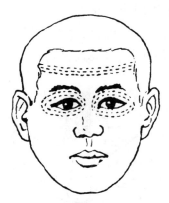

图67　近视眼叩打部位

六、拔罐与捏脊

1. **拔罐**　是用大小不等的竹罐、陶罐或玻璃瓶，在患处或穴位上扣拔，致使瓶、罐吸住皮肤，造成瘀血现象，达到治病的一种方法（图68）。

（1）火罐：选择大小适宜的罐子，将油纸或酒精棉球点燃送入罐内，在火旺时立即扣在患处，或用一青霉素瓶橡皮盖，放在拔罐部位中央，凹面向上，放进酒精棉球点燃,待火旺时,立即将罐扣上。此法的优点是拔的紧,而不至于烫伤。10~15分钟起罐。起罐时用手指压迫火罐一侧边缘皮肤,使罐内进入空气,即可取下,并用棉球擦净皮肤(图69)。

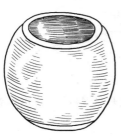 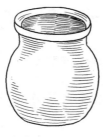

图68 大小不同的火罐

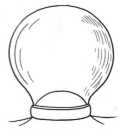

图69 火罐

(2)推罐:在需拔罐的部位和玻璃罐口上涂拭润滑油脂,将95%酒精棉球点燃放于罐中,乘热将罐扣在患处。待罐吸紧后,术者用双手将罐向上、下或左、右推移滑动几次,使局部出现红紫色为度(图70)。

(3)水罐:在选用的青霉素瓶(瓶口加盖橡皮塞,将瓶底切去,边缘磨平)内装生理盐水或热水半瓶(不装水的为抽气罐),紧扣于被拔部位,用10~20ml注射器,将针头从橡皮塞刺入瓶内,抽出部分空气,使瓶内产生负压,吸紧皮肤,10~15分钟起罐(瓶)(图71)。

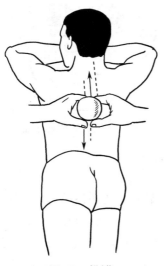

图70 推罐

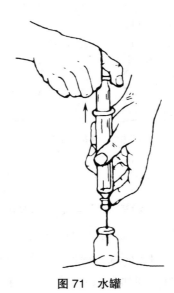

图71 水罐

（4）适应证：火罐治疗腰、背酸痛、腹痛、肌肉劳损、四肢酸痛、麻木、咳喘。水罐（抽气罐）治疗面神经麻痹（拔面部）、声音嘶哑（拔结喉部）、百日咳（拔大杼、身柱）等。

（5）拔罐注意事项：①选择肌肉丰满、毛发少的部位拔罐。并且病人体位要舒适。②根据病情拔罐、推罐，按所拔部位范围的大小，选用合适口径的罐或瓶。③如点火过程中发现罐口发烫时，应当换罐，以防烫伤。如拔罐处发生水疱或烫伤，可涂龙胆紫。④凡骨骼凹凸不平、有皮肤病、大血管通过之处，毛发多的部位、心力衰竭、水肿、恶性肿瘤、活动性肺结核、孕妇均不应用此法。

2. 捏脊　是在病人脊椎两侧进行推、捏治病的一种方法。属于推拿按摩疗法。

（1）操作方法：让病人俯卧在床上，两臂上举放在头的两边，使背部肌肉松弛，医生站在病人旁边，从尾椎部开始，用两手的拇指和食指揪起脊椎两侧的皮肤，一推一捏，沿脊椎两侧向上推捏（食指推、拇指捏提，操作时两手同时推捏），直到颈部为止（图 72）。这样从下到上推捏 3~5次。在第二、三次推捏过程中，每捏两三下，将皮肤揪起向斜上方提一提，如果推捏得法，在第 2~5 腰椎之间的两侧可听到一种特有的响声。推捏完毕后，再用两手拇指在肾俞穴上揉按 3~4 下。每天 1 次，6 天 1个疗程。病情重的可连做 2 个疗程。

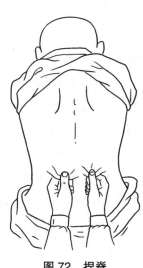

图 72　捏脊

（2）适应证：能疏经活血，调理肠胃。对小儿营养不良、食积、奶积、消化不良、慢性胃肠炎等都有良好的效果。

第六节　新医疗法与针刺麻醉

一、穴位注射

本法是采用西医的注射器，在人体针灸的"阳性"经穴上注射药物，进行治病的一种新方法。

（一）小剂量穴位注射

1. **工具和药物**　使用 5~10ml 的注射器和 4~5 号针头。常用药液有维生素 B_1、维生素 B_{12} 蒸馏水、当归液、阿托品等。

2. **选择穴位**　在人体背部俞穴，胸、腹部募穴和四肢合穴上用手指压按寻找结节、条索、敏感点和压痛点，定为主治穴位。

3. **操作方法**　皮肤用 75% 的酒精消毒，根据病情选好主治穴位，用注射器吸入应选用的药液，右手以笔式持注射器（图 73），进针得气后，推进药液 0.3~0.5ml。

4. **疗程**　每日或隔日注射 1 次，每 7~12 次为 1 疗程，每疗程结束休息 3~5 天。

5. **适应证和选穴**　支气管炎选肺俞，神经衰弱选内关，遗精选志室，遗尿选三阴交，月经不调选关元、三阴交等。

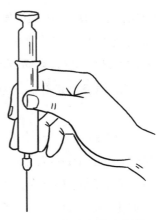

图 73　执笔式持注射器

6. **注意事项**　①出血性疾病和孕妇不宜注射。②防止感染和药物反应。③胸背部穴位要斜刺，不可深刺，以防刺伤内脏。④病人体位要适宜，针头要检查，以防折针事故。

（二）水针

1. **工具和药物**　使用 5~20ml 注射器和 5 号注射针头，牙科 5 号针头或封闭长针头。常用药液有 5%~10% 葡萄糖注射液，4% 碳酸氢钠或 0.5%~1% 盐酸普鲁卡因注射液（用前做皮试）等。

2. **操作方法**　痛点选定后，用注射器吸入注射液并准确地注入疼痛部位。用量及注射深度，根据腧穴的不同，深浅而定。一般一穴局部注射不超过 20ml。如果痛点消失遗留酸、胀感觉，可在葡萄糖液内加 1/2 或 1/3 量的 4% 碳酸氢钠或维生素 B_1，再次注射。

3. **适应证**　腰腿痛，坐骨神经痛等。

4. **注意事项**　有少数病例，首次注射后夜晚发烧，无须处理，次晨即退。孕妇腰、股部、急性传染病、感冒、发烧禁用此法。首次治疗或年老、体弱的一次注射部位和用量不宜过多。药液不可注入关节腔。

二、强刺激结扎

本法是中西医结合,采用穴位按摩和直接刺激神经干相结合的一种新疗法。它具有粗针透穴,带线结扎等综合作用,羊肠线在未被吸收前,可以起到一种机械性刺激,在被吸收的过程中又能起到一种生物性(异体蛋白)刺激,以延长刺激时间,加强刺激强度,使经络疏通,气血调和,改善血管神经的营养状态,从而达到治疗疾病的目的。

1. **工具** 需准备 00 号、1 号、2 号铬制羊肠线和外科用的大圆缝皮针,持针钳、洞巾、医用手套,5~10ml 注射器,5~6 号针头,0.25%~1% 普鲁卡因注射液、弯盘、消毒纱布等小手术用具。

2. **操作方法** 按一般无菌操作,在穴位两旁与经络走向呈垂直约 1.5cm 处,消毒皮肤,在进、出针的两端作局麻。盖洞巾。一端用手术刀尖切口约 3~5mm,用血管钳由切口插入穴位处进行按摩刺激,使其产生酸、麻、胀、热等感觉。取出血管钳,用大圆缝皮针,带铬制羊肠线从切口刺入,经穴位下方深处穿过,于穴位对侧 1.5cm 处穿出皮肤,用消毒钳钳住羊肠线两端,呈拉锯状来回抽拉刺激,然后再经出针孔进针,经穴位皮下(浅处)穿回,于原入针孔出针,结扎羊肠线,剪去余线,将线头埋入切口内,局部消毒包扎。每次结扎 2~4 穴,25~30 天结扎 1 次。

3. **适应证** 小儿麻痹后遗症,瘫痪等。

4. **注意事项** 对重要神经、血管走行处,避免取穴结扎。结扎松紧以病情而定:发病时间短,体质好的要穿得浅些,结扎得紧些;发病时间长,体质弱的线要穿得深些,结扎得要松些。线头不可外露,以免感染。

三、穴 位 埋 线

穴位埋线,是根据病症的不同,将铬制羊肠线埋藏于选好的穴位中,它不但有粗针深刺、得气感时间延长的作用,而且还能发挥羊肠线对穴位的持续性刺激,使经络疏通,气血调和,改善血管神经的营养状态,从而达到治疗疾病的目的。

1. **工具** 准备 000 号、00 号、0 号、1 号铬制羊肠线,6 号、9 号、18 号腰椎穿刺针(将针芯尖端的斜面磨齐,以便将线顶入穴内,防止带出体外),盛 75%

酒精的广口瓶、镊子、胶布、碘酒棉球、酒精棉球。将上述型号的羊肠线剪成长1cm 左右的碎段与穿刺针分别浸泡于酒精瓶中,消毒 30~60 分钟备用(图 74)。

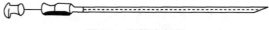

图 74　腰椎穿刺针

2. **操作方法**　先将羊肠线由穿刺针尖端插入针内,穴位皮肤常规消毒,手持酒精棉球夹捏针体,对准穴位进针,得气(找到酸、困、麻、胀、触电样感觉)后,用穿刺针芯缓慢地将羊肠线顶入穴内,出针后用胶布垫消毒棉贴盖针眼。每次埋线 2~4 穴,7~10 天埋线 1 次。5~7 次为 1 疗程,休息 5~10 天,再继续埋线。

3. **适应证**　小儿麻痹后遗症、瘫痪、腰腿痛、坐骨神经痛、关节炎、哮喘、胃溃疡等。

4. **注意事项**　埋线 2~3 天内,局部产生胀痛感,无须处理,日后自行消失。妊娠期,发热病避免埋线。线头不可外露,埋线后 3~4 天不要洗澡,以防感染。

四、耳　针

耳针是在耳壳上选穴进行针刺治疗疾病的一种方法。耳穴是人体内脏或躯干有病时在耳壳一定部位上出现反应之处。如压痛点,敏感点,电阻变低,局部变色、变形等。这些反应部位就是用耳针治病的刺激点,故称耳穴。耳穴分布有一定的规律,耳壳好像子宫内一个倒置的胎儿,头在下,脚在上(图 75)。兹概述如下:

(一)耳壳表面解剖名称(图 76)

1. **耳垂**　即耳壳下部、无软骨的耳垂。

2. **对耳屏**　与耳屏相对的隆起处。

3. **耳轮**　耳壳最外圈卷曲的部分。

4. **耳轮结节**　指耳轮后上方稍突起处。

5. **耳轮脚**　耳轮深入到耳腔的横行突起部。

6. **对耳轮**　与耳轮相对。

7. **对耳轮上脚**　对耳轮向上分叉的一支。

8. **对耳轮下脚**　对耳轮向下分叉的一支。

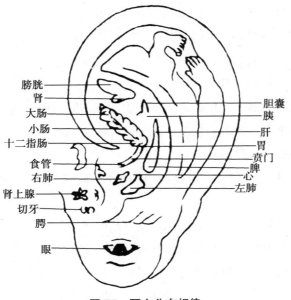

膀胱
肾
大肠
小肠
十二指肠
食管
右肺
肾上腺
切牙
腭
眼

胆囊
胰
肝
胃
贲门
脾
心
左肺

图 75　耳穴分布规律

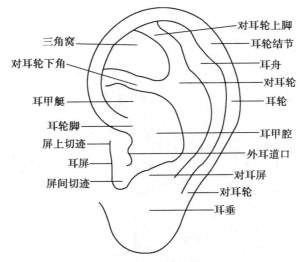

三角窝
对耳轮下角
耳甲艇
耳轮脚
屏上切迹
耳屏
屏间切迹

对耳轮上脚
耳轮结节
耳舟
对耳轮
耳轮
耳甲腔
外耳道口
对耳屏
对耳轮
耳垂

图 76　耳壳表面解剖名称

9. **三角窝**　对耳轮上、下之间的三角形凹窝。

10. **耳舟**　耳轮和对耳轮之间的凹沟。

11. **耳屏（耳珠）**　耳壳前面的瓣状突起处。

12. **屏上切迹**　耳屏上缘和耳轮脚之间的凹陷。

13. **屏间切迹** 耳屏与对耳屏之间的凹陷。

14. **耳甲窝（耳甲艇）** 耳轮脚以上的耳腔部分。

15. **耳甲腔** 耳轮脚以下的耳腔部分。

（二）耳针穴位 (图77)

1. 耳垂相当于面部。包括上、下颌，上、下颚、眼、耳，扁桃体等穴位。

2. 对耳屏相当于头部。包括皮质下、枕额、平喘等穴位。

3. 耳轮脚相当于膈肌。

4. 对耳轮相当于脊椎。内侧面包括颈椎、胸椎、腰椎。突面包括颈、胸、腹等穴位。

5. 对耳轮上脚相当于下肢。包括趾、踝、膝等穴位。

6. 对耳轮下脚相当于臀部。包括坐骨、臀、交感神经等穴位。

7. 三角窝相当于生殖器官。包括子宫、神门、股关节等穴位。

8. 耳舟相当于上肢。包括锁骨、肩、肘、腕、指等穴位。

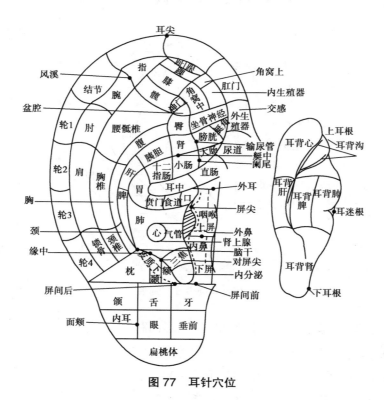

图77 耳针穴位

9. 耳屏相当于内鼻部、咽喉、屏尖、肾上腺等穴位。

10. 屏上切迹相当于外耳。

11. 屏间切迹相当于内分泌,卵巢等穴位。

12. 耳甲窝相当于腹部。包括膀胱,肾、胰、胆、肝、脾等穴位。

13. 耳甲腔相当于胸部。包括心、肺、三焦等穴位。

14. 耳轮脚周围相当于消化管。包括口、食道、贲门、胃、十二指肠、小肠、阑尾、大肠等穴位。

15. 耳壳背面相当于背部。包括上背、下背、降压沟等穴位。

(三)耳针操作

1. **针具** 28~30号、0.5~1寸不锈钢毫针和特制的揿钉样或蝌蚪样皮内针(图78)。

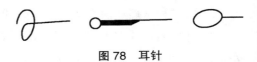

图78 耳针

2. **取穴** 取穴要少而精,多数取同侧、少数取对侧或双侧穴位。

3. **找穴** 以针柄用力按压或用探针探寻反应点或用耳穴探测器探查"良导点",然后将针刺部位和针具用酒精消毒。

4. **进针** 左手固定耳壳、右手持针垂直(或斜刺透穴)进针,以不刺透耳壳软骨为原则,找到痛、胀、酸、麻、灼热等感觉。埋针则用皮内针刺入耳穴,贴盖胶布固定。

5. **留针** 一般留针15~30分钟,有的留1~2小时。也可用皮内针埋针3~7天,以延长刺激时间,并让病人自己定期按压加强刺激,增强疗效。到一定时间起针。

(四)耳针配穴

1. **头痛** 针额、枕、神门。顽固者埋针。

2. **失眠** 针额、枕、神门、皮质下、心、肾或埋针。睡前压按2~3分钟。

3. **哮喘** 针平喘、肺、肾上腺。在喘时针。

4. **呃逆** 膈、交感埋针。留针3~5天。

5. **胸胁痛** 针胸、肝、胆或埋针。

6. **胃痛** 胃、交感埋针。

7. **腹痛腹泻** 针大肠、小肠、交感或埋针。

8. **便秘** 针直肠、大肠、皮质下。

9. **阑尾炎** 针阑尾、交感、大肠、神门。

10. **坐骨神经痛** 针坐骨、臀、神门或埋针。

11. **带状疱疹** 相应部位、肺、神门埋针。

12. **荨麻疹** 相应部位、肺、神门、肝、脾埋针。

13. **神经性皮炎** 针相应部位、肺、神门连续 10 次。

14. **痛经** 针子宫、皮质下、内分泌、交感或埋针。

15. **牙痛** 针屏尖、上、下颌。留针常捻。

（五）耳针注意事项

1. 应用耳针应按经络、脏象理论辨证取穴。

2. 取穴和压痛点探查准确是疗效的关键。

3. 耳针有一定的局限性。虽然适应证广，但也有些病疗效不明显，或疗效不巩固，必要时要合理配合体针、中药、西药等其他方法进行治疗，才能提高疗效。

4. 妊娠期最好不针，以防流产。

5. 过度疲劳、饥饿和衰弱的病人，针刺时最好平卧，以防晕针。

6. 耳壳冻伤或有炎症，应当不针，以防感染和炎症扩散。

五、针刺麻醉

针刺麻醉，是用几根针，在病人身体、耳朵的穴位上，进行针刺，并经过一定时间的诱导和刺激，使病人痛觉显著迟钝或消失，而在神志完全清醒的状态下，进行手术的一种新的麻醉方法。它是在发掘祖国医学宝库中的针刺止痛和针刺治病的基础上创造成功的。

（一）针刺麻醉的适应范围

针刺麻醉具有广泛的适应证，适用于不同性别、年龄的患者和全身多部位外科手术病种。并且针刺麻醉使用安全、没有副作用，术后恢复快，也不会发生过敏、过量等意外。

针刺麻醉对某些病灶复杂、粘连面广以及需要作广泛探查和病灶清除的病例，手术中还存在着"镇痛不全""内脏牵拉反应""肌肉松弛不全"的困难。但是，目前存在的这些问题，通过进一步选择穴位和改进刺激方法等，是会得到解决的。

（二）手术前的准备

解除患者的思想顾虑。并在手术前选择病人身上的1~3个穴位进行试针。通过试针，可以了解病人对针刺的反应和"得气"（酸、麻、胀和针下冲动）以及病人对针的耐受力，便于手术时选用适当的穴位和刺激强度。急性病人不试针也可。

（三）选取穴位

针刺麻醉是用针刺某些穴位，达到镇痛而进行手术的。因此，选取穴位是针刺麻醉手术中的一个重要环节。

1. 体针麻醉取穴法 根据手术切口部位通过的经络和涉及的脏腑，选择有主治功能的穴位。大致可分三类：①循经取穴：如胸腔、上腹部手术取内关，胃切除术取足三里，头面部手术取合谷等。②局部取穴：如甲状腺手术取扶突等。③唇针取穴：取人中、承浆施行颈、胸、腹、会阴、妇科等手术。所取穴位，应是不易出血，不易产生痛感，还必须考虑不影响病人舒适的体位和不影响手术操作。

2. 耳针麻醉取穴法 根据耳针麻醉的需要，耳穴大致可分三类：①取基本穴：神门、交感各科手术几乎都采用或取其中一个；肺，大部分需行切开皮肤的手术都采用。因此叫基本穴。②选手术部位穴：手术切口部位和手术所涉及的脏腑在耳廓上的代表点。如阑尾切除术的针麻选穴是阑尾、腹。患病部位在耳廓上相应的反应点（敏感点、压痛点、变形、变色、电阻变小）。③耳针配穴：参考脏象学说取1~2个穴位，以加强针麻效果。如眼科手术配肝等。

（四）操作和刺激方法

在针刺麻醉手术中，给予某些穴位以恰当的刺激，是手术走向不痛的转化条件。因此体针和耳针的进针深浅，应根据病人的体质和穴位的具体情况而定。但进针后须使病人获得酸、胀、麻等感觉（耳针多为热、痛感）。

刺激方法 常用的有三种：

（1）手法运针：体针以每分钟几十次至二百次的频率进行捻转、提插。捻转的幅度一般是10°~30°，提插幅度多在1分范围以内。给以中等度刺激，使病人获得并保持"得气"感应。耳针只捻转不提插，并且在捻转时不可改变针尖方向，以免产生疼痛。

（2）电脉冲刺激法：扎针后在针上通以微弱的电流，这种电流通常是由电脉冲发生器(电针机)输出的。电针机的每对输出部有两个接头,在使用时只要把两个接头分别用导线联结在两根毫针的针柄上即可。一般电针机输出的波型多数是锯齿波,频率一般每分钟几十次至几千次,可进行调节,刺激强度也可进行调节。电刺激强度因人而异,一般控制在使病人有较强但能忍受的感应为度。使用体针时,电刺激强度逐渐加大到使局部肌肉微微抽动为止。一次通电的时间不宜过长,否则病人容易产生"适应性","得气"感应会减弱甚至消失。如果需要长时间进行电针麻醉,则应采用断续通电的方法,如在通电十几分钟后,停电几分钟,然后再通电。通电或断电时要注意逐渐加大或减小电流,以免给病人造成突然刺激。

(3)得气留针:按照循经取穴的原则,选用体针穴位,在规定的穴位上进针,使病人有酸、胀、重、麻感觉和术者有"得气"感即可留针。一般留针30分钟后开始手术。在手术过程中,医务人员随时检查针刺"得气"感,如无"得气"感则随时加以校正。使之重新有"得气"感。

以上三种常用的方法,不论哪一种,最后都必须使病人得到和保持"得气"感应,是获得针刺麻醉的关键。

(4)诱导:在手术开始前,在穴位上预先进行一段时间的刺激称为诱导。诱导时间一般在10~20分钟左右。耳针麻醉若取穴较多,则有普遍诱导(普诱)和重点诱导(重诱)之分。在诱导期间,起初以一定的顺序将所有穴位逐一捻转,称为普诱,到手术前几分钟,再重点捻转几个主要穴位,称为重诱。如耳针麻醉进行阑尾手术,取患侧神门、肺、交感、阑尾四穴,普诱时将上述各穴轮流捻转1分钟,捻转四遍,共16分钟,然后再将神门和肺同时捻转4分钟为重诱,诱导期总共20分钟。

(5)留针和起针:在手术过程中某些手术刺激较轻的时候,可以停止手法运针或停止通电,而予以留针。一般在手术结束时,即可将所扎的针全部取出。

针麻手术,要求针麻和外科术者以及病员三者之间都须互相配合,发挥主观能动作用,这是针刺麻醉手术成功的关键。

(五)辅助用药

针刺麻醉一般辅助用药很少。有很多病例未用任何辅助药物,也获得了良好效果。

1. **术前辅助用药** 一般多在手术前 15~30 分钟应用杜冷丁 50mg。根据病人具体情况,也可同时给非那更 25mg。

2. **术中辅助用药** 手术中根据手术当时的具体情况,需要时,可给予杜冷丁、非那更等镇痛、镇静剂,给以辅助。在某些情况下,可用局部麻醉药,如普鲁卡因等。在切、缝腹膜,剥骨膜,强烈牵拉内脏等之前,估计病人可能出现反应,可预先用药强化。

3. 术后填写和整理各种记录和表格,医护人员核对,以便日后查阅和总结经验。

(六) 针刺麻醉穴位处方举例

1. **拔牙手术** ①体针麻醉配穴:合谷(双侧)。上颌前牙配人中、后牙配下关;下颌前牙配承浆,后牙配颊车、翳风;均患侧,得气留针或电针。②耳针麻醉配穴:神门。上牙配上颌,下牙配下颌,均患侧,手法运针或电针。

2. **眼科白内障晶体摘除术** ①体针麻醉配穴:合谷、印堂透攒竹,阳白透鱼腰、太阳透颧髎,均患侧电针。②耳针麻醉配穴:肺、皮质下、眼、肝,均患侧,电针。

3. **胃大部切除术** ①体针麻醉配穴:足三里、内庭,均双侧,手法运针或电针。②耳针麻醉配穴:神门、肺、交感、胃,均左侧,电针。

4. **下腹部手术** 包括卵巢囊肿摘除术,子宫摘除术,腹股沟疝修补术,输卵管、输精管结扎手术等。

综合配穴:体针:三阴交、行间,双侧取穴;耳针:神门、肺、交感、外生殖器,左或右侧取穴,均电针。每个穴位普诱 5 分钟后,开始重诱,术中根据手术步骤和病人的具体情况,分别采用强刺激或弱刺激,直至手术结束。

第二章 手法

针刺手法,十分重要,没有辨证配穴,抓不住病机,没有精练手法,也不能针到病除。《内》《难》二经关于针法早有理论指导,历代针灸大家都有发挥,但个人体会,在初学时往往有明于书未必明于心,明于心未必明于手的困难,必须坚持理论与实践相结合,精练手法。作为针灸医生,必须掌握理、法、方、穴、术五个要领。这个术,即手法。清朝李守先认为针灸之难,"难不在穴,在手法耳"。笔者在此想以先父毓琳公家传及多年来集理实践,诚尽描述能力,作一介绍,请同道参考,并望斧正。

第一节 练 针 法

毫针操作必须首先练针,由左手摸穴须辨别肌肉厚薄,穴位深浅,配合右手进针时还需有押按协调的持久力量。针体细软,右手持针需有一定的指力,在进针时才能随意地进行捻转、提插,两手密切配合是掌握针刺手法的关键。常练的方法有:

一、关节练习法

肩、肘、腕三个关节是上肢活动的枢纽,气是人的动力,经常锻炼,能强筋壮骨使肢体灵活。施针时左手推按,刚柔协调、揣穴准确,力量持久;右手进针迅速,操作准确,动作轻巧,得心应手。练习时采用立式,双膝略向前屈,两足分开与肩等宽。两臂自然下垂,同时口眼微合,意守丹田,然后由鼻缓慢地吸气,再挺胸放肩,引气由下返胸,缓慢地由嘴呼出,一呼一吸,息息相随,反复地呼吸 3~5 分钟,调匀呼吸后,即开始肩、肘、腕关节的练习(图 79)。

1. **肩关节练习** 首先内气贯两臂,然后上肢屈肘平肩,做由前往后或由后往前的旋转运动。两上肢交替或同时练习均可（图80）。

2. **肘关节练习**　随肩关节练习之后，上肢屈与肩平，连续伸屈或上下转动肘关节。两肘交替或同时练习均可（图81）。

3. **腕关节练习**　随肘关节练习之后，垂臂曲肘，将两手半握拳，进行腕关节屈伸及旋转活动。两腕交替或同时练习均可（图82）。

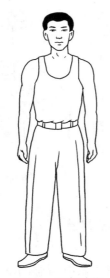

图79　预备动作

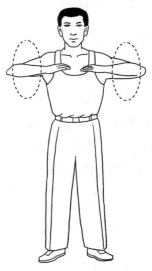

图80　肩关节练习法

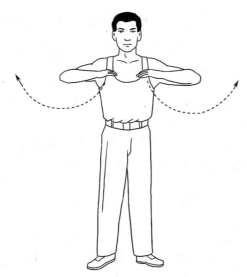

图81　肘关节练习法

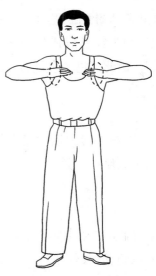

图82　腕关节练习法

二、左右手练习法

1. **左手练习**　左手五指排开按在桌上或书本上进行向前、下、左、右反复推压，以锻炼指力和腕力，以拇指或食指指腹在书本上向前、后、左、右推揉压按，以锻炼指力。

2. **右手练习**　右手拇食二指或拇食中三指持针柄，在空中向上下、左右、前后等方向横刺、斜刺、直刺反复进退，以练习持针向几个方向进针。达到手腕翻转灵活，进针迅速。右手持针柄，针尖放在书本上、棉枕上、厚麻纸上、软木上，拇指向前后反复的捻转，要求达到捻转角度均匀，针体不左右摆动，再进行反复的提插练习，要求达到针体垂直，进退深浅均匀，以锻炼捻转和提插的指力（图83）。

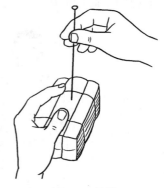

图83　练针

第二节　揣穴（定穴）法

在针前以手指在穴位处行揣、按、循、摸，找出具有指感的准确穴位叫揣穴，或称定穴和摸穴。其目的是揣摸肌肉的厚薄，孔隙之大小，指感的位置，分拨妨碍进针的肌腱、血管等。以确定进针的方向和深浅。《难经·七十八难》说："知为针者信其左，不知为针者信其右，当刺之时，必先以左手压按所针之处"。由此可见，左手揣穴在临床上的重要性。

一、指　切　法

以左手拇指指甲置于被针穴位上，用力掐之为指切。指切有宣散局部气血、避免疼痛、固定穴位和协助持针的右手躲避肌腱、血管的作用（图84）。

二、按　压　法

揣穴遇到肌肉丰盈疏松时，要用左手五指并拢或排开向下用力，将肌肉压平，以防移位，便于进针。如揣中脘穴，腹部肌肉疏松，中指按压中脘，其他四指排开将腹部压平，称为"五穴取一"，以备进针（图85）。

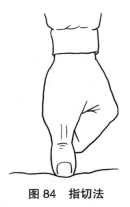

图 84　指切法

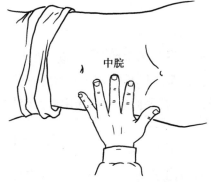

中脘

图 85　压按法（取中脘）

三、分　拨　法

揣穴遇到肌腱、血管时,要用手指向前后或左右推拨,使其分开而按住穴位。如针内关穴,左手拇指紧按其穴,将两肌腱和血管拨开,同时要找到患者有酸、麻感觉的部位,以便进针(图 86)。

四、旋　转　法

揣穴遇到骨骼、肌腱、血管覆盖的穴位时,令患者将有关的部位旋转,使其被覆盖的穴位充分显露,以指按穴。如揣养老穴,令患者屈肘,掌心朝面,小指侧向内旋转,尺骨小头桡侧显出的陷窝处,即为本穴(图 87)。

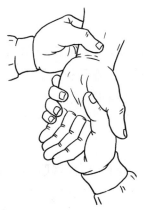

图 86　分拨法（取内关）

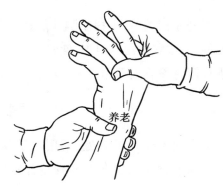

养老

图 87　旋转法（取养老）

五、滚 摇 法

揣穴遇到关节时,左手以拇指掐住穴位,右手牵拉患者肢体远端,行左右或上下滚摇,使其关节松弛,指下便可揣清穴位。如取阳池穴时,以左手拇指紧掐其穴,右手握患者四指用微力牵拉并左右滚摇,使穴显于指下(图88)。

六、升 降 法

如遇伸屈关节才能较好显露穴位时,应采用升降法。如取解溪穴,以左手固定肢体,拇指紧掐其穴,右手握住足尖,上下摇动,以松动踝关节,便可揣清穴位(图89)。

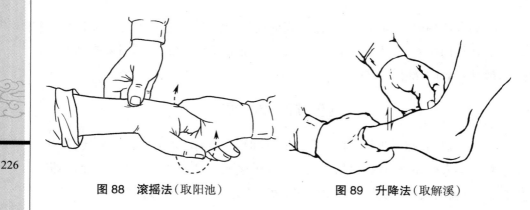

图88 滚摇法(取阳池)　　　　　　图89 升降法(取解溪)

七、滚摇升降法

遇到屈伸关节,推拨肌腱才能显露穴位时,用手握住关节向左右滚摇、前后屈伸、推拨穴位周围组织,使穴显于指下。如取肩髃穴,左手拇指紧掐其穴,右手托握肘关节,上下抬举,左右滚摇活动,使穴位显于指下(图90)。

八、舒张押手法

遇到肌肉丰盈松软处,要用左手掌和五指并拢向下用力,将肌肉压平,拇食二指或食中二指向上下或左右两侧张开,使穴位处皮肤张紧,以备进针(图91)。

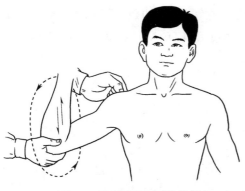

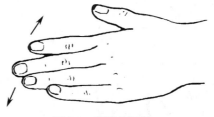

图 90　滚摇升降法（取肩髃）　　　　　图 91　舒张押手法

第三节　进　针　法

为了进针迅速，得气快，而不使患者疼痛和恐惧，在进针时常采用单指和双指两种押手法。单指压手法是用左手拇食或食指定穴后，用指尖压住被针的穴位，右手拇食二指（或中指辅助）持针置于穴上，小指或手腕自然地放在被针穴位旁的皮肤上，并和左手的指切，按压配合灵活，两手密切合作，再将针刺入穴内，进行提插，移动针的方向和确定针之深浅，才能有准。此法不但能协助右手进针和固定穴位，而且还能体会针下之气至冲动，控制针感之传导方向。双指押手法或称舒张押手法，是用左手拇食或食中二指放平，压在被针穴位的皮肤上向两侧张开，将皮肤撑紧再行针刺。此法可以避免皮肤、肌肉缠针引起疼痛，多用于长毫针深刺肌肉松软、肥厚之处。

一、指切速刺法

指切速刺法是左手拇指或食指指甲紧切按被针穴位的皮肤，右手持针柄，使针体贴着左手的指甲，不捻不转迅速刺入皮下。这种方法的优点是进针快，得气快而不痛，应用较广，但手法不熟练，进针易痛，也易弯针，应熟练后再用（图 92）。

二、缓慢捻进法

缓慢捻进法是用左手单指或双指押手法，右手持针柄稍用压力，轻微、缓慢地用小于 45° 的角度,拇指向前后均匀捻转,边捻边进,使针体垂直捻入皮下。进针时不要用力过猛,捻转角度不要过大,以免弯针和疼痛。这种方法容易掌握,应用最广(图 93)。

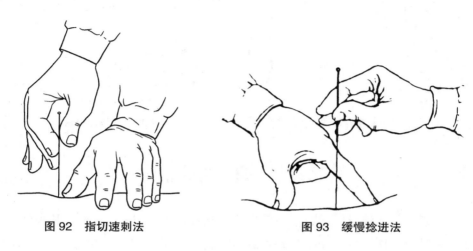

图 92　指切速刺法　　　　　　　图 93　缓慢捻进法

三、刺入捻进法

刺入捻进法是左手用舒张押手法,将穴位的皮肤撑紧,右手持消毒棉裹住针体,以拇食二指捏紧,露出 2~5 分针尖(视穴位的部位而定),迅速、准确地刺入皮下,然后左手拇食二指捏着消毒干棉球裹着的针体,右手持针柄,边捻边进将毫针刺入穴内。这种方法的优点是进针快而不痛,多用于长毫针深刺肌肉较厚的部位和精神紧张与怕针的患者(图 94)。

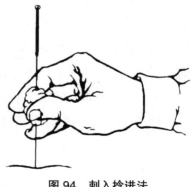

图 94　刺入捻进法

四、管针打入法

管针打入法是将针先插入用玻璃、塑料或金属制成的比针短 3 分左右的小针管内,放在被针穴位的皮肤上,左手压紧针管,右手食指对准针柄一击,使针尖迅速刺入皮下,然后将针管去掉,再将针刺入穴内。这种方法的优点是进针不痛,多用于儿童和精神紧张与怕针的患者(图 95)。

五、指切压入法

指切压入法是左手拇指或食指指甲紧切被针穴位的皮肤，右手持针不捻不转，只用指力缓慢地将针压入。这种方法的优点是进针不痛，感应不突然，应用最广。但不易掌握，必须久练才能将针压入，否则容易弯针。

六、压针缓进法

压针缓进法是右手持针，不捻不转缓慢将针压入穴内的方法。多用于内睛明穴。针内睛明的方法是：先用硼酸水将眼内洗净，以左手食中二指或拇食二指分开上下眼睑，右手持 30~32 号毫针，在眼球鼻侧红肉珠缝隙（泪阜边缘）缓慢将针压入 1~1.5 寸，留针后再将针不捻不转地取出（图 96）。

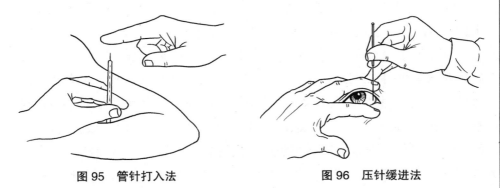

图 95　管针打入法　　　　　图 96　压针缓进法

第四节　行针候气法

行针是针刺穴位后，利用搓捻提插等法，使之得气的操作方法。候气是医生采用各种方法候其经气（感应）之到来。并包括气不至时之催气，得气后的行气和守气。

气至亦即得气，这种感应医生和患者均可察知。患者在扎针部位感到的酸、困、麻、胀、热、凉、触电样等感觉。这些特殊的感觉常从扎针的部位出现，似线状地向上、下传导或似片状地向周围扩散；医生进针后感到的是针下沉紧、冲动、针体转动有吸力和看到针穴处或针穴远处的肌肉跳动，都是得气的现象。

得气感传与疗效有密切关系：用毫针治病，需要候到感应，根据感应再使用手法，始能达到应有的效果，所以毫针治病的关键在于得气与否。《标幽赋》认为："气至速而效速，气迟至而不治"。根据 1964 年 3 月在中医研究院针灸研究所针刺治疗视神经萎缩 76 例，患眼 130 只中，针刺风池感传到眼的 44 只中，有效率占 77.3%；到额的 41 只中，有效率占 68.3%；在局部的 45 只中，有效率占 42.2%；并发现单眼患者针风池时，健侧感传多能到达眼区，患侧多为局部，双眼患者如感传不同时，则感传到达眼区的效果好，局部的效果差。但局部的感觉如逐渐传到了眼区，视力则随之好转。可以看出，针刺感应快、传导远、能到"病所"的疗效佳；感应迟、传导近或只限于局部的疗效差；如始终无感应则收效困难。

行气不要忽视病人痛苦，催气、行气都是为了使感应上下传导、通接或到"病所"。《金针赋》中说："通经接气之法，有定息寸数。手足三阳，上九而下十四，过经四寸；手足三阴，上六而下十一，过经一寸。"这是一息（一呼一吸）气循经脉运行 6 寸，手三阳经长 5 尺，操作 9 息，足三阳经长 8 尺，操作 14 息，超过经脉 4 寸；手三阴经长 3.5 尺，操作 6 息，足三阴经长 6.5 尺，操作 11 息，超过经脉 1 寸。指出每穴每次的手法操作时间，应在 1 分钟以内，使感应传到整体经脉或"病所"。如遇瘫痪、麻痹或感传近的患者，应在传到的部位接着针（接气），使感应继续向前传导，就能传到整个经脉或"病所"（通经）。如针肩髃，针感须传到手指。而只传到了曲池，就在曲池接着往下针，就能使感应传到手指。不要为了找感应或使感应传到"病所"，在一个穴位上操作时间过长而忽视病人痛苦。

按病位行气：要根据病位的深浅和表里决定针刺和行气的部位。如表证和皮肤疾患，病位浅，应在天部候到感应，并且使之放散、传导以通调腠里；病邪在肌肉、经络和半表半里证，病位居中，应在人部候到感应，并且使之放散、传导，以疏通经络；病邪在脏腑、骨髓之里证和痛证，病位深，应在地部候到感应，并且使之放散、传导，以调理脏腑和镇痛。《针灸大成·南丰李氏补泻》中说："除寒热病，宜于天部行气；经络病，宜于人部行气；麻痹、疼痛，宜于地部行气"。就是按病位行气的方法。

按病情行气：要根据病情之虚实，决定针之补泻。如久病、气短、便溏、脉弱无力的虚证或进针后针下空虚及出针时针下仍轻滑的，应用弹、捻、提、按等补法,促其针下稍涩,热感传导以补其虚;新病、胸满、腹痛、便结、脉大有力的实证或进针后紧涩及退针时针下仍过于沉紧的,应用搓、摇、循、摄等泻法,促其针下松滑,凉感放散以泻其实。《素问·针解篇》中说:"刺虚则实之者,针下热也,气实乃热也;满而泻之者,针下寒也,气虚乃寒也"。就是按病情行气的方法。

技术操作与得气、感传有密切关系:感觉性质(酸、困、麻、胀、热、凉等),传导远近以及循经与否和术者的手法、操作时间、取穴的正确和押手以及患者的病情等,均有密切关系。因此,将针进到一定深度后,如无得气现象或感传不明显或将感应失去时,应采用下列方法:

一、候气催气法

候气是在不得气时,将针停在原处,留 3~5 分钟,再进行提插捻转而使气至。叫候气法。催气的方法很多,常用的有:

1. **搜法** 是针已进到所定深度尚不得气,即将针退到皮下,改变针刺方向,再行进针。如仍不得气,再向前、后或左、右有目的地直刺或斜刺,反复地进退搜(探)索,以催其气至(图 97)。

2. **循按** 是针后气不至,用手指由针穴附近向上下、左右循按、爪摄或叩击,以引其气至。

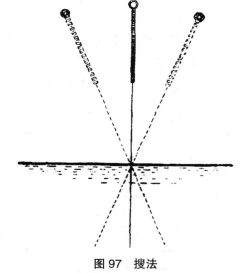

图 97　搜法

3. **弹震** 弹是用手指弹动针柄,促其气至,使针下沉紧;震是右手以半握拳状将中指突出,敲震穴位周围,或用手指弹震,以震动内气或内部器官,促其经气内守(图 98)。

4. **移位** 如因取穴不准,或针刺穴位过偏,则可重新移动针刺部位或调整针刺方向,再进行提插、捻转,一般即可得气。如因病人肢体麻痹或感应迟钝等,用上述方法催气,仍不得气,就不要强用手法,仍可留针候气。

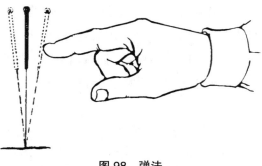

图98　弹法

二、行　气　法

行气是得气后,医生采用提插、搓捻、关闭等手法,以加大其感应或引导其感应向远处传导的方法。常用的有:

1. **提插**　提是向外退针,插(按)是向里进针。在得气的基础上,针尖在1分左右的范围内连续提插,使感觉传导,但因病情不同,提插也有轻重、急慢之不同(图99)。

2. **搓捻**　搓是捻力强而角度大,一般在180°以上;捻是捻力弱而角度小,一般在45°以内,都是捻针催气、行气和进行补泻的方法,在得气的基础上连续搓捻,以使感觉放散。但搓捻勿转太紧、太急,以防肌肉缠针,引起疼痛(图100)。

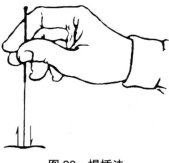

图99　提插法

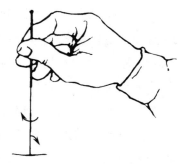

图100　搓捻法

3. **拨刮**　拨是针下气至,以右手拇食二指扶针柄,向左右在45°角以内似钟摆式地、缓慢地拨动,使感觉放散,多用于拨散结节肿物,刮是针下气至,以右手指甲向上或向下连续刮动针柄,或用手指向上或向下摩擦针柄,以加大感应,但向下刮多用于补,向上刮多用于泻(图 101~ 图 102)。

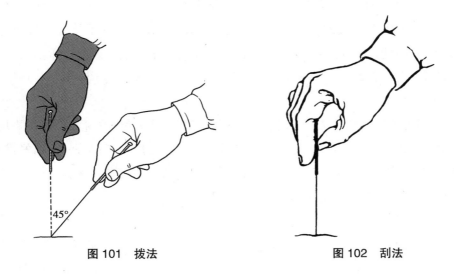

图 101　拔法　　　　　　　　　　　　　图 102　刮法

　　4. **盘摇**　盘是将针进到地部(穴的终点或筋骨之间),候气至,然后提至人部(穴的中层或肉内)或天部(皮下),将针搬倒,与皮肤呈 45° 角,似推磨式缓慢地旋转,一般不要超过 3 圈;摇是针下得气后,向左右似摇铃式的摇转,操作多在 180°~360° 之间,一般不超过 3 遍,使针孔开大。二者的作用在于使感觉扩散,针下空虚,多用于泻法。但用盘摇二法,均勿过急、过快,以防肌肉缠针,引起肿痛,损伤正气(图 103)。

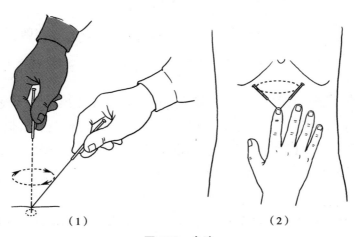

（1）　　　　　　　　　　　　　　　（2）

图 103　盘法

5. **关闭**　是针下气至,左侧押手把不让感觉传导的方向闭住,把气至冲动的部位按住,主要是控制和引导感觉传导的方向。如使感觉向上传导,押手须放在针穴的下方,向上连续不断地用力,同时右手持针的针尖亦向上进,如使感觉向下传导,押手须放在针穴的上方,向下用力,同时针尖亦向下进,左右两手互相配合、同时努力,就能使感觉传导到预定的"病所"(图104)。

6. **飞推**　飞似捻法,但每捻一次,拇食二指要离开针柄一次,似展翅飞扬之状,一捻一离,针体不一定转动;推似捻法,但它是拇食二指持针向前弩推,针体同样不转;二法能使感觉向远处传导或延长感觉的持续时间。飞法常连续三飞,用于补泻;推法多用于守气(图105)。

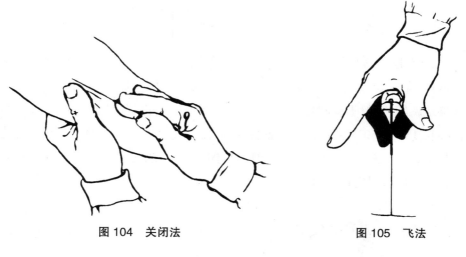

图 104　关闭法　　　　　　　　　　　　图 105　飞法

三、守　气　法

在催气、得气、行气后,患者有舒适感觉时,医生采用推弩、搬垫等法,以保持感应之持久为守气法。《素问·宝命全形论》说的:"经气已至,慎守勿失",就是守气的方法。因为候气、取气,都是为了得气,得气之后最好不要"失气",所以古人把能守气的术者称为"上工"。故《灵枢·小针解》篇说:"上守机者,知守气也。"

1. **推弩**　是针尖顶住有感觉的部位,推弩针柄或拇指向前或向后捻住针柄,不使针尖脱离感觉(不失气),稍待 1~3 分钟,以保持感觉时间延长。

2. **捻提**　是针尖拉着有感觉的部位,拇指向后捻提针柄,使针尖不脱离感觉,稍待 1~3 分钟,以保持感觉时间延长。

3. **搬垫**　搬是针下得气,患者有舒适感觉时,右手将针柄搬向一方;垫是将手指垫在针体与被针穴位皮肤之间,顶住有感觉的部位(拇指搬食指垫,食指搬拇指垫),以加大感应。有时也用于补泻,但用于补法针尖要往里按着,搬的角度小,泻法针尖往外提着,搬的角度大(图 106)。

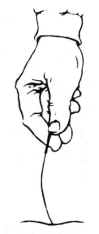

图 106　搬垫法

四、留针与出针

1. **留针**　是针下得气,将针留在穴内不动,以加强针法的持续作用。留针与否和留的时间长短,应根据病情而定。一般得气后,操作完毕即可出针。如遇剧烈疼痛、痉挛和寒证等,须镇痉止痛、温经除寒时,应留针 30 分钟左右,甚至可留数小时。

2. **出针**　操作完毕或留针后,左手持消毒棉球,轻按被针穴位的皮肤,或用手指按在针穴附近,右手持针柄轻捻、轻提,边捻边退将针拔出。如用于补法,则慢出针,急扪闭针穴,不令正气外泄或出血;用于泻法,则急出针,不扪闭针穴,使邪气外泄,但需保持针孔清洁,防止感染。

235

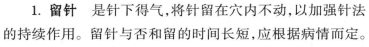

第五节　补 泻 手 法

针刺治病,是根据不同病情,使用不同针刺手法,达到或补或泻的作用。因此掌握补泻手法是非常重要的。《难经·七十三难》中说:"补者不可以为泻,泻者不可以为补。"就是说用针治病,不可虚实不分,补泻乱施。

一、迎随补泻法

顺着十四经的循行方向进针,得气后将针推进半分左右为补,逆着十四经的循行方向进针,得气后将针提退半分左右为泻。即《灵枢·终始》篇说的:"泻者迎之,补者随之";《难经·七十八难》说的:"得气,推而内之是谓补;动而伸之是谓泻"的迎随补泻法。

二、呼吸补泻法

呼吸补泻法是患者鼻子吸气，口中呼气，在呼气时进针，得气后在吸气时将针拔出为补；鼻子出气，口中吸气，在吸气时进针，候其感应消失后，在呼气时将针拔出为泻。《素问·调经论》说的："气盛乃内针，针与气俱内，以开其门……针与气俱出……"曰泻；"候呼内针，气出针入……气入针出……"曰补。就是呼吸补泻法。

三、徐疾补泻法

《素问·针解篇》说："徐而疾则实者，徐出针而疾按之；疾而徐则虚者，疾出针而徐按之"。就是徐疾补泻法。但在徐疾补泻的方法上，历代均有发挥，现在常用的有：

1. **提插补泻** 是进针得气后，针尖拉着有感应的部位，急（重）插慢（轻）提 3~5 次，出针后急按针穴为补；向有感应的部位，慢（轻）插急（重）提 3~5 次，出针后不按针穴为泻；在有感应的部位，缓慢、平均地提插，出针后揉按针穴为平补平泻（图 107）。

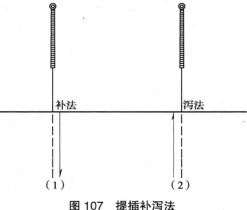

图 107　提插补泻法

2. **进退补泻** 是将针进到天部，找到感觉，按天、人、地三部进针，一部一停地急（重）进 3 次，插至地部，然后一次将针缓慢拔出为补；一次将针缓慢进至地部，找到感应，然后按地、人、天三部退针，一部一停地急（重）退 3 次，将针拔出为泻。亦即"三进一退"为补；"一进三退"为泻（图 108）。

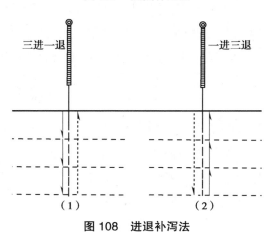

图 108　进退补泻法

四、捻转补泻法

1. **指飞补泻** 是进针 2~3 分深得气后，拇指向前连续飞 3 次以加大感应，使针下沉紧，为"一进三飞"的补法；进针到一定深度，拇指向后连续飞 3 次加大感应后，再急提退 1~2 分，使针下空虚，为"三飞一退"的泻法。《神应经·补泻》说："大指、食指持针，却用食指连搓三下，谓之飞，仍提针向左转，略退针半分许，谓之三飞一退；大指、食指持针，以大指连搓三下，谓之飞，将针深进一二分，以针头向左边，谓之一进三飞"。就是指飞补泻法。

2. **九六补泻** 是进针得气后，拇指向前连续捻（45°左右）九次或按天、人、地三部，每部捻 9 次或 27 次为补；向后连续搓（180°左右）六次或按地、人、天三部，每部连续搓 6 次或 18 次为泻；拇指向前后（在 90°左右）连续来回的平均捻转为平补平泻（图 109）。

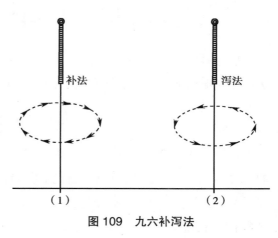

图 109　九六补泻法

五、荣卫补泻法

荣卫补泻法是先在天部候气，如气不至，即行催气，气至后缓慢出针，急按其穴，不使气泻为之补；先在地部候气，候得气至，急（重）出针，不按针穴，或从血管点刺放血为之泻。《难经·七十六难》说："当补之时，从卫取气，当泻之时，从荣置气。"就是荣卫补泻法。

六、开合补泻法

开合补泻法是候针下气至（沉紧），缓慢将针拔出，急按其穴，使针孔闭合，真气内守为补；气至摇针，候针下气散（空虚），急速将针拔出，不按其穴，使针孔开大，邪气外散为泻。

七、虚实补泻法

虚实补泻法是虚证用过补法后,针下仍松滑,采用弹、按、刮、捻等法,使针下沉紧,然后再将针缓慢拔出为补;实证用过泻法后,针下仍沉紧,采用循、摄、提、摇等法,使针下松滑,然后再将针急速拔出为泻。这种方法是根据《素问·宝命全形论》中"刺虚者须其实,刺实者须其虚"的原则发挥的。

第六节 混合补泻法

混合补泻法,是采用补泻法中的几种补泻,在一个穴位上综合运用的方法。也是根据不同的病理虚实情况,采用不同的刺激量的补法或泻法。

一、烧山火(补法)

这种方法是采用三进一退、一进三飞、提插、九六、呼吸、迎随、开合等法中的补法组成的。以产生热感为目的。《金针赋》中说:"烧山火,治顽麻冷痹,先浅后深,用九阳而三进三退,慢提紧按"。《针灸大成·三衢杨氏补泻》说:"烧山火,能除寒,三进一退热涌涌……"指出按本法操作,可以产生热感,治疗寒证。

操作方法:令患者自然的鼻吸口呼,随其呼气,用单指押手法将针进至天部,右手拇指向前连续飞3次或9次,以催其气至(如针下沉紧,则轻提1~2分或轻微回转以解除滞针),即将针插至人部,操作方法与天部相同;然后即将针急插至地部,仍按天部的方法操作。飞毕,候到针下气至沉紧时,用针尖拉着有感应的部位,在1分上下的范围内急(重)插慢(轻)提3次,促其产生热感(如有热感则用推法守气,促其热感放散传导,如无热感则将针退至天部,另行操作)。手法用毕,随其吸气缓慢将针拔出,急扪针穴。此法如在天部或人部操作时,已见到患者皮肤发热或出汗或自觉针穴附近甚至全身有热感时,即不必继续操作。手法熟练时,不利用呼吸和九数操作也能产生热感。留针与否应根据病情而定(图110)。

适应证:中风脱证,瘫痪麻痹,风湿痹证,肢冷便溏,阳痿偏坠,腹痛腰酸等一切虚寒证。有时以发汗解表之目的,用于外感风寒。临床应用本法,针风

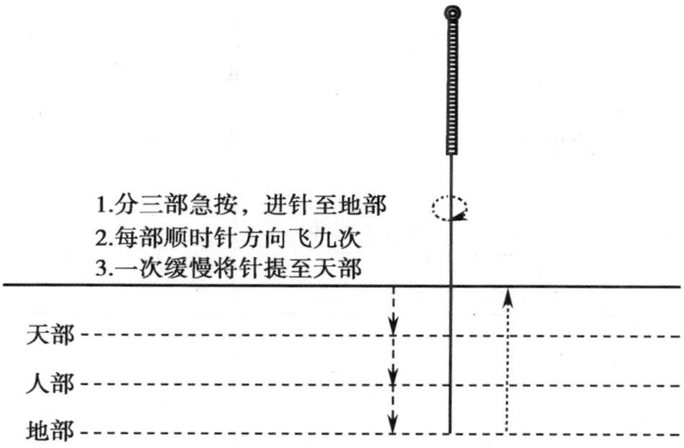

1. 分三部急按，进针至地部
2. 每部顺时针方向飞九次
3. 一次缓慢将针提至天部

天部 - - - - - - - - - -
人部 - - - - - - - - - -
地部 - - - - - - - - - -

图 110　烧山火法

池、合谷，可以发汗解表，治疗外感风寒；针梁丘、膝眼、足三里，可以温散寒湿，治疗风寒湿引起的膝关节炎等都有明显效果。

二、透天凉（泻法）

这种手法是采用一进三退、三飞一退、提插、九六、呼吸、迎随、开合等法中的泻法组成的。以产生凉感为目的。《金针赋》中说："透天凉，治肌热骨蒸，先深后浅，用六阴而三出三入，紧提慢按。"《针灸大成·三衢杨氏补泻》说："透天凉，能除热，三退一进冷冰冰……"指出按本法操作，可以产生凉感，治疗热证。

操作方法：令患者自然的鼻呼口吸，随其吸气用舒张押手法，不捻不转缓慢将针进至地部（俗名偷针刺法），右手拇指向后连续捻六次，候到针下气至沉紧时，然后将针急提至人部，再由人部向地部有感应的部位，连续的慢（轻）插急（重）提六次。促其产生凉感（如有凉感则用刮法守气，促其凉感放散传导，如发生滞针，则摇动针体或用指摄法以解除滞针），然后将针急提至天部，再由天部向人部有感应的部位连续慢插急提六次，使凉感放散传导（如地、人、天三部均无感应则另行操作）。手法用毕，随其呼气急速将针拔出，不按针穴。此法操作时，不利用呼吸和六数操作也能产生凉感，留针与否应根据病情而定（图 111）。

适应证：中风闭证，暑热高烧，谵语，癫狂，鼻衄，龈肿，身热便干等一切实热证。有时以清热解表之目的，用于外感风热。临床应用本法，针水道、中极、

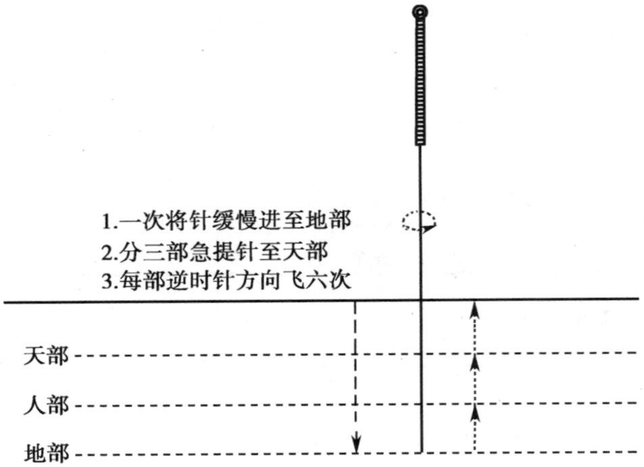

1.一次将针缓慢进至地部
2.分三部急提针至天部
3.每部逆时针方向飞六次

天部 ----------------------------
人部 ----------------------------
地部 ----------------------------

图 111　透天凉法

复溜可以泻热利尿,治疗膀胱实热的小便不通;针大椎、肺俞、合谷可以清热解表,治疗外感风热引起的发烧等都有明显效果。

三、阳中隐阴（先补后泻法）

这种手法是在同一穴位中,先在人部行烧山火,后在地部行透天凉的混合手法。《金针赋》说:"阳中之阴,以九六之法,则先补后泻"。《针灸大成·三衢杨氏补泻》说:"阳中隐阴,能治先寒后热,浅而深"。指出按本法操作,可以治疗先寒后热的病。

操作方法: 令患者自然的鼻吸口呼,随其呼气用单指押手法,将针进至天部,候其气至,即将针急插至人部,右手拇指向前连续飞九次,候到酸、胀等感觉时,用针尖拉着有感应的部位,在1分上下的范围内急插慢提3次,患者如有热感,即将针稍停片刻,候热感消失,然后令患者改为口吸鼻呼的呼吸,医生改用舒张押手法,将针缓慢地插至地部,拇指向后连续捻6次,候到酸、麻等感觉时,即将针急提至人部,再由人部向地部有感应的部位,慢插急提3次,凉感产生,稍停片刻,即将针提至天部,稍停片刻,将针拔出,缓慢揉按针穴。

适应证: 疟疾之先寒后热者,以及内热表寒,内实外虚,虚实夹杂的疾病。

四、阴中隐阳（先泻后补法）

这种手法是在同一穴位中,先在地部行透天凉,后在人部行烧山火的混合手法。《金针赋》说:"阴中之阳,以六九之方,则先泻后补"。《针灸大成·三衢杨氏补泻》说:"阴中隐阳,能治先热后寒,深而浅"。指出按本法操作,可以治疗先热后寒的病。

操作方法:令患者自然的口吸鼻呼,随其吸气,用舒张押手法,缓慢地将针进至地部,拇指向后连续捻6次,候到酸、麻等感觉时,即将针提至人部,再由人部向地部有感应的部位,慢插急提3次,如有凉感,即将针稍停片刻,候凉感消失,然后令患者改为鼻吸口呼的呼吸,医生改为单指押手法,拇指将针向前飞9次,候到酸、胀等感觉时,针尖拉着有感应的部位,在1分上下的范围内急插慢提3次,热感产生,稍停片刻,将针拔出,缓慢揉按针穴。

适应证:疟疾之先热后寒者,以及内热表寒,内实外虚、虚实夹杂的疾病。

五、苍龟探穴（平补平泻、行气法）

这种手法是采用先深后浅,结合左右捻转组成的。由于拇食二指捻针,边捻边进、钻剔四方,有似苍龟入土之形象故名。《金针赋》说:"苍龟探穴,如入土之象,一退三进,钻剔四方"。指出本法操作。

操作方法:先将针进至地部,复将针提至天部,变换针尖方向,再向下、向左、向右边捻边进,逐渐深入,如苍龟入土探穴,向四方反复钻剔透刺,使针感连续出现、时间延长。留针后,缓慢将针拔出,揉按针穴（图112）。

适应证:顽麻冷痹,瘫痪痿软,肢体麻木,癥瘕积聚等一切气血瘀滞证。

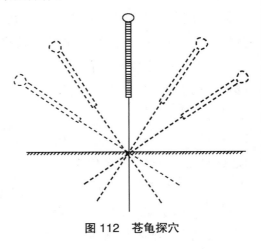

图112 苍龟探穴

六、赤凤迎源（平补平泻、行气法）

这种手法是采用先深后浅,结合提插、捻转、指飞组成的。由于指飞一捻一离,有似赤凤展翅飞扬的形象故名。《金针赋》说:"赤凤迎源,展翅之仪,入针至地,提针至天,候针自摇,复进其元,上下左右,四围飞旋"。指出本法的操作。

操作方法：先将针进至地部，候到感应，复将针提至天部，候针下气至针体自行摆动，再将针插至人部，行提插、捻转，候得气至，再以拇食二指捏针柄，一捻一离，似展翅飞扬之状，左右飞旋，使针感放散传导。根据病情留针后，缓慢将针拔出，揉按针穴（图113）。

适应证：顽麻冷痹，瘫痪痿软，肢体麻木，癥瘕积聚等一切气血瘀滞证。

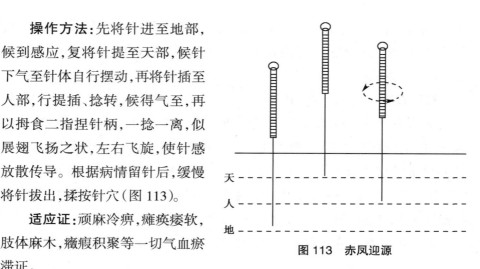

图113　赤凤迎源

七、进火补法

这种手法比烧山火刺激量轻，较为柔和，是采用三进一退、提插、呼吸、迎随、开合等法中的补法组成的。由于在操作时或起针后常产生热感故名。《针灸大成·三衢杨氏补泻》说："进火补，初进针一分……退三退，进三进……自然热矣。"指出按此法操作，可以产生热感，治疗寒证。

操作方法：令患者口中呼气，随其呼气用指切速刺法，将针刺入1分，候到感应，则用针尖拉着有感应的部位，连续地急（重）插慢（轻）提3次，每进针1分，则按上述方法连续操作3次，使热感放散传导。如无热感则令患者做鼻吸口呼的自然呼吸3次，或加刮法使针尖颤动而催其气至。如有热感则缓慢将针拔出，急扪闭针穴。此法可以按天、人、地三部操作，有时不利用呼吸和提插三数也能产生热感。留针与否应根据病情而定（图114）。

适应证：中风脱证，瘫痪麻痹，

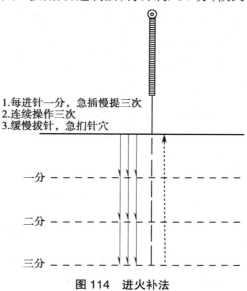

1. 每进针一分，急插慢提三次
2. 连续操作三次
3. 缓慢拔针，急扪针穴

一分

二分

三分

图114　进火补法

顽麻冷痹,尿频便溏,肠鸣腹泻,腰酸阳痿等虚寒证及久病体弱的患者。临床应用本法,针肾俞、秩边、风市、阴市、血海、足三里、三阴交等穴,可以温通经络,治疗小儿麻痹后遗症等有明显效果。

八、进 水 泻 法

这种手法比透天凉刺激量轻,是采用一进三退、提插、呼吸、迎随、开合等法中的泻法组成的。由于在操作时或起针后常产生凉感故名。《针灸大成·三衢杨氏补泻》说:"进水泻,初进针一分……进三进,退三退……自然冷矣"。指出按此法操作可以产生凉感,治疗热证。

操作方法:令患者口中吸气,随其吸气,用舒张押手法,缓慢地不捻不转地将针进至地部,候到感应,将针提退 1 分,在 1 分上下的范围内连续的慢插急提 3 次,每提退 1 分则按上述方法连续操作 3 次,使凉感放散传导。如无凉感,则令患者做鼻呼口吸的自然呼吸 3 次,或加摇法而催其气至;如有麻凉或触电样感觉,则将针急速拔出,不扪闭针穴。此法可以按地、人、天三部操作,有时不利用呼吸和提插三数,也能产生凉感。留针与否应根据病情而定(图 115)。

适应证:中风闭证,暑热高烧,目赤唇烂,胸满便秘等一切实热证。临床应用本法,针大肠俞、天枢、足三里、丰隆等穴,可以泻热通便,治疗大便秘结,有明显效果。

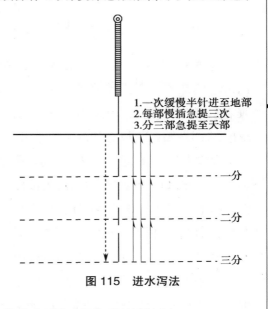

1.一次缓慢半针进至地部
2.每部慢插急提三次
3.分三部急提至天部

一分

二分

三分

图 115 进水泻法

九、青龙摆尾(又名苍龙摆尾、补法和温散法)

这种手法是采用拨散、呼吸、开合等法中的补法组成的。由于操作时的拨针,有似龙尾摆动的形象故名。《金针赋》说:"青龙摆尾,如扶舡舵,不进不退,一左一右,慢慢拨动"。《针灸大成·三衢杨氏补泻》说:"苍龙摆尾手法,补"。指出按本法操作,可以起到补虚的作用。

操作方法：进针候到感应后，令患者自然的鼻吸口呼，随其呼吸医生扶针柄，向左右或前后（在45°角以内）似钟摆式地连续缓慢地拨动，往返拨针如"江中舡上舵"，使感觉放散。手法用毕缓慢将针拔出，急扪闭针穴。此法在操作时不利用呼吸也可（图116）。

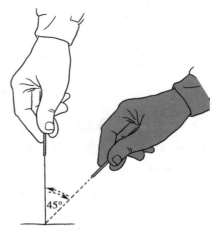

图116　青龙摆尾

适应证：癥瘕积聚、瘰疬、瘿气、关节肿痛等一切气血瘀滞证。临床应用本法，针中脘、天枢、关元、足三里、三阴交等穴，可以温通气血，治疗气滞血瘀所致的腹痛，有明显效果。

十、白虎摇头（又名赤凤摇头、泻法）

这种手法是采用盘摇、开合等泻法，配合关闭法组成的。由于操作时的摇针，有似凤凰摇头的形象故名。《金针赋》说："白虎摇头，似手摇铃，退方进圆，兼之左右，摇而振之"。《针灸大成·三衢杨氏补泻》说："赤凤摇头手法，泻"。指出按本法操作，可以起到泻实的作用。

操作方法：将针进至穴内，候到感应，如使感觉向上传导，左侧押手则按在针穴的下方，如使感觉向下传导，则按在针穴的上方，在向前摇着转针时，针成半圆形，由右下方摇着进至左上方，成"↖"形；在向后摇着转针时，针成半方形，由左上方退至右下方，成"↳"形。反复地向左、右摇振，似"舡中之橹"，使感觉放散。手法用毕即将针拔出，缓慢揉按针穴（图117）。

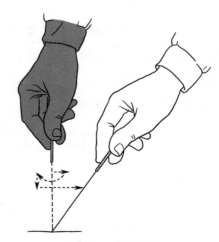

图117　白虎摇头

适应证：神昏谵语，烦躁疯狂，经络滞结，痉挛项强等一切实热证。临床应用本法，针合谷、人中、丰隆等穴，可以袪风化痰,通关开窍。治疗狂躁型精神病,有明显效果。

十一、热 补 法

这种手法比烧山火、进火补简便,刺激量介于两者之间,实验证明,它不但能使患者产生热感,而且能使皮肤温度升高。

操作方法:术者左手食指或拇指紧按针穴,右手将针刺入穴内,候其气至,左手加重压力,右手拇指向前连续捻按 3~5 次,候针下沉紧,针尖拉着有感应的部位,连续急(重)插慢(轻)提 3~5 次;拇指再向前连续捻按 3~5 次;针尖顶着产生感觉的部位守气,使针下继续沉紧,产生热感。根据病情留针后,缓慢将针拔出,急扪针穴(图 118)。

适应证:中风脱证,瘫痪麻痹,风湿痹证,腹痛泄泻,阳痿遗精等一切虚寒证。临床应用本法,针中脘、天枢、气海、腰俞、会阳等穴,使之产生热感,治疗腹痛、溏泻等一切虚寒证,都有明显效果。

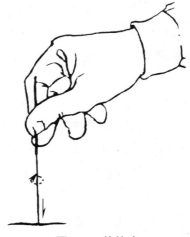

图 118 热补法

十二、凉 泻 法

这种手法比透天凉、进水泻简便,刺激量介于两者之间,实验证明,它不但能使患者产生凉感,而且能使皮肤温度下降。

操作方法:术者左手食指或拇指紧按针穴,右手将针刺入穴内,候其气至,左手减轻压力,右手拇指向后连续捻提 3~5 次,候针下沉紧,提退 1 分左右,针尖向有感应的部位,连续慢(轻)插急(重)提 3~5 次;拇指向后再连续捻提 3~5 次,针尖拉着产生感应的部位守气,使针下松滑,产生凉感。根据病情留针后,急速将针拔出,不扪针穴(图 119)。

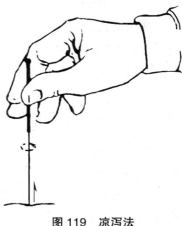

图 119 凉泻法

适应证：中风闭证，暑热高烧，谵语癫狂，目赤龈肿，唇烂便秘等一切实热证。临床应用本法，针颊车、翳风、合谷等穴，使之产生凉感，可以清热消肿。治疗痄腮有明显效果。

第七节 家 传 手 法

家传手法，系先父毓琳公改进烧山火、透天凉手法之后，又从古代繁琐、复杂的针刺手法中，经过长期临床实践，简化而来的常用手法，它具有简便、易学、实用、效速的特点。

一、二龙戏珠法

二龙戏珠法是从善用针者使"气至病所"发展而来的。由于操作时使针感向上下传导，有似两条龙戏眼珠的形象故名。

操作方法：用于瞳子髎、丝竹空、太阳等穴，左手食指紧按针穴，右手持针速刺或捻转进针，得气后，右手持针的针尖和左侧押手同时向上眼睑方向推按、捻转，使针感传导到上眼睑和眼球；右手持针的针尖和左侧押手同时再向下眼睑方向推按、捻转，使针感传导到下眼睑和眼球；使两条针感包围眼球。但虚证用补法，实证用泻法，留针与否应根据病情而定（图120）。

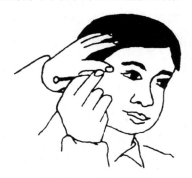

图120 二龙戏珠法

适应证：目赤肿痛、青盲、夜盲、结膜炎、角膜炎、视网膜出血、视神经萎缩、青光眼、白内障等一切眼病。

二、喜鹊登梅法

喜鹊登梅手法是从"青龙摆尾"手法简化而来的。由于操作时拇食中三指推垫针柄，使针体、针尖上下摆动，有似喜鹊在梅枝上登着上下颤动故名。

操作方法：用于攒竹、鱼腰等穴，左手食指点按针穴，右手持针速刺或捻转进针，得气后，右手拇食二指持针柄，中指推垫针体，使针柄、针体、针尖上下摆动，针感连续不断地传导到眼内。虚证用补法，实证用泻法，留针与否应根据病情而定（图121）。

适应证：目赤肿痛、青盲、夜盲、近视、视网膜出血、视神经萎缩等一切眼病。并可治疗头痛、面神经麻痹等症。

三、金钩钓鱼法

金钩钓鱼法是从"提插"和如"鱼吞钩耳之浮沉"发展而来的。由于操作时拇食二指持针，针尖带着穴位处肌肤提抖，有似鱼吞钩耳浮沉的形象故名。

操作方法：用于金津、玉液、膻中等肌肉浅薄处穴位，左手食指紧按或不按针穴，右手持针速刺或捻转进针，得气后，使针体向前捻转，待针下沉紧，出现涩针现象时，针尖带着穴位处肌肤微微提抖，出针时将针转回，使针下松滑再拔针，出针后不扪闭针孔（图122）。

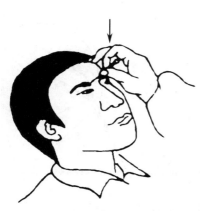

图 121　喜鹊登梅法

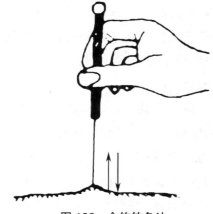

图 122　金钩钓鱼法

适应证：中风闭证，痰涎涌盛，舌强不语，胸满胀痛，咳嗽气喘等一切气血瘀滞证和实热证。

四、白蛇吐信法

白蛇吐信法是从"齐刺"和"傍针刺"发展而来的。由于操作时双针齐刺、进退提插，有似白蛇吐信伸缩的形象故名。

操作方法：用于肝俞、关元俞、曲池、足三里等背部和四肢穴位，左手拇指或食指紧按针穴，以拇食中三指持双针，齐刺进针，得气后，行平补平泻的提插手法,操作完毕,即刻出针,揉按针孔(图123)。

适应证:胸满腹胀、背腰串痛、四肢酸痛、麻木等一切气滞血瘀证。

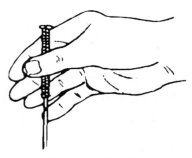

图 123　白蛇吐信法

五、怪蟒翻身法

怪蟒翻身法是从"白虎摇头"手法简化而来的。由于操作时拇食二指持针柄,由下向上搬转,有似怪蟒翻身的形象故名。

操作方法:用于脾俞、关元俞、合谷、阳陵泉等背腰部和四肢穴位,左手拇指或食指紧按针穴,右手拇食二指或拇食中三指持针进针,得气后,由下向上搬转针柄,使针体呈半圆形向上转动,连续搬转不超过6次,出针后,不扪闭针孔(图124)。

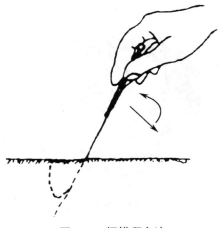

图 124　怪蟒翻身法

适应证:中风闭证,暑热高烧,胸满腹胀,腹痛便秘,尿闭不通、脏躁疯狂等一切实热证。

六、金鸡啄米法

金鸡啄米法是从"提按"补泻法发展而来的。由于操作时重按轻提,有似金鸡啄米的形象故名。

操作方法:用于百会、肾俞、上脘、手三里、太溪等全身各部穴位,左手拇指或食指紧按针穴,拇食二指持针,进针后,用提插法找到感应,然后行重插轻提的小提插术 3~5 次,留针与否应根据病情而定(图 125)。

适应证:胃脘隐痛、肠鸣腹泻、腰酸腿软、瘫痪下痿、小儿麻痹、肌肉萎缩,月经不调,痛经等一切虚寒证。

七、老驴拉磨法

老驴拉磨法是从"盘拨"法发展而来的。由于操作时拇食二指握着针柄,围绕穴位缓慢的转圈,有似老驴拉磨的形象故名。

操作方法:用于中脘、建里等腹部穴位,左手食指紧按针穴,右手持针将针进至地部(深处),得气后,再将针提至天部(浅处),将针搬倒,使针倾斜约与皮肤成 15°~45° 角,以拇食二指握固针柄,似拉(推)磨式地围绕穴位转圈,最多不超过 6 圈,使针孔开大,针下空虚,出针后不扪闭针孔。留针与否应根据病情而定(图 126)。

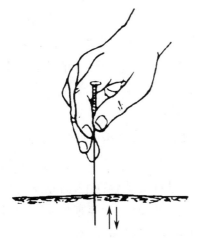

图 125　金鸡啄米法

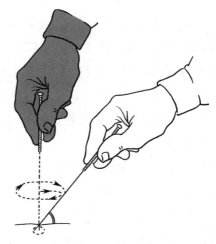

图 126　老驴拉磨法

适应证:食停胃脘,腹部结块,癥瘕积聚,脘腹胀痛等一切气血郁滞证。

八、鼠爪刺法

鼠爪刺法是从"扬刺"和"豹文刺"法发展而来的。由于操作时拇食中三指捏持 5 枚针点刺,出针后皮肤上遗留 5 个针印,有似鼠爪蹬过的形象故名。

操作方法：用于大椎、至阳、外关、悬钟等背部及全身各处穴位，取 5 枚 1 寸或 1.5 寸毫针，将针柄缠在一起，以拇食中三指持拿，在穴位上点刺，拔针后，在穴位处皮肤上遗留 5 个针印或 5 个血点（图 127）。

适应证：风热感冒，暑热高烧，皮肤疖肿，带状疱疹，肺热咳痰，胸胁胀满，目赤肿痛等一切实热证。

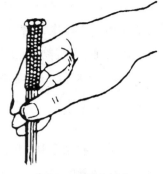

图 127 鼠爪刺法

九、对手法、补泻的探讨

针刺手法的关键，在于左手揣穴、右手辅助。左手拇指或食指押在穴位上似侦察兵，向前后、左右推拉、压按，摸到指感位置、揣准穴位；右手进针、左手候气。右手持针进针，要稳准坚实、全神贯注地将针迅速刺入皮下，避免刺痛，同时左侧押手要体会针下之气至冲动，并要观察患者的精神情绪和对针治的耐受力；针下得气、气至病所。左手一旦触到针下冲动，则按住针穴下方，右手持针向上推进、使气至病所，及时应用或补或泻的手法与守气，持续针感；根据患者的病情和体质强弱，给以不同的适当的刺激量，才能达到治愈疾病的目的。

（一）心手合一的持针进针

在持针时，医生必须心神安静。先用左手固定进针部位，使其不要移动，然后循按经穴，揣准穴位，分拨妨碍进针的肌腱、血管等，以确定进针的方向和深浅；右手持针直下，不可偏左偏右，防止刺痛，进针要从容稳准，防止肌肉缠针产生疼痛；更要两手配合，稳重坚实。心神专一的操作，并要观察病人的精神活动和表情，这样不但能体会针下气至冲动的快慢、强弱和感传的近远，还可防止事故。

（二）针下气至的邪气与正气

《灵枢·终始》篇说："邪气来也，紧而疾，谷气来也，徐而和"。邪气在针下的表现"紧"，是来势紧迫而匆促；"疾"是动态急速而迅疾；即针下突然紧涩、肌肉缠针或感应一闪即无，这就是邪气。谷气包括营卫。"营气"即水谷之精气。营行脉中，徐和柔匀，即针下"指端搏动感"连续出现的现象。"卫气"即水谷之悍气。卫行脉外,慓悍滑利,疾而不紧,滑而不涩,如动脉之状,感应缓和,时间持久,这就是经气(正气)以上必须心手合一地在长期临床实践中细心体会。

(三)经气已至,勿失良机

《灵枢·邪气藏府病形》篇说:"中气穴,则针游于巷"。指出针刺的作用,关键在于刺中了经穴,尽快得气,并使感应沿着经脉循行线扩散传导。医生应根据病人的体质、营养、精神等来掌握病人的气血虚实、邪正盛衰等情况,其变动是离不开穴位空窍的。空窍中的气血、神气的活动,是至清至静而微妙的,当针下有了得气感,就要精细地注意气之往来,才不致错过用手法的时机。谨守气之往来,及时进行补泻,不能错过毫发之隙;不懂病机道理的,针下气已至,到了应补泻之时,而不能及时运用手法,等于箭已上弦,当射而不发。用针治病,必须知道针下气之往来盛衰,及时运用关闭法,使气至病所和进行补泻,才能手到病除。但人的气血、体质各不相同,所以针下的感应也不一致。或针刚刺入即有感应;或感应与针适时而至;或出针后始有感应;或经过数次针后,感应才逐渐产生。这是经常遇到的,要随机应变、灵活掌握。

根据病情需要,得气后施以补泻手法,才能达到"补虚泻实"的效果,同时在患者有舒适感应时"守气"勿失,并做到需要多长时间,就使气保持多长时间,这是针刺手法与取得疗效的关键。所以古人把能"守气"者,称为"上工"。

(四)补泻性质不同,针感和治证各异

补法是治疗虚证的,它能鼓舞人体的正气,使低下的机能得到恢复或旺盛起来;泻法是治疗实证的,它有消泻人体的邪气,使亢进的机能缓解或恢复正常。这是通过针刺某些穴位,激发经气来调节脏腑、经络的功能,促进阴阳平衡的。《素问·针解篇》说:"刺虚则实之者,针下热也,气实乃热也;满而泻之者,针下寒也,气虚乃寒也"。指出补和泻性质不同,产生的酸、麻、胀、热、凉等感觉也不同,因而各有各的适应证。补法治疗虚证,需要由针下虚滑转为沉紧、气实,产生热感;泻法治疗实证,需要由针下沉紧变为松滑、气虚,产生凉感。谢国荣 1986 年 11 月在全国针法灸法研究会上说:"针刺治疗是'力'的物理效应,是利用力学原理来治病……运用手法千变万化,归其一点,即体现为针力。手持针柄操作,在针的远端——针尖,必然出现力的作用……如果手运针于针柄处,若认定为施力点,在皮肤的针身处为支点的话,则承受力的

针尖应为着力点,当着力点集中在针尖时,作用于机体腧穴,将产生巨大的力量……根据力的原理,针刺则必须借助于针力与力向……针力结合力向变化,将产生补泻两种不同质的效应。"

提插补泻:反复插针,阳气隆至,针下热为补;反复提针,阴气隆至,针下寒为泻。其力的作用,有如船撑篙,针柄是施力点,针尖是着力点,以插为主,则针尖首当其冲,凭针力而产生针刺热效应,有人或谓这是摩擦生热,针身是存在滑动摩擦力,那么以提为主,亦是摩擦,却针下寒,这说明针体摩擦力在此不是起主要作用,而针尖之力在提、插针法中,均起主导作用,其中尤其是力向,针尖着力点向内为补,向外为泻,这是针刺补泻的基本效应。也就是针尖着力点向内、针下实为补;向外、针下虚为泻的基本效应。

捻转补泻:拇指向前,左捻为补,拇指向后,右捻为泻。我认为分左右捻针,这与补泻关系似乎不是主要的,问题是右手持针,往往拇指向前下方倾斜,当拇指向前左捻,则伴以向下之力,拇指向后右捻,则伴上提之力,所以捻转之中,无形中配合了向上向下用力的力向,基于此点,有时把拇指向前捻转,改为食、中指向后向上捻转,临床上便出现了泻的针刺效应,故捻转不在左右,关键为是否兼有向上向下之针力。也就是向上、向外提拉为泻;向下、向内插按为补的针力。

刮、弹、摇、旋针法:此四种针法从力学认识,类属杠杆的形式,即以皮肤为支点,针柄为施力点,针尖为着力点。

刮针法:属辅助手法,向下刮动针柄为补,向上刮为泻。因向下刮则力向往下,向上刮则力向往上,故补泻分明。

弹针法:属辅助手法,轻弹为补,重弹为泻。因轻弹,针尖震动幅度小,震动波向下影响;重弹则针尖震动幅度大,且随针尖震弹摇摆,针力向两侧扩散,故两种针效有别。

摇针法:是持针柄向两侧摆动,或摇大针孔,属泻法。这更是由于针尖摇动幅度大,力向往两边扩散之故。

旋针法:即持针柄如推磨式旋转,属泻法,由于针尖盘旋幅度更大,针力向四周扩散,因此为泻法。

根据上述情况,进针遇到气至冲动,提退豆许,使针下空虚,撒手停针,迎着气至的来势,针向右转,往外提拉夺之,针尖着力点向外,是产生凉感的泻法；得气后往内推进豆许，用搓法使针下沉紧，随着气至的去势，针向左捻，往里捻按挤之，针尖着力点向内，是产生热感的补法。正如《标幽赋》所说："动退空歇，迎夺右而泻凉，推内进搓，随挤左而补暖。"

刺激质和量不能截然分开，因为刺激量的大小、轻重，往往会引起质变。量合适可以治病；量不足治不好病；量太过反会给患者带来痛苦。比如补法适量，产生热感，能治疗虚寒证；加量即为烧山火，或为大补法，能温经散寒，治疗外感风寒，或风寒湿痹证；如量太过则汗多亡阳、伤阴，变为泻法。泻法适量，产生凉感，治疗实热证；减量能清热养阴，治疗阴虚内热证；加量即为透天凉，或为大泻法，能清热解表，治疗外感风热、暑热高烧、或热结胃肠、证实邪实等一切实热证；如量太过则亡阴、伤阳，使人虚脱。所以治病，要根据患者的病情和体质强弱的不同，要灵活掌握不同的补泻手法和不同的刺激量，这样才能获得预期的治疗效果。

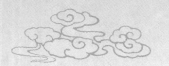

第三章　灸法

灸法是采用艾绒制成艾炷、艾条,在人体穴位或患处的皮肤表面,直接或间接地温烤,以温运气血,疏通经络,扶正祛邪,达到治疗或预防疾病的目的。

第一节　施灸的原料

施灸的种类繁多,所用的原料亦各有不同。历代文献记载有火筷灸、烟草灸、油捻灸、硫黄灸等,但应用最广泛的为艾灸,所以艾叶为施灸的主要原料。

艾系野生草本属菊科植物,性温芳香,我国各地皆产,但以蕲州产者为良,故有蕲艾之称。古人认为在旧历“端阳节”(五月初五日)采者为佳。艾叶经过晒干后,加工捣舂,筛去尘渣,取其柔软纤维则成艾绒。

新艾绒火力强,施灸时皮肤灼痛较剧,陈艾绒油质挥发殆尽,施灸时不但火力均匀不易熄灭,而且不易散裂。《孟子·离娄篇》中说:“七年之病,求三年之艾”。说明我国不但在几千年前艾灸治病就很盛行,而且古人也认识到了艾灸治病以陈艾为佳。因为需要陈艾绒,所以贮藏期间,必须常晒,防止潮湿、霉烂和虫蛀。

第二节　艾灸的常用方法

一、艾炷灸法

艾炷是艾绒制成的圆锥形的艾团。一般是将陈艾绒放在平板上,用拇、食、中三指捏成圆锥形大小不同的艾炷。艾炷小的如麦粒,中等的如半个枣核,大的如蚕豆,现在常用的多为艾炷器制成的艾炷,高约 1cm,炷底直径为

0.8cm,重约0.1g（1个艾炷相当于1cm艾条），可燃烧3~5分钟（图128、图129）。

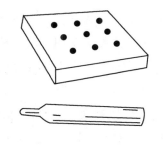

（一）直接灸法

1. **无瘢痕灸** 将中等艾炷放在穴位的皮肤上，点燃施灸，不等艾炷燃尽而患者感到灼痛时，立即更换艾炷再灸，不要使皮肤烧伤起疱。如用麦粒状小艾炷施灸，当患者感到灼痛时，医生立即用指甲将艾炷压灭，再更换艾炷继续施灸。多用于治疗腹痛、溏泻、腰痛、阳痿等一切虚寒性病症（图130）。

图128 艾炷器

图129 艾炷

2. **瘢痕灸** 施灸前点出准确穴位，选好舒适体位。在穴位上涂敷蒜汁，然后将艾炷粘上点燃施灸，等艾炷全部燃尽，除去灰烬，再涂蒜汁换艾炷再灸。将规定的壮数（1个艾炷为1壮）灸完为止。施灸时用双手在灸处周围轻轻拍击，可以缓解灼痛。施灸前用2%普鲁卡因在施灸的局部注射，可以麻醉不痛。施灸完毕用棉球或纱布将灸处擦净。用清水膏（广丹20~240g，麻油500g熬成的小膏药）紧贴灸处，以资保护。灸后1周左右化脓，6周左右结疤。化脓期间，如脓液过多则每日换膏药1~2次，脓液少则隔日更换1次。如果不化脓则每日在灸处用艾条灸5~10分钟，连灸2~3天即可化

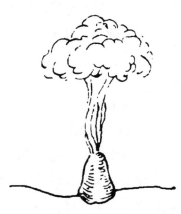

图130 直接灸

脓。本法由于能引起烧伤、化脓、结疤，患者较痛苦，因此目前应用很少。但灸风门、肺俞、膏肓、膻中治疗哮喘；灸水分、关元、气海、足三里治疗胃和十二指肠溃疡、水肿等症效果良好。

（二）间接灸法

1. **隔姜或隔蒜灸** 先将0.5~1分厚的鲜姜片或蒜片，用粗针刺几个孔，放在应灸穴位的皮肤上，然后再将艾炷放在姜片或蒜片上，点燃施灸，将艾炷燃尽，再换艾炷。将预定壮数灸完为止。一般施灸处出现湿润红热现象，患者

有舒适感觉为宜。为了防止灼痛起疱,必要时在姜片或蒜片下面,再垫上一片也可。隔姜灸多用于治疗消化不良、腹痛、溏泻、遗精、早泄等虚寒证和风湿痹证等;隔蒜灸,古人认为有消肿解毒、定痛、散结的功能,多用于治疗慢性肿疡,蛇、蝎、毒虫所伤等证(图131)。

2. **隔盐灸** 用干净的食盐将肚脐填平,再将艾炷或用艾条放在盐上点燃施灸,以患者感觉舒适为宜(严禁灼痛起疱)。古人认为隔盐连续施灸,有回阳固脱的作用,故多用于治疗腹痛、吐泻、虚脱等症(图132)。

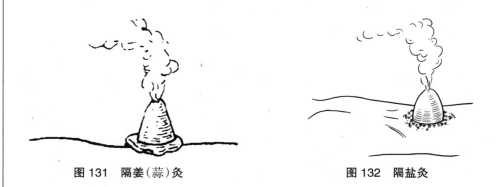

图131 隔姜(蒜)灸　　　　　　　　图132 隔盐灸

二、艾条灸法

艾条亦称艾卷,是我国古代雷火神针、太乙神针等药条灸简化而来的。

艾条是用细麻纸(或易燃薄纸)将艾绒卷紧后,用胶水或糨糊封住制成的。目前中医研究院中药研究所制的艾条长20cm,直径1.2cm,每支约重10g,可燃烧1小时。艾条不仅制作和操作简便,而且刺激量的强弱也容易掌握,所以目前应用最广泛。

艾条灸有两种手式,一种是以拇、食、中三指如持钢笔一样的持艾条,并用小指固定在被灸部位的附近,这样不仅能避免术者手腕动荡不稳,又能避免长时间施灸的疲劳。另一种是以拇、食二指持艾条,用中指固定在被灸穴位的附近。

1. **温和灸** 将艾条点燃的一端靠近穴位,距皮肤约2寸处。根据患者的热感反应,上下移动,调节温度。在患者施灸处有温热舒适感觉时固定施灸,灸到预定时间为止。一般可灸5~30分钟。本法由于灸火温热缓和,临床上最为常用(图133)。

2. **雀啄灸** 将艾条点燃的一端,距皮肤约 2 寸处,对准施灸穴位的皮肤,一起一落,像麻雀啄食样的施灸,一般可灸 5~10 分钟。本法由于灸火热度较小,多用于治疗小儿疾患和昏厥(图 134)。

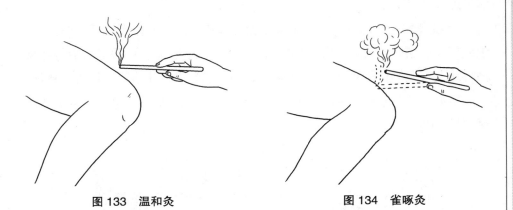

图 133　温和灸　　　　　　　　　　图 134　雀啄灸

3. **熨热灸** 将艾条点燃的一端,接近施灸部位,距皮肤约 1 寸处,像熨衣服样地往返移动,一般施灸 20~30 分钟。多用于治疗鹅掌风、皮炎、冻疮等(图 135)。

4. **温针灸** 亦称针柄灸。先将针刺入被针穴位,找到感应,然后将 1 寸左右的艾条插于针柄上或用艾绒裹在针柄上,由下面点燃施灸,借针体将艾火的热力传到穴内。多用于治疗风湿性关节痛和一切虚寒证(图 136)。

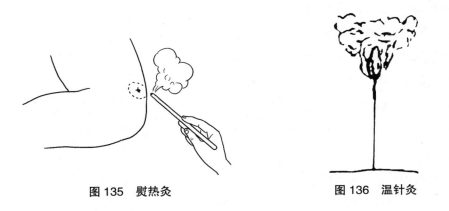

图 135　熨热灸　　　　　　　　　　图 136　温针灸

5. **灸箱灸** 用木制的箱施灸的方法。所谓灸箱,是用木板制作的长方形木箱。胸腹部常用的灸箱长 15cm、宽 10cm、高 8cm 大小。箱的底部开着,木箱的中下部,在距箱底约 3~4cm 处安装金属网。施灸时首先将灸箱放置在穴位上,将点燃的艾卷放置在正当穴位的金属网上面。灸箱的上面蒙上厚纸板,调节温度。每次施灸 10~30 分钟。多用于治疗风寒湿痹、痿证、腰痛、腹痛、泄泻等虚寒证(图 137)。

　　6. **温灸器灸**　温灸器是用金属制做的施灸器具。操作方法是:首先将艾绒或艾卷点燃放入温灸器内,并将其放置穴位上施灸,施灸的局部或沿着经络循行线上有温热感移动,局部产生热感,皮肤红润,患者能够感到舒适的感觉。一般施灸 10~20 分钟。本法适用于风寒湿证,痿证、腰痛、腹痛、泄泻等虚寒性疾病(图 138)。

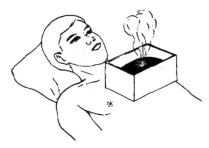

图 137　灸箱灸

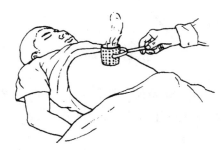

图 138　温灸器灸

　　7. **核桃壳眼镜灸(又名核桃壳灸)**　首先用细的铁丝或者铝丝制作眼镜架,并缠上布带。镜架的外上方制作长 1.5cm 的弯曲的小把手。将 1 个核桃破成两半,取出果实,只用核桃壳(壳有裂缝的不能使用)。首先将核桃壳在菊花水中浸泡 5~30 分钟,施灸时从中取出,安装在眼镜架上,然后,在镜架的小把手上安上 1.5cm 长的艾卷点燃。这个眼镜能够让患者戴着施灸。本法多用于结膜炎、麦粒肿、近视、远视、视网膜炎,球后视神经炎及视神经萎缩等证(图 139)。

　　8. **雷火神针灸(又名雷火针)**　雷火神针的操作,和毫针的提插法相似,是用棉布包裹灸棒按压穴位的方法。

　　雷火神针的处方:艾绒 60g,沉香、木香、

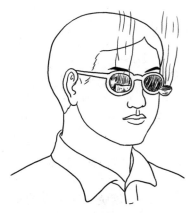

图 139　核桃壳眼镜灸

乳香、茵陈、羌活、干姜、穿山甲各 10g,麝香少许。将以上药物捣成粉末状混匀,铺开长、宽各约 30cm 的桑纸,将艾绒 24g 均等地铺在纸上,取以上细粉末状的药 6g,均匀地和入艾绒里,牢牢地卷成筒状,外用鸡蛋清涂抹,然后再用桑纸一张卷在上面,两头注意留约 3cm 的位置。

操作方法:

第一种方法,首先在施灸穴位上铺 3 层棉布,用拇、食、中三指握住雷火神针。点燃以后,用正在燃烧的一端在棉布上用力按压。待温热感消失后,再次点燃重新施灸。各穴做 5~10 次。再一种方法,是用棉布包住被点燃的上端,瞄准穴位,用力按压在穴位上的方法(如果患者感到火烫时,再增加 1~2 层棉布)。温热感消退后,再次点燃施灸(图 140)。

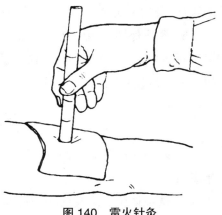

图 140　雷火针灸

第三节　施灸的作用与注意事项

施灸的作用很多,能治疗很多种病症,但用之不当,也会给患者造成痛苦,甚或发生事故,所以施灸时也应注意。

一、施灸的作用

《灵枢·经脉》篇说:“陷下则灸之。”《灵枢·禁服》篇说:“陷下者,脉血结于中,中有著血,血寒,故宜灸之。”《针灸大成·千金灸法》说:“若要安,三里常不干。”明代《医学入门》说:“药之不及,针之不到,必须灸之”。说明在不同穴位上施灸,不但能治疗很多种病症,而且还有预防和保健作用。

1. **温散寒邪**　艾绒性温,以火点燃熏烤或烧灼穴位,使火力透过皮肤、肌肉、经络,患者局部感到温热舒适或沿着经络上下传导,有温散寒邪,治疗风、寒、湿痹和虚寒性腹痛、泄泻等症的作用。

2. **温通经络**　凡属某一经络或部位气滞血凝,经络受阻引起的麻木、疼痛、肿胀等症,灸治一定的穴位,有温经止痛、调和气血的作用。

3. **益气养血** 凡属中气下陷引起的溏泻、脱肛、子宫脱垂,或气血耗损、经络失养引起的肌肉萎缩、肢体麻痹等症,灸治一定穴位,有益气养血,补虚扶正的作用。

4. **回阳固脱** 凡见四肢厥逆、气短脉微、手撒口开、目闭神昏、二便失禁的脱证,灸治一定的穴位,有回阳固脱的作用。

5. **预防保健** 历代文献中常提到灸法的预防作用,《医说》中提到灸三里可以预防中风。目前临床上常灸大椎、风门等穴预防感冒;灸足三里能调整脾胃功能,促进身体健康。

二、施灸注意事项

灸法虽然容易掌握,但在具体操作时如果不注意,不但影响疗效,也会发生事故。

1. **选择体位** 施灸前必须根据施灸的部位,选择舒适而固定的体位。

2. **施灸的壮数和时间** 艾炷大小和壮数多少,应根据病人之年岁大小和体质强弱酌情增减。老人、小孩和身体弱的,施灸时艾炷应当小些,壮数应当少些,艾条灸的时间要短些;身体壮的,中年人艾炷应当大些,壮数应当多些,艾条灸的时间要长些。艾条灸1分钟,相当于艾炷灸1壮。可以灵活掌握。

3. **施灸的部位** 头颈部和上腹部灸的壮数和时间应当少些,小腹部和腰背部灸的壮数和时间应当多些;在五官、面部、毛发处、生殖器官、大血管处、黏膜附近应避免施灸。

4. **做好思想工作** 瘢痕灸因有灼痛、化脓和结疤,施灸前必须向患者解释清楚,使患者和医生合作。

5. **禁灸** 咯血、吐血、中风闭证、大便秘结等实热证禁灸。《针灸大成》禁灸穴歌中提出的禁灸穴位:哑门、风府、天柱、承光、头临泣、头维、丝竹空、攒竹、睛明、素髎、禾髎、迎香、颧髎、下关、人迎、天牖、天府、周荣、渊腋、乳中、鸠尾、腹哀、肩贞、阳池、中冲、少商、鱼际、经渠、地五会、阳关、脊中、隐白、漏谷、阴陵泉、条口、犊鼻、阴市、伏兔、髀关、申脉、委中、殷门、承扶、白环俞、心俞,共45穴。如在面部施化脓灸,遗留瘢痕;人迎、委中均在大血管附近,应该禁灸。

但有些禁灸穴,施灸很有疗效,如灸隐白治疗崩漏,灸犊鼻治疗膝关节痛等。应根据临床实践,不要泥于古说。

6. **避免烧伤和火灾** 要防止艾绒或艾炷脱落,烧伤皮肤和衣被等。灸后将艾条的燃火一端剪掉,艾炷用镊子钳取,放入罐内,以免复燃发生火灾。

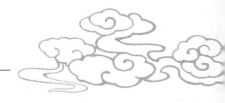
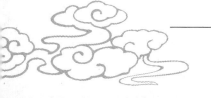

第三篇　临床治疗

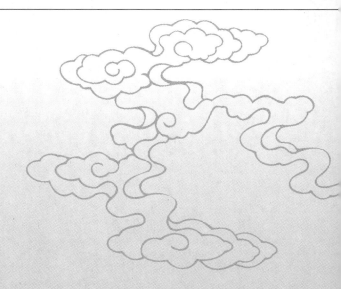

第一章 临床治疗总论

针和灸是两种不同的治病方法。针是刺入体内,灸是熏灼皮肤,都是通过穴位、经络调节人体脏腑、营卫气血而达到扶正祛邪、预防和治疗疾病的目的。

第一节 针灸治病总则

针灸是通过经络穴位,从外治内的治病方法,但其治病原则和内服药物一样,仍然是虚证用补,实证用泻。急则治标,缓则治本。分清主次,采取各个击破,以达到扶正祛邪的治病目的。

一、补 虚 泻 实

虚指的人体正气虚弱,实指的邪气偏盛。在具体运用上,实热证多采用浅刺出血方法,如局部青紫红肿,必要时用三棱针点刺放血;虚寒证应用补法留针或施灸。疼痛痉挛的多用泻法留针;麻痹不痛的多用补法和灸法。虚实夹杂的宜用平补平泻或补泻兼施。表证、皮肉病宜浅刺,里证、筋骨病宜深刺。

二、标 本 缓 急

一般来说,症状为标,病因为本。病邪为标,正气为本。本是主要方面,所以有治病必求其本的原则。但在临床上要灵活掌握,故又有急则治其标,缓则治其本的原则。急性病表现症状为主的如剧痛、尿闭、昏迷等,应先治症,然后治因。慢性病没有剧烈症状,则应以治疗病因为主。如思虑太过,劳伤心脾,出现心悸、盗汗、多梦、易惊、失眠、食欲不振,疲乏无力等一派症状,而治疗时要审症求因,只要抓住调理心脾,使其功能恢复正常,症状就随之消除。气血虚弱易受外邪侵犯,所谓"邪之所凑,其气必虚"的,当以培补正气为主,就是

"扶正祛邪"的法则。

三、主 次 先 后

在治病当中如遇患者病情复杂,应当先抓主要病症治疗。如妇女闭经引起其他病症,要先治闭经,经血一调,其他病就好调治或不治自愈;但如见到另一种情况,一个人身上患有几种病,也可先治好治的,后治难治的。如既有风湿性关节炎,又有消化不良,可先治消化不良,后治关节炎,因为关节炎是一个慢性病,须较长时间治疗才能治好的病。这样就可以各个击破。

以上所举,只是说明医生在治病时,既要掌握治疗原则,又要有灵活性。既要根据病情变化抓主要矛盾和主要矛盾的主要方面,又不能孤立静止片面地去看待疾病的产生和发展变化。要突出祖国医学的整体观念和辨证施治的特点,才能收到良好的治疗效果。

第二节　特定穴的应用

特定穴,是根据其性能而给予特别称号的腧穴,对临床诊断和治疗都很重要,现分类将其功能及应用概述如下:

一、五　输　穴

部位:五输穴都在四肢肘膝以下,手不过肘,足不过膝。阴经各有 5 穴,阳经各有 6 穴,共 66 穴。按井、荥、输、原、经、合的次序排列,阴经无原穴,而以输穴代之(表 8~表 9)。

功能:输有输通的含义。《灵枢·九针十二原》篇说:"经脉十二,络脉十五,凡二十七气,以上下。所出为井,所溜为荥,所注为输,所行为经,所入为合。"古人把井穴比作刚从地下涌出来的泉水;荥穴比作开始溜而不大的水流;输穴比作能灌溉运输的水流;经穴比作畅行的水流;合穴比作汇入大河的水流。说明五输穴有输通经络,运行气血,营养全身的作用。还有与五行配合的方法,即阴经的井属木,荥属火,输属土,经属金,合属水。阳经的井属金,荥属水,输属木,经属火,合属土。

表8　阴经五输穴

阴经	井(木)	荥(火)	输(土)	经(金)	合(水)
	所出	所溜	所注	所行	所入
	心下满	身热	体重节痛	喘咳寒热	逆气而泄
肺(金)	少商	鱼际	太渊	经渠	尺泽
脾(土)	隐白	大都	太白	商丘	阴陵泉
心(火)	少冲	少府	神门	灵道	少海
肾(水)	涌泉	然谷	太溪	复溜	阴谷
心包(相火)	中冲	劳宫	大陵	间使	曲泽
肝(木)	大敦	行间	太冲	中封	曲泉

表9　阳经五输穴

阳经	井(金)	荥(水)	输(木)	原(总刺)	经(火)	合(土)
	所出	所溜	所注	所过	所行	所入
	心下满	身热	体重节痛	脏腑病	喘咳寒热	逆气而泄
大肠(金)	商阳	二间	三间	合谷	阳溪	曲池
胃(土)	厉兑	内庭	陷谷	冲阳	解溪	足三里
小肠(火)	少泽	前谷	后溪	腕骨	阳谷	小海
膀胱(水)	至阴	通谷	束骨	京骨	昆仑	委中
三焦(相火)	关冲	液门	中渚	阳池	支沟	天井
胆(木)	窍阴	侠溪	临泣	丘墟	阳辅	阳陵泉

　　应用:凡脏腑经络发生的病症,皆可取该经的五输穴进行治疗,因此取穴的名称很多。

　　按症取穴:是根据五输穴主治取穴的方法。《难经·六十八难》说的:"井主心下满,荥主身热,输主体重节痛,经主喘咳寒热,合主逆气而泄"。即症见心慌,并有心下满闷的取心经井穴少冲;肺炎痰多,身热的取肺经荥穴鱼际;胃痛,并有逆气或下泄的取胃经合穴足三里;但井穴还用于发热、昏迷及急性病的治疗。

　　本经取穴:是脏腑经络有病取本经腧穴的方法。如咳喘症是肺经病,就取肺经穴位。

子母取穴：是本经应用五输穴"虚则补其母，实则泻其子"取穴的方法。如肝经（属木）实证泻行间（荥火），火为木之子；肝经虚证补曲泉（合水），水为木之母。

异经取穴：是异经应用"虚则补其母，实则泻其子"的法则取穴的方法。如肾经（属水）虚取肺经（属金）经渠穴补之（金为水之母）；肝经（属木）实取心经（属火）少府穴泻之（火为木之子）。

四季取穴：是根据春夏阳气在外，人体之气行于浅表，宜浅刺肌肉浅薄的井穴、荥穴；秋冬阳气在里，人体之气潜伏于里，宜深刺肌肉深厚的经穴、合穴。如春天伤风咳嗽取井穴商阳、少商；冬天腹痛泄泻取合穴曲池、足三里。

子午取穴：见《子午流注与灵龟八法》一篇。

五输穴歌：

> 少商鱼际与太渊，经渠尺泽肺相连。
> 商阳二三间合谷，阳溪曲池大肠牵。
> 厉兑内庭陷谷胃，冲阳解溪三里随。
> 隐白大都太白脾，商丘阴陵泉要知。
> 少冲少府属于心，神门灵道少海寻。
> 少泽前谷后溪腕，阳谷小海小肠经。
> 至阴通谷束京骨，昆仑委中膀胱知。
> 涌泉然谷与太溪，复溜阴谷肾所宜。
> 中冲劳宫心包络，大陵间使传曲泽。
> 关冲液门中渚焦，阳池支沟天井索。
> 窍阴侠溪临泣胆，丘墟阳辅阳陵泉。
> 大敦行间太冲看，中封曲泉属于肝。

二、原 络 穴

部位：除任、督和脾之大络外，其他原络穴位皆在四肢肘膝以下（表10）。

功能："原"即本源，有原气的含义。原气是生命活动的根本，起于脐下丹田，通过三焦，输布于五脏六腑和十二经脉。十二原穴是脏腑经络中原气驻留的部位，起着推动脏腑经络生理活动的作用。原穴都排列在五输穴之间，所以也已归属于五输穴范围。"络"有网络与联络的含意。十五个络穴,是十五络脉分出处的穴位,多在表里经之间,有协调经络、疏通气血的作用。

经脉	肺	大肠	胃	脾	心	小肠	膀胱	肾	心包	三焦	胆	肝	任脉	督脉	脾大络
原穴	太渊	合谷	冲阳	太白	神门	腕骨	京骨	太溪	大陵	阳池	丘墟	太冲			
络穴	列缺	偏历	丰隆	公孙	通里	支正	飞扬	大钟	内关	外关	光明	蠡沟	会阴	长强	大包

应用:《灵枢·九针十二原》篇说:"十二原者,主治五脏六腑之有疾者也。"说明原穴能治疗五脏六腑病。络穴在表里两经之间,所以能治疗表里两经的有关病症。如肺经络穴列缺,不仅能治肺经病,而且还能治大肠经病症。

原穴络穴可单独取用,亦可配合使用。原络配穴,亦称主客配穴。是先取发病本经的原穴为主。后取与其互为表里经的络穴为客。所以亦称表里配穴法。如心包络经病的胸满心跳,喜笑不休,取本经原穴大陵为主,再取三焦经络穴外关为客。

原络穴歌:

原穴歌:

心包大陵焦阳池,肝经太冲胆丘墟。

大肠合谷肺太渊,胃原冲阳太白脾。

小肠腕骨心神门,膀胱京骨肾太溪。

络穴歌:

膀胱飞扬肾大钟,脾经公孙胃丰隆。

大肠偏历肺列缺,小肠支正通里心。

心包内关焦外关,肝经蠡沟胆光明。

脾之大络名大包,督脉长强任会阴。

三、俞　募　穴

部位:俞穴皆位于背腰部脊柱两旁,募穴皆位于胸腹部,二者的穴位多数

第一章　临床治疗总论

269

与脏腑所在部位相对,故以脏腑而命名(表11)。

表11　俞穴与募穴

脏腑	肺	大肠	胃	脾	心	小肠	膀胱	肾	心包	三焦	胆	肝
俞穴	肺俞	大肠俞	胃俞	脾俞	心俞	小肠俞	膀胱俞	肾俞	厥阴俞	三焦俞	胆俞	肝俞
募穴	中府	天枢	中脘	章门	巨阙	关元	中极	京门	膻中	石门	日月	期门

功能:"俞"有输转的含意,是各经脏腑之经气向背部输转散布的处所,也是风寒外邪由背部侵入或脏腑功能失调在背部出现压痛等异常现象的部位:"募"与"幕"相通,有聚集的含意,是各经脏腑之经气在胸腹部聚集之处,也是脏腑功能失调在胸腹部出现压痛等异常现象的部位。因而俞穴、募穴均有疏调脏腑经气的作用。《素问·金匮真言论篇》说:"背为阳,腹为阴"。《难经·六十七难》说:"阴病行阳,阳病行阴,故令募在阴,俞在阳。"

应用:李东垣说:"阴病在阳者,当从阳引阴","故以治风寒之邪,治其各脏之俞"。"阳病在阴者,当从阴引阳","凡治腹之募,皆为原气不足,从阴引阳"。根据这一论述,笔者在临床上体会到:外感初期多取俞穴,内伤久病多取募穴;邪气有余多取俞穴,正气不足多取募穴,急性病多取俞穴,慢性病多取募穴;血分(阴)病多取募穴,气分(阳)病多取俞穴;以上所举为俞、募穴应用常规。如风寒初起,病未及里,误取募穴,则有引邪入里之弊,但临床见证错综复杂,往往有虚实夹杂,表里俱病,又要俞募配合应用,称为俞募配穴法。总之要根据病人的体质和病机反应,知常识变,灵活掌握。

俞募穴歌

俞穴歌:

胸三肺俞四厥阴,心五肝九胆十临。

十一脾俞十二胃,腰一三焦腰二肾。

腰四骶一大小肠,膀胱骶二椎外寻。

募穴歌:

心募巨阙肝期门,心包膻中肾京门。

肺募中府胃中脘,小肠关元焦石门。

膀胱中极胆日月,大肠天枢脾章门。

四、八 会 穴

部位:八会穴除头部外,分布全身各处(表12)。

表 12　八会穴

八会	腑会	脏会	筋会	髓会	血会	骨会	脉会	气会
穴位	中脘	章门	阳陵泉	绝骨	膈俞	大杼	太渊	膻中

功能:"会"有会合与聚会的含意,八会穴是指人体脏、腑、气、血、筋、脉、骨、髓八者之气所聚会的部位。有调理脏腑、调和气血、疏筋益髓的作用。

应用:凡是属于脏、腑、筋、骨、髓、血、脉、气这八个方面的疾病,皆可取有关会穴进行治疗。如筋挛、筋缩、筋软取筋会阳陵泉;脘腹胀痛、便秘或泄泻取腑会中脘。

八会穴歌:

腑会中脘脏章门,髓会绝骨筋阳陵;

血会膈俞骨大杼,脉会太渊气膻中。

五、八脉交会穴

部位:八脉交会的八个穴位,皆位于四肢腕踝前后(表13)。

表 13　八脉交会穴

经脉	肺	小肠	脾	胆	肾	膀胱	心包	三焦
穴位	列缺	后溪	公孙	临泣	照海	申脉	内关	外关
通脉	任脉	督脉	冲脉	带脉	阴跷脉	阳跷脉	阴维脉	阳维脉

功能:"交会"有交接会合的含意。八脉交会穴是十二经与奇经八脉交会相通的八个穴位,同样有调整脏腑、疏通经络的作用。

应用:八脉交会穴通常是两穴配合应用,亦可单独取用。如单取内关治胃病;内关、公孙配用治胃、心、胸部的病和疟疾;后溪、申脉配用治内眼角、颈、项、耳部病和发热恶寒的表证;外关、足临泣配用治外眼角、耳后、颊、颈、胁部病和往来寒热证;列缺、照海配用治咽喉、胸膈部病和阴虚内热证。

灵龟八法取穴:见《子午流注与灵龟八法》一篇。

八脉交会穴歌:

> 内关相应是公孙,外关临泣总相同;
>
> 列缺交经通照海,后溪申脉亦相通。

六、郄 穴

部位:十六郄穴,多在四肢肘膝以下筋骨间隙中(表14)。

功能:"郄"有孔郄的含意,为经气深聚之处,也是脏腑经络功能失调在四肢出现明显压痛等异常现象的部位。有输导经气、调整脏腑的作用。

表14 郄穴

经脉	肺	大肠	胃	脾	心	小肠	膀胱	肾	心包	三焦	胆	肝	阴跷	阳跷	阴维	阳维
穴位	孔最	温溜	梁丘	地机	阴郄	养老	金门	水泉	郄门	会宗	外丘	中都	交信	跗阳	筑宾	阳交

应用:凡脏腑及所属经络的急性病痛,皆可取该经的郄穴进行治疗。如急性胆囊炎,取胆经郄穴外丘。外感风热、肺气不宣,发热口渴、咳嗽黄痰,取肺经郄穴孔最。均可取得良好效果。

郄穴歌:

> 孔最温溜肺大肠,水泉金门肾膀胱。
>
> 中都外丘肝与胆,阴郄养老心小肠。
>
> 郄门会宗心包焦,地机梁丘脾胃相。
>
> 交信跗阳阴阳跷,筑宾阳交维阴阳。

七、六腑下合穴

部位:六腑的六个下合穴,皆在下肢膝关节以下(表15)。

功能:"合"有会合的含意,六腑下合穴是脉气从足三阳经分出注入六腑的部位,有调整六腑、输导经气的作用。

表 15　六腑下合穴

六腑	大肠	胃	小肠	膀胱	三焦	胆
穴位	上巨虚	足三里	下巨虚	委中	委阳	阳陵泉

应用：凡六腑的病症，皆可取该经的下合穴进行治疗。如阑尾炎属大肠病取上巨虚；胆囊炎取阳陵泉。

下合穴歌：

> 大肠下合上巨虚，小肠下合下巨虚；
>
> 三焦委阳胆阳陵，膀胱委中胃三里。

八、四　总　穴

部位：四总穴皆在肘膝以下。

功能：四总穴是从原、络、合穴中选出的，有调整脏腑、疏通经络的作用。

应用：四总穴是治疗有关经络及所辖区域病症的要穴。如牙痛、面肿、口眼歪斜等症取合谷穴治疗。

四总穴歌：

> 肚腹三里留，腰背委中求；
>
> 头项寻列缺，面口合谷收。

九、回阳九针穴

部位：回阳九针穴，分布于项、腹及四肢。

功能：有培补元气、回阳救逆的作用。

应用：凡脏腑气血衰弱，或外邪侵袭引起元气大脱可取此类穴位，回阳救逆；阳不用事，功能低下，可取此类穴位，补阳益气、恢复功能。如寒中少阴、四肢厥逆、甚或神昏不语，取涌泉、足三里、哑门、合谷以回阳救逆、开窍醒神。瘫痪痿软取环跳、足三里、三阴交以舒筋活血，恢复功能。

回阳九针穴歌：

> 哑门劳宫三阴交，涌泉太溪加环跳；
>
> 中脘三里合谷并，回阳救逆疗效高。

第三节 配 穴 法

配穴是针灸治病的处方,可单用一穴,也可用多穴配伍,与药物治病的单方和复方一样,要根据病情的需要而定。

一、远隔配穴法

远隔配穴法是在病症的远隔部位循经选穴治病的方法。适用于全身各种病症,对剧烈疼痛和痉挛效果好。

1. **循经配穴** 是循病变本经穴位配穴的方法,全身各症都可使用。如心悸不安配神门、内关;咳嗽气喘配尺泽、太渊。

2. **异经配穴** 是本经有病,取其互为表里或其他有关经穴位配用的方法。多用于复杂的病症。如肺热咳喘,口干咽痛配大肠经合谷、商阳;水不涵木,肝阳上亢配肾经阴谷、复溜。

3. **原络配穴** 详见特定穴中原络穴一节。

4. **上病取下,下病取上配穴** 是上面有病取下面,下面有病取上面穴位配穴的方法。如胃脘痛取足三里、内庭;牙痛取合谷;下肢瘫痪取肾俞、关元俞、秩边;手指无力取肩髃、曲池。

5. **左病取右,右病取左配穴法** 通常称为健侧取穴。《内经》有巨刺和缪刺之称。多用于治疗急性疼痛。《素问·调经论篇》说:"身形有痛,九候莫病,则缪刺之;痛在于左而右脉病者,巨刺之。"《针灸大成》巨刺论说:"巨刺刺经脉,缪刺刺络脉,所以别也。"指出病侵络脉,邪浅症轻,需缪刺;病犯经脉,邪深症重,需巨刺。笔者根据这一理论,在临床上治疗落枕、颈项强痛,针悬钟或后溪,左病取右,右病取左,浅刺;肩关节周围炎针条口透承山,左病取右,右病取左,深刺。有明显效果。

二、局部配穴法

局部配穴法是在病症的局部或邻近部位选穴治病的方法。适用于全身各处病症。对麻痹无力、红肿热痛和脏腑功能失调效果好。

1. **前后配穴** 是俞穴和募穴配用的方法。亦称俞募配穴法。详见特定穴中俞募穴一节。

2. **邻近配穴** 是在病变附近配穴的方法。亦称局部配穴法。治疗麻痹无力、红肿热痛效果好。如手指麻木取后溪、合谷；目赤肿痛取攒竹、睛明。

3. **阿是穴、"天应"穴配穴法** 是取病症周围的压痛点或"减痛点"（用手指押按疼痛消失或减轻的部位）治病的方法。如腰肌劳损，取压痛点或在结节肿物周围取穴；颈淋巴结核，在结核处围刺。

三、远近配穴法

远近配穴法是病症局部和远隔的穴位配合在一起治病的方法。适用于全身各种病症。

1. **上中下配穴** 是局部和上下肢穴位配用的方法。如腹痛吐泻取中脘、天枢、内关、足三里。

2. **远近双侧配穴** 是局部和远隔穴位配用的方法。全身病症都可使用。如失眠取百会、双神门；遗尿取关元、双三阴交。

3. **远近单侧配穴** 是取局部和远隔患侧或健侧配穴的方法。取患侧多治疗瘫痪痿软，取健侧多治疗疼痛痉挛。如取左颊车、地仓、合谷治疗左侧面瘫；取右下关、地仓、颊车、合谷治疗左侧面肌痉挛。

4. **远近交叉配穴** 是局部和远隔病侧与健侧穴位交叉配用的方法。全身病症都可使用。如取左风池、头维、太阳、右合谷治疗左偏头痛；取左支沟、右阳陵泉治疗胸胁痛。

第四节 "八法"在针灸治疗上的应用

"八法"在针灸治疗上的应用，是笔者根据内难二经有关针灸治病的理论指导，通过临床实践，应用八纲辨证、八法治病的原则写出来的，个人认识到针灸只要辨证清楚、配穴得要、手法精练，可以达到汗、吐、下、和、温、清、补、消的治病目的，1959 年《中医杂志》第 7 号曾作过介绍。三十多年来，又经过反复实践，反复认识，对原文作了某些修改和补充，现编入本书。

一、汗　　法

《素问·阴阳应象大论》说的："其在皮者,汗而发之",就是病邪在肌表的,应用汗法外解的治疗法则。《医学入门》说的："汗,针合谷入二分,行九九数,搓数十次,男左搓、女右搓,得汗行泻法,汗止身温出针……" 就是针灸利用经穴,开泄腠理、发汗祛邪治疗表证的方法。

1. **发散风寒**　取风池、大椎、身柱、风门、合谷、后溪,用烧山火法,使其产生热感发汗,主治感冒,头痛,恶寒,发热无汗,脉浮紧的表寒证。鼻塞流涕,配上迎香、迎香、列缺用平补平泻法,以祛风开窍。

2. **清透表热**　取大椎、陶道、身柱、肺俞,用丛针扬刺法,刺之出血;列缺、合谷用透天凉法,使其产生凉感发汗,主治感冒发热,咳嗽痰喘,脉浮数有力的表热证。如目窜面青,神昏不安,痰涎壅盛,配百会、印堂、人中、少商、商阳、中冲用点刺法出血,以清热宣肺,祛痰开窍。

3. **注意事项**　在大吐、大泻、大失血之后不可用汗法;气虚、阴虚患者,必须要用汗法时,可先针足三里补气,或照海滋阴,然后再行发汗,以达到驱邪而不伤正的目的。

4. **病案举例**

（1）烧山火法治暑湿:1937年7月15日在河北博野县小王村遇一郝某,男,31岁,农民,在农田里干活,突然中暑昏倒,抬回家中,醒后患者头重剧痛,肢体酸困重痛,身热恶寒,有微汗,胸闷腹胀,恶心想吐吐不出,舌苔厚腻,脉滑,辨证系暑湿伤表,肺气不得宣降,采用发汗宣肺,祛暑化湿之法。针风池、百会、大椎、列缺、合谷、足三里用烧山火法,使患者全身出汗,出汗后约一个半小时,身热恶寒、全身重痛逐渐消退。第二天,患者仍感疲乏无力,脘腹闷胀,不思饮食,大便溏泻,辨证系湿热内蕴,升降失职,采用和中健胃,清暑利湿之法,针中脘、天枢、气海、足三里用平补平泻法,留针20分钟。每日1次,针治3次,脘腹闷胀等症状均消失。为了巩固疗效,又针曲池、足三里2次而愈。此证先以暑湿伤表为主,故用烧山火法,促其出汗,以祛暑湿,汗出后身热恶寒得解;湿热内蕴为主,用和中利湿以调之,而病愈康复。

（2）透天凉法治高热:1938年4月12日在北平索家坟遇一徐某,男,8岁,学生,高热（体温40.3℃）惊厥,阵发性抽搐一天多,头痛,咽喉肿痛,咳嗽,有时神昏、谵语,脉浮数,辨证系风热犯肺,内陷心包。采用泻热醒神,疏风清肺之法,针风池、大椎不留针,人中、尺泽、内关、合谷用透天凉法,使患者全身出汗,留针 30 分钟,出针后患者抽搐停止。5 个小时后,高热退至 37.1℃。第 2 天,患者自诉:身上舒服多了,但仍有头痛、咽痛、咳嗽,体温 38℃,又针风池、大椎、陶道、肺俞用凉泻法,不留针,尺泽、合谷用凉泻法,留针 30 分钟,每日 1 次,连续针治 5 天病愈。此证以热陷心包,扰动心神为主,用透天凉法泻高热、醒心神,抽搐自止。

二、吐　法

《素问·阴阳应象大论》篇说的:"其高者,因而越之",就是病邪在上,胸满脘胀的,应用吐法催吐急救的治疗法则。《医学入门》说的:"吐,针内关入三分,先补六次,泻三次,行子午捣臼法三次,提气上行,又推战一次,病人多呼几次,即吐……"就是针灸利用经穴催吐,引导有害物质吐出的方法。

1. **涌吐风痰**　取天突或旁廉泉用导痰法(图 141)。即以左手拇指或食指紧按天突穴,候至患者作呕时,速刺天突穴,欲使其激起内脏反射作用,上涌作呕,即可将顽痰涌出,如不能将顽痰涌出,再以左手拇指和食指紧切左右廉泉穴,候至患者作呕时,用指切速刺法针右旁廉泉速刺速出,再作呕时,再速刺左

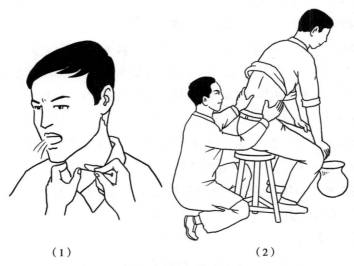

（1）　　　　　　　　　　　　　（2）

图 141　导痰法(针旁廉泉)

侧旁廉泉。欲使其激起内脏反射作用，上涌作呕，即可将顽痰涌出。如患者极力作呕，口吐黏液，而痰仍不能顺利涌出时，急将患者扶起，医者两手用力撑肋，拇指紧按两侧肾俞穴，就可以促其患者将顽痰涌出，主治中风闭证和小儿惊风，所致痰阻咽喉，不能吐出的险症。如中风不语，配风府用凉泻法，针时让患者喊一、二，金津、玉液用"金钩钓鱼"法（图 142）（用速刺法进针 2~5 分，找到感觉后，拇指向前捻，用针尖拉着有感觉的部位抖提几次），能起到清热开窍，诱导说话的作用。

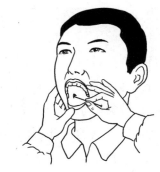

图 142　金钩钓鱼法（针金津、玉液）

2. **通结催吐**　取中脘、幽门用催吐法（图 143）。即以左手中指紧按中脘穴，右手持针刺入八分，找到感觉用关闭法，是中指压在针的下方，其他四个手指压按在左右两侧（称为"五穴取一"），右手持

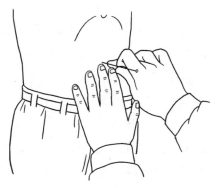

图 143　催吐法（针中脘）

针的针尖和左手压按的指力，随其出气向胸部努力推进 1 分，随其入气左手减轻压按，将针尖提退 1 分，反复操作几次，使感觉向上传导，欲使其气向上攻，激起内脏反射作用，上涌作呕，急速将针拔出。就可以将胃脘停留难以消化的食物呕吐而出。如患者仍不能呕吐时，急用左手食、中二指压按左右幽门穴，其他手指压按在左右两侧，候患者作呕时，速刺右侧幽门，再作呕时，再速刺左侧幽门，即可促其患者呕吐。主治食物中毒或宿食停滞、壅塞胃脘、欲吐不出的险症。如肝郁气滞，胸脘隐痛，两胁胀满，呃逆厌食，配期门、行间用凉泻法，中脘、足三里用平补平泻法，以舒肝理气。

3. **注意事项**　年老体弱、慢性病、妊娠期、产后、大失血后、气虚、气短、哮喘患者都不能用吐法。

4. **病案举例**

（1）导痰法治麻疹不透：1935 年麻疹大流行，有的患儿疹出不畅、高热不退；有的疹出即没；或疹色紫暗，口唇青紫，鼻煽抽风，痰堵咽喉，无力吐出和下

咽。我和父亲用"导痰法"取天突等穴,挽救了很多患儿的生命。1935 年 3 月
12 日随父亲毓琳公去河北安国县西寇村出诊,遇一周某,女,4 岁,出麻疹 2 天,
体温突降,疹出突没,面色青紫,唇青鼻煽,全身皮肤片片紫暗,四肢抽搐,眼球
上吊,痰堵咽喉,脉微欲绝,正处在危急时刻。父亲用左手拇食二指捏住两侧
旁廉泉穴,用毫针点刺后,用左手中指抠天突穴(导痰法),听到患儿喉中咕噜
一声,其母忙将患儿放在床上,患儿连续咳嗽、咯痰,咯出很多黏痰,吐后患儿
的皮肤逐渐红润,麻疹又逐渐出现,神志也清醒了。父亲又取 2 个鲜橘,取其
汁,喂给患儿,经调治,患儿恢复了健康。

（2）催吐法治食停胃脘:1938 年 11 月 13 日在河北安国县北娄村遇到 4
个 20 来岁的男青年,打赌吃花生米,一个青年郑某,连续吃了一斤多,即脘腹
胀痛不能忍受,躺在床上翻滚,并说胸部堵闷想吐,但吐不出。检查时患者面
色时红时白,痛苦病容,腹胀如鼓,拒按,脉洪大。当即针双内关,用关闭法,使
针感传到前胸,不留针,接着用催吐法针中脘,左手中指压在穴位的下方,其他
四指排开压在左右两侧,进针得气后,右手持针继续顶着感觉,左手加大压按
的指力,双手配合随呼吸向胸部推按(呼气时向胸部推按,吸气时减轻压),反
复操作,激起内脏反射,患者开始上涌作呕,将针拔出后,即开始连续呕吐,吐
出大量不消化食物,其中有花生米。

三、下　法

《素问·阴阳应象大论》说:"中满者,泻之于内"。《素问·至真要大论》
说:"盛者泻之"。就是病邪在中焦,腹中胀满的,应用泻法攻下的治疗法则。
《素问·针解》说:"满而泄之者,针下寒也,气虚乃寒也……邪胜则虚之者,出
针勿按……刺实须其虚者,留针阴气隆至,乃去针也。"《医学入门》说的:"下,
针三阴交入三分,男左女右,以针盘旋,右转六阴数毕,用口鼻闭气,吞鼓腹中,
将泻插一下,其人即泻,鼻吸手泻三十六遍,方开口鼻之气,插针即泻……"就
是针灸利用经穴,泻热导滞,排除肠胃积结,通便止痛,推陈致新的方法。

1. 泻热通便　取大肠俞、天枢、丰隆、足三里用凉泻法,使其产生凉感下
泻,主治胃肠积热,腹痛拒按,大便秘结,脉数有力的实热证。如年老体衰、气
血亏耗、肠失润养的阴虚便秘,则取支沟透间使用泻法,次髎、三阴交、照海用
补法,以清热养阴,润肠通便。

2. **清肠导滞** 取中脘、天枢、气海、曲池、足三里用凉泻法,使其产生凉感通便,主治湿热阻滞、腹痛便秘或下痢赤白、里急后重、脉滑数的湿热症。如小儿食积痞块,取上脘、中脘、建里,用平补平泻法不留针,取三关穴用点刺法出血,以健脾助运,消积化滞。

3. **注意事项** 表邪未解、妇女妊娠、产后、大出血不能用下法。年老体衰以及虚弱患者应慎用,或攻补兼施。

4. **病案举例**

(1)泻热通肠治便秘:1938 年 12 月 2 日去河北安国县中阳村出诊,遇一高某,男,26 岁,脘腹胀痛,嗳气厌食,已 3 天不见大便,小便短赤,面红身热,心烦,唇干口臭,舌红、苔黄燥,脉滑数。辨证系肠胃积热,耗伤津液,采用泻热通便、生津润肠之法,针中脘、天枢、足三里、上巨虚用凉泻法,使腹部和下肢产生凉感,留针 30 分钟。针后不到 30 分钟即觉肠鸣,急欲大便,开始时便下干硬发黑如羊粪,继则泻下稀便,泻后脘腹胀痛消失,想进饮食,第 2 天再诊时,患者已能进饮食,身已不热,大小便恢复正常,惟仍唇干口臭,仍针上述穴位,用平补平泻法,治疗 2 次病愈。

(2)通利膀胱治尿闭:1938 年 12 月 20 日去博野县许村出诊。遇一戴某,男,64 岁,小便淋漓疼痛 2 日,欲便不得,小腹胀痛、隆起、拒按、口干,苔黄,脉弦数。辨证系湿热不化,下注膀胱,气化失调,气机阻滞而成。采用通调水道,疏利膀胱之法。针水道、三阴交、涌泉用泻法,留针 15 分钟。用左手掌心压在肚脐上,中指压在中极穴上,随患者呼吸,用手掌向下推按,逐渐加力,操作 2 分钟,即有少量尿液排出,右手持针从中极向耻骨方向斜刺 0.5 寸,用提插泻法,出针后小便即自行排出,第 1 次针后,小腹胀痛减轻,共针 3 次病愈。

四、和　法

《素问·至真要大论》说的:"谨察阴阳所在而调之,以平为期",就是病邪在半表半里或阴阳偏盛偏衰的,应用和法和解与调整平衡的治疗法则。《灵枢·终始》篇说的:"阴盛而阳虚,先补其阳,后泻其阴而和之;阴虚而阳盛,先补其阴,后泻其阳而和之",就是针灸利用经穴调和机体在生理、病理、机能上的偏盛偏衰、扶正祛邪的方法。

1. **和解少阳** 取大椎、陶道、身柱、液门、外关透内关、侠溪用阳中隐阴法,使其先热后凉,主治外感病,邪传半表半里,出现寒热往来,胸胁苦满,口苦咽干,心烦喜呕证候。如疟疾,在发作前1~2小时取大椎、陶道、身柱针后加灸10~20分钟,能起到扶正截疟的作用。

2. **疏肝理气** 取神封、上期门、膻中、膈俞、肝俞用平补平泻法,支沟、阳陵泉留针10~20分钟,主治肝气郁结的胸胁胀痛。如肝阳上亢、头痛、眩晕、失眠,取百会、印堂、神门、三阴交用平补平泻法,留针20~30分钟,有平肝潜阳,养阴安神的作用。肝气下滞、出现疝气、偏坠、睾丸抽痛,配大敦针后加灸10~20分钟,照海、中都用平补平泻法,留针20~30分钟,有疏经活血,行气止痛的功能。

3. **和血调经** 取气海、关元、气穴、合谷、三阴交用平补平泻法,留针10~15分钟,使其产生胀感,主治妇女月经不调、经闭、痛经等症。如痛经、取关元、归来、三阴交用平补平泻法,留针20~30分钟,有舒肝理气,活血止痛的作用。

4. **注意事项** 表邪未解或邪热传里均不能用和法。和法用于病邪既不在表,又不在里,而在半表半里之间。此外和法还能调和气血、调和肝胃、调和阴阳,使机体达到平衡,是符合古人所谓"平则不病"的道理的。因此,和法在针灸的应用方面是最广泛的。

5. **病案举例**

(1)振阳醒神治嗜睡:1981年3月6日在北京治一张某,女,18岁,北京大学学生。1980年11月10日从高处摔下,后头部右侧碰在水泥地上,昏迷了半天,清醒后感觉头部麻木沉重,头顶部胀痛,眩晕、耳鸣,记忆减退,疲乏无力,整日昏昏欲睡,不能看书和学习,北大医院外科诊断为脑震荡,休学治疗期间服脑复康、谷维素等药效果不显。检查时患者表情淡漠,情绪抑郁痴呆,精神疲倦,面色无华,舌质淡,边有紫斑,苔薄白,脉弦细。辨证系瘀血阻络,元神失养,阴盛阳虚。采用活血化瘀、振阳醒神之法,针风池,用烧山火法,使热感传到前额,微出汗,不留针。百会、神庭、头维、合谷、照海,用平补平泻法,留针20分钟,每日1次。针治3次,头即不胀痛了,头昏嗜睡现象好转。在上述方法的基础上加太阳、神门、三阴交,每周2~3次,针治20次后症状基本消失,能每天看书学习5~6小时,但有时头晕,再针风池、百会、神庭、合谷、神门用平补平泻法,留针20分钟,每周2次。治疗30次后,头昏等症完全消失,记忆力也恢复了正常,每天看书学习 10~12 小时,亦无头晕疲劳感觉。1981 年 9 月复学后,能适应学校生活,学习成绩良好,1982 年 1 月 20 日来信说,年终考试每门课程均优秀。

(2) 扶正降逆治奔豚:1951 年 10 月 20 日在北京治一秦某,女,42 岁。患者 1948 年因战乱惊吓,每夜做噩梦恐惧发惊醒,1949 年 8 月开始觉得有一股气从小腹经胸膈向上直冲咽喉,有时腹痛、恶心、胸闷、昏厥,经常反复发作已 2 年。检查时精神不振,情绪郁闷,面色㿠白,无光泽,舌苔薄白,脉弦。辨证系惊恐忧思,损伤心肾,累及冲脉,而致阴气上冲,称为奔豚气。采用扶正降逆、和中安神之法,针天突,将针弯成弓形,左手食指紧按针穴,右手持针弓背朝咽喉,不捻不转,沿气管和胸骨之间缓慢直刺 1.5 寸,膻中沿皮向下刺 1 寸,公孙、内关用平补平泻法,留针 30 分钟,针后患者自觉气已不上冲,咽喉也不堵闷。第 2 天诊时仍有噩梦害怕,又按上述穴位和方法针治 1 次,腹痛、恶心等症明显好转,改针百会、神庭、印堂、内关、三阴交用平补平泻法,留针 20 分钟,每周针治 3 次,针 15 次时症状完全消失。恢复了工作。1952 年 10 月 2 日随访未再复发。

五、温 法

《素问·至真要大论》说:“寒者热之”和“清者温之”。《素问·阴阳应象大论》说:“形不足者,温之以气。”就是感受寒邪或形体虚寒的,应用温法温经散寒补气的治疗法则。《灵枢·经脉》篇说:“寒则留之”。《灵枢·九针十二原》篇说:“刺寒清者,如人不欲行”(即急进,慢退)。《针灸大全》说:“有寒则温之”,就是针灸利用经穴消除沉寒阴冷、补益阳气的方法。

1. **温中散寒** 取上脘、中脘、建里、下脘、梁门、足三里或膈俞、肝俞、脾俞、胃俞,用热补法或留针加灸 10~15 分钟,使其产生热感,主治胃脘隐痛,得温则减,消化不良,脉沉缓的虚寒证。如胃脘剧痛,呕吐恶心,取内关、公孙留针 20~30 分钟,以疏调肝脾,镇痛止呕。

2. **温肾壮阳** 取肾俞、关元俞、次髎用热补法,使腰部产生热感,主治腰痛腿软,脉沉细无力的虚寒证。如腰背剧痛,不能转侧,配委中、秩边、人中用热补法,留针 10~15 分钟,以散寒镇痛。

3. **温通经络** 上肢,取大椎、大杼、膏肓、肩髎、肩髃、曲池、外关、合谷、后溪;下肢,取肾俞、关元俞、次髎、秩边、环跳、风市、阴市、阳陵泉、足三里、绝骨、解溪、申脉;按顺序由上而下针刺("通经接气法"),用热补法或针后加灸10~15分钟,使其产生热感,主治瘫痪、痿软、风湿痹症。如下肢瘫痪,取环跳、风市、阳陵泉、绝骨、用热补法,使热感传到足趾,以温经活血,恢复功能。肩痛不举取天宗、肩髃、肩髎、天髎透肩井、条口透承山,用热补法,俗称"穿胛热"(图144)。能祛寒镇痛,舒筋利节。

4. **注意事项** 实热证不可用温法。

5. **病案举例**

(1)温散寒湿治胸痹:1952年1月5日在北京治一李某,男,52岁,北京五星啤酒厂工人。1947年冬天值夜班,一夜寒不可耐,第二天开始胸痛,胸闷气短,不敢着凉,冬天加重,夏天减轻,每年犯病,一年比一年重。当时胸痛及背,咳嗽不能平卧,有时心慌、出汗。检查面

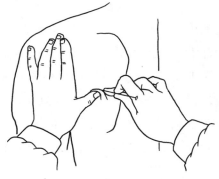

图144 穿胛热(针天宗)

色苍白,慢性病容,抬肩呼吸,手足冰凉,舌苔白腻,脉滑。辨证系胸阳不振,寒邪侵袭,阴寒凝滞,结成胸痹。采用温痹振阳、散寒利湿之法,针肺俞、厥阴俞、心俞用热补法,使温热感传到胸部,不留针,膻中灸10分钟,内关、公孙用热补法,留针20分钟,针灸后胸痛减轻,每日针灸1次,3次后胸痛基本消失,但仍喘息气短,改针百劳、大椎、肺俞、膻中、列缺、照海用热补法,留针20分钟,每周2~3次,治疗13次时,症状完全消失,恢复了工作。1953年1月10日随访未再复发。

(2)暖宫散寒治不孕:1952年3月20日在北京治一朱某,女,28岁,飞行员家属,结婚5年未生育,丈夫健康。患者14岁月经初潮,1946年秋天游泳后小腹冷痛,腰腿酸痛,经期加剧,月经量少色暗,舌质淡、苔薄白,检查小腹凉,关元处有压痛。辨证系寒邪侵袭,客于胞宫,采用暖宫散寒、养血助孕之法,针关元俞、次髎用烧山火法,使热感传到小腹,不留针,天枢、气海、三阴交用热补法,使热感传到小腹和足趾,留针20分钟,每周3次,治疗到4月19日,针达12次时,月经来潮,血量血色正常,小腹冷痛明显好转。休息1周,继续按上述方法治疗到5月20日,月经未见来潮,亦无小腹冷痛、腰腿酸痛等症而停诊观

察。7月1日其丈夫告之,经化验已怀孕,1953年6月寄来一男孩照片留念。

(3)过眼热治青盲症:1951年10月11日在北京治一张某,男,35岁,中学教员,视物不清已半年。患病前患者工作特别紧张,白天讲课,晚上看书,5月2日晚上突然两眼辨不清字迹,自想可能是太疲劳,即卧床休息,但第二天症状如故,去同仁医院检查,诊断为"球后视神经炎",服药效果不显。患者两眼不痛不痒,视力:右眼0.1,左眼0.08,舌苔薄白,脉细。辨证系视物过劳,耗伤气血,气血不能上荣于目,目失所养。采用温通脉络,活血明目之法。针风池用过眼热法,左手拇指押在针穴下方,其他四指排开押在针穴左侧,右手持针沿左手拇指指甲向对侧太阳斜刺,使热感传到眼底,不留针,内睛明用压针缓进法,瞳子髎、球后用平补平泻法,留针20分钟,每日1次,治疗到10月25日,针达10次时,视力明显好转,右眼0.5,左眼0.5。治疗到11月10日,针达20次时,视力恢复到右0.8,左0.7。改为每周针3次,治疗到12月8日,针达30次时,视力恢复到右1.2,左1.0,停诊观察到1952年1月25日,双眼视力保持在1.0以上。

(4)穿胛热治肩凝症:1952年12月15日在北京治一雷某,女,52岁,奉天会馆居民。患者7月暑天,洗冷水澡受凉,出现左肩臂痛,不能抬举,不能穿衣,不能梳头,夜里疼痛加剧,不能入睡,天坛医院诊断为:"肩关节周围炎",用"封闭疗法"治疗后,肩臂痛减轻,但仍不能上举,肩肱连动,活动受限,插腰困难。辨证系外寒侵袭,凝结肩胛。采用散寒通络、舒筋利节之法,针天宗用穿胛热法,左手固定肩胛下部、拇指揣穴、押在针穴下方,右手持针沿左手拇指指甲从冈下肌下缘、向上斜刺5~8分,得气后推努守气,同时左手五指加重压力,向肩部推按,使热感穿过肩胛到肩关节及手指,肩髎、肩髃、手三里用温通法使热感传到肩胛,留针30分钟,出针后再针条口透承山,边操作边嘱患者活动患肩,针后,肩臂痛减轻,治疗6次后,肩臂痛消失,活动自如而停诊。

六、清　法

《素问·至真要大论》说:"温者清之。"《针灸大全》说:"有热则清之。"就是病邪化热,耗伤津液,应用清法清热养阴的治疗法则。《灵枢·经脉》篇说:"热则疾之";《灵枢·九针十二原》篇说:"刺诸热者,如以手探汤(即慢进、急退)。"就是针灸利用经穴,清热除烦,生津止渴的方法。

1. **清热开窍** 取百会、人中、承浆、十宣用点刺法出血，主治中风窍闭，中暑昏迷，小儿惊厥，热极神昏，癫痫，脏躁等症。如疯狂、脏躁，在痰迷心窍、精神失常、哭笑打骂、不识亲疏时，取内关、合谷用赤凤摇头法，人中、承浆、百会、巨阙、中脘、丰隆、太冲用凉泻法。留针 20~30 分钟，使其产生凉感，以熄风降痰，清热开窍。

2. **清热养阴** 取尺泽、委中用三棱针点刺出血，排其血中毒热，主治霍乱腹痛，上吐下泻之急症。如呕吐不止，取内关用泻法，留针 20~30 分钟，能清热止吐，如吐泻之后，津液耗损，正气大亏，脉细无力的脱证，取气海、神阙灸 20~30 分钟，中脘、天枢、足三里用补法，以疏导气机，回阳救阴。

3. **清热解毒** 取风池、大椎、颊车、翳风、合谷用凉泻法，使其产生凉感，留针 20~30 分钟，少商、商阳用点刺法出血，主治痄腮（腮腺炎）、咽喉肿痛、口唇生疮等温毒积热证。如项后发际疮疖（毛囊炎），取大椎、身柱、灵台、筋缩、脊中、命门、腰阳关、腰俞用丛针扬刺法，使之出血，是采取"釜底抽薪"。

4. **注意事项** 体质虚弱、大便溏泻的虚寒证，不可用清法。

5. **病案举例**

（1）清心醒神治疯狂：1943 年 3 月 21 日，作者在北平遇一刘某，男，19 岁，患疯狂症已 11 天，其母请我到前圆恩寺家中出诊。当时患者被锁在三间东房内，进屋后主人将我也锁在室内，我坐在中间屋内的木椅上，见北边房间里的病人，面红目赤，两眼怒视，手持一根 5 尺长的铁棍（捅洋炉子用的铁捅条），胡抢乱砸，已将室内的桌、凳、烟筒等物砸烂，只有一个 4 尺来高的生铁洋炉子、一把椅子没砸坏，病人见我是个陌生人，举着铁棍向我头部打来。当时院子里看热闹的人很多，听到屋内咕咚一响，有位妇女喊道："了不得了，疯子举铁棍打伤大夫了，快救人呀！"众人将门打开见我还坐在椅子上，病人却躺在地上，只是呻吟，不能动转。患者的母亲问我："这是怎么回事？"我说："病人举铁棍打我时，我顺手点了他一下，扎了一针。"（用点穴法点期门、白虎摇头法针合谷）。我接着说："你们请我来，却把我同病人锁在一起，如果我不把他治服，病人还不把我打死吗？你将病人的病情给我说清楚，给我道个歉，我就能给他治。"其母随即介绍了患者的病情，"患者原是警察，病前有一天夜里站岗时，看见几个影，回家后他恐惧异常，过了 2 天就不分亲疏、见人就打。父母不得不将其锁在屋内，昼夜各派 6 名青年轮流看守，从窗户孔送水送饭，6 天来患者将碗全部摔碎,已6天未进饮食了,但病人的力量还很大,4天前6个青年给病人送饭,他将碗和盘子砸碎,饭菜倒了满地,6个人也被打伤了……"我即给病人针人中,留针10分钟,患者稍微清醒后,摇摇晃晃地站了起来,从此就不再打人、砸东西了。但患者的父母害怕再犯病,让患者每天吃住跟我在一起,左右不离。我每天给他针百会、合谷或内关、神门或中脘、丰隆等穴,用凉泻法,以清心醒神,祛风豁痰。治疗约1个月,患者恢复了健康,后来跟我学习了针灸,1952年在北京市广安门联合诊所参加了工作。

(2)清热化湿治黄疸:1943年3月15日在北平北新桥出诊,遇一朱某,男,42岁,患黄疸病已半年,因家贫无钱住医院,只好在家中,由14岁的儿子守候,供给饮食,检查时全身皮肤和巩膜黄染,被褥也被染黄,布面有黄色颗粒,扫在地上似黄沙,卧床呻吟,发热,口苦,不思饮食,消瘦,腹部胀满,舌苔黄腻,脉弦数。辨证系感受湿热、内蕴肝胆,采用清热化湿、疏肝利胆之法。针期门、日月、中脘、阳陵泉用凉泻法,使凉感传到腹部和下肢。留针20分钟。第2天身热即退,黄色减轻,口已不渴、不苦。又按上述方法连续针治5次,精神好转,饮食增加,皮肤黄色消退。

(3)透脊凉法退高热:1972年3月12日在成县医院会诊一徐某,女,3岁,患儿因麻疹后发热咳嗽2天而入院,入院后诊断为病毒性肺炎,用抗生素治疗1周,未见好转,体温一直在39℃以上,会诊当日病情恶化,出现心衰症候,抢救后虽有缓解,但仍未脱离危险。神志不清,昏睡露睛,呼吸困难,口鼻周围发青,面色㿠白,对外界无反应,用鼻饲进食及氧气吸入,一天内泻下水样加不消化食物7~8次,腹胀如鼓,舌苔薄白、质红,唇干,无涕泪,脉浮数无力。辨证系温邪入肺,热灼伤津。采用清热肃肺、扶正育阴之法。针大椎用透脊凉法,左手食指押在穴位上方,右手持针向第一胸椎棘突上缘斜刺5分,得气后撤去押手,捻提守气,使凉感传到腰骶部,不留针,身柱、肺俞、人中、少商点刺出血。针后1小时体温降至38℃,神志清醒,呼吸转平稳,病情好转。第2天复诊,体温已降至37.5℃,精神好转,未再腹泻,已撤去鼻饲及吸氧,舌苔薄白而润,脉稍数,又采用清肺养阴之法,针大椎、身柱、肺俞、鱼际用凉泻法,不留针。14日再诊时,患儿精神已基本恢复正常,体温37℃,因时有咳嗽,再针大椎、陶道、肺俞、列缺用提插的平补平泻法,不留针,治疗后第2天患儿就出院了。

七、补　法

《灵枢·经脉》篇说："虚则补之"，《素问·阴阳应象大论》说："因其衰而彰之"，《针灸大全》说："补则补其不足"，就是形体衰弱或气血不足的，应用补法益气养血的治疗法则。《素问·针解》说："刺虚须其实者，阳气隆至，针下热，乃去针也"，《灵枢·官能》篇说："阴阳皆虚，火自当之"，就是针灸利用经穴扶正祛邪，补益人体的阴阳气血和脏腑虚损的方法。

1. **培元固本**　取神封、幽门、中脘、列缺、太渊、足三里、照海用热补法，大椎、百劳、肺俞、心俞、膏肓、肝俞、脾俞、肾俞、针后加灸 10~20 分钟，使其产生热感，主治喘咳气短、消化不良、自汗、盗汗等脏腑虚损症。如阳痿早泄，遗精，遗尿，取肾俞、关元俞、膀胱俞、关元、三阴交，用热补法或针后加灸，以补肾益精，固本壮阳。

2. **补中益气**　取中脘、关元、天枢、腰俞、会阳、长强，用热补法或针后加灸 20~30 分钟，使腹部和肛门温热，主治久泻不止，脱肛不收，腹痛喜温，苔薄白，舌质淡，脉迟无力的脾胃虚寒证。如五更泄泻，神衰厌食，配脾俞、胃俞、关元俞，用热补法或针后加灸，以温肾暖脾，涩肠固脱。

3. **固崩止带**　取大赫、中极、归来、三阴交，用热补法，留针 10~15 分钟，使其产生热感，主治经行不止、赤白带下、脉细无力、冲任不固的虚寒证。如血崩不止，神昏不语，面白脉微的脱证，取隐白、人中用补法，行间用平补平泻法；大敦针后加灸 10~20 分钟，以回阳固脱，补气摄血。

4. **注意事项**　邪气实不能用补法，邪气未尽不能早用补法，虚中夹实不能单用补法。针灸补法是调整人体生理功能，调动体内积极因素，抗御病邪的治疗方法，故在临床上应用最广泛。

5. **病案举例**

（1）补中益气治阴挺：1971 年 4 月 14 日在成县医院会诊一李某，女，38 岁，农民，因第三胎产后 20 天下地做重体力劳动，觉得腰部酸痛，小腹重坠，阴部闷胀，腿软无力，不能走路而入院，住院 3 天，用中西药物治疗，效果不明显，妇科检查：子宫呈Ⅲ度脱垂，舌质淡，苔薄白，脉沉细。辨证系气血虚损，中气下陷，胞宫不固。采用补中益气、升提下陷、固摄胞宫之法。针中脘、气海，提托用热补法，使腹部有热感，会阴部有抽动感，三阴交用热补法，使热感传到腹部,留针 30 分钟。第二天复诊,患者小腹重坠和会阴部闷胀感减轻。治疗 3 次后,妇科检查子宫明显回缩,腰腿酸软等症也明显好转,共治疗 6 次,患者症状即完全消失,子宫位置也恢复了正常。1 年后随访未再复发。

（2）补肾壮阳治无子:1972 年 5 月 10 日在成县医院治一张某,男,32 岁,军人,结婚 6 年不育,8 年来阳痿早泄,性欲不振,阴囊潮湿发冷,头晕失眠,腰腿酸软,畏寒肢冷,化验检查:精子成活率极低。观其面色㿠白,精神不振,舌质淡,苔薄白,脉细无力。诊为男子不育症。系因肾气虚惫,封藏失职,精关不固所致。采用补肾壮阳、培元益精之法。针肾俞、志室、关元俞、上髎用热补法,使热感传到腰骶部和腹部,关元、三阴交用热补法,使热感传到小腹和下肢,留针 20 分钟,每日 1 次,10 次为 1 疗程,每疗程休息 3~5 天。治疗到 6 月 8 日,2 个疗程结束时,阳痿早泄明显好转,阴囊已不潮湿发冷,精神体质也明显好转,化验检查:活精子数增加。治疗到 7 月 4 日,4 个疗程结束时,症状基本消失,精神恢复,苔脉正常,化验检查:活精子总数已达正常值。1973 年 9 月 24 日生一男孩,还送给我一张相片留念。

（3）升提摄血治血崩:1952 年 5 月 19 日在北京某医院会诊一李某,女,41 岁,患功能性子宫出血,已流血 3 天,血量多不止,经院内外中西医会诊出血仍不止,当时已用量杯接血 6 次,约 2000ml,内有大血块。患者呼吸浅弱,气息奄奄,正在输氧及下肢静脉切开输血输液,共输血 3400ml 及大量液体。下肢浮肿,面色苍白,四肢厥冷,神志不清,不能睁眼,六脉散细,频近死亡。辨证系脾失统摄,肝不藏血,气随血脱。采用健脾益肝,回阳固脱,升提摄血之法。针隐白、行间用关闭法,左手压按针穴,右手持针向上推努,使针感向上传导;人中用指切速刺法,向鼻中隔刺入 5 分,以目中有泪为度,留针 60 分钟,患者苏醒后而不睁眼,神志渐渐转清,出血慢慢停止。5 月 20 日第 2 次会诊,患者病情好转,未再出血,精神转佳,能回答提问,舌质淡、苔薄白根厚,脉沉细,改用健脾益肝、滋阴养血之法,针行间、三阴交、气海用热补法,使热感传到小腹部,留针 20 分钟。5 月 22 日因患者精神很好,未再出血而停止针治。

八、消　法

《素问·至真要大论》说:"坚者削之"和"结者散之",就是气血积聚或痰湿凝滞的,应用消法软坚磨积的治疗法则。《素问·阴阳应象大论》说:"其实者,

散而泻之";《灵枢·小针解》篇说:"菀陈
则除之"和"邪胜则虚之"。就是针灸利
用经穴消积化滞、破瘀散结的方法。

1. **破瘀活血** 取风池、角孙、曲鬓、
攒竹、太阳用热补法,使热感传到眼底,
俗称"过眼热"(图145)。内睛明用压针
缓进法,留针10~20分钟,使眼底有痒胀
热感,能化散玻璃体内的瘀血,并使瘀血
吸收。主治视网膜出血,暴盲青盲,云雾

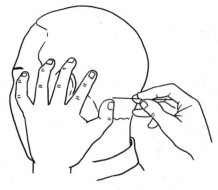

图145　过眼热(针风池)

移睛等眼病。如身体虚弱、反复出血,配大椎、肝俞、肾俞用热补法,使其产生
热感,以调肝补肾、益气养血、清头明目。

2. **消肿止痛** 取小节(腰部以上的取手小节,腰部以下的取足小节)用平
补平泻法,留针20~30分钟,在留针期间,每5~6分钟操作一次,使感觉放散传
导,同时让患者活动肿痛部位,以缓解疼痛,主治创伤性疼痛。如红肿严重,局
部用围刺法或施熨热灸20~30分钟,以活血散瘀。用局部灸法治疗冻疮也有
显著效果。

3. **消坚散结** 取阿是穴用三棱针点刺,挤出胶状黏液,主治腱鞘囊肿。
局部用围刺提插法,主治瘿气。取扶突透天窗、天髎透肩井、曲池透臂臑,用平
补平泻法,留针20~30分钟,主治瘰疬。如瘰疬坚硬,配阿是穴,但小似豆的,
针向核中直刺,大如核桃的,用围刺法或针向核边斜刺,进至缝隙后用苍龙摆
尾法,徐徐拨动,能活血散瘀,散结消肿。

4. **注意事项** 消法是针灸常用法之一,虽然没有重要禁忌证,但对体质
虚弱的患者应当慎用。

5. **病案举例**

(1)消肿止痛治乳痈:1951年10月20日在北京市广安门联合诊所治一
栾某,女,31岁,小学教员,患者产后半月乳房出现红肿胀痛,排乳不畅,检查所
见:乳房内上方有一个鸡蛋大小肿块,红肿热痛拒按,体温38.5℃,舌红、苔黄、
脉数。辨证系热毒壅滞,乳道不通所致。采用清热通乳、消肿止痛之法。先用
手指将乳房向乳头方向捋几次,捋出乳汁,然后针乳房肿块处、灵台、少泽点刺
出血,膻中、期门、丰隆用凉泻法,使胸腹部和下肢有凉感,针治1次乳汁即通

利。21 日复诊,乳房红肿胀痛减轻,体温降至 37℃,又按上述方法,减去乳房肿块处阿是穴,针治 1 次,肿块和疼痛即消退了。

（2）消坚散结治石瘿：1952 年 3 月 16 日在北京市广安门联合诊所治一朴某,女,31 岁,印刷厂会计,结婚后因心情不舒,常生闷气,颈部起一肿物,逐渐变硬已 3 年,北京某医院诊断为"甲状腺肿瘤""甲状腺功能亢进",治疗效果不显,医院建议手术切除。检查所见:结喉下、天突穴上有一核桃大小、坚硬如石的肿块,推之不移,皮色不变,面色㿠白无华,舌质红、苔薄白,脉细数（96 次 / 分）,辨证系情志抑郁,气血凝结所致。采用理气活血、消坚散结之法。用左手拇食二指捏提肿物,右手持针向肿块正中刺入,人迎透扶突,用左手拇食二指将胸锁乳突肌提起,右手持针沿左手拇指指甲向扶突穴透刺,内关、三阴交用平补平泻法,留针 20 分钟,每日 1 次。治疗到 3 月 27 日,针达 10 次时,肿物逐渐缩小,精神面色好转,脉稍细（80 次 / 分）。再配水突、合谷,与上述穴位加减应用,改为每周 3 次。治疗到 4 月 25 日,针达 22 次时,肿物完全消失,治愈停诊。1953 年 5 月 2 日随访未再复发。

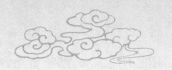

第二章　临床治疗各论

　　临床治疗各论,主要是自己多年来的经验总结,有家传36个秘方辨证配穴和中西医结合治疗总结摘要等。有的过去曾在中医刊物上作过介绍,这次又经修改补充,编入本书。在论理方面,限于水平,难免有不妥之处,但辨证配穴、总结摘要确属临床实录,供同道参考。

第一节　脏腑经络证治

　　疾病的发生和发展,临床证候的表现虽然错综复杂,但究其原因,则不外乎脏腑、经络功能的失调。针灸治病,就是根据脏腑、经络学说,运用"四诊""八纲"的辨证方法,将临床上各种不同的证候加以归纳分析,以明确疾病的部位,是在经、在络、在脏、在腑、在表、在里;病症是属寒、属热、属虚、属实。在此基础上进行配穴处方,决定是针、是灸、是补、是泻、以通其经脉,调其气血,使脏腑功能平衡协调,而达到治愈病证的目的。

一、肺 和 大 肠

(一)肺

肺在胸中,其主要功能是"主气",调节呼吸。

　　1. 风热犯肺,肺气失宣,引起发热,鼻流浊涕,咳喘气逆,鼻煽、喉痹、胸痛,取肺俞、大椎、尺泽、列缺,用透天凉法,留针20~30分钟,少商点刺出血,以清热宣肺,疏经止咳。

　　2. 风寒犯肺,引起发热恶寒,鼻塞流涕,咳吐稀痰,取风池、大椎、肺俞、列缺、合谷,用烧山火法,以祛风散寒,宣肺止咳。

　　3. 肺气虚,咳喘无力,气短自汗,灸中府、膻中,补太渊,以补益肺气,平喘止咳。

4. 肺阴虚,阴液不能濡肺,咳痰带血,咽干,声音嘶哑,取中府、肺俞、太渊、列缺、照海,用补法,以滋阴润肺,化痰止咳。

5. 气血郁滞,肺经"下循臑内"的经络不利,上臂内侧前缘疼痛,取云门、天府、侠白、孔最,用平补平泻法,以理气活血,疏经止痛。

(二) 大肠

大肠在腹腔,上接阑门,下接直肠和肛门,其主要功能是吸收水液,排泄糟粕。

1. 寒邪侵及大肠,吸收水液的功能失调,引起腹痛、泄泻、肠鸣,取天枢、曲池、上巨虚,用补法或灸 10~20 分钟,以温中助运,散寒止痛。

2. 热邪侵及大肠,导致大便秘结或里急后重,取大肠俞、天枢、曲池、上巨虚,用凉泻法,留针 20~30 分钟,以润肠通便,泻热止痛。

3. 久泻久痢之虚证,取中脘、天枢、气海、会阳、上巨虚,用补法,以补中益气,升提下陷。

4. 因邪热上冲,引起头痛、咽喉肿痛,口噤不开,牙痛颊肿,鼻衄、不闻香臭,取迎香、合谷、列缺,用凉泻法,留针 20~30 分钟,商阳点刺出血,以清热保津,消肿止痛。

5. 寒湿侵袭,大肠之经气不利,肩前、上臂痛和食指疼痛,麻木不用,取肩髃、曲池、手三里、合谷,用烧山火法,以散寒利湿,疏经止痛。

肺和大肠相表里,如肺失清肃,津液不能下达,引起的大便秘结,取太渊、偏历、尺泽,用补法,以补益肺气,养阴通便;大肠实热,大便不通,影响肺气肃降,也可引起胸膈满闷,气逆而喘,取合谷、列缺、大肠俞、天枢、丰隆,用凉泻法,留针 20~30 分钟,以疏调大肠,通便降逆。

二、脾 和 胃

(一) 脾

脾在腹中,其主要功能是"主运化",为"气血生化之源"又主"统血"。

1. 脾气受损,不能运化,导致呕逆,腹胀,便溏,四肢不温,取脾俞、章门、中脘、阴陵泉、太白,用补法,留针 10~20 分钟,以健脾益气,和中助运。

2. 湿热内蕴,脾失健运,引起中焦痞满,腹胀恶心,肢体困重,取中脘、脾俞、天枢、足三里、商丘、内关,用凉泻法,留针 20~30 分钟,以清热利湿,通调脾胃。

3. 脾虚不能统血,导致妇女月经过多或崩漏不止,取隐白、三阴交、行间、膈俞,用补法,以健脾益气,升阳摄血。

4. 脾湿内困,身体沉重,取阴陵泉、公孙,用烧山火法,以健脾利湿、温阳助运。

5. 寒湿阻经,股、膝内侧肿痛、厥冷,及大趾麻木不用,取血海、阴陵泉、三阴交、商丘、太白,用烧山火法,以利湿散寒,疏经止痛。

(二)胃

胃在膈下,上接食道,下通小肠,其主要功能是受纳、腐熟、消化水谷,为"后天之本"。

1. 饮食不节,胃的和降功能失常,导致呃逆呕吐,脘腹胀痛,取中脘、足三里、内关、公孙,用平补平泻法,留针 20~30 分钟,以和中健胃,止呕镇痛。

2. 热邪犯胃,可见消谷善饥,口渴引饮,取中脘、足三里、内关,用凉泻法,以清热养阴,和中益胃。

3. 风寒伤及面部足阳明经之络,引起口眼㖞斜或面肌拘急瞤动,取风池、下关、地仓、颊车、合谷,用烧山火法,以祛风散寒,舒筋活络。

4. 胃火上炎,经脉气盛,发热,鼻衄、唇疹,咽喉、齿龈肿痛,取厉兑点刺出血,冲阳、内庭、下关、颊车、人迎,用泻法,以清热泻火,消肿止痛。

5. 风寒外侵,经气不利,股、膝、胫前面,足背等处皆痛,中趾麻木不用,取髀关、伏兔、阴市、足三里、内庭,用烧山火法,以驱风散寒,疏经止痛。

脾胃相表里,胃气以降为和,脾气以升为顺,二者共同完成升清降浊的生理功能,如脾的运化失常,常见食后饱满,消化不良等胃纳不佳证;如胃的功能失常也常见腹胀泄泻等脾失运化之证,所以都可以取中脘、足三里、公孙,用补法,留针 10~30 分钟,以健脾益胃,和中助运。

三、心 和 小 肠

(一)心

心在胸中,其主要功能是"主血脉"和"藏神"。

1. 心主血脉的功能不足,可见心悸气短,血脉空虚,面色苍白无华,脉细无力或结代不整,取心俞、巨阙、神门,用补法,留针 10~20 分钟,以补益气血,养心安神。

2. 痰火上攻,扰动心神,导致狂躁不眠,神昏谵语,喜笑不休,取巨阙、内关、神门、丰隆,用凉泻法,留针 20~30 分钟,以祛痰降逆,清心安神。

3. 心火上炎,引起烦躁不安,舌尖糜烂,咽喉肿痛,口渴欲饮,取天容、神门,用凉泻法,留针 20~30 分钟,少冲、少泽点刺出血,以清心泻火,消肿止痛。

4. 心经蕴热,掌中热痛,取少海、神门,用泻法,少府点刺出血,以清热养阴,疏经止痛。

(二) 小肠

小肠上接胃的幽门,下连大肠的阑门,其主要功能是泌别清浊。

1. 热邪伤及小肠,泌别清浊的功能失常,引起小腹痛,尿血或小便短赤,取小肠俞、水分、关元、小海、下巨虚,用凉泻法,留针 20~30 分钟,以清热止痛,分别清浊。

2. 寒邪伤及小肠,泌别功能失常,导致肠鸣泄泻、小腹痛、疝气,取天枢、关元、水道、下巨虚,用热补法或灸 20~30 分钟,以温散寒湿,和肠止痛。

3. 热犯小肠,耗伤津液,耳聋、颊、颈、颌、咽喉肿痛,取小海、腕骨、后溪、天容,用泻法,以清热保津,消肿止痛。

4. 风寒侵袭,经气不利,颈、颌肿痛,不能回顾,肩、臑、肘、臂外侧后缘皆痛,取臑俞、天宗、小海、支正,用烧山火法,以驱风散寒,疏通经络。

心和小肠相表里,如心火过亢,可移热于小肠,引起小便短赤,灼痛、尿血,取少冲、少泽点刺出血,神门、支正、关元,用凉泻法,以清心泻热,利尿通便;如小肠有热,引起心火亢盛,出现心中烦热,口舌糜烂,取天容、腕骨、通里,用凉泻法,留针 20~30 分钟,少泽、少冲点刺出血,以清热降火,养阴除烦。

四、肾 和 膀 胱

(一) 肾

肾在腰部,其主要功能是"主水"和"藏精"。

1. 肾的气化功能失常,水液代谢障碍,导致小便不利,水肿,取肾俞、中极、阴谷、复溜,用热补法,留针 20~30 分钟,以培元益肾,温阳利尿。

2. 肾水不足,可见口热咽干,心烦咳血,取照海、然谷、神封,用补法,列缺用泻法,以清热保津,滋阴固肾。

3. 肾阳虚,藏精的功能失调,导致腰痛腿软,遗精阳痿,形寒肢冷,取肾俞、上髎、京门、关元、三阴交,用补法,以温肾壮阳,培元固本。

(二) 膀胱

膀胱在小腹,其主要功能是"藏津液"和排泄尿液。

1. 热邪伤及膀胱,气化不利,引起小便癃闭不通,取中极、膀胱俞、秩边、委中,用凉泻法,至阴点刺出血,以清热利尿,疏调膀胱。

2. 膀胱气化不足,失去约束能力,可见遗尿或尿频,取中极、阴谷、三阴交、至阴,用补或灸法,以培补肾气,约束膀胱。

3. 太阳中风,发热恶寒,头痛鼻塞,目痛项痛,取天柱、风池、风门、申脉、京骨、后溪,用平补平泻法,以驱散表邪,疏经止痛。

4. 寒湿偏胜,经络瘀阻,腰脊及下肢后面疼痛,屈伸不利,小趾麻木不用,取肾俞、关元俞、秩边、环跳、委中、承山、昆仑,用烧山火法,以驱寒利湿,理气通络。

肾和膀胱相表里,如肾气不足,不能固摄津液,可引起遗尿或尿失禁,取京门、太溪、飞扬,用补法,或灸法以温肾纳气,培元摄精。如湿热蕴结膀胱,气化不利,除尿频、尿急、尿痛外,也常见腰脊酸痛,滑精等肾关不固的病症,取中极、膀胱俞、京骨、大钟,用泻法,留针 20~30 分钟,以清热止痛、固肾利湿。

五、心包和三焦

(一) 心包

心包在胸中,护于心脏之外,其主要功能是"代心行事"。

1. 热邪内陷,痰蒙心包,引起意识模糊,神昏谵语,取曲泽、内关,用凉泻法,中冲点刺出血,以清热开窍,宁心安神。

2. 老人心气虚,可见心悸胸闷,心痛气短,取膻中、厥阴俞、间使、大陵,用补法,以养心安神,理气止痛。

3. 相火内动,烦心,心痛,心跳大动,喜笑不休,面赤,取内关、大陵、间使,用泻法,以清热泻火,宁心止痛。

4. 热邪循经,经气不利,腋下肿痛,胸胁支满,臂肘挛急,手心热,取天池、天泉、尺泽、郄门、内关,用泻法,以清热祛邪,消肿止痛。

（二）三焦

三焦是上中下三焦的总称,其主要功能是"气化"和"通调水道"。

1. 三焦气化功能失常,引起水道不利,水液潴留,肌肤肿胀,气逆腹满,小便不通,取三焦俞、石门、委阳、支沟,用凉泻法,以清热利尿,疏调三焦。

2. 热邪上攻,引起暴聋,耳后及喉、颊肿痛,取液门、支沟、翳风、耳门,用凉泻法,以清热降逆,开窍聪耳。

3. 风寒侵袭,经气不利,肩、臂、肘外皆痛,无名指麻木不用,取天髎、肩髎、天井、四渎、天宗、外关、中渚,用烧山火法,以驱风散寒,疏通经络。

心包和三焦相表里,如外感后期,热入心包,可引起神昏谵语,夜热不眠或昏睡不醒,取内关、中冲、大陵、厥阴俞、三焦俞、关冲,用凉泻法,以清心开窍,泻热养阴。如邪入心包,神志被蒙,影响到三焦气化失常,兼见小便失禁或尿闭,加配外关、委阳,用平补平泻法,留针10~30分钟,以清心醒神,通调水道。

六、肝 和 胆

（一）肝

肝在胁肋,其主要功能是"主筋""藏血"和"主疏泄"。

1. 肝藏血的功能虚衰,血不养肝而生风,引起眩晕,抽搐、震颤、拘挛,取肝俞、三阴交、太冲、合谷、间使,用平补平泻法,以养血熄风,平肝安神。

2. 如肝气郁结不舒,引起胸胁胀闷,两胁下痛,呃逆干呕、善怒、善太息,精神不畅,喉中梗阻,取肝俞、期门、行间、阳溪,用平补平泻法,以理气活血,疏肝解郁。

3. 肝阳上亢,引起头痛、眩晕、目赤肿痛、烦躁易怒,取瞳子髎、风池、太冲、神门、大敦,用凉泻法,以清泻肝火,滋阴潜阳。

4. 风寒湿侵及肝经,引起少腹冷痛、疝气、睾丸偏坠胀痛,取四满、曲泉、行间,用热补法,大敦灸10~20分钟,以暖肝温经,散寒利湿。

（二）胆

胆附于肝,其主要功能是"贮藏与输出胆汁"。

1. 湿热伤及胆腑,排泄输出的功能失常,引起口苦、咽干、偏头痛、眩晕、胁肋胀满疼痛,取风池、瞳子髎、头维、颔厌、日月、足临泣,用凉泻法,以清热利湿,疏经泻胆。

2. 胆虚引起胆怯惊恐、虚烦失眠,取风池、百会、侠溪、丘墟、照海,用热补法,以温经壮胆,健脑安神。

3. 邪客少阳,寒热为疟,发冷、发热,头、额、缺盆、胸胁痛不能转侧,口苦,好叹气,取大椎、风池、肩井、液门、足临泣,用平补平泻法,以扶正祛邪,疏调少阳。

4. 风寒侵袭,经气不利,髀、膝、胫外侧、外踝皆痛,四趾麻木不用,取环跳、风市、膝阳关、阳陵泉、悬钟、侠溪,用烧山火法,以驱风散寒,疏经止痛。

肝和胆相表里,如湿热伤肝,疏泄功能失常,常熏蒸胆汁外溢,可引起口苦、胁痛、黄疸;如胆汁郁滞不通,影响肝之疏泄时,也可出现上述症状,都可以取肝俞、胆俞、期门、日月、中脘、阳陵泉、丘墟、太冲、蠡沟,用凉泻法,留针20~30分钟,以清热利湿,疏调肝胆。

以上介绍了十二经、脏腑、经络病的配穴和针灸方法,但尚有二经和三经同病,临症时应四诊合参、仔细推敲,正确辨证,不能挂一漏万。如肾气不足,不能摄纳肺所吸之气,可引起气喘、气急、呼吸困难不得卧,取百劳、肺俞、膏肓、膻中、神封、列缺、照海,用补法,以培元益肾,肃肺平喘。肝的疏泄功能失常,影响脾胃的升降、运化,形成"肝胃不和"或"肝脾不和",可引起气郁不舒、胸胁痞满,食欲不振、食后腹胀,取肝俞、脾俞、胃俞、中脘、期门、足三里、三阴交,用平补平泻法,以疏肝理气,健脾和胃。

第二节　家 传 秘 方

家传秘方,是根据我家几代人的临床实践,总结出来疗效显著的针灸手法与配穴,现简介如下,以供参考。

一、发散风寒方

风池、大椎、风门、后溪。

手法:风池、大椎、风门用烧山火法,不留针;后溪用烧山火法,留针20~30分钟;使其产生热感发汗,以发散风寒,解表宣肺。

主治:风寒感冒,头痛无汗,鼻塞流涕。

发散风寒取风池,大椎风门与后溪。

四穴皆用烧山火,遍体发热汗淋漓。

二、透表肃肺方

大椎、陶道、肺俞、合谷、列缺。

手法:大椎、陶道、肺俞用鼠爪刺法,出血;合谷、列缺用透天凉法,使其产生凉感出汗;以疏散风热,透表肃肺。

主治:风热感冒,头痛咳嗽,咽喉肿痛。

透表肃肺取肺俞,大椎陶道挑血出,

合谷列缺齐双用,透天凉法高热除。

三、祛风活络方

风池、地仓、人中、下关、四白、合谷。

手法:患病在 3 天以内者,针双风池,用烧山火法,使热感传到前额,出汗,不留针;人中向鼻中隔斜刺,以有泪为度;针健侧地仓沿皮透颊车;下关、四白、合谷用温散法,使其有温热感,留针 15~20 分钟,以祛风散寒,疏经活络;患病 4 天以后者,取以上穴位,用同样手法,针患侧,留针 5~10 分钟,以通调气血,温润经筋。

主治:面瘫,口眼㖞斜。

祛风活络取风池,人中地仓下关施,

四白合谷烧山火,纠正口㖞莫延迟。

四、祛风开窍方

人中、承浆、百会、十宣。

手法:人中向鼻中隔斜刺,以有泪为度,承浆沿皮向下斜刺,百会向后沿皮斜刺,留针 10~20 分钟。十宣点刺出血,以祛风开窍,苏脑醒神。

主治:中风昏迷,痰迷心窍,小儿惊风。

祛风开窍取人中,以泪为度人苏醒;

承浆百会十宣刺,中风昏厥有奇功。

五、祛风化湿方

梁丘、膝眼、阳陵泉、足三里。

手法：内膝眼向梁丘斜刺，外膝眼向血海斜刺、梁丘、阳陵泉、足三里用烧山火法，使膝关节和下肢有热感，留针 20~30 分钟，以祛风化湿，散寒止痛，通利关节。

主治：风寒湿痹，膝关节肿痛。

祛风化湿阳陵泉，梁丘膝眼足三里，

痛痹施以烧山火，通关利节愈有期。

六、导痰开窍方

旁廉泉、天突。

手法：旁廉泉用导痰法。以左手拇食二指紧切左右旁廉泉，候至患者作呕吐，用指切速刺法点刺左右旁廉泉，欲使其激起内脏反射，上涌作呕，即可将顽痰呕出，如不能呕出，再以左手拇食捏紧双侧旁廉泉，中指抠天突穴，即可将顽痰呕出。

主治：中风闭证，小儿惊厥，麻疹出而复回，痰阻咽喉，不能吐出与咽下的险证。

导痰开窍旁廉泉，捏紧速刺莫迟延，

若是顽痰呕不出，急抠天突见奇功。

七、通结催吐方

中脘、幽门、内关。

手法：中脘用催吐法。以左手中指紧按中脘穴，其他四指排开，按在左右两侧，让患者吞鼓腹中，右手持针向上刺，和左手压按同时努力，随其呼吸向胸部反复推按、提插几次，使针感向上传导，使其气上攻，激起内脏反射，上涌作呕，促其呕吐，迅速将针拔出。如仍不能呕吐，可用左手食中二指压按左右幽门穴，其他手指按在左右两侧，随其呼吸向胸部反复压按几次，候患者作呕时，点刺幽门穴，即可促其呕吐。

主治：食物中毒，食停胃脘，欲吐不出的险证。

通结催吐取中脘,吞鼓腹中幽门通,
内关提插施关闭,胃脘食物呕吐空。

八、泻热通便方

大肠俞、天枢、丰隆、足三里。

手法:大肠俞用凉泻法,使凉感传到腹部及下肢,不留针;天枢、丰隆、足三里用凉泻法,使凉感传到腹部及下肢,留针 20~30 分钟,以泻胃肠积热,通便止痛。

主治:胃肠实热,大便秘结。

泻热通便大肠俞,天枢丰隆足三里,
诸穴均施凉泻法,实热便秘即可除。

九、润肠通便方

天枢、支沟、上巨虚、三阴交、照海。

手法:天枢、支沟透间使、上巨虚用凉泻法,使腹部有凉感,三阴交、照海用补法,留针 10~20 分钟,以清热养阴,润肠通便。

主治:阴虚便秘,习惯性便秘。

润肠通便上巨虚,支沟照海与天枢,
三阴交穴明补泻,阴虚便秘即可除。

十、泻热祛毒方

大椎、身柱、灵台、筋缩、脊中、命门、腰阳关、腰俞、膻中、玉堂。

手法:以上穴位用鼠爪刺法出血,不留针,先刺发病开始部位,后刺病的尾端,俗称"截头断尾",然后刺合谷,内关用凉泻法,留针 20 分钟,使凉感向肩部传导,以泻热祛毒,止痛消肿。

主治:头项面部疖肿,带状疱疹。

泻热祛毒腰阳关,大椎灵台膻中间,
止痛消肿鼠爪刺,疮疖疱疹即可痊。

十一、活血通经方

气海、关元、气穴、合谷、三阴交。

手法：气海、关元、气穴用补法，合谷、三阴交用平补平泻法，使上下肢和小腹，产生酸胀感，留针 20~30 分钟，以理气活血，通经止痛。

主治：经闭、月经不调。

活血通经三阴交，气海气穴关元窍，

合谷穴上分补泻，通调月经疗效高。

十二、舒肝理气方

膈俞、肝俞、膻中、期门、太冲。

手法：膈俞、肝俞用平补平泻法，使针感传到胸部，不留针；膻中、期门、太冲用平补平泻法，使针感传到腹部和下肢，留针 20~30 分钟，以舒肝解郁，理气止痛。

主治：肝郁气滞，胸肋胀痛。

舒肝理气取肝俞，膈俞膻中期门通，

平补平泻太冲穴，胸肋胀痛有奇功。

十三、理气定喘方

膻中、百劳、大椎、定喘、列缺。

手法：膻中沿皮向下刺 8 分，百劳、大椎、定喘、列缺用金鸡啄米法，使其产生酸胀感，留针 20~30 分钟，以宣肺化痰，理气定喘。

主治：咳嗽哮喘，急慢性气管炎。

理气定喘针膻中，百劳大椎定喘灵，

宣肺化痰列缺穴，金鸡啄米喘咳平。

十四、疏经镇痛方

风池、百会、头维、太阳、合谷。

手法：风池用温通法，使温热感传到前额，不留针；其他各穴用平补平泻法，留针 20~30 分钟，以扶正祛邪，疏经镇痛。

主治：头晕、头胀和各种头痛。

疏经镇痛取百会，风池太阳及头维，

合谷穴中明补泻，头痛针效疾如飞。

十五、活血明目方

风池、内睛明、球后、攒竹、瞳子髎、肝俞、肾俞。

手法：风池用热补法，使热感传到眼底，肝俞用平补平泻法，肾俞用补法，不留针，内睛明、球后用压针缓进法，攒竹、瞳子髎用热补法，使热感传到眼内，留针 20~30 分钟，以平肝补肾，活血明目。

主治：青盲、暴盲、云雾移睛等眼病。

活血明目内睛明，风池球后瞳子髎，

攒竹肝俞肾俞穴，青盲暴盲疗效高。

十六、开窍聪耳方

风池、百会、翳风、头窍阴、听宫、支沟。

手法：风池用平补平泻法，使针感传到耳区，不留针：百会、翳风、头窍阴、听宫、支沟用平补平泻法，使耳区和上肢有酸胀感，留针 20~30 分钟，以疏经活络，开窍聪耳。

主治：耳鸣耳聋。

开窍聪耳头窍阴，风池百会与翳风，

听宫支沟明补泻，耳鸣耳聋有奇功。

十七、通鼻开窍方

风池、上星、上迎香、合谷、列缺。

手法：风池用烧山火法，使热感传到鼻腔或前额，不留针；上迎香点刺；上星、合谷、列缺用平补平泻法，留针 10~20 分钟，以疏风活络，通利鼻窍。

主治：鼻渊，鼻塞流涕，不闻香臭。

通鼻开窍上迎香，风池上星合谷当，

列缺穴处明补泻，鼻塞鼻渊可安康。

十八、顺气降逆方

天突、膻中、冲门、内关、公孙。

手法：将针挱成弓形，弓背贴向喉咙，从天突向下压入 1~1.5 寸；膻中、冲门、内关、公孙用平补平泻法,留针 20~30 分钟,以顺气降逆,通利咽喉。

主治:逆气上冲,梅核气,咽喉异物感等。

顺气降逆针天突,膻中冲门公孙穴,

内关穴中明补泻,梅核逆气即可解。

十九、豁痰利咽方

风府、上廉泉、列缺、阳溪、三阴交、照海。

手法:风府向下颏斜刺 5 分深左右,上廉泉向上直刺 1 寸左右,用平补平泻法,使针感向舌根和咽喉传导,不留针;列缺向上斜刺,阳溪向太渊透刺,用泻法,使针感向上下传导,三阴交、照海用热补法,使针感上下传导,留针 10~20 分钟,以豁痰化湿,开窍利咽。

主治:中风瘫痪,顺口流涎,吞咽困难,水粒不下。

豁痰利咽上廉泉,风府列缺阳溪边,

三阴交与照海补,吞咽饮食不再难。

二十、开窍解语方

哑门、金津、玉液、合谷。

手法:哑门向下颏斜刺,使针感传到舌根,不留针,金津、玉液用金钩钓鱼法,不留针,合谷用平补平泻法,留针 20~30 分钟,使针感向口腔传导,以疏通经络,开窍解语。

主治:中风失语,舌强不语,音哑等。

开窍解语针哑门,金津玉液钓鱼针,

合谷穴中平补泻,哑口不语效如神。

二十一、温中散寒方

脾俞、胃俞、中脘、下脘、梁门、足三里。

手法:脾俞、胃俞用热补法,使热感传到腹部,不留针;其他各穴用热补法,使腹部和下肢有热感,留针 20~30 分钟;以补益阳气、温中散寒。

主治:虚寒胃痛,消化不良等症。

温中散寒取中脘,下脘梁门足三里,

脾俞胃俞用热补,虚寒胃痛把身离。

二十二、温肾壮阳方

肾俞、关元俞、上髎、气海、关元、三阴交。

手法:肾俞、关元俞、上髎用热补法,使热感传到腰骶和腹部,不留针;气海、关元、三阴交用热补法,使热感传到腹部及下肢,留针10~20分钟,以温肾壮阳,固摄精关。

主治:阳痿、遗精、遗尿、腰膝酸软等虚寒证。

温肾壮阳关元俞,肾俞上髎三阴交,

气海关元用热补,遗精阳痿疗效高。

二十三、温经祛寒方

天枢、关元、气穴、三阴交、大敦。

手法:大敦灸20~30分钟;天枢、关元、气穴、三阴交用热补法,留针20~30分钟,使腹部及下肢有热感,以温经祛寒,理气止痛。

主治:寒滞厥阴,阴囊肿痛,疝气痛经等。

温经祛寒取关元,天枢气穴三阴交,

大敦艾灸二十壮,疝气痛经当时消。

二十四、温通经络方

肩髃、曲池、外关、合谷、环跳、阳陵泉、足三里,悬钟。

手法:肩髃、曲池、外关、合谷、环跳、阳陵泉、足三里、悬钟,依次从上往下用烧山火法,使热感传到肢末端,以温经活络,通调气血。

主治:瘫痪、痿躄、半身不遂等。

温通经络阳陵泉,肩髃曲池合谷连,

外关环跳三里穴,悬钟瘫痪即可安。

二十五、清心安神方

巨阙、内关、神门、丰隆、公孙。

手法:巨阙、神门用平补平泻法,内关、丰隆、公孙用凉泻法,使上下肢有凉感,留针 20~30 分钟,以祛痰降逆,清心安神。

主治:热犯心包,神昏谵语,喜笑若狂。

清心安神取内关,巨阙丰隆与神门,

公孙穴用凉泻法,神昏谵语即离身。

二十六、清心醒神方

内关、人中、合谷、丰隆。

手法:人中向鼻中隔斜刺,以有泪为度,内关、丰隆用凉泻法,使其产生凉感,合谷用怪蟒翻身法,以祛风豁痰,清心醒神。

主治:疯狂、癔病、脏躁症、精神病。

清心醒神取内关,怪蟒翻身合谷边,

人中丰隆凉泻法,疯狂脏躁即可安。

二十七、清肺止咳方

肺俞、大椎、尺泽、列缺、少商。

手法:少商点刺出血;大椎、肺俞用凉泻法,使凉感传到胸部,不留针;尺泽、列缺用凉泻法,使上肢有凉感,留针 20~30 分钟,以清热宣肺,豁痰止咳。

主治:风热犯肺,身热鼻煽,咳喘胸痛。

清肺止咳取肺俞,大椎尺泽列缺泻。

少商点刺几滴血,热咳痰喘即可解。

二十八、清热理中方

尺泽、委中、中脘、天枢、足三里。

手法:尺泽、委中用三棱针点刺出血,以泻毒热,止吐止泻;中脘、天枢、足三里用平补平泻法,留针 20~30 分钟,以疏导胃气。

主治:霍乱腹痛,上吐下泻。

清热理中足三里,尺泽委中血几滴,

中脘天枢理中气,霍乱吐泻效真奇。

二十九、清热解毒方

翳风、颊车、合谷、商阳、少商。

手法:商阳、少商点刺出血;翳风、颊车、合谷用凉泻法,使口腔与上肢有凉感,以清热解毒,消肿止痛。

主治:痄腮温毒,口唇生疮,咽喉肿痛。

清热解毒针翳风,颊车合谷凉感生,

商阳少商几滴血,痄腮口疮见奇功。

三十、补中益气方

中脘、天枢、气海、足三里。

手法:中脘、天枢、气海用热补法,使腹部及会阴部有热感,足三里用热补法使下肢有热感。留针 20~30 分钟,以暖脾温中,益气涩肠。

主治:脘腹隐痛,消化不良,脾虚泄泻等。

补中益气足三里,中脘天枢气海居,

热补留针和气血,温脾暖腹最适宜。

三十一、培元止泻方

中脘、天枢、气海、腰俞、会阳。

手法:中脘、天枢、气海用热补法,使腹部及肛门有热感,留针 20~30 分钟,出针后针腰俞、会阳,使热感传到小腹及肛门,以暖腹涩肠,培元止泻。

主治:脾肾虚损,久泻久痢,五更下泻。

培元止泻取会阳,中脘天枢气海当,

腰俞适以热补法,脾虚肾泻得安康。

三十二、升提举陷方

中脘、梁门、天枢、气海、足三里。

手法:中脘向下斜刺透下脘,梁门向下斜刺透关门,天枢向下斜刺透外陵,气海向下斜刺透关元,足三里用热补法,使腹部及下肢有热感,以温中暖腹,促使胃腑提升。

主治:中气下陷,下元不固,胃腑下垂。

升提举陷足三里,中脘梁门透关门,

天枢气海关元透,胃腑复位效如神。

三十三、养心定痛方

心俞、膻中、巨阙、内关。

手法:心俞用热补法,使热感传到胸部,不留针;膻中、巨阙、内关用热补法,使胸腹部及上肢有热感,留针 20~30 分钟,以补益气血,养心安神。

主治:心血虚损,脉律不整,心绞痛等。

养心安神取心俞,膻中巨阙内关补,

四穴如能明补泻,心痛胸闷即可除。

三十四、升提摄血方

隐白、行间、人中。

手法:隐白、行间向上斜刺,用补法,使针感向腹部传导,人中向鼻中隔斜刺,用补法,有泪为度,留针 30~60 分钟,以固气摄血,回阳救脱。

主治:血崩昏迷,月经过多等。

升提摄血配方好,隐白统血人中妙,

更有行间调肝血,血崩昏迷有奇效。

三十五、回阳固脱方

人中、神阙、关元、腰俞、会阳。

手法:人中向鼻中隔斜刺,有泪为度,神阙、关元隔盐灸 20~30 壮;腰俞、会阳向上斜刺,用热补法,使热感传到腰部及腹部,留针 10~20 分钟,以培元醒神,回阳固脱。

主治:中风脱证,亡阴亡阳等一切险症。

回阳固脱灸神阙,关元腰俞与会阳,

人中穴中定要补,脱气脱血保安康。

三十六、消食导滞方

上脘、中脘、天枢、三关。

手法：上脘、中脘、天枢点刺；三关点刺出血或挤出黄水，以消食导滞，通调胃肠。

主治：小儿乳食积滞，吐乳吐食，消化不良。

消食导滞取上脘，中脘天枢一齐点，

三关纹上几滴血，乳食积滞便可痊。

三十七、消肿镇痛方

阿是、手小节。

手法：阿是（闪挫伤局部未破处）用围刺法，起针后针手小节，左病取右，右病取左，用平补平泻法，留针 20~30 分钟，留针期间每 3~5 分钟行针 1 次，使针感放散传导，同时让患者活动患处，以活血化瘀，疏经止痛。

主治：闪挫跌打，筋肉损伤，无伤口、骨折者。

消肿镇痛阿是先，四周围刺活瘀血，

后针健侧手小节，挫伤肿痛即可解。

三十八、消坚散结方

阿是、人迎、天髎、曲池。

手法：阿是用围刺法和青龙摆尾法，徐徐拨动；人迎透扶突，曲池透臂臑，用提插平补平泻，使"气至病所"，以活血化瘀，散结消肿。

主治：瘿肿、瘰疬。

消坚散结取阿是，人迎天髎与曲池，

围刺提插平补泻，瘿肿瘰疬即可治。

三十九、排脓消肿方

阿是、大椎、合谷。

手法：阿是（囊肿顶端），用三棱针点刺，将胶状黏液或脓水挤净，使囊肿或脓肿消失，再用平补平泻法针大椎、合谷，可防复发。

主治:腱鞘囊肿,良性脓肿。

排脓消肿在顶端,阿是大椎合谷边,

若将黏液挤干净,腱鞘囊肿就可痊。

第三节　辨　证　配　穴

辨证配穴,就是辨证施治。疾病的发展虽然千变万化,错综复杂,但总不离脏腑经络的病机反映。针灸治病,首先要辨清病因、病位、病在何经及属何脏腑,是经病及腑,还是腑病及经;是初病及经,还是经腑同病。然后再辨阴阳表里,寒热虚实,选取适当的主穴、配穴,施以补泻凉热等手法,达到治疗目的。

临证时,主穴是针对主要证候选取的疗效最好的穴位,施以适当的针刺手法,针感要达到一定的要求,起主要治疗作用;配穴是为了加强主穴的治疗作用和针对兼证选配的穴位,起辅助治疗作用;它们是按"急则治其标","缓则治其本"的法则确定的,在临床又是可以变通的。

下面谈谈我对 26 个临床常见证候的主穴、配穴体会。

一、昏迷者急醒其神,以救危脱

昏迷是常见的一种临床症状,为神明失用的临床表现,可以出现在多种危重病症的过程中。其病机或因清窍被蒙,经络之气厥逆不通,或因阴阳欲脱,以致"神明"失其作用而成。

主穴:人中。督脉属络于脑,人中系督脉、手阳明和足阳明之会穴。是人体最重要的醒神开窍之穴,昏迷者必先取之。取穴时,首先固定患者头部,以免患者摇头时,针被带出体外,施术时针向上斜刺,针尖直达鼻中隔,以患者目内泪水充盈为度,目中泪液充盈说明病有转机,神醒闭开。

1. **中暑昏迷**　症见脉虚数、身热、汗出、口渴,多因暑热内迫,耗气伤津,气火壅遏,阴阳之气逆乱所致。先针主穴人中用泻法,以泪出为度,配承浆,以助人中开清窍;如泪出而不睁眼者取十宣,点刺出血,以泄暑热,调和阴阳之逆乱;醒后汗出不止,针气海用平补平泻法,以益气养阴,共同达到清暑泄热,开窍醒神之功。

2. **中风昏迷**　中风昏迷分闭证、脱证。闭证症见,突然昏倒,牙关紧闭,面赤气粗,喉中痰鸣,脉象弦数,多因气火冲逆,血气并走于上,痰浊堵塞窍络,脏腑经络功能失常,阴阳之气逆乱所致。先针主穴人中用泻法,促其眼泪流出,以开闭通窍;配承浆、十宣点刺出血,泄壅热,通气机;合谷用泻法,开噤、泄热;丰隆为胃之络穴,通脾胃之气机,降痰化浊。共奏降痰开窍、清热息风之功。脱证症见,突然昏倒,目合手撒,遗尿,四肢厥冷,脉象细弱,多因真气衰微,元阳暴脱,阴阳之气离决所致。先针主穴人中,用补法,使其眼泪充盈,以开窍醒神,配内关、神阙,用大艾炷隔盐重灸,以苏醒为度。关元为任脉与足三阴之会穴,三焦元气之所出,联系命门真阳,是阳中有阳之穴。脐为生命之根蒂,大艾重灸,能回垂危之阳,补气固脱。

3. 晕针昏迷 因扎针发生晕针,突然昏迷,汗出脉微,多因病人体质虚弱,正虚不胜针力,精神过度紧张,而出现的脱象,先针主穴人中,用补法,边捻边进,使其眼泪充盈,以苏醒为度;如醒后眼不睁,取中冲用补法,以调节阴阳,助人中以开窍苏厥;如汗出脉微,配内关用关闭法,使针感传向胸部,用补法,以振奋心主之机能,补心气而恢复神志。

4. 失血昏迷 多因妇女血崩流血过多引起脱气所致。出现神志昏迷,脉微欲绝,四肢厥冷。由于气与血联系密切,大失血后,血脱精亡使气失其依附,随之引起脱气。先针主穴取人中,用补法,针尖达鼻中隔后,推努顶住,促使病人仰头提气,达到提气摄血之效;补血必求肝与脾,肝为血海,脾为气血生化之源,故取肝、脾两经之井穴大敦、隐白用补法,针尖向上推努,以升气摄血;气海为元气之海,用补法以补气;三阴交为足三阴之会,用补法以养阴,诸穴合用,以培元固本,补气救脱。

例1:中暑昏迷。1965年7月去北京顺义县衙门村巡回医疗,遇一田某,男,39岁,农民,盛夏季节,天气炎热,在田野烈日下锄地,突然头昏心慌,出冷汗,昏倒在地,口唇指甲青紫,寒战发抖,手足冰凉,胸腹灼热,脉细数。证系暑热壅遏,经络阻滞。采用清泻暑热,开窍醒神之法治之。先针人中,向上斜刺,针尖刺抵鼻中隔,用泻法,以泪出为度,配承浆、十宣用点刺法出血,针后,神志清醒,口唇指甲青紫好转,又针合谷、足三里用平补平泻法,留针20分钟,寒战、手足冰凉、胸腹灼热等症逐渐好转,因体乏无力,饮4杯温开水,休息1小时即愈。

例2:中风昏迷。1947年12月去北平安定门外鸿安木厂出诊,遇一王某,男,59岁,经理。2天前突然昏倒,卧床不醒,神志昏迷,检查眼睑闭合,牙关紧闭,体胖,面赤,气粗,喉中痰鸣,痰声如锯,右侧上下肢不能活动,血压25.3/13.3kPa,脉弦数。证系气火上逆,引动肝风,痰浊壅盛,蒙蔽清窍所致之中风闭证。采用平肝降逆,熄风豁痰,启闭开窍之法。先针人中,向上斜刺,用泻法,以泪出为度,配十二井穴点刺出血,合谷、丰隆、太冲用泻法,留针20分钟,针后患者睁开双眼,张口欲言,但不能发音,右侧仍不能活动。第2日复诊,昏迷、痰鸣好转,能进饮食,但仍不能说话,有时昏睡,血压22.7/13.3kPa,针人中,配风府、风池、合谷、丰隆、行间用泻法,留针20分钟,针后神志即清醒。以后针风府、风池、百会、肩髃、曲池、外关、合谷、环跳、阳陵泉、足三里、绝骨用平补平泻法,每日1次,治疗46天,中风不语半身不遂即愈。

二、咳嗽者理肺止咳,勿忘五行

咳嗽多为肺的功能失调所致。内伤、外感均可引起,故在临证时要仔细鉴别。辨证准确,施治方能无误。

外感咳嗽:均有外感兼证,此处只谈风热咳嗽,风寒咳嗽的治疗。

主穴:肺俞、大椎。外邪束表犯肺、肺气失宣,取肺之背俞肺俞穴以宣肺,此为阴病行阳,从阳引阴使客邪外出;大椎为诸阳之会穴,可扶正驱邪,2穴合用能宣肺解表。

1. 风热咳嗽 症见咳而不爽,痰稠而黄,鼻流浊涕,舌红、苔黄,脉数。多因风热犯肺、肺失清肃、热灼津液所致。先针主穴,用透天凉法,使其产生凉感出汗,配少商点刺出血,以清热宣肺、疏经止咳。

2. 风寒咳嗽 症见咳嗽,痰稀色白,恶寒,鼻流清涕,舌苔薄白,脉浮紧。多因风寒束表,肺气不宣所致。先针主穴,配风池、列缺用烧山火法,使其产生热感出汗,风池为少阳、阳维之会穴。用烧山火法,能发散风寒。列缺为肺之络穴,能宣肺利气,4穴合用能起到宣肺解表,化痰止咳之功。

3. 肺主气,肺气虚或肺气实都可引起咳嗽,治疗方法是:

主穴:中府、经渠。中府为肺之募穴,针向外下方肋骨上缘斜刺,使针感向胸腔传导,能调肺气。经渠为肺经之经穴,五行属金,为肺金之本穴,实证用泻法,虚证用补法,能理肺止咳。

(1)气虚咳嗽:症见咳嗽无力,言语低怯,舌质淡,苔薄白,脉虚弱。多因肺气亏损所致。先针主穴用补法,配膻中用灸法,能补气益精,理肺止咳。

（2）肺实咳嗽:暴咳而音哑,声高气粗,胸部满闷,舌红苔白,脉沉实,多因肺气壅塞,不得宣降所致。先针主穴,配尺泽用泻法,肺属金,合穴尺泽属水,水为金之子,取尺泽为实则泻其子。4穴合用能宽胸降逆、清肺止咳。

4. 五脏六腑的功能失调,也可以影响肺而致咳嗽,治五脏之咳,应取其背俞穴,治六腑之咳,应取其合穴。

（1）肺咳:症见咳声嘶哑,痰少而黏,或痰中带血丝,舌红少津,脉细数。多因肺阴亏耗,阴虚内热,肺气失宣所致。取肺之输穴太渊、肺俞,配募穴中府,用平补平泻法以清肺;列缺、照海为八脉交会穴,合于肺系、咽喉、胸膈,照海用补法以养阴,列缺用泻法以清肺,4穴合用,可起清肺养阴,宣肺止咳之功。

（2）大肠咳:症见咳则矢气,取曲池、上巨虚,配天枢、太渊、偏历用平补平泻法。可以调大肠,润肺止咳。

（3）心咳:症见咳则心痛,咽肿喉痹,口干,心跳,舌红,脉滑。多因心火上炎影响肺气肃降,取心之输穴神门、心俞用泻法,以安神,配心之井穴少冲,点刺出血,以泻心火,肺之井穴少商点刺出血,以疏肺气,解胸闷,3穴合用可起清心肺、消喉痹、止咳喘之功效。

（4）小肠咳:咳则遗矢,取小海、下巨虚,配关元、列缺用平补平泻法,能通调小肠,益气止咳。

（5）肝咳:咳则两胁痛,不可转侧,转则咳剧,舌边红,脉弦。多因郁怒伤肝,肝旺侮肺,肺金失降所致。取肝之输穴太冲、肝俞,配荥穴行间,用凉泻法,使肝火得平,肺金不受其侮;肺之原穴太渊,络穴列缺,用平补平泻法,以宣肺止咳,4穴合用可起到清金制木、平肝润肺之功效。

（6）胆咳:咳则呕苦水,取阳陵泉,配丘墟、太渊、列缺用泻法,能泻胆热,清肺止咳。

（7）脾咳:症见咳甚流涎,痰多色白,少气体倦,舌淡苔白,脉缓无力。多因脾虚日久,运化无权,聚湿生痰,痰湿阻肺所致。取脾之输穴太白,属土,为土中之土,用补法可培土以生金,配脾之合穴阴陵泉,用补法能健脾助运,肺之输穴太渊用补法能补肺气,诸穴合用湿痰可除。

（8）胃咳:咳则干呕,取足三里,配列缺、内关用平补平泻法。能健胃宽胸、理肺止咳。

（9）肾咳：症见咳嗽兼喘，气短腰酸，面白微肿，脉沉细。多因肾虚纳气无力，金水不能相生所致。取肾之输穴太溪、肾俞、合穴阴谷用补法以补肾益气；肺之输穴太渊、肺俞、络穴列缺用平补平泻法，以止咳化痰；肺肾同治、金水相生，咳喘可除。

（10）膀胱咳：咳则遗尿。取膀胱之合穴委中，配原穴京骨、肺之背俞肺俞、络穴列缺用补法，以补益肺气、约束膀胱。

例：内伤咳嗽。1947 年 10 月在北平门诊，遇一赵某，女，52 岁，工人。咳嗽 5 年，每年冬季病情加剧，久治不愈，有时连续咳嗽，咯痰黏稠费力而量少，有时咯痰稀白滑利而量多，咳嗽重时常有胸闷、气喘、气短、疲乏无力、食欲减少、舌质淡、苔白腻、脉滑。证系久咳伤肺，肺虚及脾，脾虚生湿，湿痰侵肺。采用补益肺气，健脾和胃，利湿化痰之法治之。先针肺俞、脾俞、百劳用热补法，使温热感传到胸胁，不留针，配膻中、太渊、太白用补法使针感传到四肢末端，丰隆用平补平泻法，使针感传到足趾，留针 30 分钟，每日 1 次。针治 1 次后咳痰减少，针治 18 次即愈，3 个月后随访未复发。

三、呕吐者降逆止呕，和中健胃

外感内伤皆可引起呕吐，常为多种病证的兼见之症。此处只谈胃失和降，其气上逆所致呕吐的配穴。

主穴：内关、足三里。内关系手厥阴之络穴，通阴维脉，属心包，历络三焦，阴维主一身之里，故有宣通上、中、下三焦气机的作用；足三里为胃的下合穴，有调理脾胃、导滞降逆之功。针内关时，患者上肢放平伸直，手掌略比肘高，针足三里时，下肢放平伸直，足略比膝高，用关闭法，使其感应向上传导，用平补平泻手法，留针 20~30 分钟，即可收到立竿见影之效。

1. 饮食伤胃，消化不良 症见吐物酸臭，嗳气厌食，胃脘胀痛，舌苔厚腻，脉象弦滑。多因饮食不节，宿食不消，致消化功能失常，胃气受阻，不得下降而致。如只呕不吐，先针主穴内关，呕吐并见先针主穴足三里，配公孙、中脘。公孙属足太阴脾经通冲脉，内关、公孙为八脉交会穴，使感应向上传导，用平补平泻法，留针 20~30 分钟，可调中焦而平冲逆之气；中脘为胃之募穴，针尖向下斜刺，用泻法，使上腹部的沉胀感，向下传导，可助足三里消食止疼，导滞降逆。

2. 郁怒伤肝，肝气犯胃　症见恶心呕吐，吞酸反胃，胸肋胀满，口苦，脉弦。多因肝气横逆犯胃，胃气不得下行所致。先用俯伏位取配穴膈俞、胆俞，针尖向外侧肋骨上缘斜刺，使感觉沿肋内放散，不留针；再针内关、期门、中脘、足三里用平补平泻法，留针 20~30 分钟，肝俞、期门为俞募配穴，以疏肝理气；中脘、内关、公孙，以降逆和胃，肝气得舒、胃气得降、呕吐可止。

3. 脾胃虚寒，痰饮内停　症见面色㿠白，身倦无力，口流清涎，呕吐时作，胃纳不受，舌淡苔白，脉象沉迟。多因脾胃虚弱、运化无力，致痰饮内停，胃失和降所致。先针脾俞、胃俞用补法或灸法，使患者背部有温热感，再针中脘、梁门、内关、足三里用热补法，使腹部和四肢有温热感。脾俞为脾之俞穴，以健脾助运；中脘、胃俞为俞募配穴，加梁门以调理胃气，用补法加灸以益胃温中，而化痰饮，则呕吐自除。

4. 胃阴不足，胃失濡养　症见干呕烦热、舌红少津、脉象虚数。多因热病伤津、耗伤胃阴、胃失濡养、气失和降所致。先针主穴内关、足三里，配中脘、胃俞为俞募配穴，用平补平泻法。中脘、胃俞可和中健胃。如胃阳过盛，内关、足三里用泻法，以降胃气而清热生津，干呕可止。

例：肝气呕吐。1951 年 9 月，去北京广安门外出诊，遇一李某，女，36 岁，工人，因与邻居闹纠纷，生气后胸胁胀痛，恶心，泛酸，不思饮食，食后即吐已 2 天，经 X 线检查，胃部未发现器质性改变，经各种治疗未见好转。检查腹软无压痛，舌质红，苔薄白，脉弦。证系郁怒伤肝，肝气犯胃。采用疏肝解郁，和胃止吐之法治之。先针内关、足三里，配中脘用平补平泻法，行间用泻法，留针 30 分钟，呕吐即止。第二日复诊，呕吐未发，但仍恶心、胸脘胀痛、不思食，仍按上述方法加配膈俞、肝俞用平补平泻法加减施治，治疗 5 次即愈。

四、便秘者通调腑气，助运通便

便秘是指排便时间延长，通常在 4~7 天以上排便 1 次。常见的有热秘、寒秘、气秘、血秘。病因虽然不同，但大肠传导功能失常是造成便秘的主要原因。

主穴：大肠俞、天枢。2 穴合用为俞募配穴，以疏通大肠腑气。腑气通则传导自能恢复正常。针天枢时，针尖略向下斜刺，使针感向下腹部扩散，患者小腹有下坠感；大肠俞直刺，使局部酸胀，针感向骶髂关节放散。如腹部触诊，无腹胀、痞块、硬结，并不下坠，虽数日大便不解者，不可滥用泻法，以免正气受损。

1. **热秘** 症见大便干结，腹痛拒按，口臭，舌红、苔黄燥，脉沉有力，多因阳火偏旺，阴津不足，大肠失调，腑气不通所致。先针主穴，配支沟、曲池、足三里用凉泻法，使凉感传到四肢末端。支沟为三焦经之经穴，三焦得通，津液下达而胃气得和，腑气自调；曲池、足三里为手、足阳明之合穴，以泄热保津。腑气通调，大便可通。

2. **寒秘** 症见面色清淡，四肢不温，小便清白，腹痛喜温，大便艰涩，舌淡苔白，脉象沉迟。多因阴寒内结，阳气不运，痼冷沉寒的临床表现，常见于年老体弱之人。先针主穴，配中脘、大横、足三里、丰隆用热补法，使腰骶、腹部和下肢产生温热感。中脘、大横可温中散寒；足三里为胃之下合穴，丰隆为胃之络穴，可通调腑气，共同达到助运通便的目的。

3. **气秘** 症见面色㿠白，精神疲乏，大便费力，并不干结，舌淡嫩，脉虚弱。多因肺气不足，大肠传送无力、糟粕停于肠道所致。先针主穴，配次髎、尺泽、中脘、足三里用补法，使针感传至腰骶、腹部和四肢末端。肺主气、肾纳气，次髎、尺泽能补肾气、肺气；中脘、足三里能补中益气，共同达到助运通便的目的。

4. **血秘** 症见大便秘结难下，面色无华，头晕心悸，舌燥少苔，脉象细涩。多因精血不足，肠道无血以滋、无津以润、大便涩滞难行所致。常见于血虚津亏的患者。且发病缓慢，病程长。先针主穴，用平补平泻法，配支沟透间使，用泻法，次髎、三阴交、照海用补法，使针感传到腰骶、腹部和四肢末端。支沟透间使用泻法，是治疗习惯性便秘经验配穴；次髎、三阴交、照海用补法，以养血益精，滋水行舟，共同达到养血通便的目的。

例：积热便秘。1948 年 5 月在北平门诊，遇一孔某，男，30 岁，工人，因嗜食辣椒，大便秘结，经常三四天大便 1 次，且排出费力，伴有头痛头胀，恶心已 2 年。检查腹部胀满，脐周围压痛，舌质红，苔黄燥，脉数有力。证系频食辛辣，阳明积热，耗伤阴津，大肠失润，腑气不通。采用清热保津，泻热通便之法治之。先针大肠俞用凉泻法，使凉感传到腹部，不留针，天枢用凉泻法，使凉感传到会阴部，配曲池、上巨虚用凉泻法，使凉感传到手指和足趾，留针 30 分钟，起针后 40 分钟即排便，但粪便干硬，外夹有水液。隔日针 1 次，连针 5 次后，大便通畅,头痛、恶心等症也随之消失,随访 3 个月未复发。

五、脱肛者升提下陷,调气收肛

脱肛即肛门脱出,多因湿热下注,或久泻不止,致中气下陷,升举无力,下元虚弱,形成肛门松弛,不能收摄所致。

主穴:会阳、腰俞。会阳在肛门附近,尾骨尖旁 5 分,针向前直刺,用提插法,使感觉向肛门传导,并使肛门有抽动感;腰俞用捻转补法,使感觉传到骶髂部,并使患者局部有向上提的感觉,以收敛维系肛门之筋,促其自行回纳。不能回纳者,应用手将垂脱之黏膜推入肛门,以防感染、糜烂。

1. **湿热下注,大肠迫滞不收** 症见肛门灼热、痒痛,大便或干或稀,后重不扬,用力则肛门脱出。多因气被湿滞,被热所扰,气随湿热下冲,致肛门下坠脱出。肛门为大肠之使,先针主穴,配天枢、大肠俞、承山用泻法,大肠俞、天枢为俞募配穴,使针感传到腹部和肛门,以调大肠腑气,承山属足太阳经之经别,自腨至腘,别入于肛,用泻法,使针感传到肛门,以清湿热,5 穴配合可起到清热导滞、调气收肛的作用。

2. **久泻伤阳,中气下陷** 症见身体虚弱,精神不振,肛门脱出不能上提。多因久泻或大病后体力亏损,调治失宜,致中气下陷所致。先针主穴,配督脉的百会、长强用补法,神阙、气海用灸法,百会使局部有胀感,有升举阳气之功,以起下陷之气;长强向上斜刺,沿尾骨和直肠之间进针,用补法,使酸胀感扩散到肛门周围,助会阳以加强肛门的约束能力;神阙、气海用灸法,使腹部有温热感,可升阳举陷,为治本之穴。

例:气虚脱肛。1946 年 11 月,在北平交道口出诊,遇一刘某,男,58 岁,工人,因腹泻半月引起肛门坠胀、脱垂,逐渐发展到每次大便时肛门脱出,不能自行回缩,必须用纱布或卫生纸推托才能复位,已 2 月,患者年老体弱,精神不振,面色无华,舌苔薄白,脉沉细。证系久泻伤阳,中气下陷,收摄无权。采用补中益气、升提下陷之法治之。先针会阳、腰俞针向后刺,用热补法,使热感传到肛门和腰骶以上,配百会针向上刺,用热补法使热感放散,气海用热补法,使热感传到会阴部,留针 20 分钟,每日 1 次,针治 5 次时,大便时肛门虽脱出,但能自行回缩,共针治 9 次而愈,随访 3 个月未复发。

六、遗尿者培补肾气，约束膀胱

遗尿是指睡中不自觉的排尿，轻者数夜 1 次，重者 1 夜数次，多因膀胱失约或肾气不固所致。

主穴：中极、三阴交。遗尿的基本病机为膀胱失约，中极为膀胱之募穴，足三阴与任脉之会穴，用补法可以固脬，针向下斜刺，用捻转法，使感觉传至外生殖器及会阴部，并有抽动感；三阴交用关闭法，使感应向上传导，用补法，统补足三阴之气，以加强膀胱之约束功能。

1. **小儿遗尿**　症见 3 岁以上儿童，睡后梦中排尿或不自觉遗尿，气短声怯，动则汗出，舌质淡，脉细弱。多因肾气未充，或先天不足，与精神刺激也有一定关系（如父母打骂）。先针主穴，配气海、百会用补法或灸 10~15 分钟。气海针向下斜刺，用补法，使针感传至外生殖器及会阴部，以固肾，培补下元，佐百会以升举阳气，兼调元神，灸可培元益气，患遗尿的儿童，多为阳气不足，易于感冒，应嘱其注意寒温，避免精神刺激。

2. **老年遗尿**　症见畏寒肢冷，腰膝酸软，一有尿意不及入厕，或咳嗽遗尿。多因肾气虚弱，下元不固，致膀胱约束无权而成。先针主穴，配关元、复溜、肾俞、膀胱俞用补法，加灸，使腰骶、小腹和下肢有温热感，促其肾气充盈，三焦协调，膀胱复职，遗尿可止。

例：气虚遗尿。1965 年 4 月在北京市顺义县衙门村巡回医疗，遇一田某，男，18 岁，农民，自幼遗尿，每夜 2~3 次，从未间断，冬季或天冷有时 1 夜 4 次，曾经中西医各种疗法医治，未见明显效果。因为有这种病，自己也不敢找对象。检查：身体营养一般，未发现生理缺陷，面色无华，舌质淡、苔薄白，脉沉细。证系肾气不固，膀胱失约。采用培元补肾，约束膀胱之法治之。先针中极、三阴交用热补法，使热感传到小腹和足趾，配百会用补法。第 1 次治疗后，夜间仅遗尿 1 次，针治 8 次后遗尿消失，同年 10 月随访未复发。

七、尿闭者疏利膀胱，通调水道

尿闭以排尿困难，甚至小便闭塞点滴难出为主症，多因膀胱气化失司。多种疾病都可引起，急则治症，缓则治因，或症因同治。

主穴：中极、水道、涌泉。膀胱气化失司，取膀胱之募穴中极，针刺时，用提插法,使触电感向阴部及外生殖器传导,以调节膀胱功能;膀胱失司,水道不通,取足阳明经之水道,针向内下方斜刺,用提插法,使感应向会阴部放散,往往能引起排尿;下焦不运,点刺涌泉穴,为上病下取,以利尿开闭;尿闭甚者,膀胱过度充盈,耻骨上方隆起,按之有波动感时,腹部穴位应浅刺。或用指针点按水道、中极 1~3 分钟,多数患者即刻排尿。

1. **湿热下阻** 症见小便淋沥涩痛,甚或点滴不通,小腹胀痛,口干,舌红苔黄,脉象洪数。多因湿热不化,下注膀胱,致气化失调,气机阻滞而成尿闭。先针主穴,配关元、秩边、三阴交用泻法,使感应传导放散到小腹和下肢。关元用泻法,助中极、水道,调三焦之气,以通调水道;湿热下阻,尿闭而下重,秩边用泻法,以疏通膀胱经气,配三阴交统调足三阴经经气,以运下焦,而水道可通。

2. **肾气虚弱** 症见排尿无力,小便不通,小腹胀痛,舌淡苔白,脉弱。多因肾气受损,阳气不足,致膀胱气化功能失常所致,此属虚证,先针主穴,配气海、肾俞、膀胱俞、阴陵泉、复溜用补法,使感应传导放散到腰骶、小腹和下肢。气海以温补下元,肾俞、膀胱俞以助中极振奋膀胱,阴陵泉、复溜运中焦,利下焦,尿闭可通。

3. **跌仆损伤** 症见小便时通时闭,或欲尿不下,小腹胀满疼痛,舌质紫暗或有瘀斑,有外伤或手术病史。多因瘀血停留、膀胱气化受阻所致。先针主穴,配肾俞、小肠俞、膀胱俞、秩边、三阴交用平补平泻法,使针感传导放散到小腹和下肢,以活血逐瘀,通利膀胱。

例:外伤尿闭。1952 年 9 月在北京广安门联合诊所,遇一李某,男,35 岁,工人,1 个月前因拆房时,不慎墙倒,被砸伤腰部,腰腿疼痛,不能坐、立,即送职工医院,诊断为腰椎骨折,手术前和手术后一直不能自行排尿,又诊断为尿潴留,每日导尿 3~5 次,下肢瘫痪,不能动转。检查发现小腹膨胀,下肢皮温低、知觉差,舌质红有紫斑,苔薄白,脉沉细。证系经络损伤,瘀血停留,膀胱气化无权。采用活血化瘀,温通经络,通利膀胱之法治之。先针肾俞、膀胱俞、秩边用热补法,使温热感向腰骶、小腹和下肢放散传导,不留针,配三阴交用热补法,使温热感传到膝上和足趾,留针 20 分钟,食中二指点按关元、中极 10 分钟,当即排尿约 500ml,因下肢截瘫,又针治 2 个多月即愈。

八、遗精者有梦清心，无梦固精

遗精是指在睡眠中有精液泄出，历代医家对本病分为梦遗和无梦之遗，梦遗多因邪火妄动，无梦之遗多因精关不固所致。

主穴：关元、三阴交。关元为足三阴与任脉之会，是人身原气之所存。用以振奋肾气；三阴交为足三阴经之会穴，以调足三阴之经气。关元向下斜刺，用补法，多捻转，使酸胀感放散到外生殖器，并有向上抽动感；三阴交用关闭法，使感应向上传导过膝，用补法。

1. **梦中遗精**　症见梦中遗精，头昏耳鸣，心悸多梦，舌红少苔，脉象细数。多因心阴暗耗，心火偏旺，火扰精室所致。先针主穴，配神门、内关、肾俞、关元俞，使感应分别传到手指、腰骶、小腹、外生殖器和下肢。心经之原穴神门、心包经之络穴内关，用泻法留针10~20分钟，以降心火而交通心肾；肾俞、关元俞用补法，以壮水制火，补肾固精。

2. **无梦遗精**　症见滑精频作，精神疲倦，面色㿠白，舌淡苔白，脉象沉弱。多因肾气虚损，精关不固，封藏失司所致。先针主穴，配气海、命门、关元俞、上髎用热补法加灸，使温热感传导放散到腰骶、小腹、外生殖器和下肢。气海、肾俞能补肾培元，命门能壮命门之火；关元俞、上髎能壮腰温肾、以固精关。

例：遗精阳痿。1947年9月在北平门诊，遇一唐某，男，34岁，教员，因青年时期有手淫，29岁结婚后性欲亢进，后来发现无论白昼或夜晚，说话时情绪激动就滑精，逐渐出现阳痿不能勃起，头晕，耳鸣，心慌，精神疲惫，腰腿酸困无力，有时盗汗、气短、面色无华，舌质淡，苔薄白，脉细。证系纵欲无度，肾气虚惫，精关不固，封闭失司。采用温肾壮阳、固摄精关之法治之。先针关元、气海、三阴交用热补法，使温热感传到会阴部和足趾，配心俞、命门、肾俞、关元俞、上髎用热补法，使温热感传到腰骶和少腹，留针20分钟，主穴和配穴随证加减使用，每日1次，针治12次，遗精阳痿等证好转，针治54次病愈。半年后随访未复发。

九、疝气者行气导滞，消肿止痛

疝气以少腹痛引睾丸，或阴囊肿大胀痛为主症。疝气类别很多，有的需经手术治疗，这里只介绍寒滞厥阴和湿热下阻，阴囊肿痛的治疗。

主穴:关元、三阴交、大敦。疝气为任脉所主之病。古有"阴茎之病,从乎肝治;阴囊之病,当从乎脾治;精道有病,当从乎肾治"之法,故取任脉关元用金鸡啄米法,使针感传到睾丸;肝经大敦用灸法;脾经三阴交用关闭法,使针感向会阴部传导,以疏通经脉。

1. **寒滞厥阴** 症见睾丸冷痛,牵引小腹,胀痛难忍,舌淡苔白,脉沉弦涩或紧。多因阴寒内盛,复感外寒,致气血凝滞所致。先取主穴,配肾俞、气海、归来用补法加灸 10~20 分钟,使腰、腹、会阴部和下肢有热感,以温经散寒、行气止痛。

2. **湿热下阻** 症见睾丸阴囊肿胀疼痛,舌红,苔黄腻,脉象弦数。多因暴怒伤肝,肝郁化热,湿热内蕴下注睾丸所致。先取主穴,配四满、气穴、阴陵泉、行间用泻法,留针 20~30 分钟,使针感传到小腹、睾丸和下肢。四满、气穴调肝益肾;阴陵泉清热利湿,行间疏肝解郁。数穴配合,达到清热利湿,消肿止痛的目的。

例:寒湿疝气。1941 年 6 月去河北安国县南堡村出诊,遇一李某,男,18岁,因抢收小麦,被雨淋,晚上即觉少腹疼痛,逐渐加剧,第二天少腹和睾丸抽搐剧痛,痛时经常背过气去,卧床不起、不思饮食已 2 天。检查少腹有硬块压痛拒按,阴茎回缩,阴囊冰凉拒按,手足凉,舌质淡、苔薄白,脉沉紧。证系寒湿侵袭,凝滞少腹,气血痹阻,而成寒疝。采用温寒散湿,疏经活血,行气止痛之法治之。先针关元、气海、三阴交用热补法,使温热感传到少腹、会阴和足趾,留针 30 分钟,配大敦灸 30 分钟,针灸后疼痛减轻,每日 1 次,连续针治 5 次,痛止疝消。3 个月后随访未复发。

十、头痛者按部分经,疏经止痛

头痛是病人自觉症状,内伤外感均可引起,因其涉及范围很广,在治疗前应作细致诊断,针灸治疗的特点是依据疼痛的部位,循经配穴。

主穴:风池、太阳。风池系足少阳、手少阳、阳维脉之会穴,能祛风清热,是治疗头脑、五官诸疾的重要腧穴,针时左手拇指压住穴位下方,针尖向对侧太阳斜刺,使酸胀感传向"病所",守气,使针感维持 1~2 分钟,或穿过疼痛部位,传导明显者疗效佳,传导差者疗效差。太阳为经外奇穴,是治疗头痛的经验穴。

1. **前额痛** 属阳明经,有时连及眉棱骨,配上星、头维、攒竹、合谷。
2. **头顶痛** 属厥阴经,有时连及目系,配百会、上星、后顶、脑空、太冲。
3. **脑后痛** 属太阳经,有时连及肩背,配天柱、百会、后顶、后溪。
4. **偏头痛** 属少阳经,有时连及耳区,配头维、颔厌、悬颅、中渚。
5. **眼眶痛** 属阳明经,有时目不能睁,配攒竹、鱼腰、四白、合谷。

以上所列,先针主穴,再针配穴,除风池不留针外,其他穴位留针 10~20 分钟,以扶正祛邪,疏经止痛。如外感风寒头痛,加列缺、外关用烧山火法,使身体产生热感生汗,以发散风寒;气虚头痛加足三里,用补法以补气;血虚头痛加三阴交用补法以养血;湿重头痛加丰隆,用平补平泻法以利湿;肝胆火盛头痛加侠溪、行间用泻法,以清泻肝胆;肾虚头痛加次髎用补法,以补肾;胃火上冲头痛加内庭,用泻法以清胃泻火。

例 1:肝阳头痛。1941 年 3 月,去河北安国县安固城村出诊,遇一刘某,女,34 岁,农民,因与婆母不和,2 年前生气后出现右侧偏头痛,经常在生气或心情不舒时发作,头痛发作时,从右后头部牵掣耳上角和右额角,似刀割肉式的剧痛,不能忍受,痛时常请人用两手掐住痛处或顶在墙上或碰击、敲打可稍缓解,一般剧痛约持续 2~4 小时方能缓解,缓解后心烦、头晕、疲乏、昏睡。精神紧张时发作。舌质红、苔薄白,脉弦。证系情志不舒,久郁化火,肝阳上亢。采用疏肝降逆,清热熄风,育阴潜阳,理气镇痛之法治之。先针双风池用泻法,使针感通过头颅传到前额,守气 2 分钟,不留针,配百会、右头维、悬颅、太阳、行间用泻法,使针感传到病所和足趾,照海用补法,使针感放散到足心和足趾,留针 30 分钟。当即痛止。为了巩固疗效,每日 1 次,连续针 5 次。半年后随访未复发。

例 2:瘀血头痛。1951 年 9 月,在北京广安门联合诊所,遇一董某,男,29 岁,汽车司机,因 5 天前在新街口出车祸,头被碰伤,当时昏迷不醒,被送往宣武医院抢救,清醒后整个头似锥子扎样的剧痛不止,口服止痛片,注射安痛定等仍不能缓解,并伴有头昏、眼黑、恶心、呕吐、记忆消失,检查头部右枕区有约 3cm×4cm 肿胀压痛,头部、额部、面部有多处皮肤擦伤,舌质紫、苔黄厚,脉弦细。证系跌仆损伤,脑髓受损,瘀血停留,经络受阻,元神不宁。采用活血化瘀,醒脑安神、行气镇痛之法治之。先针风池用平补平泻法,使针感通过头颅传到眼区,守气 2 分钟,不留针,配百会、通天、神庭、头维、瞳子髎、合谷、三阴交用平补平泻法,使针感放散和传到病所及指(趾)端,留针 30 分钟。针后头痛减轻,每日 1 次,针治 5 次时,头的后半部及头昏、眼黑、呕吐等证已缓解,唯前额部仍隐痛,记忆力仍差,减去通天、百会,加攒竹、神门用平补平泻法,留针30 分钟,与上述穴位轮换使用,针治 12 次而愈,半年后随访未复发。

十一、胸痛者疏导气机,宣痹通阳

胸痛属古之胸痹,痹是闭塞之意,多因胸阳不振,阴寒内盛,气机不通,或瘀血停留,经络受阻所致。

主穴:膻中、阿是穴。膻中位于胸部任脉,系气之会穴,针向上或向下斜刺,得气后,行金钩钓鱼法,微微提抖几次,使前胸有沉重感,或拉坠感,可疏导胸部气机。阿是穴选在胸痛最甚处,用平补平泻法,以疏经止痛。

1. **胸阳不振,阴寒内盛** 症见胸痛彻背,喘息咳唾,舌淡苔白,脉象沉迟。多因阳气不足,阴寒内盛,使水饮痰积停留胸部,致气机受阻而发生疼痛。先针主穴,配肺俞、膈俞、肝俞、内关用烧山火法或平补平泻法,使温热感或重胀感传到胸部,留针 10~20 分钟。肺俞、膈俞能宣痹通阳,祛寒降逆;肝俞、内关能通调气机、宽胸止痛。

2. **瘀血停留,经络受阻** 症见胸痛如刺,定处不移,脉象弦涩。多因闪挫跌仆,瘀血停留于脉络,经气受阻所致。先针主穴,配心俞、厥阴俞、膈俞、支沟透间使,用平补平泻法,使针感传到胸部,留针 10~20 分钟。心俞、厥阴俞、膈俞能通血脉而逐瘀活血,支沟透间使,能疏经止痛。

例:瘀血胸痛。1951 年 11 月,在北京广安门联合诊所,遇一张某,男,41岁,工人,因斗殴胸部遭人拳击,3 天后胸部出现刺痛、堵闷,逐渐加剧,疼痛严重时似刀割,有时牵掣到肩部和背部疼痛,不能转侧,不能深呼吸,不敢咳嗽和大声说话。检查:胸背部无红肿,膻中穴处压痛明显,舌质暗紫,脉弦细。证系胸部损伤,瘀血停留,经络受阻。采用活血化瘀、疏经止痛之法治之。先针膻中、神封用平补平泻法,使针感传到胸腔,内关透外关,使针感传到胸部和手指,留针 30 分钟,配心俞、膈俞用平补平泻法,使针感传到前胸,不留针,针后胸痛减轻,每日 1 次,针治 15 次胸痛消失。

十二、胁痛者舒肝解郁,理气止痛

两胁为肝胆经所布,故胁痛多因肝气郁结,或瘀血停留所致。

主穴：期门、肝俞。期门为肝之募穴，肝俞为肝之俞穴，2穴相配为俞募配穴，针期门用老驴拉磨法，使针感放散。肝俞针尖向外侧肋骨上缘斜刺，使感应沿肋骨放散，以疏肝理气、活血化瘀。

1. **肝气郁结** 症见情志易怒，胁下胀痛，食欲不佳，胸闷不舒，舌苔白，脉弦。多因肝气郁结，气机受阻所致。先针主穴，配内关透外关、阳陵泉、行间用平补平泻法，使针感传到胁部和上下肢。内关透外关、胆经合穴阳陵泉、肝之荥穴行间。为手足同名经配穴，以加强舒肝解郁、理气止疼的作用。

2. **瘀血停留** 症见胁下刺痛，痛处不移，舌质暗红，脉象弦涩。多因肝郁日久，气滞而血瘀，或外伤引起瘀血停留所致。先针主穴，后配膈俞、阿是穴、太冲用平补平泻法，留针10~20分钟。膈俞为血之会穴，太冲为肝之原穴，阿是为局部取穴，用平补平泻法，能活血逐瘀、行气止痛。

例：肝郁胁痛。1947年9月，在北平西郊八宝庄出诊，遇一梁某，男，32岁，农民，因与人争吵、生气，心中郁闷，情志不畅，4~5天后开始出现胸肋串痛，时左时右，痛无定处，约10天后疼痛移到右侧胁肋部，因疼痛，不敢咳嗽，不能转侧身体。检查：胸肋部无红肿，第五、六肋骨处明显压痛，舌质淡、苔薄白，脉弦。证系情志不遂，肝气郁结。采用疏肝解郁、理气镇痛之法治之。先针肝俞、膈俞用平补平泻法，使针感传到"病所"，不留针，配期门、阿是穴、行间用平补平泻法，使针感放散到胁肋和足趾，留针30分钟，疼痛减轻，每日1次，针治5次疼痛消失。

十三、胃痛者健胃止痛，消食导滞

胃脘痛是指上腹胃脘的疼痛，多因肝气郁滞，食滞胃脘，或中焦虚寒所致。

主穴：中脘、足三里。中脘为胃之募穴，用金鸡啄米法，使针感向小腹传导，足三里为胃之合穴，用关闭法，使针感向上传导至胃脘为佳，2穴合用统治一切胃痛。

1. **肝气郁滞** 症见胃脘胀痛，痛连两胁，口苦吞酸，呃气或矢气较舒，情志不舒时加重，舌苔腻，脉弦。多因肝气横逆犯胃所致。先针主穴，配肝俞、期门、梁丘、内关用平补平泻法。肝俞、期门佐以内关能舒肝理气，中脘、足三里、梁丘能和胃止痛。

2. **食滞胃脘** 症见胃脘胀痛，恶心呕吐，呕吐物酸臭，苔腻脉滑。多因暴食暴饮,宿食不消所致。先针主穴,配内关、梁门、梁丘用泻法,留针 10~20 分钟。梁门助中脘以健胃消食,内关、足三里、梁丘能舒肝和胃、疏经止痛。

3. **中焦虚寒** 症见胃脘隐痛,时吐清水,体倦身疲,舌淡、苔白滑,脉象沉迟。多因脾阳不振,寒从内生,脾失健运所致。先针主穴,配下脘、天枢用热补法或灸法。中脘、下脘、天枢能温中散寒、行气止痛,足三里能健胃助运。疼止后加灸胃俞、脾俞以巩固疗效。

例:虚寒性胃痛。1947 年 9 月,在北平德胜门外索家坟出诊,遇一徐某,男,36 岁,农民,4 年前冒雨抢收小麦,劳累过度,出现胃痛,之后,每遇到天冷和劳累、饥饿时即胃痛发作,近来发作时胃痛加剧,时吐清水,饮食减少,疲乏无力,大便稀,检查:上腹部压痛,舌质淡,苔薄白,脉弱。证系寒湿劳倦,脾胃虚弱,脾失健运。采用健脾益胃,温中散寒之法治之。先针中脘、下脘,配天枢、足三里用热补法,留针 20 分钟。针后疼痛减轻,每日 1 次,3 次后胃痛停止,以后隔日来门诊针治 1 次,12 次后饮食增加,大便恢复正常,体力增加。随访半年,未复发。

十四、腹痛者通调腹气,止痛助运

腹痛可以出现在许多疾病中,多因寒温不适,气血不和,或内伤饮食所致。

主穴:中脘、天枢、足三里。中脘为胃之募穴、腑之会穴;天枢为大肠之募穴,可通调腑气,调整胃肠功能;足三里为四总穴之一,腹部疾病之要穴,3 穴同用为腑病取合募之意。

1. **寒痛** 症见腹痛绵绵,喜温喜按,大便溏泄,舌淡苔白,脉象沉紧。多因中焦虚寒,复因外寒侵袭,或多食生冷,以致运化无权所致。先针主穴,配建里、气海用热补法或灸法,使腹部和下肢有热感。建里助中脘温中止疼;气海助足三里补气助运。

2. **热痛** 症见腹痛拒按,恶食嗳腐,大便干结,或泻而不畅,舌苔黄腻,脉象滑数。多因饮食不节,过食厚味,大量饮酒以致热结肠胃所致。先针主穴,配大肠俞、丰隆用凉泻法,使凉感传到腹部、腰骶和下肢。大肠俞助中脘、天枢通肠导滞,丰隆助足三里清热止痛。

3. **气痛** 症见腹痛胀满,矢气稍缓,时轻时重,舌苔腻,脉弦。多因情志不舒、肝失条达、横逆脾胃、气机郁滞所致。先针主穴,配肝俞、脾俞、三阴交用平补平泻法,使针感传到腹部、背腰和下肢。肝俞、脾俞以舒肝健脾,助中脘、天枢理气止痛;足三里、三阴交以理气活血。气机通、血流畅,则腹痛可止。

4. **血痛** 症见腹痛拒按,或按之有形,痛有定处,多在少腹,口干不欲多饮,舌暗红,脉弦涩。多因瘀血停留,气机不畅所致。先针主穴,配归来、阿是、血海、三阴交用平补平泻法,使针感传到小腹和下肢。归来、阿是能活血化瘀;血海、三阴交能疏经止痛。

例:食滞腹痛。1947年8月,去北平西直门外八里庄出诊,遇一陈某,男,31岁,农民,因过食鲜红枣,食后即觉腹胀,1天后开始腹痛恶心,痛则水泻,泻后疼痛减轻,不思饮食,已持续3天,检查:面色苍白,痛苦病容,脐周围压痛拒按,舌质淡,苔白腻,脉滑。症系暴食生果,食积化热,壅滞胃肠,腑气不通,采用消食导滞,调理胃肠,利气镇痛之法治之。先针中脘、天枢,配下脘、气海、上巨虚用平补平泻法,使针感传到腹腔和足趾,留针30分钟,针后腹痛即止。针治3次后,腹胀水泻消失。

十五、腰痛者壮腰补肾,培元益气

许多疾病常伴有腰痛症状,涉及范围比较广,此处只谈一谈风湿、肾虚、闪挫所致的腰痛。

主穴:肾俞、关元俞。腰痛者以肾阳虚为多见,阳气虚损,风寒湿邪客于经脉,气血必然瘀滞,故腰痛日久常见气血瘀滞证。所以温补肾阳,行气活血为治疗腰痛之大法。腰为肾之外候,分布足太阳膀胱经,其经挟脊、抵腰中、循膂。故以肾俞、关元俞为主穴。针肾俞,针向脊柱斜刺,针关元俞,针尖向下斜刺,用热补法或烧山火法,使热感向腰骶放散,肾俞能壮腰补肾,关元俞能培元益气。

1. **风湿腰痛** 症见腰部酸楚疼痛,拘急不可弯仰,迁延日久,阴雨天加剧,舌苔白,脉象沉紧。多因风、寒、湿三气客于经络,致腰部气血运行失畅所致。先针主穴,配环跳、委中、昆仑用烧山火法,使热感传到腰骶和下肢。环跳以助肾俞、关元俞温通经气、祛散寒湿。委中、昆仑为远部配穴,以疏通太阳经气。

2. **肾虚腰痛** 症见腰痛而困,或遗精盗汗,头晕耳鸣,舌淡苔薄,脉濡。多因肾精亏损,肾气不足所致。先针主穴,配命门、腰眼、上用热补法,使热感传到腰骶部。命门能填肾中真阳,腰眼、上髎助肾俞、关元俞以补肾壮腰、滋阴养阳。

3. 闪挫腰痛 症见腰痛不能转侧,起卧加剧。多因跌仆闪挫、损伤腰肌、瘀血凝滞、经络不通所致。先针主穴,配志室、腰眼、阿是用烧山火法,使热感传到腰骶部,不留针,手小节用平补平泻法,留针20~30分钟,在留针时每3~5分钟,捻转提插1次,嘱患者活动腰部,以通利气血,消瘀导滞,疏经止痛。

例:寒湿腰痛。1948年10月,去北平阜城门外公主坟出诊,遇一刘某,男,33岁,农民,因3年前收割水稻时,遭雨淋受寒,出现腰部酸痛、发凉,气候阴冷时加剧,近来疼痛加剧,腰不能俯仰,连及臀部和下肢,下床困难,舌质淡,苔薄白,脉沉紧。症系雨淋涉水,寒湿侵入,客于经络,气血不畅。采用温通经络,祛散寒湿,强腰固肾,利气止痛之法治之。先针肾俞、关元俞,配秩边、环跳、委中、承山用烧山火法,使热感传到腰骶和下肢,留针30分钟,起针后腰痛减轻,每日1次,针治6次疼痛消失。3个月后随访未复发。

十六、月经不调理冲任,调和气血

月经不调是指月经周期、经量、经色等出现异常。多与冲脉、任脉及肝、脾等经有关。常见的有月经先期、后期、先后无定期及倒经。

主穴:关元、三阴交。冲任功能失调,肾气不充,肝不藏血,脾不生血,均可导致月经不调。故取任脉与足三阴经交会穴关元,足三阴经之会穴三阴交为主穴。

1. 月经先期 症见月经先期而至,量多或1月数次。色深红,面色潮红,小便色黄,舌干口燥。多因肝郁化火或热蕴胞宫所致。先针主穴,配归来用平补平泻法,以助关元调理冲任。行间、三阴交用泻法,清肝热而凉血。

2. 月经后期 症见经期延后,四五十天1次,量少,色淡,身体瘦弱,面色萎黄,舌淡少苔,脉象细弱。多因气血虚亏或寒邪客于胞宫,经血不能按期来潮而致。先针主穴,配天枢、气海用热补法,以培补冲任,温经养血。

3. 月经先后无定期 症见经行不畅,提前或延后,经量或多或少,色紫暗,精神抑郁,乳房胀痛连及胸胁,舌紫,少苔,脉弦。多因肝气郁结,气血失和所致。先针主穴,配膈俞、肝俞、乳根、归来、血海用平补平泻法。膈俞以活血化瘀;肝俞、乳根以舒肝理气;关元、归来、血海、三阴交以调和气血。

4. **倒经** 症见经行不畅,伴有鼻衄,头痛,舌紫,脉滑数。多因血热气逆,损伤经络,以致血溢于外。先针主穴,配气海、归来、二间、合谷、血海、行间用平补平泻法。关元、气海以补气摄血;二间、合谷以清热止衄;归来、血海以调和气血;三阴交、行间以平肝降逆,引血归经。

月经不调一症,先期多属血热,后期多为虚寒,不定期多为肝郁,倒经多为血热气逆,但临证时还应结合经量、经色、经质综合分析。量过多为虚热,量少为化源不足;色浅淡多为虚寒,色紫暗或质稠多热多实;质稀多虚多寒。配穴时,月经量少、血源不足的虚证用补法为主;月经过多,经期较长的用升提摄血法治标为主;经色浅淡,形体虚寒的用热补法或灸法,以祛寒补虚为主;经色紫暗、经血瘀滞的用平补平泻法或泻法,以活血化瘀为主;经血时稠时稀的用平补平泻法,或阳中隐阴,或阴中隐阳法,不可只凭时间之先后而定寒热虚实。

例:月经不调。1947年10月,在北平诊所门诊,遇一徐某,女,27岁,小学教师,1943年夏天带学生游泳,后来出现月经周期推迟,量多时推迟15天,经色黑紫,有瘀块,量少,有时小腹冷痛,检查:腹软,小腹凉有压痛,面色无华,舌质淡,苔薄白,脉沉紧。证系寒湿侵袭,经行受阻,寒客胞宫,血源不足。采用散寒利湿,温经养血,培补冲任,暖宫镇痛之法治之。先针关元、三阴交,配天枢、气海用热补法,使热感传到小腹和下肢,留针30分钟,针治1次后小腹冷痛消失,以后每逢月经来潮前针治,每日1次,连续6次,治疗2个周期,共针12次,月经周期恢复正常,症状消失,半年后随访未复发。

十七、痛经者行气活血,通经止痛

痛经是指妇女在月经期或行经前后,少腹或腰部疼痛,甚则剧痛难忍而言,多伴有月经不调,临床多分为经前痛、经期痛和经后痛。

主穴:关元、三阴交。本病多因血瘀或寒凝胞宫,以致气机不畅,脉络阻滞不通所致。以关元、三阴交为主穴,能行气活血,通经止痛。

1. **经前或经期腹痛** 经行不畅,色紫有块,胸胁胀痛,口干不欲多饮,舌有瘀点,苔黄,脉弦。多因受寒饮冷,瘀血停留,滞于胞中,经行受阻,不通而痛;或七情郁结,气滞不通而成。先针主穴,配膈俞、膻中、气海、血海、阿是用平补平泻法,留针10~20分钟。膈俞、血海、三阴交活血化瘀;膻中、气海、关元行气通经。

2. **经后腹痛** 痛势绵绵不休，喜温喜按，月经色淡量少，面色萎黄，舌淡无苔，脉象细弱。多因气血不足，血海空虚，胞宫失养所致。先针主穴，配天枢、归来用补法，以补气养血、温经止痛。

痛经除在时间上分虚实外，还应结合疼痛部位、性质等进行综合分析。少腹痛多为气滞；小腹痛多为血瘀；全腹痛多为气血不和；胀痛多为气滞；绞痛多为寒；刺痛多为瘀；掣痛多为热；拒按为实；喜按多为虚，等等。气滞的用泻法，血瘀的用烧山火法，气血不和的用平补平泻法，实热的用凉泻法，虚寒的用热补法或灸法。

例：虚寒痛经。1946 年 9 月，去北平德胜门外索家坟出诊，遇一徐某，女，22 岁，农民，18 岁时行经期下地劳动，遭到雨淋，以后，每逢月经来潮时小腹剧痛，已持续 4 年。治疗时已行经 5 天，每日小腹仍剧痛 4~5 次，每次持续 30~50 分钟，月经量少色淡。检查：小腹凉，喜暖、喜按，面色无华，舌质淡，苔薄白，脉沉细。证系体质素虚，经期受寒，客于胞宫，经行不畅。采用祛寒暖宫，调补冲任，益气养血，温经止痛之法治之。先针关元、三阴交，配气海、归来、血海用热补法，使热感传到小腹和下肢，留针 30 分钟，针后小腹痛消失，以后每次月经来潮时针治，每日 1 次，连续 3 次，治疗 3 个月，共针 10 次，半年后随访痛经未复发。

十八、崩漏者塞流澄源，培元端本

崩漏是指妇女阴道不规则出血。经血非时而下，暴下如注为崩，淋沥不断为漏，久漏不止可转崩，崩势稍缓可变为漏，多因气虚、血热、冲任失调所致。

主穴：血海、隐白。血海，针尖向上斜刺，使针感向腹部传导，有祛瘀血，生新血，调治一切血病的功能；隐白为脾之井穴，针尖向上斜刺，能醒神止血。

1. **气不摄血** 症见下血过多，昏迷不醒，脉微欲绝。多因气虚血失统摄、气血两脱所致。先针主穴，配人中、内关、中冲用补法；百会、大敦用灸法。内关、中冲能强心；人中、百会能提气摄血；血海、大敦、隐白能止崩醒神，七穴合用为回阳救脱、固气止血、升提塞流之法。

2. **肝不藏血** 症见月经过多，或突然崩漏不止，夹有血块，血色深红，烦热口渴，精神虚奋，舌红苔黄，脉数。多因肝气郁结化热，藏血失职，热迫血行，或暴怒伤肝，肝不藏血所致。先针主穴，配行间、大敦用泻法，留针 20~30 分钟。4穴合用为清热宁血、澄源止崩之法。

3. 冲任虚寒 症见经漏绵绵不止,色淡或暗,少腹寒凉,腰痛疲乏,舌淡苔白,脉沉细弱。多因劳伤过度,冲任气虚,不能制约经血所致。先针主穴,配关元、归来、三阴交用热补法。5穴合用,为温补冲任、培元端本之法。

崩漏者急则治其标,以止血为主,古称塞流;缓则治其本,以清热凉血为主,谓之澄源;下血势已缓,或善后调理,以补血养血为主,名为端本。

例:气虚崩漏。1951年12月,去北京广安门外关厢出诊,遇刘某,女,34岁,小学教师,子宫出血,血量少但淋漓不止,内有血块,色淡红,每天约50~80ml,头昏,腰酸痛,疲乏无力,已持续5个月。检查:腹软无压痛,舌质淡,苔薄白,脉沉细。证系素体脾虚,中气不足,统摄无权,冲任不固。采用健脾益气,固摄经血,培本固元,温补冲任之法治之。先针血海、隐白,配气海、关元用热补法,使热感传到小腹和足趾,留针30分钟,针后出血停止。每日1次,连续治疗6次未再出血,半年后随访未复发。

十九、带下者查色观质,固精利湿

带下是指妇女阴道分泌物增多,黏稠如涕如浓。多因任脉不固,带脉失约,以致水湿浊液下注而成,常见的有白带、黄带、赤白带。

主穴:带脉、三阴交。带脉穴属奇经八脉之一的带脉。带脉统摄一身无形之水,故带脉穴为治疗带下症的重要穴位。侧卧取穴,直刺,使针感放散到小腹,能利湿止带;三阴交能统调三阴经之气血。

1. 白带 症见带下清稀色白,精神疲倦,四肢清冷,舌淡苔白,脉象缓弱。多因脾肾阳虚,运化失职,湿气下行所致。先针主穴,配关元、阴陵泉、隐白、上髎用补法或灸10~20分钟。关元、上髎温固下元而止带;阴陵泉、隐白健脾渗水湿。

2. 黄带 症见带下色黄黏稠,气味腥臭,心烦,口渴不欲多饮,舌苔黄腻,脉濡数。多因脾湿下注,久而化热,湿热蕴结所致。先针主穴,配阴谷、隐白、大赫、气海用泻法。带脉、大赫、阴谷清热止带;气海、三阴交、隐白健脾利湿。

3. 赤白带 症见带下赤白夹杂,淋漓不止,腰腿酸痛,舌红少苔,脉象细弱。多因阴虚内热,扰动冲任,损伤血络所致。先针主穴,配气海、关元、上髎用补法。带脉、关元固任止带;气海补气摄精;上髎固精利湿;三阴交调补三阴经气血。

例:脾虚带下。1948年4月,在北平门诊,遇一王某,女,38岁,工人,2年前生育满月后,阴道出现白带,开始时量少,后来量逐渐增多,连绵不绝,色白,饮食减少,大便溏泻,精神疲倦,四肢无力。检查:腰骶部关元俞、上髎、次髎穴处有压痛,手足皮温低,舌质淡、苔薄白,脉缓。证系脾虚不运,水湿内停,胞脉不固,任带失约。采用健脾益气,调理任带,固摄胞脉,利湿止带之法治之。先针带脉、三阴交,配气海、关元、上髎、阴陵泉用热补法,使热感传到腰骶、小腹和足趾,留针20分钟,每日1次,针治3次,白带减少,改为隔日1次,针治34次症状消失。1年后随访未复发。

二十、乳汁不足先活络,健脾催乳

乳汁不足是指产后乳汁量少,不能满足婴儿需要。多因胃气不足,或肝气郁滞所致。

主穴:膻中、少泽。妇人乳汁,乃冲任气血所化,故取任脉经气之会穴膻中,刺时针尖向乳房两侧横刺,使针感向整个前胸扩散;少泽是增加乳汁分泌的经验穴,用捻转法留针10~20分钟。

1. **胃气不足** 症见乳房松软,身体瘦弱,营养不良,气血不足,乳汁缺乏。多因脾胃素虚,气血化源不足,或分娩失血过多,气随血耗所致。先针主穴,配膺窗、乳根、中脘、足三里、三阴交用补法。乳房为足阳明经所过,配膺窗、乳根疏通阳明以助膻中、少泽催乳;中脘、三阴交、足三里健脾胃以生化气血。

2. **肝气郁滞** 症见胸胁胀满,乳房胀痛,乳汁少,闷闷不乐,口苦脉弦。多因情志郁结,气机不畅,致乳脉不行。先针主穴,配屋翳、膺窗、乳根、肝俞、阿是用平补平泻法。屋翳、膺窗、乳根助膻中、少泽以活络通乳,阿是以散结化瘀,肝俞以疏肝理气。

例:乳汁不通。1948年11月,去北平安定门外大街出诊,遇一王某,女,26岁,产后半月,因和丈夫争吵生气,乳汁突然减少,右乳房胀痛,胸闷胃胀,嗳气心烦,检查:右乳房无红肿,有压痛,舌质红,苔薄白,脉弦。证系肝郁气滞,气血失畅,乳汁不通。采用疏肝解郁,宽胸理气,活络通乳之法治之。先针膻中,向右乳房横刺,用平补平泻法,使针感传到右胸,少泽针尖向上斜刺,配阿是穴、膺窗用平补平泻法,留针20分钟,针治1次后乳汁增多,每日1次,针治3

次后,乳汁已能满足婴儿食用。1个月后随访,乳汁充足。

二十一、小儿抽风急醒神,柔肝熄风

小儿抽风是以四肢抽搐,口噤,角弓反张为主症的病症。多因外感风寒,入里化热,或乳食不节,损伤脾胃,肝木失养,引动肝风所致。

主穴:人中、合谷。人中向上斜刺,以泪出为度,清热熄风,镇惊醒神;合谷由虎口赤白肉际向上斜刺,至两掌骨之间,用关闭法,使感应向上传导,通经开窍。

1. **六气化火、肝热生风** 症见初起壮热面赤,摇头弄舌,手足乱动,继则口噤唇青,面色青紫,角弓反张。多因外感时邪,内伤饮食,实热内邪,引动肝风所致。先针主穴,人中用泻法,合谷用赤风摇头法,配风府向下颏斜刺,用泻法,十宣、大椎、陶道、身柱、大敦点刺出血,以清热凉肝、熄风镇惊。

2. **脾胃虚弱、肝失濡养** 症见面黄肌瘦,大便溏泻,手足抽搐。多因脾胃虚弱、营养失调、中阳不足、土弱木侮、肝风内动所致。先针主穴,用平补平泻法,以熄风止痉,配中脘、气海、内关、足三里、三阴交用补法加灸,以培补脾胃,养血柔肝。

例:小儿抽风。1948年9月,在北平阜城门外八宝庄出诊,遇一李某,男,2岁,其母代诉:患儿感冒高烧,咳嗽2天后突然四肢抽搐,持续不止已半天。检查:体温40.1℃,神志昏迷,两目上视,牙关紧闭,角弓反张,颈项强直,四肢抽搐,口唇和三关纹青紫。证系外感实邪,入内化火,热极化风。采用祛邪清热,开窍醒神,熄风镇痉之法治之。先针人中,向鼻中隔斜刺,以泪出为度,合谷,向两掌骨之间斜刺,配风府、大椎、后溪、申脉用泻法,十宣、大敦点刺出血,针后抽搐停止,观察2小时,未抽搐,体温降至38℃,为巩固疗效,每日1次,连续针治3天未再抽搐,体温降至正常。

二十二、耳鸣耳聋利其窍,活络开聪

耳鸣为耳内如有鸣声,耳聋为耳的听觉失聪。耳鸣为耳聋之渐,耳聋为耳鸣之甚。

主穴:听宫、中渚。听宫为手太阳、手少阳、足少阳之会穴,用金鸡啄米法,使感应传向耳内,并使鼓膜有向外鼓胀的感觉,有通窍聪耳的作用。中渚为三焦经之输穴,针向腕部斜刺,使针感向指端或上臂放散传导。有活络开聪之功。

1. 新病耳鸣、耳聋

(1)胆火上扰耳聋:症见突然发作,鸣声如钟,或如潮水声,甚至全聋,头痛面赤,口苦咽干,心烦易怒,舌红苔黄,脉弦数。多因新感外邪,扰动胆火,循经上行,耳窍被蒙所致。先针主穴,配听会、率谷、翳风、侠溪用泻法。听会、率谷、翳风助听宫开窍聪耳;侠溪助中渚以清热泻火。

(2)风寒上扰耳聋:症见耳内闷响,听力减退或消失,鼻塞不通,舌淡苔白,脉浮。多因风寒上扰清窍所致。先针主穴,配风池用烧山火法,使热感传到前额和耳区,使其出汗,不留针;合谷用烧山火法,使热感向上传导,使其出汗;上迎香用平补平泻法,以驱风散寒、开窍聪耳。

2. 久病耳鸣、耳聋 症见鸣声如蝉,音低而弱,病程较长,耳聋逐渐加重,头晕目眩,腰酸遗精,舌质红,脉细弱。多因肾精不足或病后精血未充,精气不能上达于耳所致。先针主穴,配耳门、百会、肾俞、照海用补法,补肾益精,升清聪耳。

例:肾虚耳聋。1951 年 12 月,在北京市广安门联合诊所,遇一赵某,男,46岁,工人,10 年前出现左侧耳鸣,2 年后听力就逐渐丧失了。接着右耳又出现耳鸣耳聋。检查:听不到对面说话声,不能辨别手表声,用手指压按听宫穴,耳鸣声减弱,舌质淡、苔薄白,脉弦细。证系肾精不足,不能上达。采用补肾益精疏导少阳,开窍聪耳之法治之。先针听宫、中渚用平补平泻法,使针感分别传入耳内和手指,配百会、翳风、肾俞、照海补法,留针 20 分钟。每日 1 次,针治 3 次耳鸣减轻,10 次后在电话中能清楚地听到对方讲话的声音,共针治 40次,能听清对面说话声和手表声。

二十三、聋哑患者先治聋,聪耳开窍

聋哑有先天与后天之分,先天患者,多因胎儿受损,壅塞清窍所致,轻者有不同程度的残余听力,或半聋哑。重者听力消失,全聋哑,神智迟钝;后天患者多因感受外邪,上扰神明,或肝胆火旺,肾气未充,或用药不当,清窍被蒙所致。

主穴:听宫、哑门。听宫为治耳病的要穴,用金鸡啄米法,哑门系督脉和阳维之会穴,是治疗聋哑、失语的常用穴,针时左手食指紧按针穴,右手持针向下颏方向直刺 3~5 分,得气后用金鸡啄米法,均匀地提插 1 分钟,使针感传向喉舌部,同时配合语言训练,不留针。

1. **全聋哑** 以通窍聪耳,先治聋后治哑。先针主穴,配耳门、翳风、外关、陵下;或听会、耳门、中渚;两组穴位均用金鸡啄米法,得气后留针 10~20 分钟,交替轮换使用。听力逐渐恢复后,再配上廉泉向舌根部斜刺,治疗哑症。

2. **半聋哑** 以聪耳利声、聋哑并治。先针主穴,配合谷、陵下,或耳门、翳风、上廉泉、中渚;两组穴位均用金鸡啄米法,得气后留针 10~20 分钟,交替轮换使用,以通窍聪耳,促其发音。

例:后天聋哑。1952 年 8 月,在北京市广安门联合诊所,遇一刘某,男,10 岁。其父代诉:患者 2 岁时发高烧,治愈后发现丧失了听、说能力,甚至听不到敲锣声,西医诊断为完全性聋哑,到处求医未见效。检查:患者不能辨别背后击掌声,不会说 1、2、3,舌质红,苔薄白,脉弦数。证系外邪侵袭,壅塞经络,清窍被蒙。采用祛邪扶正,疏通经络,聪耳开窍之法治之。先针听宫,用平补平泻法,使针感放散到耳内,哑门用金鸡啄米法,使针感放散喉舌部,配耳门、翳风、外关,或听会、百会、中渚用平补平泻法,留针 20 分钟,2 组穴位轮换使用,每日 1 次,治疗 20 次后,能听到吹号声,又加针上廉泉向舌根斜刺,治疗 40 次后,能说 1、2、3、4,针治 5 个月能辨别高低声讲话,并能叫爸爸、妈妈。半年后随访,已能说简单语句,上课坐第一排能听老师讲课。

二十四、牙痛留针时要长,镇痉止痛

牙痛是口腔疾患中常见的症状。常分为实火牙痛、虚火牙痛和风火牙痛。

主穴:下关、翳风、合谷。下关为足阳明与足少阳之会穴,针沿颧骨弓直刺,使针感向上下齿扩散,可通利牙关,清热止痛;翳风为手少阳与足少阳之会穴,针向鼻尖斜刺,使针感传向下齿,可通关开窍;合谷为手阳明经之原穴,针向手腕直刺,使针感向牙齿传导,可通调经气而止齿痛。

1. **实火牙痛** 症见牙齿胀痛,口渴喜冷饮,大便热结,舌质红,苔黄燥,脉洪大。多因阳明积热,郁而化火,上犯牙齿所致。针刺主穴,配巨髎、颊车、内庭用泻法,留针 20~30 分钟,以疏泻阳明,清热止痛。

2. **虚火牙痛** 症见满口牙痛,并有松动感觉,口干舌燥,脉象细数。多因肾水不足,虚火上炎所致。先针主穴,配太溪用补法,滋阴降火;颧髎、颊车用泻法,留针 20~30 分钟,止痛固齿。

3. 风火牙痛 症见牙痛龈肿,痛引颜面如蚁走窜,怕热喜凉,头晕目眩,舌红少苔,脉象浮数。多因素体阴亏,风邪化火,上扰阳明所致。先针主穴,配风池、太阳、巨髎、颊车用泻法,留针 20~30 分钟,以清热驱风、疏经止痛。

例:实火牙痛。1948 年 9 月,去北平德胜门外关厢出诊,遇一海某,男,32 岁,工人,左侧下牙痛 3 天,口苦口臭,大便干燥,坐卧不安,不能进食,服止痛片未好转,检查:左侧下齿龈红肿,压痛拒按,脉数有力,舌质红、苔黄燥。证系阳明积热,久郁化火,上犯齿龈。采用疏泻阳明,清热止痛之法治之。先针下关、翳风、合谷,配颊车用凉泻法,使凉感分别传到齿龈和手指,留针 30 分钟,针后牙痛即止。第 2 日复诊,牙痛未犯,但齿龈仍红肿,又按上述方法加阿是穴(左侧下齿龈红肿处)点刺出血,第 3 天症状消失。

二十五、冻疮者温经散寒,行气活血

冻疮是指严寒侵袭机体引起的损伤。

主穴:阿是,在损伤部周围用艾条熨热灸。冻疮在手者,先取主穴,配合谷、后溪、中渚;在足者,配行间,内庭,申脉。用熨热灸 20~30 分钟,以温经散寒,行气活血。

例:冻疮。1948 年 12 月,去北平西苑出诊,遇一杨某,男,16 岁,农民,上山砍柴时,因刮风下雪冻僵双脚,由邻居背回家后,两脚红肿痒痛不能走路。检查:两足背红肿,外侧较重,两足外踝前下方和第五跖趾关节处有四处溃疡。证系寒湿侵袭,肌肉损伤。采用温散寒湿、疏经活血、消肿止痛之法治之。取申脉、京骨、阿是穴(从外踝前下方丘墟穴处至第五跖趾关节处)用熨热灸往返施灸 30 分钟,每日早晚灸 2 次,灸时患者感觉奇痒,灸治 3 天红肿逐渐消退溃疡面缩小,灸治 6 天溃疡愈合。

二十六、鹅掌风用烧山火,祛风止痒

鹅掌风是指手心痒痛,或干裂,或起硬皮。多因外感风寒,胃中火盛,血液枯燥所致。

主穴:针合谷透劳宫,用烧山火法,并用 2 条毛巾在开水中浸泡后,交替乘热轮换,将手包缠 20~30 分钟,使手出汗,以祛风止痒。

辨证配穴：手掌痒痛，先针主穴，配中渚、后溪用烧山火法，留针 20~30 分钟，使手掌出汗，以疏风止痒。手掌剥皮，干裂出血或皮肤起疱流黄水，加八邪用烧山火法，阿是（患处）用熨热灸 20~30 分钟，以疏风活血，除湿止痒。手掌干痒起硬皮，加局部涂鲜蒜汁，用熨热灸 20~30 分钟，以活血润燥，驱风止痒。

例：鹅掌风。1947 年 10 月，在北平门诊，遇一孟某，男，51 岁，右手掌起硬皮、干燥奇痒已 20 年，有时干裂疼痛出血，有时起疱流黄水、脱屑。检查：右掌心见灰黑色硬皮，并见有 3 条干燥皲裂，能挤出黏稠黄水，舌质红、苔薄白，脉浮滑。证系风寒侵袭，经络郁滞。采用祛风散寒，疏经活血，除湿止痒之法治之。握拳取合谷透劳宫，配后溪用烧山火法，使手有热感，手掌手指出汗，并用 2 条毛巾在开水中浸泡后，交替乘热将手包缠 30 分钟，使手继续出汗，每日 1 次，针治 12 次痒痛和硬皮消失。1949 年 12 月又出现痒痛、硬皮，但症状较以前轻，针治 10 次后症状消失。1 年后随访未复发。

第四节 临床治疗总结摘要

临床治疗总结摘要，是选择 50 年来中西医结合，采用西医诊断，祖国医学辨证施治，运用针灸和新医疗法治疗观察的结果。

一、感 冒

本病是由病毒引起的一种呼吸道传染病。属于祖国医学"伤寒""温病"范畴。多因体虚劳倦，外感风邪所致。

【主症】

1. **风寒型** 恶寒发热，头痛无汗，或有汗，四肢酸痛，鼻塞流涕，打喷嚏，咽部干痒，咳吐清痰、舌苔薄白，脉浮紧或浮缓。

2. **风热型** 发热恶风，头痛有汗，或无汗，咳吐黄痰，咽喉红肿、疼痛，口干欲饮，舌尖红，苔薄白，脉浮数。

【治疗】

1. **风寒型** 针风池、大椎、身柱、风门、合谷、后溪，用烧山火法使其出汗，以发散风寒。

2. **风热型** 针风池、大椎、陶道、身柱、合谷,用透天凉法,少商点刺出血使其出汗,以发散风热。

咳嗽痰多配肺俞、列缺以清肺化痰。高烧神昏配百会、人中、十宣(或十二井)点刺出血,以清热开窍。鼻塞流涕配上迎香、迎香、曲池用速刺法,以驱风通窍。

1972年4月在成县医院总结的50例中,有效率为98%,平均1.1次见效。治愈率为84%,平均2.4次治愈。

【病案举例】

王某,女,30岁,成县小学教员,因感冒发烧,1970年3月1日初诊。

患者于前一天开始头痛、打喷嚏、鼻流清涕,身上发冷,当日病情加剧,又出现发烧、咳嗽、吐痰,全身酸痛。检查:身热无汗,舌苔薄白,体温38.8℃,脉浮紧,90次/分,心、肺未见异常。中医辨证系体质素虚、外感风寒。采用扶正祛邪、驱风散寒之法治之。针风池、大椎、风门、合谷,用烧山火手法,不留针,针后汗出,头痛即止,40分钟后体温降至37℃。第二日针大椎、风门、肺俞、列缺,用平补平泻法。第三日症状完全消失,治愈停诊。

二、支 气 管 炎

本病是由病毒、细菌等感染引起的一种常见的呼吸道疾病。并与长期吸烟或吸入刺激性气体及尘埃有关。分急性和慢性两种。属于祖国医学"咳嗽""喘鸣"范畴。多因正气不足,外邪犯肺所致。

【主症】

1. **急性支气管炎** 先有咽喉痒痛,鼻塞流涕,发热头痛,接着咳嗽胸痛,吐黏液或脓样痰,可伴有血丝,肺部听诊可听到粗糙呼吸音,或干湿啰音,X线检查显示肺纹理增粗。舌苔薄白,脉浮数。

2. **慢性支气管炎** 持久性咳嗽,吐大量黏液泡沫痰,气候改变或气味刺激咳喘加剧,甚则胸闷气促。肺部听诊可听到鼾声、湿性啰音和哮鸣声。舌苔黄,脉滑。

【治疗】

1. **急性支气管炎** 针大椎、陶道、风门、定喘、合谷,用泻法,以祛风散寒。发热头痛,配风池、列缺、少商,用泻法,以清热化痰。

2. **慢性支气管炎**　针百劳、身柱、喘息、肺俞、神封、膻中、列缺、太渊,用补法或加灸,以理气化痰。

胸闷气短,配中脘、气海、内关、膏肓用平补平泻法,以宽胸理气。痰多,配丰隆,用平补平泻法,以祛痰降逆。

1972 年 6 月在成县医院总结的 50 例中,有效率为 96%,治愈率为 40%。急性支气管炎疗效佳,老年慢性支气管炎疗效差。

【病案举例】

王某,女,41 岁,成县百货公司售货员,因咳喘痰多 12 年,1970 年 2 月 15 日初诊。

患者 1958 年开始咳嗽,冬季天冷加重,咳嗽以夜间为甚,吐白色黏液泡沫状痰,伴有心慌、怕冷、全身疲乏无力,胸闷、气短,不能平卧,经常感冒等症。检查:慢性病容,精神不振,眼睑浮肿,桶状胸,听诊呼吸音粗糙,胸透:两肺纹理增重;舌质淡、苔白腻,脉滑细,78 次 / 分。西医诊断为慢性支气管炎,中医辨证系正气不足,风寒犯肺,引动伏饮,痰阻气道。采用扶正祛邪、宣肺化痰之法治之。取百劳、定喘、身柱、肺俞、膻中、列缺,用热补法,留针 20 分钟,每日 1 次,针治 5 次,食欲增加,咳喘减轻,吐痰减少,精神好转。改为每周针 3 次,治疗至 3 月 20 日,针达 16 次时,症状完全消失,停诊。同年 7 月 15 日随访未复发。

三、支气管哮喘

本病是呼吸道的过敏性疾病。属于祖国医学"哮""喘""痰饮""喘呼"范畴。多因肺肾气虚、失于降纳,风邪犯肺、引动伏饮,痰气交阻,气道闭塞,正虚邪实所致。临床有虚、实、寒、热之分。

【主症】

呼吸困难、短促,喉中哮鸣、咳呛,咳白色黏液性痰,咳吐不利,胸膈胀闷,肺部可听到干性啰音及哮鸣音。

1. **实喘**　喘而气粗,胸满痰多,舌苔白腻,脉弦滑。

2. **热喘**　咳而口渴,面赤唇红,舌红苔黄,脉洪而滑。

3. **虚喘**　喘而气微,吐痰无力,精神不振,动则气促,面唇苍白,舌苔薄白,脉细无力。

4. **寒喘**　喘而怕冷,痰多而稀,口润而湿,鼻多清涕,舌苔薄白,脉细或迟。

【治疗】

1. **实喘**　针大椎、定喘、肺俞、合谷、丰隆、天突用泻法,以清肺定喘。

2. **热喘**　用上穴加配少商、尺泽放血,以泻热祛痰。

3. **虚喘**　针百劳、大椎、陶道、肺俞、膏肓、膻中、中脘,用补法或加灸,以温中化痰。

4. **寒喘**　用上穴加配风门、身柱用温和灸法,以祛寒散风,理气定喘。

1959 年 1 月在中医研究院针灸研究所总结的 58 例中,有效率为 98.3%,治愈率为 48.3%。

【病案举例】

李某,男,40 岁,北京宣武区玻璃厂工人,因咳嗽气喘 30 年,1957 年 8 月 11 日初诊。

患者 9 岁时上学受凉后开始咳嗽,以后每年冬季咳嗽、气喘、痰多,逐年加剧,夜间不能平卧、仅能睡 3~4 小时。并伴有食欲减少,全身酸软无力,头昏头痛等症,曾多次到医院治疗,不能除根。检查:慢性病容,桶状胸,两肺呼吸音增强,可闻及哮鸣音,咳喘气微,动则气促,痰多,呈白色黏液状,吐痰无力,面色苍白,舌苔薄白,脉滑细,78 次 / 分。西医诊断为慢性气管炎支气管哮喘;中医辨证系肺肾气虚、寒邪犯肺,引动伏饮、痰阻气道。采用补肾宣肺、化痰定喘之法治之。取百劳、大椎、肺俞、肾俞,用热补法,留针 20 分钟,每日 1 次,针治 3 次,咳喘减轻、痰亦减少,夜间能睡 4~6 小时,治疗至 9 月 11 日,针达 20 次时,咳喘基本消失,精神好转,夜亦无痰;治疗至 10 月 10 日,针达 32 次时,气候改变无任何症状,即停诊。1958 年 2 月 15 日随访未复发。

四、急性胃肠炎

本病是一种由于食用某种被污染的食物而引起的急性胃肠道疾病。属于祖国医学"吐泻""霍乱"范畴。多发于夏秋季节。常因饮食不洁,消化不良,或暴饮暴食,邪犯胃腑所致。

【主症】

1. **寒型**　突然恶心呕吐,腹痛水泻,胸膈痞满,四肢冰冷,舌苔白腻,脉迟或细弱。

2. **热型** 腹痛心烦,发热口渴,吐腐臭物,便有黏液,舌苔黄腻,脉数。吐泻严重者,则口干舌燥,两眼凹陷,出现脱水现象。

【治疗】

1. **寒型** 针中脘、天枢、气海、内关、足三里、公孙用热补法,或针后加灸10~20分钟,以温补脾肾,调中和胃。

2. **热型** 用三棱针点刺尺泽、委中放血,或针曲池、天枢、足三里用凉泻法,以清热利湿,调中和胃。

吐泻过久,两眼凹陷,出现津气两伤,则灸神阙、关元以回阳救阴,补气固脱。

1972年9月在成县医院总结的25例中,均有疗效,治愈15例。

【病案举例】

张某,男,31岁,成县县委干部。因腹痛、吐泻5小时,1970年8月8日初诊入院。

患者入院前一天下午在街上吃甜瓜、桃子、凉面后,即感肚子不适,晚上开始腹痛,逐渐发展为上腹部及围脐绞痛,恶心呕吐,肠鸣腹泻,症状逐渐加剧,一夜腹泻、呕吐各12次,吐出物为胃内容物,伴有绿色苦水;泻出物为黄色水样稀便,无脓血。头昏、全身酸困乏力,口渴、饮水即吐,在门诊注射阿托品、口服黄连素无效而入院。检查:体温37.5℃,舌苔黄,脉数,82次/分,血压16.0/10.7kPa,发育正常,营养欠佳,神志清楚,急性病容,俯卧呻吟。心肺(-),左上腹及脐周有明显压痛,肠鸣音亢进,肝脾未触及。化验:大便稀黄,红细胞(+),未消化食物(++)。西医诊断为急性胃肠炎;中医辨证系饮食不洁、邪犯胃肠。采用清热利湿、调理胃肠之法治之。取尺泽、委中,用三棱针放血,中脘、天枢、足三里,用泻法,留针30分钟,针后腹痛、吐泻即止,至次日未见腹痛吐泻,下午仅大便一次,黄色成形。治疗至8月11日,针达4次时,症状完全消失,检查、化验完全正常而出院。

五、胃及十二指肠溃疡

本病是胃肠道与胃液接触部分的慢性溃疡,其形成和发展可能与中枢神经系统功能紊乱和胃液中胃酸和胃蛋白酶的消化作用有关,故亦称消化性溃疡。属于祖国医学"胃脘痛""胃心痛""心口痛"范畴。多因情志不舒,饮食失调,气滞血瘀,络脉受损所致。

【主症】

胃溃疡多在进食后一小时疼痛,于上腹稍偏左;十二指肠溃疡多在空腹饥饿时或进食后 3~4 小时疼痛,于上腹稍偏右;有节律性,疼痛自觉有压迫感,膨胀感,以致钝痛、灼痛或剧痛,一般呈周期性发作。恶心呕吐,嗳气吞酸。胃脘和膈俞、肝俞处出现压痛。

1. **脾胃虚寒型**　胃痛喜按,得食稍安,嗳气吞酸,恶寒喜温,舌淡苔白,脉弱。

2. **气血郁滞型**　胃痛拒按,食后痛甚,吐血,便黑,舌色暗红、苔厚腻,脉弦。

【治疗】

1. **脾胃虚寒型**　针巨阙、中脘、梁门、足三里、三阴交用补法,以温中健脾,活络止痛。

2. **气血郁滞型**　针上脘、下脘、足三里、内庭、膈俞、肝俞用平补平泻法,以舒肝理气,活血止痛。

呕吐,配内关、公孙用泻法,留针 20~30 分钟,以和中降逆。疼痛反复发作,配膈俞用皮下埋针或埋线,留针 5~7 天,加强疗效。大便色黑有热,配曲池、合谷、三阴交、内庭用泻法,以清热止血。便秘,配次髎、天枢、支沟用泻法,以润肠通便。腹泻,配气海、脾俞、会阳用补法或灸法,以健脾止泻。

1956 年 12 月在中医研究院针灸研究所总结的 24 例中有效率为 95.8%,治愈率为 37.5%。

【病案举例】

例 1:脾不摄血型

张某,女,28 岁,东北农学院学员。因腹痛便血 4 年,1954 年 11 月 25 日初诊。

患者 1949 年患肺浸润和胸骨结核,1950 年 5 月患湿性肋膜炎以来,大便时干时稀,至 1950 年年底形成每日黎明泻。仍是便秘和腹泻交替出现。1952 年 9 月在瓦房店结核病休养所疗养中,突然腹泻不止,泻至 7~8 次时,开始便血,并混有黏液。经用止血剂注肠并禁食 3 日,一星期后便血方止。但自此以后即形成便秘,每星期灌肠 1~2 次。1952 年 12 月到中国医大某医院受诊,诊断为"回盲部结核",注射链霉素30g,症状稍减,继续治疗到1953年4月,又突然腹泻、便血,并带有脓液。同年8~12月继续复发,症状逐次加剧,遂去哈尔滨医大诊治,经做直肠镜检查:在10cm深处,见到点状出血灶;并做钡粥灌肠透视检查:发现在脾曲部有点状钡剂残余及压痛,下行结肠呈索状挛缩,诊断为溃疡性结肠炎,经过各种治疗,症状稍减,于1954年3月(出院后半月)又反复便血,难以制止,即使用各种止血剂和治疗方法,但最多不超过半月,仍继续便血。近来,患者上腹部及脐左侧疼痛较甚,腹部膨胀,下午尤甚,右季肋部和胃部发热,吞酸恶心,有时呕吐食物,大便时干时泻,并有黎明泻。无论腹泻与否均大量便血,每日2~8次,严重时达15次之多,每次血量10~30ml,严重时可达80ml,血色鲜红,有时混有少量紫色血块和黏液,便时腹内发热,里急后重,全身疲倦无力,食欲减退,因有盆腔炎,月经时多时少,有时咳嗽盗汗、失眠、头晕、心跳、腰腿酸痛,不能工作,而来我所诊治。检查:面色苍白,皮肤干燥无光泽,营养不良,体重48kg,舌红少苔,脉细数,100次/分,血压12.0/8.00kPa。左侧肋骨凸出,右侧肋骨凹陷,上腹部及脐左下方有压痛,背部两侧12椎下部有压痛,心肺未见异常。化验:大便黄褐色不成形,无脓,便外附有鲜血,无黏液,未见虫卵,大便培养无病原菌;出血时间3分30秒,凝血时间14分,血红蛋白9.6g,白细胞总数3.8×10^9/L,多核73%,酸性6%,杆状3%,淋巴18%。中医辨证系久病消耗,脾胃虚弱,脾不摄血,下元不固。采用健脾益胃、培元摄血之法治之。取中脘、天枢、气海、三阴交,用补法,留针20分钟,膈俞、会阳,用热补法,不留针,治疗4个月,针达52次时,一般症状减轻,便血仅犯2次(延续21天),但次数及量均减少。体力逐渐复原,腹痛、腹胀等症状明显减轻,经X线检查:幽门部有显著的痉挛现象,十二指肠球部有轻度的变形,且移动受牵制,并向胃小弯侧牵引。诊断为十二指肠溃疡,溃疡性结肠炎,盆腔炎。继续治疗到同年6月30日,共计88次,腹部已不经常疼痛,上腹部轻松,饮食增加,大便已转为正常,精神体力日见好转,月经已恢复正常,体重51kg,接近痊愈,为了继续观察,于7月开始隔日针灸1次,至7月30日,共计治疗7个月,观察1个月,针达108次,即愈。停针时体重已增至53kg,半月后又经X线检查,证明痊愈,回籍。于同年9月、10月、11月,三次通信联络,情况良好。

附记:1981年开会相遇,患者病愈后,身体很好,改行学医,成了针灸医师。

例 2：脾胃虚寒型

何某，女，50 岁，北京人，市民。因胃痛呕吐反复发作 30 余年，1954 年 4 月 9 日初诊。

患者于 14 岁患胃病，每年秋季和天冷时胃痛较重，嗳气吞酸，逐渐加重。1953 年病情更加恶化，曾经职工医院、北京某医院诊断为胃下垂兼胃溃疡，经过治疗未见显著效果。现在患者胸中满闷、气短、胃痛腹胀、打嗝、呕吐食物，有时连续呕吐，后来口渴喜热饮，但水入即吐，喜服苏打片，自觉服后胃内比较舒适一些，腰背酸痛，全身无力，发冷、无汗，大便灰白色，而来我所诊治。检查：舌质淡，舌苔薄白，脉沉迟，60 次 / 分，血压 12.0/8.00kPa，全腹部压痛，特别是右季肋部僵硬而明显压痛，其他无异常所见。中医辨证系脾胃虚寒、中气下陷。采用健脾养胃、温中散寒之法治之。取上脘、中脘、内关、足三里，用热补法，留针 30 分钟。治疗至 4 月 15 日，针治 6 次时，腹痛及呕吐基本消失，腹部压痛已减轻，治疗至 2 个月，针达 21 次时，症状即完全消失，恢复了家庭劳动，为了观察效果，每月来所针 1 次，观察至 11 月 8 日，又针 6 次，即完全恢复健康，于 1955 年联系，情况良好。

附记：何同志病愈后，为了感谢政府提倡中医且成立中医机构，把家传秘方 90 份左右，无代价地贡献给了华北中医实验所。

例 3：气血郁滞型

左某，女，35 岁，河北省人。因胃痛恶心 11 年，1955 年 9 月 8 日初诊。

患者于 1944 年开始胃痛，每年秋初及天冷时胃痛较甚，恶心、吞酸，由 1953 年逐渐严重，曾服中药及西药，最初服苏打片后症状稍好，现服后则呕吐，毫无效果。近来，患者上腹部疼痛，尤以左上腹痛甚，恶心、吞酸、吐食、吐后则胃痛减轻，每日饭后 2~3 小时即开始疼痛，以前稍进饮食，则疼痛减轻，现在虽进饮食疼痛不减，疼痛有时放散到背部，腰部也有胀感，每当身体劳累或精神不愉快、生气时，即觉胃痛，经常头痛、头晕，下午发烧，大便褐色，而来我所诊治。检查：舌质暗红、舌苔白腻，脉弦细，74 次 / 分，血压 16.0/12.0kPa，体重 45kg，心肺未见异常，腹部平坦，肝脾未触及，压痛点呈阳性反应，其他未见异常。化验：血红蛋白 10g，红细胞 3.8×10^{12}/L，白细胞 6.4×10^9/L，中性 65%，淋巴 35%，血沉 4mm/h，大便呈绿褐色软便，潜血反应（++），蛔虫卵（++）。胃液：见表 16。

表 16

项目	食前	食后
性状	白色黏液（++）	多为食物残渣
量	20ml	72ml
镜检	白细胞（+） 上皮细胞（+）	白细胞（+） 脂肪球（+）
总酸度	16 单位	87 单位
游离酸度	10 单位	51 单位

X 线检查诊断为十二指肠球部溃疡。中医辨证系肝郁气滞，横逆犯胃。采用舒肝理气，健脾养胃之法治之。取肝俞、内关，用平补平泻法，上脘、中脘、下脘、足三里，用补法，留针 30 分钟。针治 3 次时，呕吐停止，上腹部疼痛减轻。针治 6 次时，上腹部疼痛消失，饮食增加；治疗至 2 个月，针达 22 次时，症状完全消失，即恢复了劳动。化验：血红蛋白 12g，红细胞 4×10^{12}/L，白细胞 7×10^9/L，中性 75%，酸性 1%，淋巴 24%，血沉 1mm/h，大便潜血反应（-）。胃液：见表 17。

表 17

项目	食前	食后
性状	乳白色，黏液多	白色微黄，多为食物残渣
镜检	无所见	无所见
总酸度	26 单位	86 单位
游离酸度	8 单位	28 单位

为了继续观察，治疗至 1955 年 12 月 6 日，针达 37 次时，体重增加至 48kg，情况良好，X 线检查，球部溃疡已不显著。停诊观察。1956 年 5 月 20 日随访，未复发。

六、胃 下 垂

本病是由于胃支持韧带松弛，或因胃壁弛缓，致在直立时，胃小弯位于髂嵴连线下方 1.5cm 或更下的位置。属于祖国医学"嗳气""吞酸""胃痛"范畴。

多因中气不足、胃中虚寒所致。

【主症】

食后常感心窝部沉重、饱胀、嗳气或呕吐。呕吐物常含陈旧的食物残渣，有时带发酵的酸味，便秘或溏泻，消瘦。X线检查：胃小弯位置在髂骨嵴连线下方1.5cm以下，胃内常有较多量的残余液体，排空时间显著迟缓。舌苔白腻，脉缓。

【治疗】

胃小弯位置在髂骨嵴连线1.5cm以下，取中脘向下斜刺透下脘，梁门向下斜刺透关门，足三里用补法，留针10~20分钟，以补中益气、促进运化，而使胃部提升。

胃小弯在4cm以下，取中脘、天枢向下斜刺透外陵，气海向下斜刺透关元，用补法，留针10~20分钟，以培元固本。

兼胃炎、胃痛、恶心呕吐，配上脘、内关，用平补平泻法，留针20~30分钟，以和中降逆。兼胃及十二指肠溃疡，配巨阙、内关、公孙、脾俞、胃俞，用补法，留针10~20分钟，以温中止痛。兼肝炎，配期门、膈俞、肝俞，用平补平泻法，留针20~30分钟，以舒肝理气、活血解郁。兼阳痿、早泄、肾虚，配肾俞、关元，用热补法，留针20分钟，以补肾壮阳、温固下元。

1977年3月在成县医院和孟昭敏、郑俊明总结的40例中，治愈11例，占27.5%；显效11例，占27.5%；进步17例，占42.5%；无效1例，占2.5%；有效率为97.5%。1986年1月总结的91例中，痊愈25例，占27.5%；显效27例，占29.6%；进步37例，占40.7%；无效2例，占2.2%；有效率为97.8%。其中胃小弯在髂骨嵴连线以下1.5~3.5cm的19例和50例中，治愈7例和15例，未见无效者；在4cm以下的21例和41例中，治愈4例和10例，无效者1例和2例；可以看出胃下垂轻者疗效佳，重者疗效差。

【病案举例】

例1

邱某，女，21岁，因胃痛，腹胀半年，1974年5月20日来我院。

患者去年12月发现胃痛，腹胀，食欲逐渐减少，嗳气，现在每天食量不足250g，身体逐渐虚弱，疲乏无力。经服药治疗效果不显。X线钡餐检查：胃小弯在髂骨嵴下4cm，身体消瘦，腹部松软无压痛，面黄，舌苔薄白，脉沉缓无力。

中医辨证系中气下陷,脾胃虚弱。采用补中益气,调整脾胃之法治之。取中脘透下脘、天枢透外陵、气海透关元、足三里,用热补法,留针 10~20 分钟。针治 10 次,胃痛、腹胀减轻。X 线钡餐检查:胃小弯在髂骨嵴下 2cm,治疗到同年 7 月 15 日,针达 30 次时,症状完全消失,X 线钡餐检查:胃小弯在髂骨嵴上 1cm,已愈停诊。经同年 10 月 23 日随访情况良好。

例 2:兼十二指肠球部溃疡

王某,男,29 岁,徽县泥阳丝绸厂职工。因胃痛、腹胀 2 年,1974 年 5 月 20 日初诊。

患者 1965 年开始吞酸、嗳气,1972 年 2 月开始胃痛,腹胀,尤其是饭后上腹部饱胀、沉重,有向下坠的感觉,口干苦、吐酸水、食欲减退。X 线钡餐检查:胃小弯在髂骨嵴连线下 4cm,十二指肠球部有 0.5cm×0.5cm 龛影。舌苔白腻,脉沉细而缓,腹部膨胀,上腹部压痛。中医辨证系中气不足、胃中虚寒。采用补中益气、温中散寒之法治之。取中脘向下斜刺透下脘,梁门向下斜刺透关门,天枢向下斜刺透外陵,气海、足三里、公孙、脾俞、胃俞,用补法,治疗至 5 月 24 日,针治 4 次时,胃即不痛,治疗至 7 月 2 日,针达 30 次时,症状基本消失,饮食增加,X 线钡餐检查,胃位置稍偏低,基本正常,胃和十二指肠球部溃疡病灶已消失,回原籍恢复了工作。同年 9 月 12 日复查,胃位置正常。

花某,女,32 岁,成县 182 地质队家属。因胃痛、腹胀 3 年,1974 年 5 月 18 日初诊。

患者 1966 年开始吞酸、嗳气,1971 年 1 月开始胃痛、腹胀、口苦、吐酸水、食欲减退。X 线钡餐检查:胃小弯在髂骨嵴连线下 4cm,十二指肠球部有 0.5cm×0.5cm 龛影。舌苔白腻,脉沉细而缓,腹部膨胀,上腹部有压痛。中医辨证系中气不足、胃中虚寒。采用补中益气、温中散寒之法治之。取中脘、梁门、天枢、气海、足三里、公孙、内关、脾俞、胃俞,用热补法,治疗至 5 月 23 日,针治 5 次时,胃即不痛,治疗至 6 月 30 日,针达 30 次时,症状基本消失,饮食增加,X 线钡餐检查,胃小弯在髂骨嵴连线上 2cm,胃和十二指肠球部溃疡病灶已消失,治愈停诊。同年 9 月 20 日复查,胃位置正常。

例 3:兼阳痿早泄

王某,男,33 岁,徽县某中学教员。因腹胀 1 年,1974 年 6 月 23 日初诊。

患者九年前患阳痿早泄,去年夏季开始腹胀,饮食减少,现在食量每天不足 250g,食后饱满腹胀,嗳气、上腹部坠痛,大便时干时稀,身体逐渐虚弱,疲乏无力,有时心慌。X 线钡餐检查,胃小弯在髂骨嵴连线下 4cm。心电图检查,窦性心律过缓及心律不齐,身体消瘦,面黄,脐周压痛,舌苔黄厚腻,脉迟无力,48 次 / 分,左不及右。中医辨证系中气不足,肾气虚损。采用补中益气、培元固肾之法治之。取中脘向下斜刺透下脘,天枢向下斜刺透外陵,气海向下斜刺透关元,足三里、肾俞用补法,治疗至 7 月 5 日,针达 10 次时,腹部即不胀,饮食增加,心慌和疲乏减轻,治疗至 7 月 13 日,针达 17 次时,阳痿逐渐好转,精神体力增加。X 线钡餐检查,胃小弯在髂骨嵴连线下 0.5cm。治疗至 7 月 29 日,针达 27 次时,每天食量增至 500g 以上,脉缓有力,70 次 / 分。X 线钡餐检查,胃小弯在髂骨嵴连线上 2cm。治愈回原籍,恢复了工作。同年 10 月 6 日复查,情况良好。

安某,男,31 岁,成县县委干部。因胃、腹胀痛半年,1974 年 5 月 27 日初诊。

患者 3 年前患阳痿早泄,饮食逐渐减少,继而胃脘作痛,嗳气,大便稀,每日腹泻 3~4 次,走路时腹部坠痛,全身疲乏无力。X 线钡餐检查,胃小弯在髂骨嵴连线下 5cm。身体羸弱,面色苍白,腹部柔软无压痛,舌苔薄白,脉沉缓无力。中医辨证系中气不足、肾气虚损。采用补中益气、培元固肾之法治之。取中脘、天枢、气海、足三里、肾俞,用热补法,针治 2 次时,胃、腹胀痛减轻;针治 8 次时腹泻停止;治疗至 6 月 20 日,针达 17 次时,症状完全消失,X 线钡餐检查,胃小弯在髂骨嵴连线下 0.5cm;治疗观察至 9 月 23 日,针达 30 次时,每日食量大增,脉缓有力,X 线钡餐检查,胃小弯在髂骨嵴连线上 1cm,治愈停诊。同年 12 月 23 日复查,情况良好。

七、胆 囊 炎

本病多为胆石症或胆道蛔虫以及细菌感染引起的胆囊炎症。属于祖国医学"胁痛""黄疸"范畴。多因寒热不适,饮食不节,肝气郁滞,胆失疏泄,湿热蕴于中清之腑所致。

【主症】

右上腹部阵发性绞痛,伴有恶心呕吐,腹胀烦躁,发热,大便秘结,小便短赤,右上腹胆囊区有明显触痛及腹肌强直,有时可摸及肿大的胆囊,肝区有叩痛,右肩背部及肩胛下 9~11 肋骨区皮肤感觉过敏,脉弦,苔白。

【治疗】

针期门、日月、阳陵泉,用泻法留针 30~40 分钟,以清利肝胆。

恶心呕吐,配内关用泻法,以降逆止呕。发热,配曲池、丘墟,用泻法,以清热利胆。疼痛连及背部,配膈俞、肝俞、胆俞用泻法,以疏肝理气。腹痛便秘,配中脘、天枢、足三里用泻法,以通调胃肠。

1973 年 1 月在成县医院总结的 10 例中,有 2 例治愈,7 例显效,1 例效果不明显。一般右上腹痛和呕吐针治 1~3 次,即可停止,胆囊区触痛 10~15 次方可消失。

【病案举例】

王某,男,52 岁,成县汪家巷 11 号农民。因右上腹部胀痛两个多月,1971年 10 月 13 日初诊。

患者今年 6 月右上腹部胀痛,不能吃东西,在成县县医院诊断为胆囊炎,住院十余天,治疗后有些好转。因不做手术而出院,服药物治疗,未见明显效果,近来病情加剧,右上腹部发硬、阵发性胀痛,不敢吃东西,有时反胃,恶心呕吐,大便干。检查:痛苦病容,面色晦暗,舌质红,苔薄白,脉弦紧,80 次 / 分。右上腹肋骨边缘有一肿物坚硬、压痛,侧卧时肿物可垂至腹部中线、下至梁门穴处。西医诊断为胆囊炎;中医辨证系饮食不节、肝气郁滞、湿热熏蒸、胆失疏泄。采用舒肝理气、清热利湿、泻胆通腑之法治之。取日月、阳陵泉,用泻法;中脘、梁门、足三里用平补平泻法,留针 30 分钟。治疗至 10 月 27 日,针治十次时,上腹部胀痛减轻,大便即不干,肿物变软;治疗至 11 月 15 日,针达 20 次时,上腹部胀痛消失,肿物渐小;治疗至 12 月 6 日,针达 30 次时,肿物消失,治愈停诊。1972 年 3 月 10 日随访未复发。

八、急性阑尾炎

本病是由阑尾腔梗阻或细菌感染引起的一种常见的急腹症。俗称盲肠炎。属于祖国医学肠痈范畴。多因寒温不适,饮食不节,劳倦过度,湿热、瘀血郁积肠内所致。

【主症】

转移性腹痛,先由腹部中线或脐周围或上腹部开始疼痛,数小时至 1~2 天后转于右下腹,呈持续性、阵发性加剧,恶心呕吐,发热口渴,尿黄,腹泻或便秘,右下腹有一范围局限的压痛点,侵及腹膜时有反跳痛。上巨虚附近有压痛,舌红、苔白厚或黄腻,脉弦紧或弦数。

【治疗】

针足三里、上巨虚(或阑尾穴)、天枢、大巨用泻法,留针 30~60 分钟,每 5~6 分钟行针 1 次,5~8 小时施针 1 次,疼痛缓解后 12~24 小时施针 1 次,以泻肠中积热。

疼痛剧烈,配公孙、内庭以镇痛。恶心呕吐,配内关以止吐。发热,配曲池、合谷以清热。局部压痛久不消失,配阿是穴以活血。便秘,配大肠俞、次髎以通便。

1972 年 2 月在成县医院总结的 20 例中,均有疗效。治愈 16 例,平均 2~6 小时腹痛消失。1~2 天体温和白细胞恢复正常。压痛 4~5 天消失。

【病案举例】

李某,女,38 岁,成县文化馆职工。因转移性右下腹痛,伴有恶心 2 天,1971 年 12 月 12 日入院。

患者两天前突然腹痛,逐渐转到右下腹部疼痛,两天来未见大便,恶心欲吐,不思饮食,全身不适而入院。检查:急性痛苦面容,心、肺(-),右下腹部肌肉紧张,麦氏点压痛阳性,反跳痛阳性,腰大肌试验阳性,阑尾穴(上巨虚上 1 寸)有压痛;化验:白细胞 18.1×10^9/L,中性 83%,淋巴 17%,尿常规(-),体温 37.8℃,舌质红,苔黄厚,脉弦,80 次 / 分。西医诊断为急性阑尾炎;中医辨证系饮食不节、湿热郁积肠内。采用清热利湿、通便止痛之法治之。取天枢、阑尾穴,用泻法,留针 40 分钟,每 5 分钟,行针 1 次,腹痛即止;以后每 6 小时针治 1 次,至第二天大便 1 次,未再腹痛,腹部压痛减轻,改为每日针 1 次,14 日腹部压痛消失,化验:白细胞 7.1×10^9/L,中性 72%,淋巴 28%;12 月 16 日治愈出院。1972 年 2 月 15 日随访情况良好。

九、痢　疾

本病是由痢疾杆菌引起的一种肠道传染病。属于祖国医学肠癖、赤痢、白痢范畴。多发于夏秋季节。常因内伤生冷,饮食不洁,外感暑湿,湿热蕴结肠胃所致。

【主症】

畏寒发热,腹痛,腹泻,每日数次至数十次,大便脓血,里急后重,常伴有恶心呕吐,小便赤,脐围有压痛,舌苔黄腻,脉滑数。粪便检查有大量脓细胞、红细胞。

【治疗】

取中脘、天枢、气海、足三里用凉泻法,留针 20~30 分钟,以清热导滞,通调肠胃。久病气虚,配关元、腰俞、会阳用补法,以培元固脱。

1959 年 8 月在中医研究院针灸研究所总结的 30 例中,均有疗效;治愈率为 50%,平均退热 2.8 天,腹痛消失 2.3 天。里急后重消失 2.2 天,大便恢复正常者 3.8 天。

【病案举例】

陈某,男,16 岁,学生。因腹痛、大便带脓血 4 天,1957 年 9 月 2 日初诊入院。

患者 1957 年 8 月 30 日上午吃甜瓜,下午即感肚子不适,腹泻一次,8 月 31 日大便 15 次,便稀、带脓血,伴有发烧。在居民医院诊断为细菌性痢疾;经服中、西药,未见好,即转来我院。患者每 4~5 分钟泻肚 1 次,带有脓血,腹痛甚,有下坠感。检查:体温 39℃,急性病容,有轻度脱水,精神不振,舌苔黄腻,脉滑数,82 次 / 分,血压 16.0/10.7kPa,心肺未见异常,腹部平坦,脐周有压痛,以天枢穴处最明显,肝脾未触及,听诊:肠鸣音增强。化验:白细胞 11.7×10^9/L,中性 82%,淋巴 17%,单核 1%,红细胞 4×10^{12}/L,血红蛋白 12g,尿常规呈酸性,蛋白及糖(-),白细胞少,大便检查呈黄色,黏液及脓细胞(+),红细胞少,大便细菌培养发现痢疾杆菌生长。西医诊断为急性细菌性痢疾;中医辨证系饮食不洁、热蕴胃肠;采用清热导滞,疏调胃肠之法治之。取中脘、天枢、气海、足三里,用凉泻法,留针 30 分钟,每日针治 1 次,针治 2 次时,腹痛、泻痢和发烧消失,治疗至 9 月 9 日,针达 8 次时,检查完全恢复正常,治愈出院。

十、疟 疾

本病是由疟原虫经过蚊子传播引起的一种传染病。多发于夏秋季节。祖国医学《素问·刺疟》中就有疟疾的记载:俗称"打摆子"。多因外邪入侵,蕴伏半表半里,形成阴阳分争。

【主症】

起病骤急,开始寒战,继以高热,头痛,面赤,四肢酸痛,烦渴引饮,终则出汗,热退身凉,全身乏力,呈周期性发作。舌苔白,或黄腻,舌质红,脉弦。一日疟,每日发作一次;间日疟,两日发作一次;三日疟,三日发作一次;恶性疟,发作不规则,症状较剧。

【治疗】

在发作前 1~2 小时针大椎、陶道、身柱用平补平泻法加灸 10~20 分钟,以扶正截疟。

寒重,配中脘、公孙、内关、足三里用平补平泻法,留针 20~30 分钟,以扶正祛邪。热重,配后溪、液门、疟门、申脉、足临泣用泻法,留针 20~30 分钟,以清热祛邪。高烧昏迷时,配人中、百会、疟门用平补平泻法,大椎、陶道、十宣点刺出血,以清热散邪,开窍醒神。

1971 年 10 月在成县医院总结治疗的 16 例间日疟,全部有效;治愈 14 例。2 次治愈者 8 人,3~5 次治愈者各 2 人。

【病案举例】

高某,女,38 岁,成县抛沙农民。因"打摆子"4 次,1970 年 9 月 11 日初诊。

患者 9 月 3 日上午突然冷得发抖,后来接着发高烧,头痛、口渴、大量饮水,高烧昏迷不醒,昏睡半天,浑身出汗后症状消失,隔了一天又发病,发病时间及症状与前次相同,7 日、9 日又连续发病 2 次,时间、病情均与前两次相同,但身体日渐瘦弱,今日又开始发冷、高烧、口渴。检查:体温 40℃,寒战高烧,面赤,舌红、苔黄腻,脉弦紧,100 次 / 分,血常规:白细胞 9×10^9/L,中性 70%,淋巴 30%,血片找到疟原虫。西医诊断为间日疟,中医辨证系外感时邪、蕴伏半表半里;采用扶正祛邪、调和阴阳之法治之。取内关、公孙、大椎、液门、足三里,用平补平泻法,留针 30 分钟,起针后体温降至 38℃;9 月 13 日在发病前 1 小时,取大椎、陶道,用平补平泻法,针后灸 20 分钟,未再发病。同年 10 月 1 日随访未复发。

十一、神经衰弱

本病是大脑皮质兴奋和抑制平衡失调引起的一种功能性疾病。属于祖国医学郁症、心悸、不寐、虚损、遗精范畴。病因很多,病机复杂,多因思虑过度,劳伤心脾；房事不节，肾气亏损；情志不舒，肝气郁滞；心胆气虚，神志不宁；脏腑失调，阳不交阴所致。

【主症】

1. **肝郁气滞型** 情志不畅，烦躁易怒，头痛，脑胀，眩晕不眠，胸胁胀满，逆气叹息，妇女月经不调，舌苔薄白，舌质红，脉弦。

2. **肾虚型** 阳痿遗精，精神不振，虚烦不眠，头晕耳鸣，腰酸腿软，舌苔薄白，脉沉细。

3. **心血不足型** 心悸，气短，胆怯，易惊，失眠多梦，四肢无力，舌淡少苔，脉细。

4. **脾胃不和型** 胃痛腹胀，呃逆厌食，大便失常，时秘时溏，忧思不眠，疲劳健忘，舌苔白腻，脉缓。

5. **心肾不交型** 头晕，耳鸣，失眠健忘，心悸怔忡，阳痿早泄，腰痛腿软，精神不振，舌尖红，舌苔薄白，脉细数。

【治疗】

1. **肝郁气滞型** 针风池、百会、瞳子髎、合谷、通里、行间用平补平泻法，留针10~20分钟，以疏肝理气，养心安神。

2. **肾虚型** 针肾俞、关元俞用补法，不留针，百会、关元、复溜用补法，留针10~20分钟，以补肾培元，健脑安神。

3. **心血不足型** 针百会、印堂、神门用补法，留针10~20分钟，以养血宁心，安神定志。

4. **脾胃不和型** 针中脘、天枢、足三里、三阴交用平补平泻法，留针10~20分钟，以调和脾胃，宁心安神。

5. **心肾不交型** 针百会、心俞、肾俞用平补平泻法，不留针，或针神门、内关、复溜用平补平泻法，留针10~20分钟，以交通心肾，清心安神。

1971年1月在成县医院总结的100例中，有效率为98%，平均2.2次见效。治愈率占22%，平均16.4次治愈。

【病案举例】

例1：肝郁气滞型

蒲某，男，27岁，成县县委干部。因眩晕失眠2年，1970年7月20日初诊。

患者1968年2月开始眩晕失眠，逐渐加剧，经中西医治疗效果不显，现在整夜不能入睡，头重似戴钢盔，头痛发胀，有时麻木、眩晕，记忆力减退，烦躁易怒，不能看书、工作。检查：精神郁闷，善叹息，舌质红、苔薄白，脉弦。西医诊断为神经衰弱；中医辨证系肝郁气滞、肝阳上亢；采用疏肝解郁、理气安神之法治之。取风池、百会、瞳子髎、神门、太冲，用平补平泻法，留针 20 分钟，治疗至 8 月 12 日，针达 10 次时，头痛发胀和眩晕失眠减轻；治疗至 9 月 10 日，针达 20 次时，症状基本消失，每夜能睡 8 小时，头脑清楚，记忆力明显增强；治疗至 10 月 10 日，针达 34 次时，症状完全消失，即恢复了工作。1971 年 3 月随访，情况良好。

例 2：肾虚型

巩某，男，25 岁，四川省新都县某部队司令部战士。因阳痿和失眠一年多，1972 年 3 月 16 日初诊。

患者 1970 年 12 月因工作紧张，出现腰酸腿软、遗精，在成都住院诊断为神经衰弱，治疗后，又出现精神过敏，最近又出现头痛、头晕、耳鸣、记忆力减退、视物模糊、失眠、精神紧张、阳痿遗精加剧，而来我院。检查：面色晦暗，精神不振，舌苔薄白，脉沉细。中医辨证系房劳过度、肾元虚损；采用补肾培元、健脑安神之法治之。取风池、百会、印堂，用平补平泻法；肾俞、关元、三阴交，用补法，留针 10 分钟，治疗到 3 月 30 日，针达 10 次时，腰酸腿软和头痛失眠减轻；治疗到 4 月 28 日，头晕耳鸣、遗精阳痿等症基本消失。回原籍恢复了工作。同年 8 月 30 日随访无复发。

例 3：心肾不交型

雷某，男，32 岁，武都军分区干部。因头晕失眠、阳痿早泄 2 年余，1970 年 5 月 19 日来院治疗。

患者 1967 年 11 月开始遗精早泄，后又出现头痛、口渴、食欲减退，症状逐渐加剧，在当地医院诊断为神经衰弱，经过治疗有些好转。1968 年 6 月身体逐渐消瘦，1969 年 1 月又出现胸闷、心慌、失眠、健忘、耳鸣、阳痿、腰酸痛，下肢酸软无力。检查：精神不振，面黄干瘦，舌尖红、苔薄白，脉细稍数。中医辨证系肾气不足，不能上交于心；采用补肾培元、宁心安神之法治之。取风池、百会、肾俞、关元俞、神门、复溜，用补法，留针 20 分钟，针治 5 次时，头脑清楚，腰腿酸软减轻，则加中脘、天枢、关元、三阴交，用补法，和上穴交替使用，治疗至 6 月 19 日，针达 20 次时，遗精阳痿、心慌、头痛、失眠健忘等症，基本消失，即回原籍恢复了工作,1971 年 5 月 30 日随访完全恢复了正常。

例 4:心血不足型

贺某,男,22 岁,康县林厂干部。因头痛失眠反复发作 4 年,1970 年 11 月 27 日初诊。

患者 1966 年开始头痛、失眠、多梦,有时整夜不能入睡,记忆力减退。近来又出现心慌、气短、胆怯害怕、惊恐不安、经常感冒头晕、头脑闷胀、不清醒、四肢无力,症状逐渐加剧,不能工作。检查:痛苦面容,面色晦暗,无光泽,舌质淡、苔薄白,脉滑细,78 次/分,血压 18.7/9.33kPa,心肺(-),腹软,肝脾未触及,胸部膻中穴处,腹部中脘穴处有明显压痛。西医诊断为神经衰弱;中医辨证系思虑过度,心血不足;采用养血宁心、健脑安神之法治之。取风池、百会、印堂、神门,用补法,留针 20 分钟,每日针 1 次,针治 3 次时,头痛减轻,针治 5 次时,留针时间能入睡,头即不痛、心慌、气短减轻。治疗至 12 月 12 日,针达 12 次时症状基本消失,患者每夜能睡 6~8 小时,头已不痛,饮食增加,精神恢复正常而停诊。回原籍工作。1971 年 4 月 20 日患者来信说"上班后一直很好。"

十二、癔　病

本病是常由明显精神因素引起的一种急性神经官能症。属于祖国医学郁症、脏躁范畴。多发于青年,且女性较多。常因怒气伤肝、或情志不遂所致。

【主症】

1. **精神方面**　哭笑无常,乱说乱唱,乱跑乱骂,手舞足蹈,可持续数小时至数天,发作后如正常人,一般对发作情况尚有记忆;或情志抑郁,闷闷不乐,恐惧多疑,表情淡漠。

2. **运动方面**　常见的有失音不语,肢体痉挛性或弛缓性瘫痪,但无神经系统病理体征。

3. **感觉方面**　感觉消失,或减退或过敏,但不符合解剖学神经分布,或突然耳聋,失明。

【治疗】

1. **精神失常**　针人中、神庭、百会、合谷、内关、中脘、巨阙、风池、丰隆用泻法,留针 20~30 分钟,以宁心醒神。妇女月经前后发病加针太冲、三阴交,以疏肝解郁。

2. **肢体感觉异常或瘫痪** 针曲池、合谷、外关、环跳、阳陵泉、足三里、人中用平补平泻法,以疏通气机。

3. **失语** 针百会、哑门、合谷用平补平泻法,以开窍解语。

4. **耳聋** 针百会、听宫用平补平泻法,以开窍聪耳。

5. **失明** 针风池、攒竹、太阳用平补平泻法,以开窍明目。

1972年10月在成县医院总结的50例中,有效率为98%,平均1.2次见效,治愈率为70%,平均9.8次治愈。情志兴奋的见效快而治愈率高;情志抑郁的疗效差而治愈率低。

【病案举例】

例1:精神失常型

李某,女,29岁,北京万寿寺后身21号干部。因精神失常反复发作3年,1961年10月8日急诊。

其丈夫代诉:患者3年前因生气患过精神病,曾在清华园、青龙桥某医院诊断为"精神分裂症",经治疗暂时有些效果,以后每当生气就发病。昨天晚上因生气,突然发病,先出现表情淡漠、闷闷不乐,后又语言增多、情绪激动、阵发性哭闹、憋气、全身抽搐、恶心、欲吐不出。检查:面色苍白、妄动不安、胡言乱语、哭闹、两目直视、脉沉弦,68次/分,两胸廓对称,颈部无强直,心肺(-),肝脾未触及。西医诊断为癔病;中医辨证系心气久郁、肝风内动;采用平肝熄风、宁心安神之法治之。取:①人中(使其流泪)、承浆、大陵、内关、行间、涌泉,在发作时用平补平泻法,不留针;②巨阙、中脘、内关、三阴交,用平补平泻法,在神志清醒时留针20分钟。两组穴位交替轮换使用,每日针1次,第二日复诊时仍反复发作;针治2次后,症状逐渐减轻。治疗至10月14日,针达6次时,症状消失,状如常人而停诊。1962年3月3日随访未复发。

例2:血虚生风型

余某,女,37岁,徽县武装部干部家属。因哭笑无常反复发作10年,1970年6月25日初诊。

其丈夫代诉:患者1960年开始月经期小腹痛、月经量多、持续时间长,腹痛甚时患者常哭一阵、笑一阵,发病重时不明事理、随意离家出走,今年又出现头痛,头痛则发病。检查:面色晦暗、无光泽,答非所问,语言支离,时哭时笑,两目直视、舌苔薄白,脉沉细稍弦,76 次 / 分。颈部无强直,心肺(-),腹软,肝脾未触及。西医诊断为癔病;中医辨证系肝郁气滞、血虚生风;采用舒肝理气、养血熄风之法治之。取风池、百会、印堂、合谷、太冲,用平补平泻法,留针 20 分钟,每日针 1 次,针治三次时,精神好转,头痛减轻;治疗至 6 月 30 日,针达 5 次时,神志基本恢复,头痛消失。改针中脘、天枢、气海、三阴交,用平补平泻法,留针 20 分钟,治疗至 7 月 3 日,针达 8 次时,头痛、腹痛消失,精神恢复正常,治愈回原籍。同年 12 月 2 日随访未复发。

例 3:疯狂型

郑某,男,18 岁,支旗北山农民。因精神失常半个月,1971 年 11 月 10 日初诊。

其父代诉:患者半个月前,因有人逼迫要用患者的住房,想不开,一夜未入睡,自言自语,第二天开始打人骂人,不视亲疏,街头乱跑,胡言乱语,力大,跑速很快,经常几个人才能将其强行带回家;不知饮食,有时乱吃。检查:六人强行带来,怒气面容,不视亲疏,暴跳,乱打人,胡言乱语,两眼发红、直视,不合作,不张口,未看舌苔,脉弦滑,余未查。西医诊断为癔病;中医辨证系怒气伤肝,风痰上扰神明;采用祛风降逆、豁痰醒神之法治之。取穴:①风池、风府、百会、神庭、合谷;②人中(使其流泪)、内关、中脘、丰隆;用白虎摇头法,不留针,两组穴位交替轮换使用,每日针 1 次,治疗至 11 月 15 日,针达 5 次时,即不乱跑、乱说,精神好转。改为隔日针 1 次,治疗至 12 月 14 日,针达 20 次时,面色、眼神及精神恢复正常,睡眠良好,舌苔薄白,脉缓,治愈停诊。1972 年 4 月 20 日随访未复发。

例 4:痰阻失语型

蒋某,女,31 岁,北京东直门外西中街某号家属。因神昏不语两天,1954 年 5 月 6 日急诊。

其丈夫代诉:患者于本月 4 日下午 1 时,气恼过甚,昏倒街道,牙关紧闭,口眼歪斜,不省人事,当即抬至某诊所注射强心剂无效,又送至北京某医院注射葡萄糖等仍无效,水米不下已 3 天。检查:患者两手扪胸,哆口,以手指喉,口流黏液尺许,两目直视,举手作欲语状,但不能出声,舌已缩至喉间,舌尖向下弯,仅看到一横指许,四肢厥冷、不能动转,全身知觉消失,喉中痰声如锯,不能下咽、亦不能吐出,两手脉搏皆无,面色青紫,眼球凸出,瞳孔散大,用强光直射,不能反应,反应完全消失。西医诊断为癔病;中医辨证系怒气伤肝、肝风内动、风痰上扰、阻塞清窍;采用涌吐顽痰、祛风开窍之法急救;先取傍廉泉,用导痰法(以拇指、食指紧切左右两穴,候至患者作呕时,点刺右穴。欲使其激起内脏反射作用上涌作呕;经刺右廉泉穴后,患者作呕,但未吐出黏液,复刺左穴,患者呕力很大,但喉中堵塞,仍未吐出,让患者休息5分钟,再点刺天突穴,同时切紧左右廉泉;患者努力作呕,黏液流出很多,但仍不能大量吐出,急将患者猛力扶起,先以两手用力撑肋,复以右手拇指、食指努力切紧肾俞穴,始吐出大量痰液)。再让患者休息10分钟,又点刺风池、哑门,针时让患者喊"一、二",欲使其舌上翘发音。复泻合谷、少商,针后患者即张口想言,唯音哑喉干,不能出声,以手指喉作式,又指小腹,体会其意:喉间所堵之物已下降。此时患者瞳孔即恢复正常,向大夫点头欲笑,似表示谢意。5月7日复诊,又点刺风池、哑门、中脘、气海,患者当即说话,自述胸腹通畅,四肢运动自如,查其脉搏已转为正常,唯逆气打嗝,有时气闭,饮食咽物发堵。5月8日三诊,又点刺肩井、照海而治愈。为了观察疗效,于5月10日、11日、15日又针治3次,情况良好,已恢复正常。1955年1月20日随访未复发。

例5:失明型

刘某,女,35岁,康县永太小学教员。因双目失明3天,1970年7月20日初诊。

其丈夫代诉:患者1961年开始头痛、头晕,1962年出现视物模糊,1969年月经不正常,1969年9月因晚上看到一个司机死亡,精神紧张,开始时哭时笑,语言支离,性情急躁,自言自语,"心里难受",出家外跑,晚上不能入睡,发病40多天,今年2月去天坛医院诊断为癔病,治疗两个多月有些好转。回单位工作一个多月,因又看见吊死了人,再次发病,病情逐渐加剧,经常离家外跑,有时昏倒,三天前突然双目失明,两手胡摸,胡言乱语,时哭时笑,不能入睡,而来院治疗。检查:面色晦暗,烦躁不安、悲啼欲哭,两目直视无光,舌质红、舌苔薄白,脉弦细。两胸对称,颈部无强直。心肺(-),腹软,肝脾未触及。眼科检查:视力,左、右均为眼前手动;眼底,未发现明显异常。西医诊断为癔病;中医辨证系肝郁气滞,惊恐伤神,精血不能上营于目。采用舒肝理气、宁心安神、活血明目之法治之。取风池,用平补平泻法,不留针;百会、人中、瞳子髎、内关、三阴交,用平补平泻法,留针20分钟;每日针1次,针治3次时,患者精神好转,夜晚已能入睡,针治 5 次时,不用人扶,患者同其丈夫能走来门诊,精神、情绪恢复正常,视力恢复到右 0.5,左 0.6,治疗至 7 月 31 日,针达 10 次时,患者自己能走来门诊,状如常人,视力恢复到右 0.8,左 1.0,治愈停诊。同年 12 月 2 日随访未复发。

例 6:截瘫型

肖某,女,40 岁,成县城关供销社干部。因时哭时笑反复发作七年,下肢不能站立 3 天,1977 年 4 月 23 日初诊。

其丈夫代诉:患者 1970 年 5 月出现生气后哭一阵笑一阵,不能入睡,经县医院注射镇静剂和服安眠药后 2~3 天即愈。但以后生气就发病,一年发病 2~3 次。今日早晨生气后发病,哭一阵笑一阵,一天没吃东西,撕毁自己的衣服,看见或听见别人说话就闹,烦躁不安,不吃不喝,一直卧床。检查:面色晦暗、无光泽,两眼直视、时哭时笑,烦躁不安,舌净无苔,舌质红,脉弦,80 次 / 分,腹部膨胀如鼓,下肢僵直,不能站立,卧床不起。西医诊断为癔病性截瘫;中医辨证系肝风内动、上扰神明,气血郁滞、经络不畅。采用舒肝解郁、熄风安神、理气活血,通经活络之法治之;取肝俞、人中(使其流泪)、合谷,用平补平泻法,不留针,针后稍微清醒,即饮水两茶杯。第二天复诊,患者神志已清楚,自诉全身酸痛无力,而腿不能站立。改针:①关元俞、秩边、阳陵泉;②肾俞、秩边、足三里;用平补平泻法,留针 10 分钟,两组穴位交替轮换使用。针治 3 次时,起针后患者能扶墙站立,但右腿无力,站立不稳;治疗至 4 月 27 日,针达 5 次时,起针后患者能扶杖步行;治疗至 4 月 29 日,针达 7 次时,症状完全消失,上下肢活动自如,生活能自理而停诊。同年 8 月 3 日随访完全恢复正常,早已上班。

例 7:偏瘫型

刘某,女,18 岁,成县园林局工人。因左半身动作困难,1970 年 5 月 18 日初诊。

患者一年前因父母包办婚姻,生气后发现左上肢拘急不能伸开、不能活动,左下肢无力、走路困难,勉强走路也须扶杖跛行。检查:神志清楚、面色晦暗、舌质红、苔薄白,脉弦滑,80 次 / 分,左上臂肌肉松弛、肩关节不能自主活动,肘、腕、指等关节拘急,呈铁钩状僵硬,不能搬开,不能伸展,肘关节以下至手指皮肤发紫、发僵、肌肉萎缩,下肢皮肤和肌肉尚佳,但走路跛行。西医诊断为癔性偏瘫;中医辨证系肝郁生风、阻塞经络;采用平肝熄风、舒筋利节之法治之。取人中(使其流泪)、肩髃、曲池、外关、合谷、阳陵泉,用平补平泻法,留针20分钟,每日针1次,治疗至5月27日,针治9次时,肘、腕关节能伸直,手指能伸直且能稍微屈曲。改为隔日针1次,治疗至7月22日,针达20次时,臂能抬与肩平,手能握物,走路跛行已不明显。治疗至8月15日针达30次时,上下肢活动已恢复正常,即回单位工作。经同年10月1日、1971年10月1日、1973年1月3日多次随访,未复发,情况良好。

十三、癫　痫

本病多由遗传、先天性脑畸形、脑病、脑外伤等引起的一种突发性短暂的大脑功能失调。属于祖国医学痫证范畴。多因情志抑郁,肝失条达;脾失健运,痰涎内结,风痰上逆,清窍被蒙,久则肾精不足,肝失濡养所致。

【主症】

阵发性、间歇性神志昏迷,肢体抽搐或知觉异常或精神失常,多自幼年开始,有时大发作,有时小发作,发作时间不定,小发作每日可数十次,大发作可1日1次,或数月1次,发作时多跌倒在地,四肢强直,头眼偏向一侧,数秒钟后有阵挛性抽搐,面色发绀,两目上视,瞳孔散大,咬破舌唇,喉中痰鸣,口流白沫或血沫,大小便失禁,经数分钟后,抽搐渐渐缓解,呼吸恢复,神志模糊,骚动不安或精神失常,然后进入昏睡状态,约半小时逐渐清醒,醒后对发作毫无记忆。但多出现头痛、头晕及全身酸困等症状。

【治疗】

发作时针人中、百会、合谷、行间用泻法,不留针,以熄风醒神。发作后针肝俞、心俞、巨阙、中脘、丰隆、涌泉用平补平泻法,留针10~20分钟,以熄风化痰,柔肝益肾,防止复发。

1972年5月在成县医院总结的40例中,有效率为97.5%,治愈率为10%。

【病案举例】

李某,女,20岁,成县文化馆职工。因经常昏倒抽搐3年,1970年5月15日初诊。

患者1967~1968年之间,因看到其父被打,惊倒跌伤,后常发病抽搐,一个月1~2次,有时大发作或小发作。大发作时,突然昏倒,全身抽搐,四肢肌肉僵直,阵发性抽搐,面色发绀,两目上视,喉中痰鸣,口吐白沫,小便失禁,3~8分钟后抽搐缓解,昏睡 10~30 分钟逐渐清醒,醒后头昏,全身不适,对发作情形毫无所知;小发作时则突然倒地、面色苍白,手足轻微抽动几次约 1 分钟即恢复正常。检查:面色苍白,舌质暗红,有瘀斑、苔白腻,脉滑。西医诊断为癫痫;中医辨证系惊恐伤肾,情志久郁,痰涎上逆,清窍被蒙;采用熄风化痰,柔肝益肾,开窍醒神之法治之。取百会、肝俞、腰俞透腰阳关、中脘、丰隆,用平补平泻法,留针 20 分钟,肾俞,用补法,留针 20 分钟;每周针治 3 次,治疗至 6 月 15 日,针达 12 次时,无发病;治疗至 8 月 20 日,针达 36 次时,连续 3 个月未发病,停诊。经 1972 年 4 月 15 日随访,已上班工作 2 年,未复发。

十四、脑血管意外

本病包括脑出血、脑血栓形成、脑栓塞。属于祖国医学的中风、卒中、大厥、偏枯范畴。多因气血亏损、心、肝、肾三脏阴阳失调所致。常以情绪激动、饮食失节、饮酒、劳累为其诱因。

【主症】

1. **阴虚阳亢型** 多见于脑出血。症见突然昏倒,神志恍惚或不清,喉中痰鸣,偏瘫,血压升高,呼吸深而不规则,脉弦有力,两侧瞳孔不等大或忽大忽小,对光反射迟钝或消失,脑脊液呈血性。昏迷前往往有头痛、呕吐等前驱症状,此症来势迅猛。死亡率颇高。

2. **气虚血瘀型** 多见于脑血栓、脑栓塞。症见面黄唇白、头昏目眩,血压升高或不升高、无明显意识障碍或短暂意识障碍,亦可猝然昏倒,偏瘫或单肢瘫痪,偏身感觉障碍,失语,甚则昏迷。脉细涩或弦数,舌质紫、边有瘀斑。

3. **脾肾两虚型** 多见于脑血管意外后遗症。症见瘫痪日久,脾肾受损,则患肢痿软发凉、肌肉消瘦、纳差便溏、头昏耳鸣、口角流涎、语言不清、时哭时笑,脉细弱或沉细。

【治疗】

1. **阴虚阳亢型** 针十二井,点刺放血、丰隆、三阴交,用泻法,留针 30 分钟,以平肝泻热、祛痰降逆。应全力以赴,予以抢救。

当急性期已过,血压渐趋稳定,遗留头痛、肢体瘫痪、语言失灵等症者,应及时治疗失语和肢体瘫痪。

2. **气虚血瘀型** 针风府、风池、百会、上廉泉,用平补平泻法,不留针。十王,点刺出血、曲池、合谷、阳陵泉、足三里,用补法,留针10分钟,以补气活血、化瘀通络、熄风开窍。

3. 脾肾两虚型 针灸上肢先取大椎、大杼、风门,用热补法,不留针,以振奋阳气。再用"接气通经法"从上向下按顺序取穴,使针感传到手足末端,针肩髃、曲池、四渎、外关、合谷。下肢先取肾俞、关元俞、秩边,用热补法,不留针,以补肾培元。再用同样手法针环跳、风市、阳陵泉、足三里、绝骨、三阴交,留针10分钟,或做穴位埋线,以益肾健脾、活血通络。

上臂拘急、不能外展,配健侧通天,用平补平泻法,留针20~30分钟,患侧配云门、天府用烧山火法,使针感下传,肘关节拘急配天井、肘髎、消泺、四渎,手指拘急配三间,膝关节拘急配阳关、曲泉,用平补平泻法,留针20~30分钟,以舒筋利节。肌肉和关节痛,配痛处附近穴位,留针或加灸10~15分钟,以温通经络。足内翻,配申脉;足外翻,配照海,用补法,以扶正补虚。口㖞,配风池,颊车透地仓,用平补平泻法,留针10~20分钟,以散风活络。大便秘结,配天枢、丰隆,用凉泻法,留针10~20分钟,以祛痰通便。舌强不语,配风府、上廉泉,用泻法,不留针,金津、玉液,用速刺法出血,以散血凉血、清热开窍。口角流涎,配翳风、列缺、照海,用平补平泻法,以行气利湿。吞咽困难,配风府、风池,不留针;廉泉、天突、阳溪透太渊,用平补平泻法,留针10分钟,以祛痰开窍。目闭鼻塞,配上迎香,用速刺法,以取嚏开窍。脉弦面赤,配内关、足三里,用泻法,以开胸降逆、平肝泻火。肩关节下垂,配天宗、肩髎、肩髃、臑会、臂臑,用补法,以升举阳气。手足麻木,配中脘、气海、后溪、申脉,针后加灸10~20分钟,以培本振阳。肌肉萎缩,配萎缩部位施灸10分钟,以温经活络。二便失禁,配气海、关元、腰俞、会阳,针后加灸10~20分钟,以温固下元。

心悸气短,配巨阙、内关、太渊,用补法,留针5~10分钟,以理气养心。

1980年5月在成县医院同孟昭敏、刘志安、郑俊江、郑俊朋总结的50例中,治愈者21例,占42%;显效者13例,占26%;进步者15例,占30%;无效者1例,占2%。有效率为98%。

【病案举例】

例1:阴虚阳亢型

莫某,女,61岁,成县店村公社农民。因左半身不遂、失语八天,1978年10月16日初诊入院。

患者患高血压病2年余,8天前觉头痛、头晕,一天前在地里剥玉米,站起时即觉头晕而昏倒,不能说话,随即左侧上下肢不能活动,一直昏睡,在医疗站治疗无效而来住院。检查:嗜睡,神志恍惚,语言不清,面红,瞳孔左略大于右,左侧鼻唇沟较右侧浅,伸舌偏向左侧,两肺可闻及痰鸣音,呼吸深快,心尖部可闻及Ⅱ级收缩期吹风样杂音,心律齐,心率60次/分,主动脉瓣第二音亢进,腹软,肝脾未触及,右侧上下肢能活动,但不灵活,左侧上下肢不能活动,膝腱反射右侧正常,左侧减弱。未引出病理反射,体温36.6℃,血压28.01/15.5kPa,血常规:白细胞总数$19.6×10^9$/L,中性91%,淋巴9%;脑脊液呈血性。因患者口张不大,未看舌苔,脉弦有力。西医诊断为高血压脑溢血;中医辨证系肝风内动、气血上逆,采用镇肝清火、熄风潜阳之法治之。取太冲为主,配十二井放血、双三阴交、丰隆,用泻法,留针20分钟。西医给吸氧辅助。10月17日二诊,神志清楚,反应迟钝,能说话,但声音低微,能进少量饮食,头痛,左侧上下肢活动不自如,左手握力差,血压25.3/9.33kPa,心率64次/分,舌质淡红,苔黄腻,脉弦。针刺取穴手法同前,加双风池、百会、上廉泉、左曲池、合谷、环跳。治疗至10月20日五诊时,头痛大减,说话清楚,能进饮食,伸舌仍偏向左,两侧瞳孔等大,左鼻唇沟较右侧浅,左侧上肢和下肢能抬起,左手握力仍差,血压20.0/8.00kPa,苔脉同前,停止吸氧。针左肩髃、曲池、外关、合谷、环跳、风市、阳陵泉、足三里、悬钟,用平补平泻法,留针20分钟。治疗至11月6日,又针12次时,患者头已不痛,精神好转,两侧瞳孔等大,两侧鼻唇沟无明显差异,饮食增加,左手握力增强,能握住别人三指,左手能抬高至头,能步行、但左腿力量较差,迈步时抬不高。血压21.3/10.7kPa,因患者要求即出院。坚持到门诊针灸。配穴、手法同前,针灸15次后,病情基本恢复,即停诊。12月20日随访,患者恢复健康,左手能抬高过头,握力好,步行端正,能承担家务劳动。

例2:气虚血瘀型

孔某,男,48岁,成县机关干部。因右侧偏瘫、失语两天,1979年4月19日入院。

患者患高血压病已22年,最高24.0/16.0kPa,1979年4月17日行走中突然发病,右侧肢体无力,说话不清4次,返家后又频繁发作4次,始终神清,偶有恶心,但无呕吐,每次发作持续时间约几分钟至半小时(阵发性右侧抽动,随发作次数增加而间歇性缩短,持续期延长,病情继续发展至4月18日说话不清、右侧肢体完全不能活动而入院。检查:呼吸24次/分,脉搏84次/分,血压24.0/16.0kPa,甲状腺不大,意识清楚,颈部抵抗(-),克氏征(-),布氏征(-),拉塞格征(-),心率80次/分,心律齐,腹软,肝脾未触及;脊柱无压痛畸形。神经系统检查:瞳孔等圆、等大(左右3mm)位置正中,光反射左右良好。眼球运动不受限,感觉正常,眼裂左右相等,鼻唇沟右侧浅,口角右低,发音不清,伸舌不能吐出,偏右,自主运动右侧丧失,肌张力右侧减弱,肌力右侧上下0°,左侧上下V°,指鼻试验(-),快复试验(-),昂白征(-),跟膝试验(-)右侧浅感觉减退,腹壁反射左右上(++)、中(++)、下(++),提睾反射左(++)、右(++),肱二头肌左(++)、右(++),肱三头肌左(++)、右(++),桡骨膜左(++)、右(++),膝反射左(++)、右(+),踝反射左(++)、右(++),霍夫曼征左(-)、右(-),巴宾斯基征左(-)、右(+),查多克征左(+)、右(+),戈登征左(-)、右(-),奥本海姆征左(-)、右(-)。脑电图诊断:正常范围脑电图。血检查:胆固醇217mm/100ml,甘油三酯158mg/100mg,β-脂蛋白366/100mg;尿检:颜色淡黄,反应中性,糖定性阴性,蛋白定性(+-),检查嗜酸性粒细胞计数22个/mm³。心电图:窦性心率,心电轴不偏,正常心电图,舌质紫、苔黄厚,脉弦数。西医诊断为脑血栓形成;中医辨证系气虚血瘀,经络受阻;采用活血化瘀、祛风开窍之法治之;取风府、双风池、上廉泉,不留针,右肩髃、曲池、手三里、外关、合谷、环跳、阳陵泉、足三里、悬钟,用平补平泻法,留针10分钟,起针后右腿即能活动,下地能站。治疗至4月23日,针达3次时,两人架着能走,治疗至5月1日,针达十次时,右侧上下肢能屈伸,扶一人能在屋里走,能说话,手足指(趾)能活动,减肩髃、环跳,加右后溪、行间、丘墟,与前穴交替轮换使用,治疗至6月16日,针达40次时,语言清楚,上肢能抬举过头,能握拳,走路基本正常,血压18.7/12.0kPa,即求出院。又在门诊继续治疗至7月28日,针达60次时,治愈停诊。同年10月10日和1980年10月5日两次随访,已恢复了工作。

附记:1986年12月随访,情况良好。

例3:脾肾两虚型

王某,男,54岁,天水地委干部。因右侧偏瘫,吞咽困难22天,1979年7月2日在天水某医院会诊抢救。

患者1956年患高血压病,1964年发生脑血管痉挛,1972年发生脑血栓形成,1975年复发,并出现假性球麻痹,于1979年4月9日入院。在治疗过程中,逐渐出现流涎增多，语言不清，口张，伸舌不灵活，吞咽时发呛，情绪易激动，有时无故哭笑，生活不能自理，右侧肢体虽能活动，但不能完成有意识的动作，伸舌偏右，咽后壁反射消失，双眼视网膜交替出血。因进水进食发呛，于6月5日下胃管鼻饲。请甘肃省、兰州市、天水等医院医师会诊，一致认为：患者病情的变化，是由于在脑动脉硬化的基础上，脑血管损害呈弥漫性改变的结果，出现9、10、12三对脑神经麻痹、运动性失语、假性球麻痹，目前尚无有效的西药治疗。检查：体温37.9℃，脉搏104次/分，呼吸24次/分，血压26.7/16.0kPa。神清，发音不清，双侧瞳孔等大等圆，对光反射灵敏，额纹对称，右侧鼻唇沟稍浅，伸舌居中，肺(−)，心界向左下扩大，心率104次/分，节律不齐，心尖区可闻及Ⅱ级收缩期吹风样杂音，主动脉瓣区第二音大于肺动脉瓣区第二音，肝脾未触及，生理反射存在，病理反射未引出，四肢肌力尚可，桡动脉硬化(+)，眼底视网膜血管硬化Ⅱ°~Ⅲ°。

当时患者表情呆痴，有时似哭似笑，口半张，口流黏稠唾液，自己不能吐出，因不能进饮食，鼻中插一胃管已22天（引起肺炎……有3次高烧达39℃以上，医师认为插鼻饲管的时间不能过长），右腕轻度下垂，右臂肌肉轻度萎缩，右侧肢体可以伸屈，不能做其他的动作；回答问话时只能发出"咿、呀"的声音；舌强挛缩，不能伸出齿外。舌质赤，苔黄厚腻，脉滑数。西医诊断为脑血管意外并发假性球麻痹；中医辨证系痰湿内停，经隧阻塞，清窍受蒙；采用祛痰利湿、疏经开窍之法治之；与主管医师商量后，拔出胃管。给患者喂水后，患者噙在口中，多时不咽，偶有下咽动作时则呛咳不止。先针照海、列缺，留针；后针上廉泉、廉泉、天突，用平补平泻法，不留针；风府、风池、通天、三阴交，用补法，留针10分钟；针时让患者试喝橘子汁，喝了两匙顺利，然后加橘瓣下咽时呛2次，加针右阳溪后，又喝两匙鸡汤炒面糊，均能咽下。下午继续观察患者吞咽情况，发现唾液黏腻而多，吐之不出，咽之不下；针左列缺、翳风，用平补平泻法，唾液稍清，吞咽亦稍好。7月1日喝稀面糊500ml。7月3日二诊，病情稍有好转，早晨进流食300ml，脉搏80次/分，体温37℃。先针照海、右列缺、百会、通天、风池、上廉泉、阳溪，手法同前，一日共喝稀面糊1250ml。7月4日三诊，吞咽好转，先针临泣、外关；后针右曲池、合谷、环跳、足三里、悬钟以疏经活络治疗半身不遂，针后可吃面片及花卷（李核大小八块）。从7月5日以后，每日手法和配穴同前，治疗至23日，患者早晨能喝1碗牛奶，吃2个鸡蛋、

2块桃酥,中午两碗豆角炒肉面,下午1碗稀饭,1个糖饼,1杯麦乳精,合主食250g。25日患者早晨下地坐椅子不慎掉地,又出现舌挛缩、语言不清。加针金津、玉液后,舌能伸出唇外,并能上下、左右活动。治疗至7月28日,针达25次时,患者能自己端碗进食,每天平均250g,有时能吃肉馅饺子,自己能到院外散步,血压18.7/13.3kPa,苔薄白,脉滑。此后嘱患者经常锻炼而停诊观察。同年9月9日和1980年10月20日两次随访,患者每日进食250~350g,右侧上下肢活动自如,能说3~4个字,出院后未复发。

附记:1986年6月15日随访,患者仍坚持锻炼,情况良好。

十五、脑血管意外后遗偏瘫

本病是由脑出血、脑血栓形成,脑栓塞与脑血管痉挛引起的一种瘫痪病。属于祖国医学中风、半身不遂、偏枯范畴。多因五志过极,饮食不节,精血亏损,脏腑失调,偶受外因,肝阳暴胀,气血痰火一并于上,清窍受蒙,经隧不利所致。

【主症】

语言謇涩,口流涎液,嘴眼㖞斜,半身不遂,舌苔白腻,脉弦滑,血压升高,划跖试验阳性。

【治疗】

1. **实证** 拘急硬瘫,双侧取穴或先健侧取穴(巨刺)。针肩髃、曲池、合谷、环跳、风市、阳陵泉、足三里、绝骨用平补平泻法,留针20~30分钟,以祛风活络,疏筋利节。手指拘急,加配三间用平补平泻法,留针20~30分钟。肌肉和关节痛,加配痛处附近穴位,留针或针后加灸10~15分钟。足内翻,配申脉;足外翻,配照海;用补法,以扶正补虚。口眼歪斜,配风池、颊车用平补平泻法,留针10~20分钟,以散风活络。痰热中阻、大便秘结,减足三里,加天枢、丰隆用透天凉法,留针10~20分钟,以祛痰通便。身热不语,配风府、风池用透天凉法,不留针。舌强不语,配金津、玉液用速刺法出血,以散血凉血,清热开窍。目闭鼻塞,配上迎香用速刺法,以取嚏开窍。脉弦硬面赤,配内关、足三里用透天凉法,留针20~30分钟,以开胸降逆,平肝泻火。

2. **虚证** 弛缓软瘫,患侧取穴或分段取穴或少取穴。

上肢:先取大椎、大杼、风门用烧山火法,不留针,以振奋阳气,再用同样手法针肩髃、臂臑、曲池、外关、合谷。

下肢:先取肾俞、关元俞、秩边用烧山火法,不留针,以补肾培元,再用同样手法针环跳、风市、阳陵泉、足三里、绝骨、申脉以活血通络。

肩关节下垂或臂不能上举,配天宗、肩髎、臑会用同样手法。手足麻木,配后溪、申脉,或气海针后加灸 10~20 分钟,以培本振阳。肌肉萎缩,在萎缩部位加灸 10~20 分钟,以温经活络。二便失禁,配腰俞、会阳针后加灸 10~20 分钟,以温固下元。心悸脉弱,配内关留针 5~10 分钟,以养心安神。

1964 年 3 月在中医研究院针灸研究所总结的 20 例中,治愈 5 例,有效 14 例,无效 1 例。见效在 10 次以内,治愈在 21 次以上。脑血管痉挛引起的偏瘫效果好;脑出血引起的偏瘫疗效差。

【病案举例】

例 1:脑血栓形成后遗右侧弛缓性偏瘫

刘某,男,70 岁,1962 年 6 月 16 日初诊。

患者有高血压症已 10 年。近一年来经常头昏,因 3 天前喂猪时觉头晕、右半身麻木发软,活动不灵而摔倒,继则语言不清,经当地医院转来我院。检查所见:神清合作,发育营养一般,能勉强起立,不能站立和行走,轻度失语,血压 24.0/17.3kPa,双侧瞳孔等大、等圆,光反射佳,右侧眼裂较小,闭眼力量较差,露齿,口角稍向左牵,右侧肢体肌力明显降低,右上肢不能举达下颌,手腕活动迟钝,手指不能伸直,右下肢沉软,髋膝关节活动范围较小,踝以下不能活动,右侧腹壁及提睾反射消失,生理反射不亢进,病理反射除巴宾斯基征阳性可疑外,余皆阴性;眼底检查:呈动脉硬化性眼底改变。舌苔白腻,脉弦滑。中医辨证系脾湿多痰,劳累过度,肝阳上亢,痰阻隧道。采用抑肝扶脾,祛风化痰,疏通经络之法治之。取曲池、合谷、阳陵泉、丰隆、曲泉,健侧用透天凉法,患侧用平补平泻法,留针 20 分钟,针治 2 次后,上肢能举至头顶,手指屈伸接近正常,下肢髋、膝关节活动范围扩大;针治 4 次后,能扶腋杖行走,步态尚稳;第 5 次针治加金津、玉液、丘墟、申脉、哑门,言语开始清楚,踝以下能活动,右腹壁及提睾反射逐渐出现,血压降至 20.0/14.7kPa。为了巩固疗效,又配风府、关元俞、秩边、环跳为主,和前穴加减。治疗达 24 次时,症状消失,上下肢关节活动基本正常,仅肌力稍差,即出院。

例2:脑出血后遗左侧拘急性偏瘫

冯某,男,58岁,农民。因左侧瘫痪2年,1962年6月30日初诊入院。

患者2年前患脑出血昏迷,在本院治疗清醒后,自己觉得回家休养就会好,可是休息了两年多,没好,又来院治疗。检查:神清合作,发育营养一般,舌苔薄白,脉弦滑,血压29.3/16.0kPa,左上肢拘急,肩关节下塌约一横指,手掌肌萎缩,瞳孔右大于左、光反射存在,面部左侧浅感觉弱于右侧,左侧闭眼力明显减弱,鼻唇沟变浅,露齿则口角明显右牵,伸舌明显左偏,左侧耸肩力量近于消失,左下肢肌力明显减低,左下肢能活动,但卧位时不能举达腹部,腕无自主活动,拇食二指稍能屈曲,余指难活动,不能站立和活动,左侧肢体浅感觉较右侧减退,左侧腹壁反射及提睾反射消失,左侧上下肢生理腱反射较右侧明显亢进,霍夫曼、纳久、巴宾斯基、罗索利莫、戈登、查多克等试验皆阳性,踝阵挛阳性;眼底检查:呈动脉硬化性眼底改变。中医辨证系素有痰湿,劳累后痰火内发,痰浊阴邪阻塞孔窍,气血瘀滞,经络不通,筋骨失养,采用祛风利湿、豁痰降逆、舒筋利节之法治之。取双侧内关、足三里,健侧曲池、阳陵泉、合谷,患侧三间,用平补平泻法,留针20分钟,每日针1次,治疗至7月4日,针治4次后,左上肢能举达剑突水平,下肢能扶腋杖及推车锻炼行走,血压降至25.3/14.7kPa;改针患侧天宗、肩髃、臑会、曲池、三间,健侧环跳、申脉,继续针治6次,患侧手指能完全伸直,膝关节能屈伸,血压降至22.7/13.3kPa;再加肩髎、外关、中渚、阳陵泉、足三里等穴和前穴加减使用,隔日1次,治疗至8月9日,针达24次时,上肢能外展25°,上举能保持剑突水平,手指可以完全伸开,膝、踝、趾能屈伸活动,独立行走,血压降至20.0/13.1kPa,显效出院。

十六、面神经麻痹

本病为身体虚弱,面部伤风受凉引起的一种周围性面神经麻痹。属于祖国医学口喎、口僻、口眼歪斜范畴。多因气血虚弱,营卫失调,风寒侵袭经络所致。

【主症】

突然一侧眼睑闭合不紧,不能皱眉,一侧抬头纹消失,面肌松弛,鼻唇沟变浅,嘴角喎斜,鼓腮漏气,流口水等。

【治疗】

初患四天之内取健侧地仓透颊车、迎香、下关、合谷用泻法,留针20~30分钟。四天以后取患侧针颊车透地仓、四白、太阳、攒竹、下关、合谷、人中、承浆用平补平泻法,留针 5~10 分钟,以扶正祛邪,疏风活络。

眼睑不能闭合,配风池、头维透颔厌、阳白透丝竹空、攒竹透鱼腰、四白透睛明、太阳、合谷用平补平泻法留针 10~20 分钟。久治不愈或体弱气虚,配会阳、长强、足三里,用补法或加灸 10~20 分钟,以益气振阳、养血祛风。接近治愈时,针足三里、内庭、太冲等远隔穴位,以防发生面神经痉挛。

1962 年 10 月在中医研究院西苑医院总结的 51 例中,均有疗效,治愈率为74.5%,一般 1~2 次见效,15~20 日即愈。

【病案举例】

张某,男,22 岁,北京大学工人。因口眼歪斜八天,1960 年 5 月 12 日初诊。

患者 5 月 4 日早晨起床时自觉左侧面部发紧,下午发现左眼不能闭合、流泪,嘴角斜向右侧,左侧牙齿不能嚼食物,左侧口腔存留食物,需要用手指掏出,左嘴角闭不严,经常流口水和露出食物。在本单位医务室诊断为面神经麻痹,治疗效果不显,而来我院。检查:左眼上下眼睑不能闭合,露睛 1cm,左侧面肌松弛下垂,不能皱眉,左侧抬头纹及鼻唇沟消失,嘴角向右侧歪斜,鼓腮左侧漏气,流口水,舌质淡,苔薄白,脉浮数,80 次 / 分。中医辨证系风寒侵袭,经络瘀阻。采用祛风散寒、疏经活络之法治之。取风池、合谷,用烧山火法,使其出汗,不留针;地仓透颊车、四白透睛明、下关、阳白,用平补平泻法,留针 10 分钟,每日针 1 次,针治 1 次,眼睑能闭合;治疗至 5 月 18 日,针达 7 次时,口眼歪斜明显好转,则改针地仓透颊车、下关、巨髎、合谷,用平补平泻法,留针 10分钟,治疗至 5 月 24 日,针达 11 次时,症状消失,检查恢复正常而停诊。同年9 月 1 日随访,情况良好。

十七、小儿麻痹及后遗症

本病是由病毒引起的一种脊髓前角损害以弛缓性瘫痪为特征的急性传染病。属于祖国医学"痿躄"范畴。多发于夏秋季节,以 1~5 岁小儿发病率最高,故名小儿麻痹。多因风湿温疫侵袭,五脏受热,津液消耗,肺热叶焦,肝肾亏损,或湿热侵淫,壅滞经脉,气血受阻所致。

【主症】

1. **瘫痪期** 受累肢体疼痛或发麻,皮肤感觉过敏,并有触痛,热退后肢体一侧或两侧出现松弛无力或瘫痪，腱反射迟钝或消失。

2. **瘫痪后期**　肌肉萎缩，肢体发凉，变细，骨关节畸形，甚至成为终身残废。

【治疗】

1. **瘫痪期**

上肢瘫痪：取风门、肩髃、曲池、手三里、外关、合谷。

下肢瘫痪：取关元俞、秩边、环跳、四强、阳陵泉、足三里、三阴交、申脉、照海。

以上配穴按顺序由上而下的针刺（"通经接气法"）用热补法，使热感逐渐传到肢体末端，以温通经络。

2. **瘫痪后期**

下肢变细，发凉无力，足下垂，足外翻，膝反屈，走路困难，取环跳、四强、血海、纠外翻、纠下垂、三阴交。

下肢完全瘫痪，不能站，不能走，足内翻，取关元俞、秩边、风市、梁丘、足三里、悬钟、纠内翻。

上肢细软无力，手腕下垂不能伸，取肩井、肩髃、手三里、外关。

上肢完全瘫痪，肌肉萎缩，取大杼、肩井、肩髃、曲池、四渎、外关、合谷。

腰部弯曲、臀肌萎缩，取肾俞、关元俞、秩边。

以上配穴用穴位埋线或强刺激结扎，以延长刺激时间，加强刺激强度，使经络疏通，气血调和，改善血管神经的营养状态，恢复经络的功能活动。

1973 年 4 月在成县医院总结用针刺治疗瘫痪期的 40 例中，治愈 15 例，显效 17 例，进步 8 例，总结的用穴位埋线和强刺激结扎治疗瘫痪后期的 73 例中，有效率为 98.6%，平均 1.8 次见效。治愈率为 34.2%，平均 7.8 次治愈。

【病案举例】

例 1：瘫痪期

姚某，女，5 岁，成县北街杨家巷 37 号农民。因两腿不能站 4 天，1974 年 8 月 16 日初诊。

患者 10 天前持续发烧 5 天后，发现患儿不能站立，不能行走，逐渐加剧。检查：扶着能站，不能抬腿、屈膝，不能迈步，两腿肌肉松软无力，以右侧明显，右膝内侧明显压痛，双膝反射未引出，面黄、苔薄白、脉细数，108 次 / 分。中医辨证系五脏受热、津液消耗,经络失养。采用理气活血、疏通经络之法治之。取双秩边、环跳、四强、血海、足三里、三阴交,用热补法,不留针,针治3次时,腿即能站,压痛消失;治疗至8月28日,针达10次时,患儿走路恢复正常,膝腱反射恢复正常,治愈停诊。11月29日复查情况良好。

例2:瘫痪后期

王某,男,3岁,成县百货公司职工之子。因右腿不能站立一年半,1976年10月28日初诊。

患者1975年5月持续发烧3天后,发现右腿不能站立,不能行走,直至现在右下肢皮肤发凉、变细。检查:右腿不能站,皮肤发凉如冰,膝腱反射消失,右侧臀部和下肢肌肉松软萎缩,膝上梁丘穴处周径左20cm,右18cm,踝上三阴交穴处周径左14cm,右12cm,右膝向后反屈畸形,面黄、苔薄白、脉细缓,80次/分。中医辨证系五脏受热、津液耗损,经络筋肉失养。采用理气活血、温通经络之法治之。取右关元俞、秩边、环跳、阴市、血海、足三里、三阴交,用热补法,针治3次,皮肤温度好转;即取右秩边、四强、血海、足三里、三阴交、埋线。7~10天埋线1次,治疗至12月24日,埋线5次,针治10次时,右腿皮肤温度与健侧对比恢复正常,肌肉萎缩有好转,扶着能走;治疗至1977年4月25日,埋线达15次,针达24次时,肌肉萎缩明显好转,走路恢复正常,膝腱反射恢复正常,治愈停诊。1977年10月29日复查,右腿能单独弹跳35次,右下肢萎缩已不明显(膝上梁丘穴处周径左22cm,右21.5cm,踝上三阴交穴处周径左16cm,右15.5cm)。

十八、传染性多发性神经炎

本病可能是由病毒或过敏反应所引起的一种疾病。青年和儿童发病者较高,死亡率也高,死亡原因多为呼吸肌麻痹。属于祖国医学痿躄、痿证范畴。多因肺热叶焦、脾胃湿热、阳明虚弱、肝肾俱虚,津液不化,筋肉失养所致。

【主症】

1. **肺热伤阴型** 起病急,发烧,肢体瘫痪,呼吸困难,痰涎上涌,无力咯出,小便短赤,大便干,舌苔黄腻,脉细数。

2. **脾胃湿热型** 胸脘满闷,肢体瘫痪,或下肢微肿麻木,小便赤涩,舌苔黄腻,脉濡。

3. **肝肾俱虚型**　起病慢,腰痛、四肢酸软,肌肉萎缩,头昏目眩、舌红少苔,脉细数。

【治疗】

1. **肺热伤阴型**　病势危重,发展迅速,应密切观察病情变化,大力抢救,控制病情发展,患者必须卧床休息。取大椎、肺俞、列缺,用泻法;少商,用点刺法出血,一日可针1~4次,以清热养阴,宣通肺气。在治疗过程中要加强护理,保持呼吸道通畅,必要时吸入氧气,补充足够的水分和营养。

2. **脾胃湿热型**　取曲池、手三里、足三里、三阴交,用泻法,或梁丘、血海、外关、合谷,用平补平泻法,以清热利湿、健脾助运。

3. **肝肾俱虚型**　取肾俞、曲泉、三阴交,用热补法,或关元俞、血海、梁丘、足三里、臂臑、手三里、阿是穴,用穴位埋线,以补肾益肝,疏通经络。

以上三型可互相转化,大部分危重病例起病时表现为肺热伤阴,而经治疗病情稳定后,转为脾胃湿热或肝肾俱虚型;起病较缓的病例,大都表现为后两型,但当治疗失宜,病情加重时,则出现肺热伤阴的症状,所以治疗时应灵活掌握三型的变化。

1985年同孟昭敏、郑俊江、郑俊朋在成县医院治疗、在甘肃中医学院总结的24例中,经过针治2~50次,并经3个月后随访,治愈9例,显效6例,进步7例,死亡2例。

【病案举例】

例1:肺热伤阴型

王某,男,18岁,成县立新公社孟坪大队农民。1974年10月16日因四肢瘫痪,咯脓痰10天而来住院。

患者10天前发烧、咳嗽、胸痛,继则口吐痰涎,四肢瘫痪,住某医院诊治,住院9天,诊断为传染性多发性神经炎,经用氢化可的松、青霉素、链霉素、维生素B_1及B_{12}等药物及吸氧、输液各方面治疗,病情继续加重,即以病危而转来我院。检查:嗜睡,体温39℃,颈无抵抗,瞳孔等大,对光反射存在,喉中痰鸣、呼吸微弱,两肺满布中小水泡音和痰鸣音,心音较钝、律齐、心率快,110次/分,未闻及明显杂音,腹柔软,肝脾未触及,四肢瘫痪、不能活动、不能翻身,膝腱反射消失,病理反射未引出,四肢痛觉明显减退,脉细数,舌伸不出,脑脊液无色透明,蛋白阳性,糖1~5管阳性,细胞总数34个/mm^3,白细胞4个/mm^3,

西医诊断为感染性多发性神经炎;中医辨证系肺热叶焦,津液消耗。采用清热养阴、宣通肺气之法治之。取大椎、肺俞、列缺、少商、照海,用点刺法出血,每日2次,治疗至10月17日,喉中痰鸣声消失,痰涎减少;治疗至10月20日,针达5次时,精神好转,无痰涎上涌,呼吸平稳,两肺湿啰音不明显,心音较前有力,律齐,每餐能吃半碗米粥,每日3餐,但自觉腰痛,四肢酸软不能动,头昏发晕,四肢肌肉萎缩,脉弱,舌红少苔,中医辨证为肝肾阴虚、筋骨失养。采用补肾益肝、疏通经络之法治之。取曲池、列缺、合谷、足三里、三阴交、照海,用补法,留针10分钟,每日1次;手三里、关元俞、秩边、血海,做穴位埋线,每7天1次,治疗至10月29日,又针治9次,埋线2次,患者四肢稍能活动,下肢可屈伸,手能抬高至胸,握力仍差,扶起能坐半小时左右,饮食良好;治疗至11月15日,又针治16次,埋线2次,患者能自己坐起,并能站立,自己能端碗吃饭,治疗至11月22日,针达36次,埋线5次时,患者能下床散步,走路端正,手能抬高过头,握力良好,症状完全消失,检查恢复正常而出院,3月1日随访,一切良好,已参加生产劳动。

例2:脾胃湿热型

易某,女,6岁,成县小川公社人。1979年4月29日因双上肢不能抬举,两下肢不能站立3天而住院。

患儿于4月27日早晨起床时突然跌倒,随后即不能站立,4月28日出现发烧、咳嗽、呼吸急促,手不能上举,在当地卫生院治疗无效,症状逐渐加剧而转我院。检查:患儿体温39.5℃,神志清楚,颈无抵抗,瞳孔等大,对光反射灵敏,呼吸表浅、急促,42次/分,两肺满布中小水泡音,心律齐、率快,120次/分,未闻及明显杂音,腹膨胀、软,肝脾未触及。两下肢不能屈伸,痛觉减退,不能翻身,不会坐立,上肢不能抬举,手不能握物,四肢肌力差,四肢远端皮肤温度低,反射明显减弱,巴宾斯基征阳性,脉细数,舌尖红,不能伸出口外,血常规:血红蛋白10g,白细胞14.6×10^9/L,中性76%,淋巴24%;脑脊液常规:无色、透明、蛋白阳性,细胞总数30个/mm³,白细胞4个/mm³,糖1~5管阳性。西医诊断为感染性多发性神经炎,中医辨证系肺热叶焦、津液消耗。采用清热养阴、宣通肺气之法治之。针大椎、肺俞、列缺、少商、照海,用点刺法出血,每日1次,配合吸氧。治疗至5月2日,患儿病情好转,呼吸平稳,两肺湿啰音明显减少,但四肢仍不能活动,脉濡,舌苔黄腻;中医辨证为脾胃湿热。采用清热利湿、健脾助运、疏通经络之法治之。取曲池、列缺、合谷、足三里、三阴交、照海，用泻法；治疗至 5 月 4 日，针治 5 次时，四肢稍能活动，痛觉明显好转，继续针刺以上穴位，改用平补平泻法，治疗至 5 月 18 日，针达 14 次时，上肢能抬高过头，握力良好，两下肢能站立，能自行上厕所，到锅炉去打水等，要求出院。经同年 9 月 1 日随访，再未进行任何治疗，上下肢活动自如，能跑、能跳。

例 3：肝肾俱虚型

李某，女，12 岁，因四肢软弱无力 2 天，1974 年 10 月 12 日住院治疗。

患者 10 月 9 日白天劳动过累，晚饭时发现手不能拿筷，10 日发现下肢疼痛，11 日起床时发现坐不稳，腿不能站，手不能上举，握力差，在医疗站治疗无效，症状逐渐加剧而来我院。检查：患者神志清楚，体温 37.2℃，颈部无抵抗，瞳孔等大，对光反射灵敏，心肺一般正常。腹部柔软，肝脾不大。感觉障碍和肢体疼痛不明显，手不能握物，上肢不能抬举，不能翻身，不能坐立，下肢不能屈伸，四肢肌力差，四肢远端皮肤温度低，腱反射明显减弱，未引出病理反射。入院当天脑脊液检查：无色透明，蛋白阳性，细胞总数 24/mm^3，白细胞 2/mm^3，糖 1~5 管阳性。面色苍白，舌尖红，不能伸舌，脉细弱。中医辨证系肺热叶焦、肾阴亏耗、肝失濡养致成痿躄。采用清热养阴、保肺布津之法治之。取大椎、肺俞、列缺、少商，用点刺法出血。针治 2 次，病情稳定，则改取列缺、外关、命门、肾俞、关元俞、秩边、血海、足三里、三阴交用平补平泻手法，以保肺养阴，疏通经络。针治 9 次即能翻身，下肢能屈伸，腿能抬高 3 寸，即加八邪，针治 12 次，手即能握物。治疗到同年 11 月 13 日，针达 22 次时，不用手扶即能坐起，并能站 1 分钟，足趾能屈曲，即改取外关、阴市、足三里、三阴交，作穴位埋线。治疗到同年 12 月 4 日，埋线 3 次时，上肢即能抬举，手能提 1000g 重物，腿能抬举，并能走路。检查基本正常，即出院。因路途太远，往返不便，停诊 3 个月未进行治疗，于 1975 年 3 月 15 日来门诊，检查发现：患者蹲下不能自起，两大腿肌肉明显萎缩变细。则取关元俞、秩边、血海、梁丘作穴位埋线，以补肾培元，调和气血，改善血管神经的营养状态，治疗到 1975 年 9 月 10 日，又埋线 24 次，症状完全消失，检查恢复正常，即停止治疗。经 1975 年 12 月 8 日及 1976 年 3 月 10 日二次随访，能跑、能跳、能走 10km 路，体力劳动完全恢复正常。

十九、风湿性关节炎

本病是一种反复发作的、全身性胶原组织变态反应性病变,一般认为与上呼吸道溶血性链球菌感染有关。若以关节受累为著,则称风湿性关节炎。属于祖国医学痹证、历节风范畴。多因身体虚弱,风寒湿侵袭所致。

【主症】

关节酸痛呈游走性,或关节周围呈红肿热痛的炎症表现,但不化脓,常反复发作。

【治疗】

1. **肩关节炎**　针肩井、肩髃、肩髎。曲池。

2. **肘关节炎**　针曲池、天井、手三里。

3. **腕关节炎**　针外关、阳池、阳溪、合谷。

4. **指关节炎**　针外关、中渚、八邪、后溪。

5. **髋关节炎**　针秩边、环跳、关元俞、风市。

6. **膝关节炎**　针梁丘、血海、膝眼、阳陵泉、足三里。

7. **踝关节炎**　针悬钟、昆仑、解溪、丘墟。

8. **趾关节炎**　针申脉、足临泣、公孙、八风。

9. **四肢窜痛**　针曲池、合谷、阳陵泉、足三里。

10. **全身窜痛**　针风池、大椎、肝俞、关元俞、申脉。

以上配穴可根据病情加减。膝窝痛,配委中。单一关节红肿、剧痛,配阿是穴用平补平泻法,留针20~30分钟,以疏散风热。关节肿胀,积水剧痛,活动困难,配阿是穴,用烧山火法,以温阳利湿,活血止痛。

1962年在中医研究院西苑医院总结的318例中,有效率为92.1%,治愈率占25.8%,针刺感应快的和针灸并用的疗效好;针刺感应迟和不留针的疗效差。

【病案举例】

例1:王某,男,54岁,中央党校干部。因全身关节窜痛4年,1961年4月15日初诊。

患者居住房屋沿河潮湿,1957年开始发现左腕关节红肿酸痛,红肿消失后,继之左侧肩臂麻木酸痛,每遇风雨天气酸痛加重;1961年1~2月间左侧肢体之大关节有游走性疼痛,逐渐加剧,近十几天来,右膝关节疼痛严重,行走、上楼均感困难,经天津某医院诊断为风湿性关节炎,曾用中、西药物、电疗、理疗等治疗效果不显而来我院诊治。检查:膝关节无红肿,内外膝眼周围有较明显压痛,活动范围正常,但活动时疼痛明显,腰骶部左侧胞肓、秩边和肩部的天髎、肩髃等穴处有明显压痛,心、肺、肝、脾未见异常,膝腱反射存在,血常规正常,康克反应阴性,舌质红、苔薄白,脉沉弦。中医辨证系正气虚弱、风寒湿侵袭经络,留于关节,以风气偏胜。采用驱风散寒、疏通经络之法治之。取左胞肓、环跳、右风市、阳陵泉、足三里,针治6次,髋、膝关节疼痛基本消失,能上楼梯,并能骑自行车走5~6里;加取大椎、风门、膏肓、肩髎,与上述穴位轮换使用,治疗至6月1日,针达10次时,全身关节痛完全消失,回籍工作。

例2:仲某,男,39岁,住德外公德林某号。因腰膝痛反复发作14年,1957年12月11日初诊。

患者14年前在战争期间,掉到冷水中1次,期后左腿便开始疼痛,当时经打针吃药而缓解。1956年5月左腿疼痛复发,先是从胯部(当环跳穴附近)出现疼痛,继而向下内侧放散,直达膝上部内侧,呈针刺样疼痛,当年经针灸治疗而疼痛消失。1957年12月7日,无任何诱因,左下肢疼痛又复发作。此次是先由膝部开始疼痛,继而向上放散至大腿内侧及腰骶部,翻身、蹲坐、起立皆感困难。经某医院诊断为"腰骶神经根炎""风湿性关节炎"。因治疗效果不显而来我院诊治。检查:形盛气壮,面色润泽、舌苔薄白、脉弦紧。左下肢行路困难,血压19.5/13.3kPa,其他无异常所见。中医辨证系风寒侵袭、气血滞结关节。采用驱除风寒、舒筋利节之法治之。取肾俞、关元俞、膀胱俞、中膂俞、胞肓,用烧山火法,不留针;针治1次,即能由床上下地行走。12月12日复诊,取大肠俞、次髎、中髎、白环俞、秩边,与上述穴位轮换交替使用,用烧山火法,每日针1次,治疗至12月19日,针治8次时,血压降到16.0/9.33kPa,左腿痛基本消失,仅晚上还感腰腿痛。则改取次髎、中髎、膀胱俞、承筋、委中,针达21次时,疼痛完全消失,患者做翻身、蹲坐、起立等活动时已无不舒感觉;为了巩固疗效,又针肝俞、肾俞、中髎等穴3次,治愈停诊。

例3:程某,男,37岁,第一机械工业部船舶局干部。因足、膝关节疼痛5年,1957年11月18日初诊。

患者1952年开始两脚掌发凉疼痛。疼痛与走路关系不大,走路和休息均感困难,且休息后尚感足底部疲乏,但用热水浸泡或走小石子道路时则疼痛减轻,故每日晚间常用热水浸泡两足。此外,在工作特别紧张之际(如听报告或作报告时)也常不觉疼痛。当年曾在大连某医院诊断为"神经性疼痛"。1954年两膝关节疼痛,每遇天凉或气候改变,皆感疼痛加剧,遇热则感有些减轻,但两足底部疼痛仍无改变,即来北京,经市某医院诊断为风湿性关节炎。因治疗效果不显,而来我院诊治。检查:舌苔白腻,脉沉紧,两膝部外形正常,无红、肿、胀、热等异常改变,但梁丘、血海等处扪之略感疼痛;两足部外形亦无异常改变,足底与常人相同,非扁平足,扪之不痛,且反略感舒适,其他无异常所见。中医辨证系肾气不足、风寒湿侵袭,以寒气偏盛,痹结于膝。采用驱风散寒,利湿止痛之法治之。取梁丘、犊鼻、足三里、阳陵泉、血海,用烧山火法,使酸、胀、热感达到膝关节和足部,留针 20~30 分钟;治疗至 11 月 30 日,针达 11 次时,膝关节痛和足底凉痛基本消失,每晚已不用热水浸泡。停诊休息 1 周,12 月 9日复诊,因遇到天气变化、劳累又感膝部和腰部酸痛。又按上述穴位,加配肾俞、关元俞、胞肓,用烧山火法,使腰部有温热感,治疗至 1958 年 2 月 11 日,针达 36 次时,治愈停诊。

二十、脊 椎 炎

本病是一种慢性进行性关节疾患。属于祖国医学腰痛范畴。多因正气不足,风、寒、湿三气乘虚而入所致。

【主症】

脊椎和腰背部痛,肌肉萎缩、压痛、脊椎强直性畸形,运动障碍。

【治疗】

1. **颈椎** 针天柱、风池、大椎、大杼、风门。

2. **胸椎** 针大椎、身柱、大杼、风门、心俞、至阳、膈俞、肝俞、脊中。

3. **腰椎** 针命门、肾俞、关元俞。

4. **骶椎** 针关元俞、腰阳关、膀胱俞、八髎、腰俞、秩边、环跳。

以上穴位用热补法,不留针;以补益肝肾、祛风散寒,通利关节,活血止痛。

1956 年在中医研究院针灸研究所总结的 33 例中,有效率为 93.9%,治愈率占 42.4%。早期的疗效好,晚期脊柱强直的疗效差。

【病案举例】

例 1:朱某,男,41 岁,河北省人。因腰腿痛 2 年,1953 年 10 月 16 日初诊。

患者 1951 年 5 月开始腰痛和左腿痛,至 1952 年症状逐渐加重,1952 年 12 月至 1953 年 10 月曾在协和医院脑系科和骨科检查,X 线拍片六七次,诊断为腰骶椎关节炎,坐骨神经痛。曾服用水杨酸钠、维生素,并作过组织疗法、烤电、电离子透入法,经过长时间用各种疗法治疗,仍感腰腿酸痛,不能弯腰,不能蹲坐,站着大便,已 2 年之久,特别是阴天变天,疼痛更加剧烈,而来我所诊治。检查:身体瘦弱、舌质淡、舌苔薄白、脉沉紧,72 次/分,血压 16.0/10.4kPa,心、肺、肝、脾未见异常,第二腰椎至第二骶椎稍肿、不红、压痛,左臀部肌肉肥大,右臀部肌肉萎缩。中医辨证系肾气素虚、风寒湿侵袭。采用补肾强腰、祛风散寒、通利关节之法治之。取脊中、命门、肾俞、关元俞、膀胱俞、秩边,用进火补法,每日 1 次,针治 5 次时,疼痛减轻,即能蹲坐,解除了大便时的痛苦。治疗至 2 个月,针达 40 次时,疼痛基本消失,能弯腰和蹲坐,开始上班工作。以后每星期针 1~2 次,一方面治疗,一方面观察,共观察 7 个月,又针 20 次,共针 60 次,即恢复了健康。同时臀部肌肉逐渐恢复了正常。1955 年 12 月 3 日 X 线拍片情况良好,未发现病变。

例 2:张某,男,38 岁,河南人,干部。因腰脊椎疼痛 10 年,1954 年 2 月 17 日初诊。

患者 1943 年全身关节痛,尤以腰部脊椎部为甚,卧床 1 年多未起,疗养 3 年症状减轻,但时好时坏,已 10 年之久。1953 年症状复发,比前加重,主要是腰部酸痛,两腿无力,有时自行摆动,经常心跳不匀、头痛失眠、疲乏无力,右侧腰部肌肉萎缩,经湖南某医院诊断为风湿性关节炎,认为在潮湿地区无法治愈,须转干燥地区长期疗养。于是来京住协和医院,各科大夫进行会诊,前后 X 线拍片近 20 张,诊断为腰骶部关节炎。曾经内服药和各种疗法,并去北戴河疗养,对头痛、心跳有效,腰骶部疼痛和腿痛等症状无明显改变。近来整个脊椎酸痛,尤以腰部为甚,酸困、疲劳;两腿酸痛无力,疲劳时两脚自行颤抖摆动,饮食减少,消化不良,而来我所诊治。检查:面色潮红,舌质淡、苔薄白,脉沉迟,68 次/分,血压 12.7/6.67kPa,心、肺、肝、脾未见异常。腰骶椎弯曲不平,腰骶部肌肉萎缩,皮肤不润泽呈黄色,弯腰困难。中医辨证系肾气不足、风寒湿侵袭。采用补肾培元、祛风散寒、舒筋利节之法治之。取肝俞、肾俞、关元俞、命门、次髎,用进火补法;治疗 20 天,针达 13 次时,背部发现片片红点(充血点),皮肤发痒,腰痛即停止。继续治疗到 2 个月,针达 39 次时,周身疼痛完全消失,遇到天气变化时亦不发生不适感,即开始上班工作。唯因患病太久,身体衰弱过甚,若工作过久,用脑过多时,仍感疲乏腰酸,以后开始每星期针 1 次,观察至 5 月底,又针了 3 次,共计 3 个半月,共针 42 次,腰骶部肌肉萎缩情形好转,腰部弯转自如,精神体力增加,恢复了健康。为了继续观察,除经常联系外,1955 年 8 月间曾 X 线拍片 1 次,未发现病变。据最近联系,仍照常工作,腰部肌肉恢复已接近正常。

二十一、坐骨神经痛

本病是一种症状诊断,分为继发性和原发性两类。绝大部分继发于腰椎间盘病变、腰椎关节和骶髂关节病变。属于祖国医学痹症范畴。多因肝肾不足,劳损和风寒湿侵袭所致。

【主症】

疼痛自臀部和大腿后面向小腿外侧或后侧至足跟部,翻身、弯腰、蹲坐、走路均感困难。在臀点、委中、承山等穴处有压痛,直腿抬高试验阳性。

【治疗】

针秩边、阿是穴用烧山火法留针 10~20 分钟,或用腰椎穿刺针作"穴位埋线",以疏通经络。

风寒湿所致的(天气变化加剧),配胞肓、风市、承山、飞扬用烧山火法,以祛风散寒。劳损所致的(有扭闪跌打损伤或肌肉萎缩,兼见疲劳遗精),配肾俞、关元俞、环跳、阳陵泉用热补法,以补益肝肾,舒筋活血。椎间盘脱出所致的配病变附近穴位,用烧山火法,以活血散瘀。

1964 年 3 月在中医研究院西苑医院总结用烧山火法治疗的 57 例中,有效率为 98.3%,治愈率为 31.6%,平均见效为 2.7 次,治愈为 13.3 次。1973 年 2 月在成县医院总结用"穴位埋线"治疗的 71 例中,有效率为 98.6%,平均 1.1 次见效,治愈率为 33.8%,平均 4.1 次治愈。风寒湿和劳损所致的疗效较高,椎间盘脱出所致的疗效较差。

【病案举例】

例 1:柯某,男,52 岁,北京青龙桥六一幼儿园干部。因腰腿痛 1 个月,1962 年 3 月 26 日初诊。

患者 1 个月前受寒后,右下肢感到发木发胀,休息不能缓解,近 3~4 天来,右胯部疼痛加剧,不能翻身,因不能弯腿而不能自行脱鞋。检查:腰前屈不足45°,右侧臀部疼痛,后伸和侧弯不受影响,右下肢行走稍跛,脊椎活动范围正常,腰、髋部无红肿,右臀点和居髎、环跳等处有明显压痛,并向大腿放散,拉塞格征阳性,膝腱反射及深浅感觉未见异常。舌苔淡黄,脉弦,右侧较细。中医辨证系风寒侵袭足太阳经。采用祛风散寒、疏通经络、温筋镇痛之法治之。取右侧秩边、居髎、环跳、风市、飞扬,用烧山火法,留针10~20分钟,隔日1次。针治1次,右胯、腿烧痛不能按,过半日则逐渐消失,针治3次,压痛点基本消失,活动自如,拉塞格征阴性,为了巩固疗效,又针治2次,治愈停诊。经6个月后随访未复发。

例2:郑某,男,44岁,解放军装甲兵团干部,因腰腿痛5年,1962年7月6日初诊。

患者在20岁时参军,行军作战比较劳累,一直精神体力很差。1957年7月受寒风后,出现左腿痛,经部队某医院诊断为坐骨神经痛,经用电疗、水疗和针灸治疗后即愈。1958年春天复发,又用上述方法治疗,疼痛虽有减轻,但以后左腿外侧知觉迟钝,腿逐渐变细,变软,行走困难,每逢寒冷病情较重,近1周来疼痛加剧,行走、蹲坐,腰腿皆痛。检查:脊椎无畸形,腰部无红肿压痛,腰前屈45°时,左侧臀部疼痛,后伸及侧弯不受影响,左腿肌肉萎缩比右腿明显变细,左侧坐骨大孔处有明显压痛,并向大腿后侧放散,直腿上举试验阳性,舌苔淡黄,脉弦细。中医辨证系肾气素虚,风寒外侵。采用补肾强腰、祛风散寒、疏通经络之法治之。取双肾俞、关元俞、左秩边、飞扬,用烧山火法,不留针;针治2次,疼痛减轻;针治3次时,蹲坐即不痛。则按上述穴位减肾俞,加环跳。阳陵泉,治疗至8月15日,针达17次时,症状消失,腰腿活动自如,直腿上举试验阴性,仅肌肉萎缩无明显进步而停诊。3个月后随访未复发。

例3:杨某,男,34岁,农民。因左腿痛已1个多月,1972年11月11日来我院就诊。

患者同年10月初突然左臀部和左腿疼痛,不能走路、弯腰。在某卫生所注射青霉素及针灸治疗疼痛未能减轻,每遇阴天下雨病情加剧,不能翻身、蹲坐、迈步、咳嗽、打喷嚏时则引起剧痛。检查:腰不能前弯,拉塞格征阳性,左胞肓、秩边、委中、承筋、承山等穴处有明显压痛。中医辨证系风寒湿侵袭足太阳膀胱经。采用祛风散寒、疏通经络之法治之。取左侧胞肓、秩边、承筋、承山穴埋线,7 天 1 次。埋线 2 次后,疼痛基本消失。以后又按上穴减去承筋,继续埋线 2 次,治愈停诊。12 月 28 日复查恢复正常。1973 年 1 月 30 日随访未复发。

二十二、腰 肌 劳 损

本病多是急性外伤的后遗症。常见的是由于不适当的过度软组织劳损,引起肌止点或筋膜、韧带、关节囊和软骨等组织的无菌性炎症而引起疼痛,属于祖国医学的伤筋、腰痛范畴。多因肾虚、劳损和风寒湿外邪侵袭所致。

【主症】

1. **新伤型** 腰部或臀部疼痛剧烈,活动受限,腰脊肌痉挛,有的放射到下肢,腰不能转侧,腰臀部软组织附近有质软如棉团状的条索状肿物,压痛明显。

2. **陈旧型** 腰部或臀部疼痛,时轻时重,有的酸痛、胀痛、锥痛、钝痛、放射性痛,活动受限,脊柱可有侧弯畸形,腰背肌痉挛,腰臀部软组织附近可扪及不同程度的质地稍硬的结节状或条索状肿物,压痛明显。

【治疗】

1. **新伤型** 取关元俞、志室,用烧山火法,不留针,起针后针手小节,用平补平泻法,留针 30 分钟,在留针期间 3~5 分钟,行针 1 次,边操作边让患者活动腰部,尽量让患者站起来活动腰和下肢,以活血化瘀,疏经止痛。

2. **陈旧型** 取志室、肾俞、秩边、阿是,用烧山火法,留针 10~20 分钟,以补肾培元、理气活血、舒筋利节。

腰肌有硬结、条索状肿物的,在结节、条索状肿物的边缘进针,用烧山火法,以消坚散结。

局部青紫有瘀血的,配膈俞、肝俞,用平补平泻法,以活血化瘀。放射到下肢痛、行动不便的,配秩边、环跳,用平补平泻法,以疏经止痛。

【病案举例】

例 1:新伤型

鲁某,女,18 岁,北京大学学生。因腰痛,不能转动 3 天,1962 年 4 月 23 日住院。

患者 3 年前因下乡割庄稼 20 余天,劳累过度后,即感腰部肌肉痛,伴有左侧膝关节和伸侧肌肉痛,当气候变化或冬季天冷时疼痛加剧,天热较轻,发病后,曾经某医院诊断为腰肌劳损,经中西药物内服、贴膏药和外敷药等长期治疗,疼痛减轻,3 天前腰被跌伤,腰痛加剧,不能转动而来住院。检查:腰部左侧有 6cm×5cm 大小的皮肤表面粗糙肿胀,发红有痂皮,左志室穴处皮下可扪及 3cm×12cm 大小的质软如棉团的条索状肿物,压痛明显。第十胸椎至第二腰椎外形呈弓背状向左弯,腰向前弯和左右侧弯活动良好,后伸时感疼痛,1~3 腰椎棘突有叩击痛,四肢活动自如。神经系统检查未见异常;X 线拍片:胸 12 椎左侧肋骨较右侧明显变短,诸椎体及附件等未见明显异常。舌苔薄白,脉沉细。西医诊断为腰肌劳损;中医辨证系肾气素虚、劳累过度,损伤经筋。采用补肾振阳、活血化瘀、舒筋止痛之法治之。取肾俞、志室、关元俞,用烧山火法,不留针,起针后取手小节,用平补平泻法,5 分钟行针 1 次,边操作边让患者活动腰部,针后腰痛减轻。隔日针 1 次,针治 3 次,腰痛明显减轻,即能活动。加针环跳、阳陵泉,针治九次,腰腿痛消失,腰部肿物渐小,压痛已不明显。则改取肾俞、关元俞、志室,治疗至 6 月 11 日,针达 20 次时,腰痛和肿物完全消失,各种活动自如。停诊观察十天,6 月 26 日治愈出院。同年 9 月份接患者来信说未复发。

例 2:陈旧型

李某,男,32 岁,中央党校工人。因腰痛反复发作 11 年,1961 年 10 月 29 日住院。

患者 1950 年 7 月下地干活扭伤腰部,当时腰腿痛不能活动,经过治疗两三个月,才逐渐恢复。但经常一干重活就腰痛。昨天下地采桑叶时,坐在地下休息后,站起来突然感觉腰部剧痛,不能走,当时被二人扶回单位,经医务室注射止痛药,服中西药效果不显,而来住院。检查:体温 36℃,舌苔白腻,脉沉迟,60 次／分,血压 14.7/9.33kPa,精神不振,心、肺(-),腹软,肝脾未触及,腰部活动受限,志室穴处可扪及质地稍硬的似核桃大小的结节状肿物,压痛明显,以左侧为剧。西医诊断为腰肌劳损;中医辨证系肾气素虚、劳累过度、感受寒湿、损伤经筋。采用补肾培元、散寒利湿、消坚散结、疏筋止痛之法治之。取志室、关元俞、阿是穴(结节状肿物的边缘进针至肿物中间),用烧山火法,留针 10 分钟,每日针 1 次,针治 1 次,腰痛减轻,针治 3 次,腰能活动,肿物渐小,治疗到 11 月 8 日,腰痛消失,活动自如,腰部肿物变软、渐小、治愈出院。1962 年 6 月 20 日随访未复发。

二十三、肩关节周围炎

肩关节周围炎是关节囊和关节周围软组织的一种退行性、炎症性疾病。以 50 岁左右者为多见。常因扭伤、过劳、风寒湿侵袭所致。属于祖国医学痹症、肩凝症、漏肩风范畴。

【主症】

肩部疼痛，日轻夜重，受压痛剧，稍事活动则疼痛减轻。日久粘连，活动受限，不能上举、内收，外展、叉腰。

【治疗】

针肩髃、肩髎、天宗、肩贞，用热补法或加灸 10~20 分钟，以活血止痛，通利关节。

肩肱连动，肩缝处有压痛，后伸困难，配肩缝、尺泽、阴陵泉。肩髃处有压痛，上举困难，配肩髃透极泉、曲池、巨骨、条口透承山。天宗处有压痛，内收困难，配肩贞、后溪、申脉。肩髎处有压痛，外展困难，配臑俞、外关、阳陵泉透阴陵泉。

以上配穴，上肢的针起完后再针下肢穴，针下肢穴时，边操作边嘱患者做上举、外展、内收等运动，以锻炼患肩的活动，从而提高疗效。

1965 年 11 月在中医研究院针灸研究所总结的 81 例中，有效率为 97.5%，治愈率为 24.7%，热补法或针上加灸法效果好，平补平泻法效果差。

【病案举例】

例 1：徐某，男，50 岁，北京索家坟农民。因右胳膊疼痛 2 个月，1960 年 5 月 10 日初诊。

患者 2 个月前在地里干活时，天气太冷，用镐翻土用力过猛，突然右臂疼痛，逐渐加剧，活动困难，夜里疼痛更剧，不能入睡，压着右臂睡觉，经常痛醒，不能提腰带，否则就引起剧痛，而来我院诊治。检查：右臂上举能摸及右耳，肩肱连动，外展不能平肩，内收能摸及胸部，后伸摸脊仅能摸及髂骨，不能叉腰，肩关节周围有压痛，以右肩髃、臂臑穴处压痛最明显。舌质红、苔薄白，脉弦紧。中医辨证系风寒侵袭、经络瘀阻、损伤经筋、瘀血停留。采用祛风散寒、活血通络、舒筋利节之法治之。取肩髃、臂臑、肩髎、曲池，用烧山火法，起针后用同样手法针右条口透承山，留针 20 分钟，在留针期间，边操作边让患者活动患臂。每日针治1次,并嘱患者每日活动患臂。针治2次,右胳膊疼痛减轻,活动范围扩大。治疗至5月20日,针达10次时,疼痛基本消失,患者能下地干活。检查:右臂上举能摸及左耳,外展能平肩,内收能摸及左肩,后伸摸脊能摸及第二腰椎,治疗至6月5日,针达20次时,胳膊痛完全消失,活动恢复正常,后伸摸脊能摸及第9胸椎棘突。治愈停诊。同年10月29日随访,情况良好。

例2:李某,女,55岁,成县西街23号,农民。因左肩臂痛1个月,1975年5月20日初诊。

患者一个月前因晒被子向上甩时引起左肩臂痛,以后逐渐加剧,经按摩无效。近来左肩臂痛,不能上举,不能向后背手,不能穿、脱衣服,不能梳头,昼轻夜重,不能压着左臂睡觉,否则即痛醒,有时手麻,而来我院诊治。检查:肩肱连动,左臂上举仅能摸及左耳垂,外展45°左右,内收能摸及前胸,后伸摸脊仅能摸及臀部,不能叉腰,肩髃、肩髎、臂臑穴处有明显压痛。舌质淡、苔薄白,脉弦。中医辨证系经筋受损、瘀血停留;采用活血化瘀、舒筋利节之法治之。取左肩髃、肩髎、臂臑、天宗穴埋线,5月25日针左巨骨、曲池,用烧山火法,留针10分钟,起针后用同样手法针左条口透承山,留针20分钟,在留针期间边操作边嘱患者活动患臂。埋线和针刺各1次后,肩臂痛减轻,肩关节活动范围扩大。嘱患者每日活动锻炼患臂。治疗至6月27日埋线5次,针治5次后,肩臂痛基本消失,患者能梳头、做饭和洗衣服。检查:左臂上举能摸及右耳,外展能平肩,内收能摸及右肩,后伸膜脊能摸及第十二胸椎棘突。治疗至7月20日埋线8次,针治8次后,肩臂痛完全消失,活动恢复正常而停诊。同年12月10日随访复查未复发。后伸摸脊能摸及第八胸椎棘突。

二十四、单纯性甲状腺肿

本病是由缺碘引起的甲状腺肿大。属于祖国医学瘿气、瘿囊范畴。多与七情不遂,肝郁不达,脾失健运,气滞痰凝有关。

【主症】

甲状腺分弥漫性、结节性、混合性肿大,皮肉不变色,无压痛。颈前区逐渐增大,甚至压迫附近器官。

【治疗】

取阿是穴用围刺,提插法,轻者不留针,重者留针10~20分钟,以消坚散结。

1972 年 8 月在成县医院总结的 60 例中，有效率为 96.7%，平均 2.2 次见效。治愈率为 33.3%，平均 11.4 次治愈。病程短、肿物小、质地柔软的疗效好；病程长、肿物大、质地硬的疗效差。

【病案举例】

例 1：李某，女，32 岁，成县百货公司售货员。因颈前部肿大 4 年，1970 年 2 月 15 日初诊。

患者于 1966 年因和邻居生气后颈前部开始肿胀，逐渐增大，现在感到胸闷、有时心慌、心跳，烦躁失眠。检查：发育营养中等，形体较瘦，面色黄，心肺未见异常，甲状腺呈Ⅱ°肿大，有结节，舌苔薄白，脉弦滑，80 次 / 分。西医诊断为地方性甲状腺肿；中医辨证系肝郁不达、气滞痰凝。采用消坚散结、舒肝理气之法治之。取阿是穴（甲状腺肿处），用围刺提插平补平泻法，留针 20 分钟，每日 1 次，针治 2 次时，自觉肿处轻松，见消。则改为每周针治 3 次，治疗至 3 月 18 日，针达 15 次时，肿物和结节完全消失，治愈停诊。1972 年 1 月 15 日随访，情况良好。

例 2：田某，女，30 岁，成县东街 10 号。因颈部肿大 3 年，1970 年 6 月 15 日初诊。

患者 1967 年开始颈部起肿物，逐渐增大，经城关医院诊断为甲状腺肿，治疗效果不显，又无时间去医院诊治，现在颈部肿物增大，变硬，有时心慌。检查：甲状腺体呈Ⅱ°肿大，有结节，心情不好，生气时胸中满闷，舌苔薄白，脉弦滑，78 次 / 分。西医诊断为甲状腺肿；中医辨证系肝郁气滞、痰湿凝结。采用舒肝解郁，消坚散结之法治之。取阿是穴用围刺（针在肿物周围向结节中间斜刺）提插平补平泻法，内关用平补平泻法，留针 20 分钟。每日 1 次，针治 10 次时，肿物渐消，结节变软，治疗至 7 月 10 日，针达 20 次时，症状和肿物完全消失，治愈停诊。同年 10 月 5 日随访，情况良好。

二十五、腱鞘炎

本病是由长久的单一运动或过劳损伤引起的一种腱鞘损伤疾病。多发于手腕部。属于祖国医学伤筋、筋痹范畴。多因劳伤经筋，气血运行不畅所致。

【主症】

轻度肿胀、疼痛，皮肤微红，活动受限，影响劳动，若因损伤性炎症引起腱鞘增厚,则手腕部疼痛逐渐加剧,握拳外展时疼痛可向手部或前臂放散,拇指运动无力,在拇指活动时可有摩擦感,扭转运动时常发生"咿呀"声。

【治疗】

在肿处用毫针围刺。

前臂桡侧,配曲池、偏历、列缺、阳溪、合谷。腕部,配外关、阳溪、阳池。

以上配穴用平补平泻法,留针10~20分钟,以疏经活血,消肿止痛。

1972年12月在成县医院总结的24例,均有效果。平均1.1次见效,治愈率为75%,平均4.1次治愈。

【病案举例】

马某,女,41岁,成县城关农民。因右胳膊疼痛3天,1970年2月26日初诊。

患者3天前用手剥玉米粒,突然右手的手腕和胳膊疼痛,下午右手腕肿痛,无力拿东西,当时用毛巾热敷,晚上用酒敷,肿痛加剧,不能活动,右拇指发麻无力。检查:右手腕以上至四横指处红肿压痛,以偏历至列缺处红肿压痛最剧,活动受限,扭转活动右腕有明显的"咿呀"音,舌质胖嫩,舌苔白腻,脉弦滑。西医诊断为桡骨茎突腱鞘炎;中医辨证系劳伤经筋、气血瘀滞。采用疏经活血、消肿止痛之法治之。取曲池、偏历、列缺、阳溪、阿是穴,用平补平泻法,留针20分钟,每日针1次;针治1次时,肿痛减轻,针治4次,肿痛消失。检查恢复正常,治愈停诊。同年5月1日随访,未复发。

二十六、腱 鞘 囊 肿

腱鞘囊肿是由关节中的腱鞘囊向外膨出引起的一种硬韧的局限性小肿物。属于祖国医学伤筋、筋疣范畴。多因跌打扭挫、损伤经筋所致。

【主症】

肿物主要生于关节处,多在手腕背侧,足踝骨前面和足背,状如杏核,大小不一,坚硬光滑,按之不移(有的可以移动),不痛或轻度酸痛,甚则影响劳动。

【治疗】

患处常规消毒,用三棱针在囊肿顶端刺破皮肤,勿刺透囊肿下层,然后迅速将针拔出,同时以掐持囊肿的手用力掐挤囊肿,挤净囊肿内胶性黏液,用胶布垫消毒棉贴盖针眼。如有复发,4~8天后再用毫针围刺法,在囊肿前后、左右沿皮向中间斜刺4针,留针10~20分钟。

1975年在成县医院同孟昭敏总结的90例中,经1~5次针刺治疗,3个月后随访,治愈78例,显效12例,平均针刺2.3次。

【病案举例】

例1:张某,男,25岁,徽县泥阳公社农民。因右手腕背面起囊肿半年,1971年11月18日初诊。

患者2年前扭伤手腕,今年6月右手腕背面起一肿物,逐渐增大,劳动时胀痛,活动受限,不能干活。检查:右腕关节背侧阳池穴处,起一囊肿,杏核大小,坚硬圆滑,推之不移,有轻微压痛。西医诊断为腱鞘囊肿;中医辨证系扭伤经筋,结为筋疣。采用消坚散结,破瘀活血之法治之。用三棱针在肿物顶端刺破皮肤,然后迅速将针拔出,同时以掐持囊肿的手掐持囊肿,挤出胶性黏液约1ml,囊肿即消,局部消毒,垫一消毒棉球,用胶布贴盖针眼。一次即愈。1972年6月10日随访未复发。

例2:乔某,女,36岁,成县永红小学教员。因右踝前起肿物半年,1970年7月3日初诊。

患者半年前右外踝前起一肿物,逐渐肿大胀痛,走路困难。检查:右外踝前起囊肿,核桃大小,坚硬圆滑、推之不移。中医辨证系损伤经筋、内结痰气;采用破瘀活血、消坚散结之法治之。在囊肿局部常规消毒,用三棱针在囊肿顶端刺破皮肤,迅速将针拔出,同时以手用力掐挤囊肿,挤出胶性黏液约3ml,囊肿即消,局部消毒,垫一消毒棉球,用胶布贴盖针眼以防感染。7月8日复诊在囊肿处用毫针前后左右沿皮向中间斜刺4针。留针20分钟,针治4次,囊肿完全消失。1970年10月20日随访未复发。

二十七、创伤性肿痛（软组织损伤）

本病是肌肉、肌腱、韧带等软组织受伤引起的机械性炎症。属于祖国医学跌打损伤范畴。因跌仆闪挫、筋肉受伤,瘀血停留所致。

【主症】

局部青紫,红肿,疼痛(无伤口,无骨折)。

【治疗】

针阿是(局部)、小节(腰以上针手小节,腰以下的针足小节)。

颈项部:配风池、天柱。

胸胁部:配膻中、膈俞。

腰背部:配肝俞、肾俞。

肩臂部:配肩髃、曲池。

腕以下:配外关、合谷。

腿膝部:配血海、足三里。

踝以下:配悬钟、三阴交。

以上配穴,用平补平泻法,起针后,小节留针 20~30 分钟,每 3~5 分钟行针 1 次,并在行针时让患者活动肿痛部位,以疏经活血,消肿止痛。

1973 年 2 月在成县医院总结的 93 例中,有效率为 97.9%,平均 1.1 次见效。治愈率为 53.8%,平均 3.2 次治愈。

【病案举例】

例 1:冯某,男,50 岁,成县抛沙乡农民。因右腿摔伤不能动 1 天,1970 年 3 月 13 日初诊。

患者 3 月 12 日在房上干活,不慎从房上跌下来,右膝盖至脚脖子处摔伤,肿胀疼痛不能活动。检查:右膝关节下方有一处 6cm×10cm,内踝上方有一处 3cm×8cm 两处青紫、肿胀压痛,以足三里穴处青紫、肿胀压痛最剧,舌苔薄白,脉弦紧。西医诊断为软组织挫伤;中医辨证系跌伤筋肉、瘀血停留。采用舒筋活血、消肿止痛之法治之。针左手小节、双侧血海、足三里、三阴交,右侧点刺出血,左侧用平补平泻法,留针 30 分钟,留针 3~5 分钟行针 1 次,同时边行针、边让患者活动右腿,针后疼痛减轻,即能站立,第二日又针 1 次,肿痛渐消,即能走路。同年 3 月 26 日随访,已参加了劳动。

例 2:田某,男,52 岁,成县 106 地质队干部。因两下肢不能活动 14 天,1981 年 1 月 19 日初诊。

患者今年 1 月 6 日坐吉普车去天水,途中与大卡车相碰,患者坐在车前的座位上。右侧紧靠车上的一个备用轮胎,碰车时后面的人将患者碰下车座,由于车座变形离位,患者被挤在车座与轮胎之间。患者当时感觉两腿像粘在一起似的,患者就用双手按住两腿向外猛搬,想将两腿分开,移动一下,好站起来,但没能移动,也没站起。直到有人将患者拖下车,扶患者站立,仍不能迈步,只觉得臀部和两腿剧烈疼痛而送天水某医院。经过拍片和各种检查,未发现骨折,但两下肢仍不能活动,翻身需 2~3 人帮助才能慢慢翻过,稍微快一点精神就紧张、抽筋、疼痛难忍。有时咳嗽也会引起抽筋,抽筋时疼痛难忍,因此,不敢活动。经过治疗,未见明显好转,而来我院。检查:痛苦病容,面色晦暗、无光泽,舌质红,舌苔薄白,脉象弦紧,大腿前面有两处瘀血斑,屈伸膝关节时可引起剧痛,腰部两侧关元俞穴处、胯部两侧肌腱、大腿前面和外侧肌肉青紫肿胀、僵硬压痛。西医诊断为软组织损伤,中医辨证系外伤经筋、瘀血停留。采用活血化瘀、舒筋利节之法治之。取关元俞、环跳、秩边、阴包、曲泉、阳陵泉,用平补平泻法,留针 20 分钟。每日针 1 次,针后疼痛抽筋减轻,即能下地走几步。治疗到 1 月 24 日,针达 5 次时,腰腿痛明显好转,自己能走路,肌肉青紫、肿胀、僵硬,压痛明显好转。治疗到 2 月 2 日,针达 12 次时,症状完全消失,走路和检查恢复正常而停诊。同年 5 月 4 日随访情况良好。

二十八、颈淋巴结结核

本病是由结核杆菌侵入颈淋巴结引起的炎症。可原发或继发于其他结核病。属于祖国医学瘰疬、鼠瘘、痰核范畴。多因忧思郁怒,情志不畅,痰火凝结所致。

【主症】

颈部一侧或两侧有一个或多个不同程度肿大的淋巴结,皮色正常,早期较硬,无压痛,孤立而不粘连,以后逐渐扩散,可使邻近的淋巴结融合成块,并与皮肤肌肉粘连,而不能滑动,有的自行破溃,流出稀薄淡黄色脓液,长期不愈。

【治疗】

针阿是穴(在肿大的淋巴结周围),用围刺法。曲池沿皮透臂臑,用泻法留针 10~20 分钟,以疏经散结。如结核坚硬而大的用消毒缝衣针将粘有砒霜的药线,由结核外面的皮肤进针,穿过结核由对面的皮肤将线取出,以攻毒散结。1960 年 3 月在中医研究院针灸研究所总结的 15 例中,治愈 4 例,有效 9 例,效果不明显者 2 例。早期结核,能活动的疗效佳,晚期结核,融合成块推之不移的疗效差。

【病案举例】

王某,女,15 岁,北京四中学生。因左颈前肿块 2 年,1957 年 4 月 8 日初诊。

患者两年前左颈前起一肿块,近1个月来逐渐增大,有时疼痛,在北京市某医院诊断为颈淋巴结结核,经服异烟肼等药未见好转。检查:左颈锁骨上窝部有2~3个肿块,小指头大小,质地稍硬,皮色正常,舌苔薄白,脉弦滑,76次/分。X线检查:发现第二肋间有片状阴影,印象为左上肺结核。血象检查:血红蛋白9.3g,红细胞3.46×10^{12}/L,白细胞4.3×10^9/L,中性72%,淋巴25%,嗜酸3%,血沉14mm/h。西医诊断为颈淋巴结结核;中医辨证系情志不畅,湿痰凝结颈部。采用疏经活络、消坚散结之法治之;取阿是穴(在肿大的淋巴结周围)用围刺法,曲池沿皮透臂臑,用泻法,留针20分钟,每日1次,针治10次,疼痛减轻,肿块范围缩小为5.5cm×3.3cm×1cm,改为每周针3次,治疗至1957年7月9日,针达43次时,肿块和疼痛消失,治愈停诊,1958年随访未复发。

二十九、急性淋巴管炎

本病是由化脓性细菌从破损皮肤或黏膜侵入淋巴管引起的急性炎症。属于祖国医学大疔、红丝疔范畴。多因手足疮疡或湿毒流注经脉所致。

【主症】

手指或足趾皮肤有破损感染,出现红肿疼痛,继则淋巴管出现一条直行的不规则的红线,从伤口沿手足,很快向近心端蔓延,重者可有恶心呕吐,发热寒战,头痛,全身不适等症。

【治疗】

用三棱针先针红丝疔之顶端刺破出血,然后再将红丝疔之起端和中间,点刺出血,俗称截头、断尾、斩中腰,以泻血中毒热。

1972年8月在成县医院治疗5例,均获治愈,平均3.4次。

【病案举例】

苏某,男,30岁,成县文化馆干部。因手指肿痛,1970年6月19日初诊。

患者前两天左手拇指起一小白泡,麻木作痒,被雨淋后红肿疼痛,第二天肿痛加剧,痛如锥刺,恶寒发热,从拇指肿处起红线,向肘部走窜。检查:左拇指内侧指甲根处有一小伤口,红肿灼热,从伤口处上方出现一条直行的不规则红线,向上蔓延至肘窝处。精神疲倦,发热寒战,无汗,体温38℃,面晦无华,舌苔薄白,脉弦紧,84次/分。西医诊断为急性淋巴管炎;中医辨证系水邪内侵,湿毒郁结。采用清热利湿,消肿止痛之法治之。先取红丝疗之顶端(尺泽)放血,然后沿红丝疗从上向下,孔最、列缺、鱼际和红线的起端,用三棱针点刺出血并点刺至阳、隐白出血。针治一次疼痛减轻,体温降至37℃,每日针治1次,针治3次红线消退,红肿渐消,针治5次,拇指疮面溃破,流出灰黑色毒水,肿痛完全消失,治愈停诊。同年7月1日随访复查,左手拇指脱了一层硬皮,未复发。

三十、腮腺炎(痄腮)

本病是由病毒感染引起的一种急性传染病。属于祖国医学时毒、发颐范畴。多发于冬春季节。常因胃经积热,外感时毒所致。

【主症】

恶寒发热,头痛倦怠,腮部一侧或两侧肿胀疼痛灼热,咀嚼、吞咽时疼痛加剧,有的累及颌下腺、舌下腺。舌苔薄白或黄,舌质红,脉浮数。

【治疗】

针翳风、颊车、合谷用凉泻法,留针20~30分钟,商阳、少商点刺出血,以疏风清热,消肿止痛。

高热配风池、大椎、曲池、外关用凉泻法,以驱风散邪。

呕吐配中脘、足三里、内关用泻法,以清热降逆。

1965年5月在中医研究院针灸研究所总结的9例中,全部治愈。一般针1次肿痛减轻,3~4次即愈。

【病案举例】

樊某,女,17岁,顺义县衙门村农民。因两腮肿痛,1965年2月16日初诊。

患者前两天开始头痛发烧、发冷,昨天发现两腮肿痛,逐渐加剧,现在咀嚼不便、张口困难,不能进食。检查:体温38.9℃,舌红、苔薄白,脉浮数,90次/分,两侧腮腺红肿灼热、有压痛。血常规:白细胞11×10^9/L,中性60%,淋巴40%。西医诊断为腮腺炎;中医辨证系胃经积热,外感时邪。采用疏风清热、消肿止痛之法治之。针翳风、下关、颊车、合谷,用凉泻法,少商点刺出血;第二日复诊,两腮肿痛减轻,体温降至37℃,按上述方法减去少商,又针治1次,治愈停诊。经同年3月30日和4月20日两次随访未复发。

三十一、闭　经

本病是指卵巢功能紊乱,周期 3 个月以上不见月经的一种妇女病。属于祖国医学月经不来、女子不月、经闭范畴。多因气血瘀滞,或血源枯竭所致。

【主症】

1. **虚证**　月经逐渐减少而致经闭不通,头晕心悸,少气懒言,疲乏无力,面色苍白,肢冷脉微。

2. **实证**　胸肋痞满,精神抑郁,恶心嗳气,小腹胀痛,数月不见月经,面唇发青,舌色暗红,脉弦或涩。

【治疗】

针关元、气穴、三阴交。

1. **虚证**　消化不良,腹胀溏泻属于脾胃虚弱,配中脘、天枢、章门,用热补法,以健脾养血。

腰酸腿软,肢冷无力属于肝肾不足,配肝俞、肾俞、关元俞、膀胱俞、气海,用热补法,以补益肝肾。

2. **实证**　心烦急躁,胸胁胀满属于肝郁气滞,配肝俞、膈俞用平补平泻法,以理气活血。

1 日 1 次。10 次为 1 疗程,每疗程后休息 3~5 天。

1962 年 1 月在中医研究院西苑医院总结的 34 例中,有效率为 73.5%,一般 3~8 次月经来潮。观察 3 个月,治愈率为 55.9%。在治疗期间并发现多数闭经患者三阴交、膀胱俞、气海、地机等穴处出现压痛点,也常伴着月经的来潮而消失。

【病案举例】

例 1:解某,女,25 岁,未婚,北京工业学院学生。因 6 个月未来月经,1961 年 3 月 9 日初诊。

患者 15 岁月经初潮,一向规律,28 天 1 次,每次持续 5 天,量中等,色红有块,1959 年冬开始不规则,20~45 天 1 次,量少,超前或错后不定。1960 年 8 月 30 日末次月经后,即未回潮,至今已 6 个多月,最近 1 个月来头晕、腰酸、疲倦无力,胸闷气短,有少量白带。一般检查:苔薄白,脉沉细涩,体温 36~36.5℃,营养中等,体重 43.5kg,血压 18.7/15.7kPa,其他未见异常。妇科检查:宫体后倾偏左,激素中度低落,其他正常。化验:白细胞 $8 \times 10^9/L$,中性 70%,淋巴 29%,单核 1%,红细胞 $4.35 \times 10^{12}/L$,血红蛋白 125g。中医辨证系饮食失调,损及脾胃,冲任失养,无血以行;采用健脾益胃、培补冲任之法治之。取气海、关元、气穴、三阴交、关元俞,用热补法,留针 20 分钟,每日针治 1 次,针治 4 次,患者感肠鸣腰酸、白带增多,又按上穴针治 1 次,月经于 4 月 14 日即回潮,因只来两天而量少,又按上穴继续针治 5 次,至 4 月 23 日,月经回潮即持续了 5 天,并且血量和颜色正常,舌苔薄白,脉缓稍细,因症状均已消失而停诊观察,经 5~11 月份复查、随访,月经正常,未发现症状。

例2:朱某,女,25 岁,未婚,北京工业学院学生。因 7 个月未来月经,1961 年 3 月 9 日初诊。

患者 12 岁来月经,有时冬季不来,无其他症状。于 1960 年 8 月月经来潮后,至今已 7 个月,始终未回潮,9 月份出现全身酸困,近两个月来经常出汗,每夜盗汗,全身疲乏无力。检查:两颧红,发育良,营养中等,舌净无苔,舌尖稍红,唇干,爪甲枯,脉沉细无力,两侧地机和三阴交穴处有明显压痛,其他未见异常。妇科检查:子宫发育不良,后倾,其他正常。中医辨证系先天不足,饮食失调,脾肾两虚,血海空虚。采用健脾补肾、培源养血之法治之。取中脘、天枢、关元、三阴交、肾俞,用热补法,每日 1 次,针治 4 次,盗汗、疲乏等症减轻,即改用肾俞、关元俞、气海、关元、三阴交,治疗到 12 次,出现了烦躁腹痛,治疗到 4 月 15 日,针达 14 次时,月经回潮而停诊。经过 5 月复查和 11 月随访月经基本正常。

三十二、小儿营养不良症

本病是由营养不足引起的一种儿科疾病。属于祖国医学疳疾范畴。多因饮食不节、喂哺不当,脾失运化,水精不布,或先天不足所致。

【主症】

食欲减退,精神不振,面黄发枯,肌肉消瘦,或肚大青筋,皮肤干燥、弹性差,睡眠不安,鼻孔赤痒(喜用指挖鼻),夜惊多哭,抵抗力差,易感染疾病。

【治疗】

针中脘、天枢用点刺法,以通调肠胃。

腹泻脱肛,配建里、气海、腰俞、会阳用补法,以补中益气。完谷不化,配足三里用平补平泻法,以健脾调胃,消食导滞。虚热烦躁,配三关穴放血,以清热养阴。吐奶和吐食,配内关,用平补平泻法,以和中止吐。

以上治疗可同时配用捏脊法(3 次),以通调肠胃。

1971 年在成县医院总结的 40 例,均有效果,平均 1 次见效,治愈率为 82%,平均 6.4 次治愈。

【病案举例】

王某,男,5 岁,成县抛沙乡人。1970 年 2 月 14 日住院。

患者腹部膨胀、消瘦 3 年,坐着不欲动,贪食、常在地下拾东西吃,多吃、多泻、大便腥臭,经常盗汗,昨天突然发烧、水泻,1970 年 2 月 12 日来我院内科住院。住院 2 天发烧好转,腹泻一直不止,而转来我科。患儿不思饮食,每日绿水样腹泻 8~12 次,呕吐 3~5 次,检查:精神萎靡,嗜睡,面色晦黄,两眼窝凹陷,骨瘦如柴,头发稀少,囟门凹陷,小腹膨胀,弹力差,肝在肋下一横指,三关纹紫色,舌苔薄白,脉细数,120 次 / 分。血常规;红细胞 2.78×10^{12}/L,血红蛋白 77g,白细胞 5.7×10^{9}/L,中性 20%,淋巴 79%,嗜酸 1%。西医诊断为小儿营养不良;中医辨证系饮食不节、脾失运化。采用健脾益胃、消食导滞之法治之。取穴:①三关穴放血,中脘、天枢、三阴交;②建里、气海、腰俞、会阳,用平补平泻法,两组穴位轮换使用,每日针 2 次。针治 2 次时,病情好转,一日只泻 2 次,呕吐 1 次,治疗至 18 日,针达 10 次时,饮食增加、呕吐、腹泻停止,精神好转,腹膨胀减轻,则改为每日针 1 次,因三关纹已不发紫,减去三关穴放血;治疗至 3 月 14 日,针达 30 次时,饮食增加,消化良好,检查恢复正常,即出院。同年 12 月 20 日随访,患儿发育、营养和大便等一切正常。

三十三、百 日 咳

本病是由嗜血性百日咳杆菌侵袭人体引起的一种儿童常见的传染病。多发于冬春季节。属于祖国医学疫咳、顿咳、痉咳范畴。多因疫疬之邪从口鼻入肺,肺失肃降,痰浊阻滞气道所致。

【主症】

微热出汗,阵发性、痉挛性咳嗽,咳嗽连续不断,咳毕则有一次深长的吸气而发出的特殊回声。一周后逐渐加剧,夜间最明显,吐黏痰或呕吐食物。因咳嗽有时可引起颜面浮肿,结膜充血。病程可延至 2~3 个月。舌苔薄白,脉浮数。

【治疗】

取大椎、陶道、身柱、定喘、肺俞、列缺用平补平泻法,留针 10~20 分钟,以疏风清肺,止咳化痰。

喉痒,配天突、傍廉泉以润喉降逆。痰多气短,配膻中、丰隆以理气化痰。

1971 年 4 月在成县医院总结的 10 例中,治愈 2 例,有效 6 例,效果不明显者 2 例。

【病案举例】

张某,女,8 岁,成县西关小学学生。因阵发性痉咳、伴呕吐已十天,1970 年 3 月 15 日初诊。

患者 1970 年 3 月 5 日开始咳嗽,晚上发烧,逐渐加剧,每日连续痉咳 20 余次,夜间尤甚。痉咳时目赤、涕泪俱下,咳后有鸡鸣样回声,伴有呕吐,面色苍白。检查:颜面浮肿,两眼球结膜有片状出血,舌苔白腻,质红,体温 38℃,脉浮滑,80 次 / 分。化验:白细胞 1.2×10^9/L,中性 70%,淋巴 30%。西医诊断为百日咳;中医辨证系外感时邪,肺失肃降、痰浊阻滞。采用清肺祛邪、止咳化痰之法治之。取百劳、大椎、陶道、定喘、列缺,用平补平泻法,留针 20 分钟,每日 1 次;针治 3 次时,发烧消退,咳嗽减轻,体温 37℃,治疗至 3 月 25 日,针达 10 次时,治愈停诊。1970 年 6 月 1 日随访,上学后未再发作。

三十四、急性结膜炎

本病是由细菌、病毒感染或过敏等因引起结膜急性充血,分泌物增多的一种眼科常见病。属于祖国医学目中赤痛、天行赤眼、火眼、红眼范畴。多因风热外侵,肝胆火盛、血热上冲所致。

【主症】

眼睛突然红肿,热痛,眵多流泪,不能睁眼,有畏光和异物感,结膜充血、水肿,流脓样分泌物。

【治疗】

针风池、太阳、合谷用泻法,上星、攒竹、鱼腰、少商点刺出血,内睛明用压针缓进法,留针 10~20 分钟,以清热散风,消肿止痛。

1965 年 5 月在中医研究院针灸研究所总结的 20 例,均有效果。平均 1 次见效。治愈率为 90%，平均 2.6 次治愈。

【病案举例】

郑某，女，8 岁，北京市四维小学学生。因右眼红肿疼痛 1 天，1954 年 5 月 3 日初诊。

患者前两天上学写字时，右眼突然红肿热痛、眵多、流泪，畏光不能睁开而来我所诊治。检查：球结膜高度充血，流脓样眼眵，舌净质红，脉浮数。中医辨证系风热相搏，热血上冲于目。采用驱风泻热、消肿止痛之法治之。取上星、攒竹、鱼腰，用点刺法出血，以清热消肿；合谷，用进水泻法，留针 20 分钟，以驱风泻热。第二日复诊时，症状基本消失，但仍畏光，又针瞳子髎、合谷，用平补平泻法，留针 20 分钟，第三日即愈。

三十五、近　视

本病是由用眼不当（光线过强或过弱的情况下用眼睛），和遗传引起的一种眼病。属于祖国医学目不能远视、能近怯远症范畴。多因肝肾不足，视物过劳所致。

【主症】

只能看清近物，不能看清远物，并易引起眼球疲劳，眼睛酸痒，眼痛和头痛。戴眼镜矫正后始能看清远物。

【治疗】

针风池、攒竹、鱼腰、太阳、承泣透睛明，用补法，以益气明目。

体弱血虚，配肝俞、肾俞、光明，用补法，以补益肝肾，养阴明目。

每日针 1 次，10 次 1 个疗程，每疗程后休息 3~5 天。梅花针叩打后颈、骶部、眼区以活血明目。每日 1 次，14 次为 1 疗程。

1965 年 11 月在广安门医院总结用针刺治疗的 86 例，166 只眼中，有效率为 89.2%，平均 2.4 次见效。治愈率为 10.2%，平均 18.9 次治愈。刺激神经疗法研究室总结用梅花针治疗的 780 例，1533 只眼中，有效率为 82.7%，治愈率为 9.3%。

【病案举例】

田某，女，15 岁，顺义县衙门村农民。因视物模糊不清，1965 年 1 月 13 日初诊。

患者从 8 岁开始近视,不能看清远方的东西,近年来,看书时常常要鼻子贴在书本上,看书时间长了眼球胀痛、疲劳、头痛,医院配了三百度近视眼镜,戴上就能看清楚远方的东西,但时间长了就感头晕。检查:矫正前视力左、右均为 0.5,矫正后视力左、右均为 1.5,舌苔薄白,脉弦细,82 次 / 分。西医诊断为屈光不正;中医辨证系气血不足、视物过劳。采用益气养血、疏肝明目之法治之。针风池、攒竹、太阳、肝俞,每日 1 次,针治 2 次眼即不疲劳,针治 10 次症状消失,取掉了三百度的眼镜,治疗至 2 月 12 日,针达 20 次时,完全恢复正常,治愈停诊。5 月 15 日随访未再戴近视眼镜,视力正常。

三十六、视网膜出血

本病是由外伤、结核病、高血压、贫血、视网膜血行障碍,视网膜静脉周围炎引起的一种眼病。属于祖国医学血灌瞳仁、云雾移睛症、暴盲症范畴。多因怒气伤肝,或外伤及其他慢性疾患引起络脉受损,血溢血瘀,睛目被蒙,久则气血障碍,精血不能上荣于目所致。

【主症】

一眼或双眼,视物模糊,自觉眼前有黑点、飞蚊、蜘蛛、网样物,甚则失明。眼底静脉周围有程度不等的白色鞘膜和大小不等的点状或片状出血区或因反复出血而结缔组织增生,形成增殖性视网膜炎;如出血较多,且瘀积于视网膜前玻璃体内,形成玻璃体混浊,则光线难以透入,眼底无法看见。

【治疗】

针风池、曲鬓、角孙用热补法,使热感传到眼底,内睛明用压针缓进法,太阳、鱼腰、攒竹、阳白、四白用平补平泻法,留针 10~20 分钟,以活血化瘀,清头明目。

玻璃体混浊有陈旧性积血,配瞳子髎透太阳,阳白透丝竹空,以通络活血,祛瘀生新。眼底静脉曲张、有出血先兆时,配上迎香点刺,脑空、合谷、三阴交用平补平泻法,以清热散瘀、防止出血。肝肾不足(或见血小板降低),配大椎、身柱、膏肓、肝俞、肾俞用热补法或加灸,以补益肝肾,养血明目。预防复发。

每日 1 次,10 次 1 个疗程,每疗程后休息 3~5 天。

1957 年 6 月在中医研究院针灸研究所总结的 41 例,56 只眼中,有效率为

90.2%,治愈率为29.2%,视网膜出血疗效佳,增殖性视网膜炎疗效差。根据临床统计,针治10~20次的效果差,针灸需要半年以上疗效才能巩固。

【病案举例】

例1:张某,男,30岁,已婚,干部。因眼底反复出血、视力减退2年,1953年11月18日初诊。

患者1951年11月初,赛球被球打中左面部当时流泪发晕,1952年3月初左眼突然出血,经某医院眼科用结核菌素及链霉素等治疗,症状加剧,至9月间,共出血10次,10月到另一家医院诊断为青年反复性视网膜出血,增殖性视网膜炎,用氯化钙及食盐水注射,1953年4月又出血2次,视力大减,玻璃体混浊程度加重,又用中药100余剂,但视力仍无好转,至今左眼出血共13次,已形成增殖性视网膜炎,而来我所诊治。主要症状:两眼视物不清,下午眼胀,经常头痛,感冒引起眼底出血,失眠、腰痛、周身无力,并有腹胀、黎明泻。检查:眼底,左眼玻璃体轻度混浊,有陈旧性出血及结缔组织增殖,右眼玻璃体亦轻度混浊,能看到乳头和血管。视力:右眼0.8,左眼0.02,舌质红有紫斑,舌苔薄白,脉微弱,56次/分,血压14.7/10.4kPa,血小板7.3万。中医辨证系络脉受损,瘀血停留,睛目被蒙。采用活血化瘀,清头明目之法治之。取风池、大椎、颅息、角孙,用"烧山火"手法,内睛明,用"压针缓进手法"。治疗至1954年4月29日计5个月,针达70次时,自觉症状基本消失。检查:眼底,左眼玻璃体混浊已减轻,陈旧性出血大部分已吸收,血管安静,炎症消失,结缔组织冲开两裂口,右眼玻璃体混浊减轻,乳头和血管大致正常。视力:右眼1.5,左眼0.08,血小板16.5万。为继续观察,每星期针1~2次,至1955年4月2日,共观察11个月,共针113次,即恢复了工作。经常联系,情况良好。

附记:1978年11~12月与患者在中央党校学习时见面,谈治愈后未再复发。

例2:尚某,男,34岁,已婚,干部。因双眼反复出血,视力减退,1955年6月30日初诊。

患者1949年春,左眼出血,1950年因鼻大出血不止,住某医院4个月。输血7磅,1951年右眼出血失明,住某医院一星期,诊断为双眼视网膜出血,经过各种治疗,但仍继续出血,至今右眼出血3次,左眼出血4次,血未吸收,两眼玻璃体混浊、视物不清而来我所治疗。主要症状:视物模糊,眼痛,有条状黑物呈现目前,影响视力,不能看书,精神不振,全身困倦无力。检查:舌质紫、舌苔薄白,脉弦滑,80 次 / 分,血压 14.7/10.7kPa,颈淋巴腺肿、压痛,视力:右眼 0.4,左眼 0.2;眼底:玻璃体高度混浊,眼底看不清。血常规:红细胞 4.27×10^{12}/L,血红蛋白 113g,白细胞 7.154×10^9/L,中性 79%,淋巴 18%,单核 3%,血小板 20.5 万,出血时间 1 分 30 秒,凝血时间 1 分钟。中医辨证系体质素虚、瘀血停留、目睛被蒙。采用活血化瘀、清头明目之法治之。取风池、颅息、角孙,用烧山火法,内睛明用压针缓进法,太阳、攒竹,用平补平泻法,治疗至 1 个月,针达 13 次时眼即不干,疼痛已消,能看书报;治疗至 9 月 30 日,计 3 个月,针达 36 次时,症状消失。检查:视力,右眼 0.6,左眼 0.6;眼底,玻璃体混浊减轻,乳头和血管已能清楚看见。血小板 21.5 万。即恢复了工作。经最近联系情况良好。

例 3:张某,男,27 岁,已婚,干部。因左眼底出血视物不清 1 年,1954 年 10 月 14 日初诊。

患者 1953 年夏左眼出血,1954 年 6 月和 8 月连续出血,至今左眼共出血 5 次。曾在北京某医院诊断为视网膜出血,经过各种治疗,未见显著效果而来我所诊治。主要症状:头昏头重,视物不清,自觉眼前有黑物动荡,久视则不能分析物体,并有遗精阳痿、腰酸腿软,全身无力。检查:舌质淡、苔薄白,脉弦细,72 次 / 分。视力:左眼 0.5。中医辨证系怒气伤肝,气滞血瘀,肾气不足,精血不能上营于目。采用平肝补肾、活血化瘀,养血明目之法治之。取:①膈俞、肝俞、太阳、阳白,用平补平泻法,肾俞,用补法;②风池、角孙,用烧山火法,内睛明,用压针缓进法;两组穴位轮换交替使用。治疗至 10 月 28 日,计半个月,针达 13 次时,视力恢复到 0.9,症状消失,要求回原籍工作,因治疗次数太少,经 1955 年通信联系,因工作劳累又出血 1 次。

例 4:杨某,女,25 岁,已婚,工人。因两眼底出血,视力减退 1 年,1955 年 9 月 10 日初诊。

患者 1954 年 7 月左眼出血,1955 年 8 月右眼出血,至今左眼出血 2 次,右眼出血 1 次,经北京某医院诊断为双眼增殖性视网膜炎,右眼视网膜出血,经过各种治疗,未见显著效果而来我所诊治。主要症状:两眼出血后经常疼痛,视物模糊、头胀痛、不思食、大便干燥。检查:发育良好,营养中等。心、肺、肝、脾未见异常。视力,右眼光觉,左眼 0.9;眼底,右眼玻璃体内有大量积血,视网膜血管被出血所遮不能看清;左眼底结缔组织增生,乳头和血管大致正常。血常规:红细胞 3.7×10^{12}/L,血小板 20 万,白细胞 6×10^9/L,中性 80%,淋巴 19%,酸性 1%,血红蛋白 104g。中医辨证系怒气伤肝、气滞血瘀、睛目被蒙。采用活血化瘀、清头明目之法治之。取风池、角孙,用烧山火法,内睛明用压针缓进法,太阳、合谷,用平补平泻法,治疗到 1 个月,针达 21 次时,两眼视力增到 0.9。治疗到 2 个月,针达 38 次时,症状消失,两眼视力增加。检查:两眼视力均为 1.0。眼底:右眼停止出血,视神经乳头大致正常,视网膜血管除颞上较周边静脉周围有白线相伴外,大致正常,鼻上方较周边部,有比较陈旧之出血斑。血常规:红细胞 4.2×10^{12}/L,血小板 2.16×10^{11}/L,白细胞 5.4×10^9/L,中性 74%,淋巴 24%,酸性 2%,血红蛋白 113g。因症状消失,视力恢复,即在工作中进行观察治疗。于 12 月底(在停诊期间)因行房事,第二日右眼又出血而失明。又治疗 20 天,针达 10 次,视力又恢复到 1.0。而停诊休息。由此可见,本病在出血停止,视力增加而治疗的时间短,疗效尚未巩固时,应尽量避免房事活动,以防再度出血。

三十七、视神经萎缩

本病是由视神经炎或其他原因引起的视神经退行性病变。属于祖国医学青盲、视瞻有色范畴。多因失血过多,外感风邪,饮食劳倦,忧思郁结,气血不能上荣于目所致。

【主症】

眼睛不痛不痒,无红肿,视力逐渐减退,视野缩小,有中心暗点,不能视物,甚则失明。眼底视神经乳头色苍白,视网膜血管变细。舌苔薄白,脉细弱。

【治疗】

针风池用热补法不留针,使热感传到眼底,内睛明用压针缓进法,瞳子髎、攒竹、球后用平补平泻法,留针 10~20 分钟,以通络明目。

头晕烦躁,配丝竹空、鱼腰、曲鬓、肝俞、合谷、光明,用平补平泻法,以镇静安神。遗精阳痿,疲乏无力,配脑空、大椎、肝俞、肾俞用热补法,以培补肝肾,益精明目。

每日 1 次,12 次为 1 疗程,每疗程后休息 3~5 天。

1960 年 1 月在中医研究院针灸研究所和协和医院眼科总结的 24 例、40

只眼睛中,有效率为62.5%,病程短、乳头苍白、轻的疗效好,病程长、乳头苍白、重的疗效差。

【病案举例】

例1:风邪阻络型

张某,男,40岁,北京市大经厂24号,会计。因视力逐渐减退10年,1958年3月16日初诊。

患者10年前视力逐渐减退,1951年在北京市某医院检查诊断为视神经炎,半年前,因感冒发烧后,视力大减,只能勉强看到报纸上的一号大字,但看字呈黄色,且眼易疲乏,看3~4分钟即出现头痛,眼睁不开而想睡,又去某医院检查,诊断为视神经萎缩,遂来本处治疗。检查:视力,右0.3,左0.4;眼底,双视乳头颞侧淡黄,边缘清楚,生理凹陷及视网膜血管正常。视野,双侧中心有绝对性暗点约3°。面色黄而不润泽,舌苔白根腻,脉缓尺弱,68次/分,西医诊断为视神经萎缩;中医辨证系风邪久郁,阻塞经络之"视瞻昏眇"。采用祛风活络、活血明目之法治之。取风池,用烧山火法,使热感传到眼底出汗,曲鬓、瞳子髎、攒竹,用平补平泻法,留针20分钟;并配大椎、肝俞、肾俞,用平补平泻法,不留针。两组穴位交替使用,每日针1次,针治14次,视力恢复至右0.6,左0.5。针治25次时,视力恢复到右0.8,左0.7。治疗至6月15日,针达56次时,症状基本消失。检查视力:右0.9,左0.8。眼底:双乳头大小正常,边缘整齐,右颜色正常,左颜色略浅,血管无特殊。舌质淡,苔薄白,脉弦细,72次/分。即停诊观察。1959年3月26日随访情况良好。

例2:肝肾阴虚型

王某,女,32岁,北京市甘家口118号市民。因左眼失明半个月,1958年11月3日初诊。

患者半个月前左眼突然失明,并伴有头痛、腰酸、全身疲乏无力。检查:视力,右1.2,左眼前手动。左眼瞳孔对光反射迟钝。眼底,右眼正常,左眼视乳头水肿,黄斑正常。舌苔薄白,脉浮稍数,82次/分。西医诊断为左眼视乳头水肿、视神经萎缩。中医辨证系肝肾阴虚、精血不能上营于目之"青盲"。采用补肾益肝、养血明目之法治之。取风池,用热补法,使热感传到眼底,肝俞、肾俞,用热补法,不留针,内睛明,用压针缓进法,留针10分钟;并配球后、攒竹、鱼腰、太阳,用平补平泻法,留针20分钟。两组穴位交替轮换使用。每日针1

次,针治 32 次后,头痛、腰酸消失,全身有力,亦不疲乏。眼科检查:视力,右 1.2,左 0.1。眼底,左眼视乳头水肿消退,颜色稍浅,边缘清楚,动静脉迂曲,黄斑中心凹可见,光反射消失,周边未见异常。诊断为视神经萎缩。又用前法治疗到 1959 年 1 月 23 日,针达 66 次时,视力:左 0.7,眼底:左眼视乳头边缘清楚,颜色淡黄,视网膜动脉轻度狭窄,静脉正常。视野:左中心视野生理盲点扩大,2/1000 白,绝对性环状暗点 1/1000 白。治疗到 1959 年 2 月 25 日,针达 90 次时,左眼视力恢复到 1.0,即停诊。同年 6 月 15 日随访情况良好。

三十八、内耳眩晕症

本病是由内耳迷路水肿,半规管平衡功能失调引起的。属于祖国医学耳鸣掉眩、耳鸣目眩、眩晕范畴。多因正气不足,痰饮上泛所致。

【主症】

发作突然,症状剧烈,呈旋转性眩晕,不能站立,多伴有耳鸣、耳聋、恶心、呕吐、出汗及面色苍白,脉弦细,舌红,苔白,严重者可有神志昏迷。一般在数小时至数日反复发作。

【治疗】

针风池、百会、神庭、听宫、内关、合谷、丰隆用平补平泻法,以温阳化湿,升清降浊。

心慌不能入睡,配印堂、神门以安神定志。神志昏迷,配人中以开窍醒神。耳聋、耳鸣,配耳门、听会以清泻肝胆,利窍聪耳。头胀痛、眼球震颤,配太阳、攒竹以祛风止痛。恶心呕吐,厌食,配中脘、三阴交以平肝和胃。

1972 年 12 月在成县医院总结的 11 例中,经过 2~10 次治疗,均有效果。治愈者 5 例。

【病案举例】

例 1:王某,女,37 岁,成县小学教员。因眩晕头痛呕吐 3 天,1970 年 10 月 13 日初诊。

患者 3 天前做噩梦,出冷汗,感觉头晕,不能站立,视物模糊,呕吐苦水,耳鸣,听力减退,烦躁气急,不能入睡,不想吃东西,月经过多。经某医院诊断为"梅尼埃病"及神经官能症。今天病情加剧,而来我院。检查:舌苔白腻,脉弦细。中医辨证系肝阴不足,血虚生风,上扰清窍。采用平肝熄风、养血安神之法治之。取风池、百会、听宫、神庭、合谷、内关,用平补平泻法,留针 10~20 分钟。针治 1 次,头晕呕吐基本消失。复诊减去内关,加印堂、神门,每日 1 次,又针治 3 次,睡眠好转,共针治 8 次而痊愈。1971 年 12 月 20 日随访未复发。

例 2:张某,女,46 岁,成县医药公司保姆。因眩晕呕吐反复发作 4 年,1970 年 6 月 6 日初诊。

其女代诉:患者近四五年来经常头痛、头晕、耳鸣,昨天生气后,半夜里突然眩晕,觉得天翻地覆,旋转,当即呕吐不止,昏迷不醒。出诊检查:患者卧床昏睡,床下呕吐食物满地,面色苍白,舌苔薄白,脉细数。中医辨证系肝郁气滞、风痰上犯清窍。采用舒肝解郁、祛痰利湿、醒神开窍之法治之。取人中、内关、风池、听宫、神庭、合谷,用平补平泻法,留针 15 分钟。针后患者苏醒,呕吐停止,眩晕减轻。复诊减去人中,加印堂,每日 1 次,又针治 3 次即愈。1971 年 8 月 10 日随访未复发。

三十九、链霉素中毒性耳聋

链霉素中毒所致耳聋,是比较难治的一种五官科病症,属于祖国医学耳鸣、耳聋范畴。多因风寒上扰、湿浊内停,肝胆火盛,蒙闭耳窍所致。

【主症】

1. **风寒上扰、湿浊内停型** 耳聋的发病初期,耳内闷响,鼻塞不通,舌苔白腻,脉浮有力。

2. **肝胆火盛、蒙闭清窍型** 突然耳聋耳鸣,烦躁不安,舌苔黄腻,脉弦滑。

3. **经络失养、耳窍不聪型** 耳聋日久,多数兼有哑症,但无证候,苔脉正常。

【治疗】

1. **风寒上扰、寒湿内停型** 取风池、合谷用烧山火法,听会、上迎香,用平补平泻法,以驱风散寒,利湿开窍。

2. **肝胆火盛、蒙闭清窍型** 取风池、支沟、百会、听宫、翳风,用凉泻法,以疏泻肝胆、开窍聪耳。

3. **经络失养、耳窍不聪型** 取耳门、听宫、听会、翳风、百会、风池、哑门、支沟、液门、合谷,用平补平泻法,以疏经活络,开窍聪耳。

在甘肃中医学院同孟昭敏总结的 14 例(28 只)患者中,治愈 6 例(12 只),

显效 4 例(8 只),进步 3 例(6 只),无效 1 例(2 只)。并观察到病程长、针治次数少者疗效差,病程短、针治次数多者疗效佳。

【病案举例】

例1:风寒上扰、痰湿内停型

付某,男,58 岁,兰州,中国市政工程西北设计院工程师。因听力突然减退42 天,1983 年 3 月 19 日初诊。

患者 1983 年 1 月上旬开始感冒,中旬去西安参加会议,因室内无取暖设备,自觉全身发冷恶寒,感冒加重,注射青、链霉素,下旬返回兰州,在本院医务室继续注射青、链霉素,并口服土霉素,2 月 5 日早晨去华林山参加追悼会,因心情沉重,天气又冷,受凉后一身冷汗,自觉全身酸痛,支持不住,回单位后,鼻塞严重,呼吸困难,下午突然听力减退。2 月 7 日经某医院内科治疗,效果不显,2 月 12 日去陆军某医院五官科就医,经口服土霉素、黄连上清丸、麻黄碱滴鼻,注射大青叶注射液后,舌干口渴异常,17 日转入兰州某医院,诊断为神经性耳咽管阻塞,经注射青霉素、输液 10 天未见好转。3 月 11 日曾用导管疏通右耳咽管,当时通气,但取出导管仍不通气,并且鼻孔流血,病情加重,耳内闷响,听不到任何外界声音,体温下降至 34.8~35.6℃(平时 36.5~37℃),于 3 月 19 日转来我院,五官科检查:鼻黏膜充血、肿胀、通气不畅,两耳鼓膜内陷,听力减退,两耳气、骨导均减低,双侧重度耳聋。其他检查:胸部拍片,肺纹理较重。心电图、超声波、鼻部拍片、血常规、二便、血小板、生化、肝功等均正常。中医检查:听不到对面说话声音,鼻塞不通、张口呼吸,呼吸音粗,面色红润,舌质淡,苔白腻,脉浮有力(74 次 / 分)。中医辨证系风寒上扰,湿浊内停、阻闭少阳、壅遏清窍。采用驱风散寒、利湿疏胆、开窍聪耳之法治之。取合谷、风池,用烧山火法,使热感传到前额而使全身出汗,上迎香点刺,上星、听会,用平补平泻法,留针 30 分钟。3 月 21 日第三次按上述方法针后,患者捏住鼻子鼓气时,自觉耳内响了一声,似鼓膜鼓起来的样子,即能听见室内说话。3 月 23 日鼻子通气,听力增加,则减去上迎香、上星,加翳风,手法和留针同前。治疗到4 月 25 日,针达 31 次时,听力和身体恢复正常,治愈停诊。经同年 7 月 30 日、84 年 1 月 20 日和 86 年 10 月 2 日随访复查,情况良好。

例2:肝胆火盛、蒙闭清窍型

魏某,男,44 岁,甘肃省百货公司司机。因听力突然减退 11 天,1983 年 8

月 13 日初诊。

患者 1983 年 8 月 1 日去武威出差,右耳突然疼痛,在武威某医院诊为急性卡他性中耳炎,经注射青、链霉素 2 天,病情加重,出现耳鸣、听力减退。8 月 4 日回兰州,在某医院检查,又发现鼻中隔穿孔。继续注射青、链霉素 8 天,做耳咽管通气术 5 次,右耳即不痛,但耳鸣、耳聋加剧。8 月 11 日去省某医院,因无特效方法,于 13 日转来我院。五官科检查:右外耳道内有少量油剂,鼓膜充血,鲜红色水肿,光锥消失,活动好,轻度内陷,未见明显穿孔。音叉试验:右耳感受性听力下降,左耳气导略差;电测听检查:右耳骨导 1500~300Hz 时,给左耳加噪音 50 分贝,左侧轻度耳聋,右侧重度耳聋。鼻黏膜充血,中隔大穿孔。中医检查:两耳聋,听不见对面说话,自觉耳内嗡嗡作响,听不到外界任何声音,舌质红、苔黄腻,脉弦滑,80 次 / 分。中医辨证系风热外侵,胆火上扰,蒙闭清窍。采用驱风清热、疏泻肝胆、开窍聪耳之法治之。取支沟、风池,用凉泻法,使凉感传到前额,百会、听宫、翳风,使头部、耳内有凉感,留针 30 分钟。按上述方法治疗到 8 月 23 日,针达 10 次时,听力逐渐好转,已能听到近距离的说话声和电视机的响声。以后则改为每周针治 3 次,治疗到 10 月 30 日,共针治 35 次,听力恢复正常。经 1984 年 12 月 18 日和 1986 年 12 月 15 日随访复查,情况良好。

例 3:经络失养、耳窍不聪型

白某,男,7 岁,成县北关农民。因听不见、不会说话 5 年,1979 年 11 月 8 日初诊。

其父代诉:患儿 2 岁时,春天发高烧,注射青、链霉素,病好以后,一直听不见,也不会说话已 5 年,而来我院诊治。五官科检查:两耳鼓膜正常,听力减退,两耳气、骨导都减低,双侧耳聋。中医检查:两耳聋,听不见对面说话,表情痴呆,舌苔薄白,脉缓。中医辨证系经络失养,耳窍不聪。采用疏经活络、开窍聪耳之法治之。取听宫、听会、哑门、上廉泉、合谷,用平补平泻法,留针 20 分钟,治疗到 11 月 15 日,针治 5 次时,能听见大声说话,能说单字语,如能叫爸、妈、爷。治疗到 11 月 18 日,针达 8 次时,能听见说话,能说双字语,如能说吃饭、喝水。因外出探亲未归,作为进步(有效)停诊。

四十、鼻　炎

本病是由细菌侵入鼻黏膜引起的一种炎症。属于祖国医学鼻鼽、鼻渊范畴。多因外感风寒,或积久化热所致。

【主症】

1. **风寒型** 鼻塞流清涕或白黏涕,伴有咳嗽,喷嚏,头痛,鼻黏膜较白,舌苔白腻,脉浮缓。

2. **湿热型** 鼻塞流黄脓涕,伴有头痛眩晕,鼻黏膜充血,舌尖红,舌苔黄,脉滑数。

【治疗】

1. **风寒型** 针风池、攒竹、迎香、合谷,用烧山火法,以驱风散寒。

2. **湿热型** 针上星、上迎香、迎香、合谷,用泻法,以清热化浊。

头痛,眩晕,配百会、头维用泻法留针 20~30 分钟,以镇痛安神。咳嗽,喷嚏,配风门、肺俞、上迎香用平补平泻法,以疏风润肺。

1971 年 6 月在成县医院总结的 81 例中,有效率 88%,平均 1.4 次见效。治愈率 33%,平均 10.2 次治愈。

【病案举例】

李某,男,10 岁,成县 106 地质队,学生。因鼻子不通气 3 年,1970 年 2 月 15 日初诊。

患者 3 年来一直鼻子不通气,流鼻涕,容易感冒,头痛,前两个月发现鼻发堵发胀、咽喉发干,经职工医院诊断为慢性鼻炎,封闭两个月未见明显效果。检查:双下鼻甲肥大,黏膜增厚,表面粗糙不平,鼻道无脓性分泌物,麻黄素可收缩,舌苔薄白,脉滑数,88 次 / 分。西医诊断为慢性鼻炎;中医辨证系湿热久郁、阻塞鼻窍。采用清热利湿、解郁开窍之法治之。针攒竹、上迎香,点刺出血,风池、迎香、合谷,用泻法,每日 1 次,针治 1 次,鼻即通气,头亦不痛,针治 10 次鼻涕减少,则改为每周针 3 次,治疗至 4 月 15 日,针达 30 次时,症状完全消失,检查恢复正常,治愈停诊。同年 11 月 15 日随访未复发。

四十一、急性扁桃体炎

本病是由细菌侵入扁桃体而引起的一种常见疾病。属于祖国医学喉痹、乳蛾范畴。多因肺胃积热,感受风邪,或阴虚咽燥所致。

【主症】

起病急,畏寒发热,体温可高达 39~40℃,咽痛、吞咽时加剧,兼见小便赤,大便干,扁桃体肿大充血,有散在黄白色点状渗出物,易于拭去不出血,常有颔下淋巴结肿大。舌红,苔黄,脉浮数。

【治疗】

取翳风、扶突、合谷、足三里用泻法,留针 10~20 分钟,少商、商阳点刺出血,以疏风解热。

发热怕冷,配风池、大椎用泻法,以疏散风寒。咽喉肿痛,吞咽困难,配颊车、十宣用泻法,以清热利咽。肺燥阴虚,配列缺、照海用平补平泻法,以滋阴润肺。

1971 年 11 月在成县医院总结的 52 例中,均有疗效,平均 1.1 次见效,治愈率为 89.2%,平均 3.2 次治愈。

【病案举例】

例 1:钟某,男,42 岁,中央组织部招待所干部。因嗓子痛两天,1957 年 12 月 14 日初诊。

患者三天前感冒发烧,身热恶寒,逐渐发觉嗓子疼痛,咽东西困难。检查:体温 38.9℃,脉搏 88 次 / 分,身体稍虚弱,面色尚润泽,左侧扁桃体显著肿大、红赤,并有多数散在之白点;化验:白细胞 10.5×10^9/L。西医诊断为急性扁桃体炎。舌苔薄白,舌质红,脉数有力。中医辨证系风热外侵、肺胃积热。采用祛风泻热、养阴生津之法治之。取少商,点刺出血,合谷,用凉泻法,使麻或凉的感觉传到手指。翳风,用泻法,使麻或凉的感觉传到颊部或口腔,不留针,针后 20 分钟,患者即感疼痛有所减轻。12 月 15 日复诊,自述嗓子疼痛减轻,咽东西已不感疼痛,左侧扁桃体已缩小,其上面之白点已全部消失。治疗至 12 月 16 日,针达 3 次时,经检查,原肿大之扁桃体已恢复正常,白细胞降至 7.15×10^9/L。治愈停诊。

例 2:张某,男,40 岁,成县百货公司职工,因嗓子痛 2 天,1970 年 3 月 4 日初诊。

患者前天开始发冷、发烧,经城关医院给 APC 未见效果,昨日又觉头痛、嗓子痛,咽唾沫亦痛,全身乏力。检查:体温 39℃,咽部红,两侧扁桃体 Ⅱ 度肿大充血,表面有脓苔附着,颔下淋巴结肿大如栗子大小,化验:白细胞 16×10^9/L,中性 87%,淋巴 13%,舌红,苔黄,脉浮数,90 次 / 分。西医诊断为急性扁桃体炎;中医辨证系外感风邪、肺胃积热。采用疏风解热、消肿止痛之法治之。取风池、大椎、颊车、合谷,用凉泻法,商阳、少商点刺出血。针治1次,头和嗓子痛减轻,能咽食物,体温降至38℃。每日1次,治疗至3月7日,针达4次时,症状完全消失,检查恢复正常,治愈停诊。同年5月20日随访,未再复发。

第四篇　择时取穴

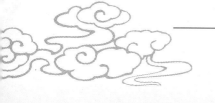
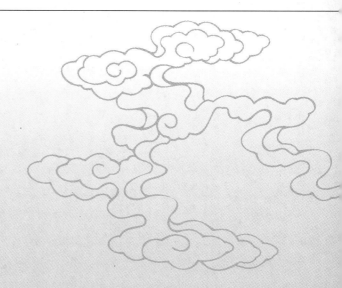

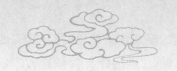

第一章　子午流注

　　子午流注是古人根据人体气血流注脏腑经络的日、时开穴规律，配合天干、地支、阴阳、五行、五输穴联合组成的一种逐日按时开穴治病的方法。国外学者称子午流注为"中国式的生物钟""中国式的时间医学"。《素问·八正神明论》说："凡刺之法，必候日月星辰四时八正之气，气定乃刺之。""先知日之寒温，月之虚盛，以候气之浮沉，而调于身。"《标幽赋》说："望（十五）不补而晦（三十）不泻，弦（上弦初七、初八，下弦二十二、二十三）不夺而朔（初一）不济。"指出针时，必须观察日月星辰四时八正的气候，根据气候运用针法。气候温和、日色晴明，则人的血液流行滑润，卫气浮于表，血容易泻，气容易行；气候寒冷，天色阴暗，则人的血行滞涩不畅，卫气沉于里。月亮初生的时候，血气开始流行，卫气开始畅行；月亮正圆的时候，血气充实，肌肉坚强；月黑无光的时候，机体比较软弱，经络空虚，卫气衰减，形体独居。天气寒冷，不要针刺要用艾灸，天气温和要针刺；月亮初生之时，不可用泻法，要用补法；月亮正圆之时，不可用补法，要用泻法；月黑无光之时，不要针刺，要用艾灸。《灵枢·卫气行》篇说："谨候其时，病可与期，失时反候者，百病不治。故曰：刺实者，刺其来也；刺虚者，刺其去也。此言气存亡之时。以候虚实而刺之，是故谨候气之所在而刺之，是谓逢时，病在于三阳，必候其气在于阳而刺之，病在于三阴，必候其气在阴分而刺之。"指出如能谨慎地候其气行的时机而刺之，就可以正确估计疾病的治愈日期；如不能及时掌握治病的时机，或违反四季时令气候而误治，则百病难以治愈。所以说，针治邪盛的实证，当刺其来势，迎其气至而夺之；针治气衰的虚证，当刺其去势，随其气去而补之。这就是说在针下产生感应或感应消失之时，必须细心明辨，候其虚实而运用补泻手法。因此，谨慎地候气所在之部位而及时针刺者，叫做逢时。就是说，病在三阳经的，必须候其气在阳分之时刺之；病在三阴经的，必须候其气在阴分之时刺之。如此就能治愈病症。

这就是古代医家,观察到天地、日月,阴阳、四季等变化,对人体的影响,用"人与天地相应"的观点,运用针灸"择时选穴"治病的方法。

第一节　子午流注与五输穴

子:即子时,深夜 23~1 点的时间;午:即午时,每天 11~13 点的时间。按一天来说,子至午这段时间属阳,所以说"子时一刻一阳生"。午至子这段时间属阴,所以说"午时一刻一阴生"。故子午为阴阳之始生,也是昼夜的标准。按农历的一年来说,子是十一月(冬至),午是五月(夏至);按气候来说,子时寒,午时热;可见子午有阴极生阳,阳极生阴的意义。这是根据《灵枢·顺气一日分为四时》篇中的"朝则为春,日中为夏,日入为秋,夜半为冬"近似"昼夜节奏"的自然周期现象,和"旦慧、昼安、夕加、夜甚"的病症不同表现发明的。流:似水之流,指人体气血运行不息;注:输注,指气血注到某经的时间。流注又分两种,一种是按"时支"的,一种是按"日干"的。这两种流注方式,都是如环无端,周而复始。采用的穴位都是《灵枢·本输》篇内的"井、荥、输、经、合"(见五输穴表)穴位,应用方法都是根据脏腑经络应五行的属性(如肺和大肠属金)取穴。

一、子午流注的组成

1. **干支配合六十环周法** "干,犹干也",是干线、树干,是单个的意思。日出至日没为一天,故称天干,是最早用来纪日的;支,是总体支流、树枝,有分支的涵义。月亮盈亏一次为一月,是古人用来纪月的。日为阳,月为阴,所以天干十个,地支十二个。《素问·六微旨大论篇》说:"天气始于甲,地气始于子,子甲相合,命曰岁立。"也就是干支合而六十年之岁气立。干,就是甲乙丙丁戊己庚辛壬癸,十个天干;支,就是子丑寅卯辰巳午未申酉戌亥,十二个地支。天干起于甲,地支起于子,二者配合起来就成了甲子、乙丑、丙寅、丁卯、戊辰、己巳……因为天干的甲乙丙丁戊己庚辛壬癸,等于1、2、3、4、5、6、7、8、9、10;地支的子丑寅卯辰巳午未申酉戌亥,等于1、2、3、4、5、6、7、8、9、10、11、12。都是单数为阳,双数为阴,所以属阳的天干,配属阳的地支;属阴的天干,配属阴的地支;这是永远不变的。因此,从这个甲子,轮到下一个甲子,需要六十次。这就是六十环周法,也称六十花甲子。它是古人计算年、月、日、时的符号(表18)。

表18　干支配合

代数	1	2	3	4	5	6	7	8	9	10	11	12
天干	甲	乙	丙	丁	戊	己	庚	辛	壬	癸	甲	乙
地支	子	丑	寅	卯	辰	巳	午	未	申	酉	戌	亥

备注:单数为阳,双数为阴。

2. **年干支推算法**　年、月、日、时都是六十次为一周,重返甲子。比如1980年是庚申年,1981年就是辛酉年,1982年就是壬戌年……到2040年又是庚申年。据《辞海》附录,中国历史纪年表,用天干、地支纪年,是从西周共和元年(公元前841年)开始的,共和元年是庚申年,四年后逢第一个甲子年(公元前837年),到1984年已是第48个甲子年了。

3. **月干支推算法**　月,每年十二个月,月的十二个地支不变,天干是十个,所以每年给十二个月的地支补两个天干。农历的正月是寅、二月卯、三月辰、四月巳、五月午、六月未、七月申、八月酉、九月戌、十月亥、十一月子、十二月丑。古人将十二地支按其先后顺序,从寅开始,分配十二个月,称为月建,作为每个月的符号。即正月建寅、二月建卯……这是古人从观察斗纲所指的方位定出来的。因为由七星组成的北斗,其中的第一星名魁,第五星名衡,第七星名杓,这三颗星在每年正月的黄昏时候,杓星指向寅位,夜半时衡星指向寅位,平旦时魁星指向寅位,到了二月,则同样的分别指向卯位,三月指向辰位,其余各月均依此类推,从而产生了一年的周期"年周期"(图146),所以推算每个月的干支,要牢记下述歌诀:

甲己之年丙寅首,乙庚之岁戊寅头,

丙辛之年庚寅上,丁壬壬寅顺行求,

戊癸甲寅正月起,六十首法助医流。

按:此歌俗名年上起月,是按当年的天干、地支,当月的地支,依次相推,找到当月的天干,即月的干支。比如甲年或己年的正月都是丙寅,二月即丁卯、三月即戊辰;乙年或庚年的正月都是戊寅、二月即己卯、三月即庚辰……余皆类推。

411

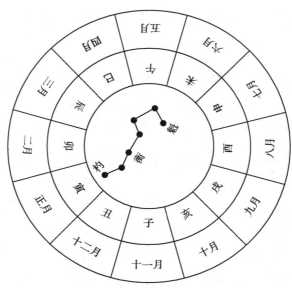

图146 斗纲正月指寅位

4. 日干支推算法 日,农历的推算法比较难,公历的推算法比较容易。不闰年,一年是365日,比如1981年一月一日是己卯,1982年一月一日就是甲申,因为60×6=360天,余五天,就是己卯日往下推五天,即甲申日。如果闰年,就按366日推算,比如1980年是闰年,一月一日是癸酉日,按366日计算,60×6=360天,余六天,就是癸酉日往下推六天,所以1981年一月一日是己卯日。1981年一月十一日是己丑、二十一就是己亥……余皆类推。根据历史记载,远在商代以前,古人就用干支纪日,从鲁隐公元年(己未年,公元前722年)2月己巳日,《春秋》编年起,一直到1984年没有间断错乱过,已有2706年的历史,可见它的历史久远及其准确的程度了。

5. 时干支推算法 时,每日十二个时辰的地支不变,十个天干,每日给十二个时辰补两个天干,合五天六十个时辰,重返甲子。所以要推算每个时辰的干支,要牢记下述歌诀:

> 甲己还甲子,乙庚丙子初,
>
> 丙辛生戊子,丁壬庚子头,
>
> 戊癸起壬子,周而复始求。

按:此歌俗名日上起时,是按当日的天干、地支,当时的时辰地支,依次相推,找到当时的天干,即时辰的干支。比如每逢甲日或己日的子时,都是甲子,丑时是乙丑,寅时是丙寅,卯时是丁卯;乙日或庚日的子时,都是丙子,丑时是丁丑,寅时是戊寅,卯时是己卯……这是因为从甲到戊是五天,循环六十个时辰而为一周,己是再周的开始,所以仍是甲子,故名五门得合,又称六十环周法。余皆类推。

二、五输穴与天干、五行的配合

五输穴是根据其性能而给予特别称号的腧穴,对临床诊断和治疗都很重要,子午流注就是根据五输穴配伍应用的,现分别将其功能及应用概述如下:

井者东方,万物之始生。故阴经的井穴属东方甲(阳)乙(阴)木,荥穴属南方丙(阳)丁(阴)火,输穴属中央戊(阳)己(阴)土,经穴属西方庚(阳)辛(阴)金,合穴属北方壬(阳)癸(阴)水。阳为刚,阴为柔。同属性的阳干或同属性的阴干相克,也就是阳性的庚金,能克阳性的甲木,阴性的辛金,能克阴性的乙木;阳性的庚金与阴性的乙木相配,不但不克,还能刚柔相济,相合而化金。故阳经的井穴乙与庚合化(属)金,荥穴丙与辛合化(属)水,输穴丁与壬合化(属)木,经穴戊与癸合化(属)火,合穴甲与己合化(属)土。这就是五输穴与天干配合,刚柔相济、五行化生关系。也就是"阴阳对立、矛盾统一"的哲学规律(表19)。

表 19　五输穴与天干、五行的配合

五输穴	井		荥		输		经		合	
阴经属性(五行)	木		火		土		金		水	
天干	甲	乙	丙	丁	戊	己	庚	辛	壬	癸
天干与五行的化生配合										
阳经属性(五行)	金		水		木		火		土	

第二节 时(地)支子午流注

　　时(地)支子午流注,即气血流注,亦称纳子法、纳支法。是根据每日气血输注十二经的地支时辰,某经病症之虚实,配合五行相生相克穴位,取穴治病的方法。《灵枢·卫气行》篇说:"岁有十二月,日有十二辰,子午为经,卯酉为纬。"《灵枢·顺气一日分为四时》篇说:"人有五脏,五脏有五变,五变有五俞,故五五二十五俞,以应五时。"这是"时支"子午流注最早的记载。已有两千多年的历史,至今仍为医家广泛应用。

　　时支子午流注,有两种取穴法:一种是按一天十二个时辰,每个时辰配合一经,在这个时辰内,该经自起点至终点的任何腧穴都可应用。例如,肺经病,每日寅时都可取肺经从中府至少商的任何腧穴针灸治疗。其他各个时辰流注到的经,该经所有的腧穴,也依此类推。现在使用这种取穴法的较少。另一种是根据气血流注到某经的时辰,结合五输穴,用"补母""泻子"的取穴方法治疗病症,"纳子法",是依据"日周期",用本经的五输穴井、荥、输、经、合配属金、水、木、火、土五行属性,根据气血流注本经的时间,在每日的子、丑、寅、卯、辰、巳、午、未、申、酉、戌、亥十二个地支时辰按时开穴。开穴原则是,实则泻其子,虚则补其母。实则泻其子就是在气血流注本经的时辰,本经气血最盛,实证取子穴用泻法,可以祛其邪而不伤正气;虚则补其母,就是在气血始流过本经的时辰,本经气血最虚,取母穴用补法,可以扶正补虚而气血不致郁滞。现在使用这种方法的较多,兹叙述如下:

一、十二经纳地支歌

肺寅大卯胃辰宫,脾巳心午小未中,

申膀酉肾心包戌,亥三子胆丑肝通。

　　按:气血于寅时由肺经开始流注,卯时流注大肠,辰时流注胃经,巳时流注脾经,午时流注心经,未时流注小肠经,申时流注膀胱经,酉时流注肾经,戌时流注心包络经,亥时流注三焦经。次日子时流注胆经,丑时流注肝经,寅时再流注肺经,周而复始,如环无端(表20)。

表20　气血流注十二经时间

经脉	胆	肝	肺	大肠	胃	脾
时辰	子	丑	寅	卯	辰	巳
时间	23~1	1~3	3~5	5~7	7~9	9~11
经脉	心	小肠	膀胱	肾	心包	三焦
时辰	午	未	申	酉	戌	亥
时间	11~13	13~15	15~17	17~19	19~21	21~23

按: 寅时配肺经,是因寅为万物生长的始原。从一年来看,正月建寅为一年之首;从时辰来看,寅时天光始明;从几粒种子来看,种子初入土中为先天之元到丑种象始裂,寅萌芽出于土,也就是从寅开始生长;从人象来看,子丑胎无之期,寅为胎儿离母之时,凡婴儿出生后第一声哭,是肺的功能,因哭使肺接触后天的空气,开始呼吸,人有了后天的呼吸,气血才能循经脉运行。肺似压气机,心似压水机,心肺的机能不停,则人的生命长存,一旦失常,或发生病变,或导致死亡。所以十二经纳地支,寅时配肺经为十二经气血流注的始源。

因为天供给人五气(臊、焦、香、腥、腐),地供给人五味(酸、甘、苦、辛、咸)。"肺开窍于鼻",五气由鼻吸入,藏于心肺:五味由口食入,藏于中焦。五味经过胃肠腐熟消化,吸收其精微,上注于肺,于五气相合,通过经脉传注转输于十二经脉,以养五脏。五脏之气与五气、五味之宗气相合,变化产生了津、液、精、气……气血流入肺、大肠、胃、脾、心、小肠、膀胱、肾、心包、三焦、胆、肝经后又回注于肺经,周而复始润泽脏腑,补益精髓,营养全身。所以气血流注始于肺,而肺经脉气起于中焦。

实证:须在气血输注本经的时间,取本经所属"五行"之子穴泻之。如遇咳嗽有热的肺(金)实证,于寅时泻尺泽(水),即金生水,水为金之子。

虚证:须在气血始流过本经的时间,取本经所属"五行"之母穴补之。如遇咳喘肺经虚证,于卯时补太渊(土),即土生金,土为金之母。

如补泻时间已过,或不虚不实之证,则取本经原穴或本穴。如酉时遇牙痛,龈肿的大肠经(金)实证,取大肠经原穴合谷泻之;戌时遇胃脘隐痛的胃腑(土)虚寒证,则取胃经本穴足三里(土)补之。但也常配用本经脏腑的俞、募穴和阿是穴施治。

因为它按气血输注某经的时间,也就是某经气血最盛的时候,迎其经之盛,取子穴泻子;气血始流过某经的时间,也就是某经气血最虚的时候,随其经之虚,取母穴补之。所以也称它为"迎随补泻"(表21)。

表21　时(地)支子午流注补泻腧穴

经脉	补		泻		本穴	原穴
	腧穴	时辰	腧穴	时辰		
肺(金)	太渊(土)	卯	尺泽(水)	寅	经渠(金)	太渊
大肠(金)	曲池(土)	辰	二间(水)	卯	商阳(金)	合谷
胃(土)	解溪(火)	巳	厉兑(金)	辰	足三里(土)	冲阳
脾(土)	大都(火)	午	商丘(金)	巳	太白(土)	太白
心(火)	少冲(木)	未	神门(土)	午	少府(火)	神门
小肠(火)	后溪(木)	申	小海(土)	未	阳谷(火)	腕骨
膀胱(水)	至阴(金)	酉	束骨(木)	申	通谷(水)	京骨
肾(水)	复溜(金)	戌	涌泉(木)	酉	阴谷(水)	太溪
心包(相火)	中冲(木)	亥	大陵(土)	戌	劳宫(火)	大陵
三焦(相火)	中渚(木)	子	天井(土)	亥	支沟(火)	阳池
胆(木)	侠溪(水)	丑	阳辅(火)	子	临泣(木)	丘墟
肝(木)	曲泉(水)	寅	行间(火)	丑	大敦(木)	太冲
说明	不虚不实之证或补泻、流注时辰已过,遇有疾病,取本经的本穴或原穴进行治疗					

二、医 案 举 例

1. **消化不良**　患者孟某,男,2岁,成县182地质队家属。因饮食逐渐减少1个月,于1975年3月30日初诊。缘去年7月患儿因食积消化不良,经扎针治愈。今年春节开始又不想吃,食量减少,逐渐消瘦,有时发烧、吐食,每天腹泻3~5次,便内有奶块和不消化食物,现在不吃食已5天。检查:体温38℃,面色苍白,精神不振。血常规:血红蛋白10g,白细胞18.85×10⁹/L,中性32%,淋巴63%,单核1%,嗜酸3%,嗜碱1%。印堂部有青脉,舌净无苔,鼻孔干、红、指纹紫色通过风、气关,腹部膨胀如鼓,脉细数,140次/分。西医诊断为消化不良,中医辨证系食积内热,胃肠运化失常所致。采用清热养阴、疏调胃肠之法主治。上午 8 时许（辰时）先取厉兑为主，配三关纹点刺出血，中脘、天枢用泻法点刺，针治 1 次，腹胀减轻，饮食增加，以后隔日 1 次，按辰时先取厉兑，非辰时先取足三里为主，配穴手法同前，针治 3 次，症状消失，检查恢复正常，即停诊。6 月 30 日随访，情况良好。（郑俊朋整理）

2. **胃溃疡**　患者：王某，男，45 岁，于 1973 年 9 月 29 日初诊。患者 1971 年 5 月发现胃痛，嗳气吞酸，饮食逐渐减少。现在每天食量不足 250g，身体逐渐虚弱，疲乏无力，恶寒喜温，在本院钡餐透视诊断为胃溃疡。检查所见：巨阙、中脘处有明显压痛，舌苔薄白，脉弱，中医辨证系虚寒性胃痛。已时取解溪，配中脘，用补法，留针 30 分钟，以温中散寒，胃痛即止。第五天胃痛复发，又来就诊，因流注时间已过，则用补法针足三里（胃经本穴），配中脘，留针 30 分钟，胃痛又止。以后约患者每日已时来就诊，仍取解溪，配中脘，留针 30 分钟，治疗 1 个月即愈。

3. **第五腰椎压缩性骨折、截瘫**　患者苏某，男，10 岁，成县北关小学学生，因双下肢不能活动 1 个月，于 1977 年 10 月 18 日住院。缘 9 月 22 日不慎从高墙摔下，第二天发现腿痛，第三天双下肢浮肿，不能行走，小便不下，导尿 2 次，无效而住院。检查：双下肢不能屈伸活动，浮肿，以两足为甚，两腿不能举动，感觉、痛觉障碍，膝反射消失，提睾反射消失，第三、四腰椎压痛明显，X 线拍片提示：第五腰椎压缩性骨折。心率 96 次／分，心律不整，强弱不等，呼吸音粗糙，未闻及干湿性啰音，腹部膨胀，叩诊呈鼓音，肝脾未触及，大小便失禁，用力按压腹部时能排尿。体温 38.9℃，血常规：白细胞 $9.5 \times 10^9/L$，中性 56%，淋巴 40%，嗜酸 4%。舌苔薄白，脉数。西医诊断为第五腰椎压缩性骨折、截瘫，中医辨证系筋骨受损、瘀血停留所致，采用活血化瘀、疏通经络、固肾培元之法主治。下午 8 时（戌时）先取复溜为主，配肾俞、关元俞、秩边、环跳、风市、梁丘、足三里用补法，留针 20 分钟，针治 1 次，下肢能活动，以后每次戌时先取复溜，非戌时先取阴谷、太溪为主，配穴手法同前，治疗到 10 月 26 日，针达 6 次时，扶持能走数步，则加志室、血海、三阴交，仍按上述方法，治疗到 11 月 2 日，针达 13 次时，不用扶持自己能走 50m 远，能站立 3~4 分钟，大小便白天能控制，治疗到 11 月 8 日，针达 19 次时，症状基本消失，自己能走 100~200m 远而出院。出院后自己到门诊治疗到 12 月 10 日共计 39 次时，完全恢复正常而停诊。1978 年 3 月 15 日随访，情况良好。

4. **左上肢血管运动失调、气锤手** 患者祝某,男 20 岁,5911 部队战士,因左手麻木无力半年,于 1972 年 11 月 3 日初诊。患者系工程兵风枪手,今年 3 月间发现左手肿胀、麻木无力、发紫发凉,颈背部疼痛,手不能握物,不能端碗,感觉障碍,有时掉了碗也无知觉。但上肢和手指无酸痛感,而转来我院。检查:两侧颈、颞动脉搏动相等,两臂上举时动脉搏动左侧弱。左手由支沟至手指肿胀色紫红,皮温低(冰冷),肌力较弱、握力差,手腕至手指尖感觉减退明显,触觉和痛觉减退。西医诊断为左上肢血管运动失调、左手气锤手。中医辨证系风寒侵及经络,气血瘀阻所致。采用祛风散寒、疏经活络之法主治。上午 8 时许(辰时),取曲池为主,配四渎、外关、阳池、腕骨、八邪,用烧山火法,留针 20 分钟。以后每日 1 次,辰时先取曲池,非辰时取商阳或合谷为主,配穴手法同前,治疗到 11 月 27 日,针达 21 次时,左手肿胀渐消,皮色变红,皮温好转,握力增加,治疗到 12 月 15 日,针达 32 次时,左手肿胀基本消失,皮温基本恢复,握力增加,能端碗,手比以前灵活。治疗到 1973 年 1 月 20 日,针达 57 次时,症状完全消失,皮温和健侧相同,握力增加,左手能提 10 斤重物,治愈出院。(郑俊朋整理)

5. **面肌痉挛** 患者陈某,女,34 岁,成县陈院小学老师,因左侧面部及眼睑抽动 28 天,于 1980 年 4 月 28 日初诊。缘 1976 年患左面神经麻痹,经针灸治愈,20 多天前的一个晚上,睡时被风吹了左侧头面部,第二天发现左侧面部牵及左眼睑抽动,有时跳动,以每天早晨 10 点前后最剧,左嘴角和眼睑麻木,不停抽动,头晕,不能睁眼。检查:左上、下眼睑和嘴角阵发性痉挛,左面部皱纹少,皱眉时明显,左鼻唇沟变浅,色青紫,闭口时口角向右喎斜,承泣至巨髎穴处明显压痛拒按,舌质紫、苔薄白,脉弦滑,82 次 / 分,西医诊断为面肌痉挛,中医辨证系风寒侵及手阳明经筋,经络阻塞所致。采用驱风散寒、舒筋活络之法主治。28 日上午 10 时(巳时),取足三里为主,配三阴交、合谷、风池、地仓、颊车用烧山火手法,留针 1 小时,针后痉挛和头晕减轻,每日按上述方法针治 1 次,治疗到 5 月 15 日,针达 14 次时,头晕停止,承泣至巨髎穴处之压痛和痉挛基本消失,为了观察疗效,每星期针治 1 次,治疗到 6 月 2 日,共针治 17 次即愈。10 月 7 日随访,完全恢复正常。

6. **慢性肥大性鼻炎** 患者马某,男,11 岁,成县 182 地质队学生,因鼻子不通气 5 年,于 1975 年 4 月 10 日初诊。缘 1970 年患感冒后,经常鼻流清涕,鼻不通气。检查:双侧鼻孔不通气,双侧鼻腔黏膜中度充血,少量黏液性分泌物,双侧鼻下甲重度肥大、充血,触及鼻中隔。面色苍白,苔薄白,脉浮稍数,西医诊断为慢性肥大性鼻炎,中医辨证系湿热郁滞、阻塞鼻窍。采用清热利湿、通关开窍之法主治。上午6时许(卯时),先取二间为主,配赞竹、上迎香、迎香,用泻法,留针10分钟,针后鼻子即通气,以后隔日1次,按卯时先取二间,非卯时先取合谷为主,配穴手法同前。针治10次鼻涕减少,鼻黏膜充血减轻,治疗到7月7日,针达30次时,治愈停诊。1975年12月12日随访,完全恢复正常,未复发。

第三节 日(天)干子午流注

　　日(天)干子午流注,亦称纳甲法、纳干法。是根据每日气血输注十二经天干时辰开穴的原则,进行配穴治病的方法。《素问·藏气法时论篇》说"肝主春,足厥阴、少阳主治,其日甲乙……心主夏,手少阴、太阳主治,其日丙丁……脾主长夏,足太阴、阳明主治,其日戊己……肺主秋,手太阴、阳明主治,其日庚辛……肾主冬,足少阴、太阳主治,其日壬癸。"这是日干子午流注最早的记载。"纳甲法",是依据"年周期",随每日值日经的甲、乙、丙、丁……十个天干开穴。先按日时天干开"值日经"的井穴:按阳日阳时阳经、阴日阴时阴经开穴;按木、火、土、金、水五行的"经生经",井、荥、输、经、合的"穴生穴"规律开穴;逢输过原,又称返本还原,开"值日经"本经之原穴,阴经无原以输代之;日干重见时纳穴,阳经气纳三焦按他生我,阴经血归包络、按我生他的规律开穴。"纳甲法"治病是符合阴阳矛盾对立统一哲学规律的。金代何若愚著的《子午流注针经》、窦汉卿著的《针经指南》都提倡"日干子午流注",明代徐凤著的《针灸大全》将何氏《子午流注针经》内的"流注经络井荥图"的十二图缩减为十图,并编著了《子午流注逐日按时定穴诀》,至今仍为针灸医家广泛应用。

　　日干子午流注有三种取穴法:一种是按值日经的天干,每日分配一经在这一天内开取该经自起点至终点的任何腧穴,都可治疗该经的病症。例如,胆经病,甲日一天不论什么时辰,都可开取胆经从瞳子髎至窍阴的所有腧穴治疗。其他天干值日经亦依此类推。另一种是按时的天干,在这个天干时辰内,开取该经的五输穴中的任何一个腧穴,都可治疗该经的病症。例如,肝经病,不论日的天干如何,只要乙时,都可开取肝经大敦、行间、太冲、中封、曲泉五输穴中的任何一个腧穴治疗。其他时辰的天干亦依此类推。现在使用以上两种方法的较少。再一种是按天干值日经,逢时开取值日经的井穴、下一个时辰按阳日阳时阳经穴、阴日阴时阴经穴和"经生经""穴生穴"的原则开穴,逢输过原,最后阳日气纳三焦,阴日血归包络……这就是何若愚"流注经络井荥图"和徐凤"子午流注逐日按时定穴诀",按时取穴治病的方法。现在使用这种方法的较多,兹将何、徐二氏的取穴方法分述如下:

一、何氏流注经络井荥图

1. 足少阳胆之经

甲日:甲与己合,胆引气行。

甲日甲戌时胆为井金(窍阴),丙子时小肠为荥水(前谷),戊寅时胃为输木(陷谷),并过本原丘墟穴,木原在寅,庚辰时大肠为经火(阳溪),壬午时膀胱为合土(委中),甲申时气纳三焦,谓诸甲合还原化本。

2. 足厥阴肝之经

乙日:乙与庚合,肝引血行。

乙日乙酉时肝为井木(大敦),丁亥时心为荥火(少府),己丑时脾为输土(太白),辛卯时肺为经金(经渠),癸巳时肾为合水(阴谷),乙未血纳包络。

3. 手太阳小肠之经

丙日:丙与辛合,小肠引气行。

丙日丙申时小肠为井金(少泽),戊戌时胃为荥水(内庭),庚子时大肠为输木(三间),并过本原腕骨穴,故火原在子。壬寅时膀胱为经火(昆仑),甲辰时胆为合土(阳陵泉),丙午时气纳三焦。

4. 手少阴心之经

丁日:丁与壬合,心引血行。

丁日丁未时心为井木(少冲),己酉时脾为荥火(大都),辛亥时肺为输土(太渊),癸丑时肾为经金(复溜),乙卯时肝为合水(曲泉),丁巳时血纳包络。

5. 足阳明胃之经

戊日:戊与癸合,胃引气行。

戊日戊午时胃为井金(厉兑),庚申时大肠为荥水(二间),壬戌时膀胱为输木(束骨),并过本原冲阳穴,故土原在戌,甲子时胆为经火(阳辅),丙寅时小肠为合土（小海），戊辰时气纳三焦。

6. 足太阴脾之经

己日：甲与己合，脾引血行。

己日己巳时脾为井木（隐白），辛未时肺为荥火（鱼际），癸酉时肾为输土（太溪），乙亥时肝为经金（中封），丁丑时心为合水、少海，己卯时血纳包络。

7. 手阳明大肠之经

庚日：庚与乙合，大肠引气行。

庚日庚辰时大肠为井金（商阳），壬午时膀胱为荥水（通谷），甲申时胆为输木（临泣），并过本原合谷穴，金原在申也。丙戌时小肠为经火（阳谷），戊子时胃为合土（三里），庚寅时气纳三焦。

8. 手太阴肺之经

辛日：丙与辛合，肺引血行。

辛日辛卯时肺为井木（少商），癸巳时肾为荥火（然谷），乙未时肝为输土（太冲），丁酉时心为经金（灵道），己亥时脾为合水（阴陵泉），辛丑时血纳包络。

9. 足太阳膀胱之经

壬日：丁与壬合，膀胱引气行。

壬日壬寅时膀胱为井金（至阴），甲辰时胆为荥水（侠溪），丙午时小肠为输木（后溪），并过本原京骨穴，水原在午，水入火乡，故壬、子午相交也。戊申时胃为经火（解溪），庚戌时大肠合土（曲池），壬子时气纳三焦，还原化本。

10. 手少阳三焦之经

三焦与包络合为表里。

壬子时三焦关冲为井金，甲寅时为荥水（液门）；丙辰时为输木（中渚），并过本原阳池；戊午时为经火（支沟），庚申时为合土（天井），壬戌时气入行。

11. 手厥阴心主包络之经

心主与三焦为表里。

癸丑时包络为井木（中冲），乙卯时为荥火（劳宫），丁巳时为输土（大陵），己未时为经金（间使），辛酉时为合水（曲泽）。

12. 足少阴肾之经

癸日：戊与癸合，肾引血行。

癸日癸亥时肾为井木（涌泉），乙丑时肝为荥火（行间），丁卯时心为输土

（神门），己巳时脾为经金（商丘），辛未时肺为合水（尺泽），癸酉时血纳包络。

上述十二个"开穴图"摘自金·何若愚撰、阎明广注的《子午流注针经》。该书只言在每日阳干重见时气纳三焦、阴干重见时血纳包络，没有关于纳甲法具体纳何穴的记载。但明代医家汪机在《针灸问对》中记载了何若愚有关纳甲法具体纳穴的论述。该书说："南唐何若愚谓三焦是阳气之父，包络是阴血之母……胆属足少阳阳木，故甲日甲戌时胆引气出窍阴……至甲申时，气纳三焦之关冲、液门、中渚、阳池、支沟、天井。肝属足厥阴乙木，故乙日乙酉时，肝引血出大敦……至乙未时，血纳包络之中冲、劳宫、大陵、间使、曲泽……"一直到癸日，都详细说明了日干重见时阳经气纳三焦六穴、阴经血纳包络五穴的方法。这种方法，比徐氏子午流注早，纳穴较多，可以补充每日开穴之不足。说理比较透，也有实用价值。但流传面较窄，使用得较少。"徐氏子午流注逐日按时定穴诀"，徐凤纳穴方法也以歌诀形式流传下来，杨继洲著的《针灸大成》又有转载，所以流传面广，至今仍被针灸医学界人士广泛应用。

二、徐氏十二经纳天干歌

甲胆乙肝丙小肠，丁心戊胃己脾乡，

庚属大肠辛属肺，壬属膀胱癸肾脏，

三焦亦向壬中寄，包络同归入癸方。

按：此歌是经络运行气血的流注日期，也称"天干值日经"。即甲、乙、丙、丁、戊、己、庚、辛、壬、癸十个天干，由胆、肝、小肠、心、胃、脾、大肠、肺、膀胱、肾十经，每日一经，轮流十日，周而复始。将心包络和三焦二经，分配到每日按时纳穴，壬日过原时，兼过三焦经原穴阳池；癸日过原时，兼过心包络经原穴大陵（表22）。

表22　天干值日经

经脉	胆	肝	小肠	心	胃	脾	大肠	肺	膀胱	肾
天干日	甲日	乙日	丙日	丁日	戊日	己日	庚日	辛日	壬日	癸日
说明			阳日纳三焦经穴，壬日兼过三焦经原穴 阴日纳心包经穴，癸日兼过心包经原穴							

按：因为甲属阳木，位在东方，象于四季之春天，万物生长始于春；胆为将军之官，其性属阳木，所以十二经纳天干以甲日配胆经为始源。

轮到的"值日经"(即甲日胆、乙日肝经等)先按时开穴,下一个时辰再继续按次序开穴。开第一个穴位"时的天干",必须是"日的天干",第二日的最后纳穴天干,还必须是第一日的开穴天干;比如甲日甲时开了第一个井穴后,必须在第二天重见甲时,才能纳穴,所以叫"日干重见"。开穴又按"阳日""阳时"开"阳经"穴,甲、丙、戊、庚、壬为"阳日"(单数为"阳干"),子、寅、辰、午、申、戌为"阳时"(单数为"阳支"),胆、小肠、胃、大肠、膀胱、三焦为"阳经";"阴日""阴时"开"阴经"穴,乙、丁、己、辛、癸为"阴日"(双数为"阴干"),丑、卯、巳、未、酉、亥为"阴时"(双数为"阴支"),肝、心、脾、肺、肾、心包络为"阴经"。亦即阳干注腑,阴干注脏。阳日遇阴时不开阳经穴,阴日遇阳时不开阴经穴,在不开穴时即为闭(得时谓之开,失时谓之闭,开时气血正旺,闭时气血渐衰),闭则按当日天干找相合者取之(如甲与己合、乙与庚合、丙与辛合、丁与壬合、戊与癸合)。凡按时所开的穴皆为主穴,先针灸之,配用其他穴位则为客穴,后针灸之,所以说治病以开穴为主。开穴规律:是根据"经生经""穴生穴"的原则,先按日、时天干开"值日经"的井穴,下一个时辰开"值日经"的相生经(如"值日经"属木,属火的经即为相生经)荣穴、输穴,每逢过原,同时开值日经的原穴,即"返本还原"(阴经无原,以输穴代之),然后仍按"经生经""穴生穴"的原则,继续开经穴、合穴。阳经值日引气行,开穴完了,最后气纳三焦,纳本经所属"五行"之母穴。由于三焦为阳气之父,按"他生我"的规律(他指三焦经五输穴,我指值日经)开取三焦经腧穴(如胆经属木,即纳三焦经属水的穴),阴经值日引血行,开穴完了,最后血纳心包络,纳本经所属"五行"之子穴。由于心包络为阴血之母,按"我生他"的规律(我指值日经,他指心包络经五输穴)开取心包络经腧穴(如肝经属木,即纳心包络属火的穴);它的第二日纳穴时的天干,还必须是第一天的开穴天干(表23~表26)。

表23 甲胆值日主气

时辰	甲戌	乙亥	丙子	丁丑	戊寅	己卯	庚辰	辛巳	壬午	癸未	甲申	(日干重见)
经脉	胆	闭	小肠	闭	胃	闭	大肠	闭	膀胱	闭	三焦	(气纳三焦)
五行	金		水		木		火		土		水	
五输	井		荥		输		经		合		纳	
穴位	窍阴		前谷		陷谷		阳溪		委中		液门	(他生我)
过原	戊寅时过(开)丘墟,为返本还原											

表 24　乙肝值日主血

时辰	乙酉	丙戌	丁亥	戊子	己丑	庚寅	辛卯	壬辰	癸巳	甲午	乙未	(日干重见)
经脉	肝	闭	心	闭	脾	闭	肺	闭	肾	闭	心包	(血归包络)
五行	木		火		土		金		水		火	
五输	井		荥		输		经		合		纳	
穴位	大敦		少府		太白		经渠		阴谷		劳宫	(我生他)
过原	己丑时过(开)太冲,为返本还原											

表 25　壬膀胱值日主气

时辰	壬寅	癸卯	甲辰	乙巳	丙午	丁未	戊申	己酉	庚戌	辛亥	壬子	日干重见
经脉	膀胱	闭	胆	闭	小肠	闭	胃	闭	大肠	闭	三焦	(气纳三焦)
五行	金		水		木		火		土		金	
五输	井		荥		输		经		合		纳	
穴位	至阴		侠溪		后溪		解溪		曲池		关冲	(他生我)
过原	丙午时过(开)京骨和阳池,为返本还原											

表 26　癸肾值日主血

时辰	癸亥	甲子	乙丑	丙寅	丁卯	戊辰	己巳	庚午	辛未	壬申	癸酉	日干重见
经脉	肾	闭	肝	闭	心	闭	脾	闭	肺	闭	心包	(血归包络)
五行	木		火		土		金		水		木	
五输	井		荥		输		经		合		纳	
穴位	涌泉		行间		神门		商丘		尺泽		中冲	(我生他)
过原	丁卯时过(开)太溪和大陵,为返本还原											

　　因为阳日遇阴时和阴日遇阳时不开穴,故又有甲与己合的取穴法。此法亦称夫妻合(互)用法,夫代表阳经与阳日,妻代表阴经与阴日。这个规律是:甲日用己日的穴,乙日用庚日的穴,丙日用辛日的穴,丁日用壬日的穴,戊日用癸日的穴。这叫作刚柔相配,或称五门十变或称夫妻经穴合用。虽然有以上两个规律,但也不是每个时辰都有开穴。所以《针灸大成》又有:"如遇有急症,夫闭针其妻,妻闭针其夫,母闭针其子,子闭针其母"的记载。因为有的时辰,各书都没开穴,所以对这些时辰的补充腧穴,各家也是不一致的。我学的

补穴方法：

1. 根据时辰的天干，决定开穴的经脉。即甲时胆、乙时肝，丙时小肠，丁时心，戊时胃，己时脾，庚时大肠，辛时肺，壬时膀胱，癸时肾经（表27）。

表27　按时辰天干补经脉

天干	甲	乙	丙	丁	戊	己	庚	辛	壬	癸
经脉	胆	肝	小肠	心	胃	脾	大肠	肺	膀胱	肾

2. 根据时辰的地支，增补穴位。阳经按阳时补穴，即子补井，寅补荥，辰补输，午补经，申补合，戌补纳；阴经按阴时补穴，即丑补井，卯补荥，巳补输，未补经，酉补合，亥补纳（表28）。

表28　按时辰地支补穴位

阳经阳时	子	寅	辰	午	申	戌
阴经阴时	丑	卯	巳	未	酉	亥
五输穴	井	荥	输	经	合	纳

以上补穴，是按阴阳经脉、阴阳时辰规定的补穴规律。这样，闭穴的时辰就有了开穴，也就是所有的时辰都有了开穴，解决了过去闭时无开穴之弊。但也常配用和病症有关的其他穴位施治。

三、徐氏子午流注逐日按时定穴诀

1. 甲日戌时胆窍阴，丙子时中前谷荥，
   戊寅陷谷阳明俞，返本丘墟木在寅。
   庚辰经注阳溪穴，壬午膀胱委中寻，
   甲申时纳三焦水，荥合天干取液门。

2. 乙日酉时肝大敦，丁亥时荥少府心，
   己丑太白太冲穴，辛卯经渠是肺经，
   癸巳肾宫阴谷合，乙未劳宫火穴荥。

3. 丙日申时少泽当，戊戌内庭治胀康，
   庚子时在三间输，本原腕骨可祛黄，

壬寅经火昆仑上，甲辰阳陵泉合长，
丙午时受三焦木，中渚之中仔细详。

4. 丁日未时心少冲，己酉大都脾土逢，
辛亥太渊神门穴，癸丑复溜肾经通，
乙卯肝经曲泉合，丁巳包络大陵中。

5. 戊日午时厉兑先，庚申荣穴二间迁，
壬戌膀胱寻束骨，冲阳土穴必还原，
甲子胆经阳辅是，丙寅小海穴安然，
戊辰气纳三焦脉，经穴支沟刺必痊。

6. 己日巳时隐白始，辛未时中鱼际取，
癸酉太溪太白原，乙亥中封内踝比，
丁丑时合少海心，己卯间使包络止。

7. 庚日辰时商阳居，壬午膀胱通谷之，
甲申临泣为输木，合谷金原返本归，
丙戌小肠阳谷火，戊子时居三里宜，
庚寅气纳三焦合，天井之中不用疑。

8. 辛日卯时少商本，癸巳然谷何须忖，
乙未太冲原太渊，丁酉心经灵道引，
己亥脾合阴陵泉，辛丑曲泽包络准。

9. 壬日寅时起至阴，甲辰胆脉侠溪荣，
丙午小肠后溪输，返本京骨本原寻，
三焦寄有阳池穴，返本还原似嫡亲，
戊申时注解溪胃，大肠庚戌曲池真，
壬子气纳三焦寄，井穴关冲一片金，
关冲属金壬属水，子母相生恩义深。

10. 癸日亥时井涌泉，乙丑行间穴必然，
丁卯输穴神门是，本寻肾水太溪原，
包络大陵原并过，己巳商丘内踝边，
辛未肺经合尺泽，癸酉中冲包络连，
子午截时安定穴，留传后学莫忘言。

四、徐氏子午流注日时开穴图

甲日：足少阳胆经，甲主，与己合，胆引气行。

甲戌时开胆井金（窍阴），丙子时小肠荥水（前谷），戊寅时胃输木（陷谷），并过胆原（丘墟），庚辰时大肠经火（阳溪），壬午时膀胱合土（委中），甲申时气纳三焦荥水（液门）。

乙日：足厥阴肝经，乙主，与庚合，肝引血行。

乙酉时开肝井木（大敦），丁亥时心荥火（少府），己丑时脾输土（太白），并过肝原（太冲），辛卯时肺经金（经渠），癸巳时肾合水（阴谷），乙未时血纳心包络荥火（劳宫）。

丙日：手太阳小肠经，丙主，与辛合，小肠引气行。

丙申时开小肠井金（少泽），戊戌时胃荥水（内庭），庚子时大肠输木（三间），并过小肠经原（腕骨），壬寅时膀胱经火（昆仑），甲辰时胆合土（阳陵泉），丙午时气纳三焦输木（中渚）。

丁日：手少阴心经，丁主，与壬合，心引血行。

丁未时开心井木（少冲），己酉时脾荥水（大都），辛亥时肺输土（太渊），并过心原（神门），癸丑时肾经金（复溜），乙卯时肝合水（曲泉），丁巳时血纳心包络输土（大陵）。

戊日：足阳明胃经，戊主，与癸合，胃引气行。

戊午时开胃井金（厉兑），庚申时大肠荥水（二间），壬戌时膀胱输木（束骨），并过胃原（冲阳），甲子时胆经火（阳辅），丙寅时小肠合土（小海），戊辰时气纳三焦经火（支沟）。

己日：足太阴脾经，己主，与甲合，脾引血行。

己巳时开脾井木（隐白），辛未时肺荥火（鱼际），癸酉时肾输土（太溪），并过脾原（太白），乙亥时肝经金（中封），丁丑时心合水（少海），己卯时血纳心包络经金（间使）。

庚日：手阳明大肠经，庚主，与乙合，大肠引气行。

庚辰时开大肠井金（商阳），壬午时膀胱荥水（通谷），甲申时胆输木（临泣），并过大肠原（合谷），丙戌时小肠经火（阳谷），戊子时胃合土（足三里），庚寅时气纳三焦合土（天井）。

辛日：手太阴肺经，辛主，与丙合，肺引血行。

辛卯时开肺井木（少商），癸巳时肾荥火（然谷），乙未时肝输土（太冲），并过肺原太渊，丁酉时心经金（灵道），己亥时脾合水（阴陵泉），辛丑时血纳心包络合水（曲泽）。

壬日：足太阳膀胱经，壬主，与丁合，膀胱引气行。

壬寅时开膀胱井金（至阴），甲辰时胆荥水（侠溪），丙午时小肠输木（后溪），并过膀胱原（京骨），兼过三焦原（阳池），戊申时胃经火（解溪），庚戌时大肠合土（曲池），壬子时气纳三焦井金（关冲）。

癸日：足少阴肾经，癸主，与戊合，肾引血行。

癸亥时开肾井木（涌泉），乙丑时肝荥火（行间），丁卯时心输土（神门），并过肾原（太溪），兼过心包络原（大陵），己巳时脾经金（商丘），辛未时肺合水（尺泽），癸酉时血纳心包络井木（中冲）（表29，图147）。

表29 徐氏子午流注日时开穴及补穴

单氏补穴		1	4	2	5	3	0
郑氏补穴		井	荥	输	经	合	纳
六甲	干支配合	甲戌	甲子	甲寅	甲辰	甲午	甲申
	穴名	窍阴	阳辅	〔侠溪〕	阳陵泉	〔临泣〕阳辅	液门
六乙	干支配合	乙酉	乙亥	乙丑	乙卯	乙巳	乙未
	穴名	大敦	中封	行间	曲泉	〔太冲〕	劳宫
六丙	干支配合	丙申	丙戌	丙子	丙寅	丙辰	丙午
	穴名	少泽	阳谷	前谷	小海	〔后溪〕	中渚
六丁	干支配合	丁未	丁酉	丁亥	丁丑	丁卯	丁巳
	穴名	少冲	灵道	少府	少海	神门	大陵
六戊	干支配合	戊午	戊申	戊戌	戊子	戊寅	戊辰
	穴名	厉兑	解溪	内庭	三里	陷谷	支沟
六己	干支配合	己巳	己未	己酉	己亥	己丑	己卯
	穴名	隐白	〔商丘〕	大都	阴陵泉	太白	间使
六庚	干支配合	庚辰	庚午	庚申	庚戌	庚子	庚寅
	穴名	商阳	〔阳溪〕	二间	曲池	三间	天井
六辛	干支配合	辛卯	辛巳	辛未	辛酉	辛亥	辛丑
	穴名	少商	〔经渠〕太渊	鱼际	〔尺泽〕	太渊	曲泽

续表

单氏补穴		1	4	2	5	3	0
郑氏补穴		井	荥	输	经	合	纳
六壬	干支配合	壬寅	壬辰	壬午	壬申	壬戌	壬子
	穴名	至阴	〔昆仑〕束骨	通谷	委中	束骨	关冲
六癸	干支配合	癸亥	癸丑	癸卯	癸巳	癸未	癸酉
	穴名	涌泉	复溜	然谷	阴谷	太溪复溜	中冲
备注		上列"补穴表",表内加"┐"号的,是郑氏补穴,摘自1978年《针灸集锦》,加"〔 〕"号的是单氏补穴,摘自1983年王立早编著的《子午流注传真》					

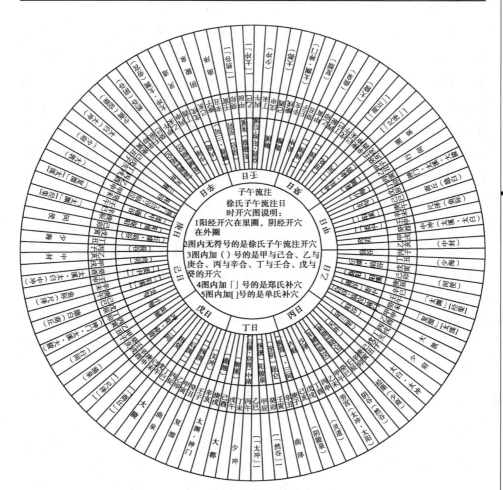

图147 徐氏子午流注日时开穴图

为何癸日癸亥时开涌泉？因为徐氏子午流注"纳甲法"，每日一经值日，每经值日 11 个时辰，5 日 1 周，10 日再周。10 日共 110 个时辰有开穴，每昼夜 12 个时辰，10 日共 120 个时辰，尚缺 10 个时辰无开穴。这是因为 10 日之中，每日不是阴经交阳经，就是阳经交阴经，阴经阳经相交，是第 1 日"值日经"开穴，开到第二日交给第二日的"值日经"继续开穴。比如甲日胆经值日，阳日阳时开阳经穴，开到乙日甲申时纳穴后，乙日肝经值日，乙酉时继续开穴，阴日阴时开阴经穴，开到丙日乙未时纳穴后，丙日小肠经值日，丙申时继续开穴……每日交接 1 次，少 1 个时辰，最后交到癸日就缺了 10 个时辰。因此，癸日肾经开穴，不能在癸丑时，而应推后 10 个时辰在癸亥时开涌泉。

为何甲日甲戌时开窍阴？因为徐氏子午流注"纳甲法"，每日 1 经值日，10 个天干值 10 日，阳日阳时开阳经穴，交于第二日的阴经，阴日阴时开阴经穴，交于第二日的阳经。也就是第一天值日经的时辰开穴、纳穴完了，第二天的值日经接着开穴。如果甲日甲子时开窍阴，甲戌时纳穴，乙亥时是甲日的时辰，不是乙日的时辰。而乙日乙时不能接着开穴，就影响了阴阳交接和子午流注一周再周的循环规律。所以甲日胆经开穴，不能在甲子时，而应推后 10 个时辰，在甲戌时开胆窍阴，第二日"日干重见"甲申时纳液门，乙日乙酉时肝经接着开大敦。

何谓"时穴""病穴"？按时辰所开的穴为"时穴"；根据病情所配的穴为"病穴"。子午流注法治病都是以"时穴"为主，无论什么病，都是先取所开的"时穴"为主，再配"病穴"。如果补泻时辰已过，或不虚不实之证，亦可开取原穴与本经同一属性的本穴辨证论治，主次分明。医者治病，必先治"神"，即未取"病穴"之前，先取所开"时穴"或本穴，原穴，调和人体气血，增强抗病机能，有病则能治病，无病也能健身，体壮则邪不侵犯，此即"上工治未病""治神"之理也。

五、脏腑经络辨证按日干取穴

胆火风阳，循经上扰偏头痛，头痛如裂，面赤口苦：甲日甲戌时取窍阴，配风池、头维、颔厌，用泻法，留针 20~30 分钟，以驱风降逆，疏经止痛。

肝失条达、情志郁结两胁胀痛，胸闷不舒、饮食减少、脉弦：乙日乙酉时取大敦，配期门、肝俞、行间，用平补平泻法，留针 20~30 分钟，以理气活血、舒肝止痛。

小肠受寒,小腹痛,牵及睾丸肿大冷痛,小便不利:丙日丙申时取少泽,配关元、四满、三阴交、大敦,灸 10~20 分钟,以温经散寒、消肿止痛。

心血不足、胆怯受惊,心悸易怒,多梦易醒:丁日丁未时取少冲或辛亥时取神门,配心俞、巨阙,用补法,留针 10~20 分钟,以养血宁心、镇惊安神。

胃气素虚、再受寒邪,胃脘痛、食难消化、形寒怕冷、时吐清水:戊日戊午时取厉兑或壬戌时取冲阳,配胃俞、中脘、足三里,用补法或灸 10~20 分钟,以温中散寒、和胃止痛。

脾失健运、不能散精,不思饮食、大便溏泻、神疲肢软:己日己巳时取隐白或癸酉时取太白,配脾俞、气海、腰俞、会阳,用补法或灸 10~20 分钟,以健脾助运、温固下元。

大肠传导失职,湿热相搏、腑气受损,大便脓血、腹痛、里急后重:庚日庚辰时取商阳或甲申时取合谷,配中脘、天枢、曲池、大肠俞,用泻法,留针 20~30 分钟,以清热利湿、通调大肠。

痰饮伏肺、风寒外袭,哮喘,喘急胸闷、呼吸急促、喉间哮鸣、张口抬肩、咳吐稀痰、形寒无汗:辛日辛卯时取少商或乙未时取太渊,配肺俞、定喘、膻中、列缺,用烧山火手法,留针或灸 10~20 分钟,以发散风寒、宣肺平喘。

风寒之邪侵袭足太阳膀胱经,头项强痛、鼻塞目痛、腰脊冷痛、发热恶寒:壬日壬寅时取至阴或丙午时取京骨、后溪,配天柱、风门、大椎、攒竹,用烧山火手法,以发散风寒、疏调膀胱。

惊恐伤肾、精气空虚,遗精阳痿、阴茎痿软、不能勃起、神疲腰酸、头晕目眩:癸日癸亥时取涌泉,配太溪、肾俞、志室、命门、关元、三阴交、百会,用补法或灸 10~20 分钟,以补肾益气、培元固本。

六、医案举例

1. 脑炎后遗症 患者胡某,男,5 岁,成县武家巷北泉三队社员,因聋哑和下肢不能活动 18 天,于 1979 年 1 月 25 日初诊。缘今年 1 月 8 日开始高烧住院,诊断为脑炎,经注射青、链霉素 3 天,高烧即退,但发现耳聋、瘖哑,下肢不能站立,不能行走,经中西医药物治疗无效,而转针灸病房。检查:舌质红、无苔,脉细数,表情精神一般,大声说话听不见,在背后拍手听不见,下肢不能站立(扶着能站)、不能出步,但哭声正常。中医辨证系风邪犯脑、耗伤津液、神明不清所致。采用清热养阴、开窍醒神之法主治。1月25日上午8时(壬辰日、甲辰时),先取侠溪为主,配风池、哑门、上廉泉、秩边、梁丘、血海、阳陵泉、绝骨,用泻法,不留针,针治一次后即可迈步,以后先针开穴为主,配穴手法同前,治疗到30日,针达4次时,即能说话,自己扶墙能走,但仍耳聋,30日上午8时(丁酉日、甲辰时),先取阳陵泉为主,配穴手法同前,减风池、哑门、上廉,加听宫,治疗到2月14日,针达15次时,自己能走、能跑,听力恢复正常,即停诊。同年5月20日随访,完全恢复正常。

2. **血栓性静脉炎** 患者张某,女,30岁,成县立新公社苇子沟农民,因左下肢肿痛,不能站立8天,于1980年1月14日转诊。患者因患宫外孕失血过多,急诊住院,1979年12月23日做宫外孕结扎手术后,第13天发现左下肢肿胀、麻木、疼痛,经药物治疗效果不显而转科。检查:体温38℃,颈静脉怒张,左下肢由膝窝至内踝浮肿,以膝窝至腓肠肌处较重,膝窝下可触及粗大坚硬的静脉膨隆和黄豆大小的结节肿块,不能站立。听诊:二尖瓣区可闻及Ⅱ级吹风样收缩期杂音。血常规:血红蛋白92g,白细胞6.2×10^9/L,中性69%,淋巴28%,嗜酸3%。尿检:蛋白微量,白细胞14~25,偶见成堆。面色潮红,舌质紫、苔黄厚,脉弦细88次/分,西医诊断为血栓性静脉炎,中医辨证系瘀血阻塞,经络不通所致。采用活血化瘀,消肿止痛之法主治。1月14日下午4时(丙戌日、丙申时),取少泽为主,点刺出血,配阿是穴(结节肿块处)用丛针扬刺法出血,血海、曲泉、膝阳关、足三里、三阴交、承山,用平补平泻法,留针20分针,针治1次肿痛见消,以后每日按上述方法,先取开穴为主,配穴手法同前。针治3次即能下地活动,治疗到1月24日,针达10次时肿痛完全消失,运动自如,检查:恢复正常,治愈出院。同年10月27日随访,未复发。

3. **三叉神经痛** 患者赵某,男,25岁,于1979年10月20日初诊。

患者于1978年3月开始牙痛,有时连及右侧鼻翼、面部,能持续20分钟不停。因痛不能饮食和睡眠。在某医院诊断为三叉神经痛,治疗效果不显。现在又出现恶心发热,胸闷气短,心烦口苦,大便干燥。检查所见:苔白根腻,脉弦。中医辨证系肝阳乘胃,风热上扰。采用祛风清热之法主治。庚申日、甲申时取双合谷,配右下关,用凉泻法,留针30分钟,当即痛止。22日壬戌日、戊申时,又针解溪、配下关,一次即愈。

4. 腓肠肌痉挛　患者魏某,男,55岁,成县农具厂工人,因两小腿肚交替转筋抽痛两天,于1979年3月6日初诊。缘1978年下半年右腿及脚心开始疼痛,痛后引起右小腿肚抽痛,腿不能伸直,晚上病情加重,抽痛难忍,不能入睡,经过针灸治疗即愈。今年2月又反复发作,3月4日病情加剧,左右小腿肚交替抽痛一夜无停止,5日又抽痛一昼夜,小腿肚抽痛发硬、起筋疙瘩,不能活动。检查:双下肢腓肠肌紧张发硬,由上向下推时,从承山至跗阳穴处可摸及鼓起的坚硬结节(筋疙瘩),明显压痛,舌苔淡黄根腻,脉沉细而紧。中医辨证系风寒侵及足太阳经筋所致。采用驱风散寒,舒筋活络之法主治。3月6日上午11时许(壬申日、丙午时),先取京骨为主,配秩边、承山、飞扬、跗阳,用烧山火法,留针30分钟,针后抽痛停止,7日上午6时许(癸酉日、乙卯时),取曲泉为主,配穴手法同前,针治2次后,小腿肚无抽痛,腓肠肌结节和压痛消失,治愈停诊。本年5月15日随访,再未复发。(孟昭敏整理)

七、有关子午流注的现代研究

1. 疾病自然死亡时间与子午流注的关系　据福建省子午流注研究协作组、福建省中医研究所,蔡宗敏整理,综合1977~1981年内,在本省14个医疗单位,2668例因疾病住院自然死亡的病例,探讨其死亡时间与月令、节气、时辰以及脏腑经络等关系的结果:

(1)因疾病死亡的性别、年龄分布有一定规律,即男性死亡人数多于女性,其比例为1.64:1。年龄在0~29岁组死亡人数最多,可能是由于男性及纯阳体容易亡阳死亡。

(2)从死亡月龄来看,死亡高峰集中在酉(八)月。八月份处于酷暑高温时期,也容易造成亡阳的主要外界因素。

(3)死亡与节气有一定关系。统计结果表明,在七大节气中有清明、夏至、立春、寒露及冬至等五大节气的死亡人数显著地高于对照组($P<0.05$~0.001)。尤其在夏至和冬至时更明显。夏至——阴生,从阳入阴,冬至一阳生,从阴入阳,在这些阴阳消长的转化时期,对于疾病恶化起了一定的转折作用。因此这对于防止疾病与延长寿命方面,有积极意义。

(4)疾病死亡与地区差别有一定关系。从死亡曲线分布形态来看,以闽南地区的峰线比较明显,呈现常态曲线有规律地分布,高峰值在酉(八)月,基于本省闽南地处亚热带气候,亦进一步证实了高气温对死亡有一定关系。因此防止有害气温对人类的袭击,有积极意义。

(5)从 2668 例死亡病例在十二时辰分布情况可以看出,一天在子、午两时辰,疾病死亡人数均处于极低状态。一旦越过此两时辰,死亡病例即出现上升高峰。因此,掌握这个规律,按时取穴来治病,可取得较好效果。

(6)疾病所属脏腑、经络与时辰的关系,适合于各类病症,其共同的规律是:凡是各所属脏腑、经络之主时,疾病死亡人数相对地减少,一旦越过各脏腑、经络的主时,疾病死亡便逐渐上升,直到高峰。由此可以认识到积极加强体格锻炼,健全各脏腑、经络的机能,有延长寿命、减少死亡的现实意义。同时,若能按时循经取穴,并使"气"直至各有关脏腑、经络之"病所",对于提高针灸临床疗效,收益不少。

2. 脏腑经络气机与时辰的关系 陕西省中医药研究院附属医院、西安铁路中心医院陈克勤、阎庆瑞等为了确定脏腑经络气机和时辰的关系,在西安、成都两地的 8 个医院,随机调查了住院的现病例 331 例和死亡病例 2532 例,分析其发病时间、病因及病程中一日间有何变化——何时加重、缓解、死亡等规律:

(1)通过现病例 331 例的分析,可以看出:一日内病情有明显加重时间变化者 180 例,其最高时辰为戌时(31 例,占 17.2%),最低时辰为丑时(6 例、占 3.3%)。一日内有明显缓解者 164 例,其最高时辰为巳时(34 例,占 20.7%),最低时辰为丑时(0)。

(2)死亡病例 2532 例,死亡前一日症状即加重者 1986 例,其时间一般由寅时开始上升(112 例,占 5.64%),至巳时达高峰(242 例,占 12.13%);最低时辰为丑时(111 例,占 5.59%)。

死亡的最高时辰为辰、酉时(476 例,占 18.78%);最低时辰为子时(187 例,占 7.39%)。并因发病脏腑不同,其死亡时辰峰值亦有差别,如:心脏病,多在子、卯、午、酉四时;肺脏病,多在酉时;脾胃肾脏病,多在巳时;小肠病,多在申时;胆病,多在午时;膀胱病,多在卯时;脑病,多在酉时。

以病种而论,同是心脏病,如系冠心病其死亡时辰多在酉时;肺心病则多在卯时;肝病的肝硬化,其死亡时辰多在辰时;而肝癌多在丑、寅二时。同一病种因地区不同,其死亡与先一日病情加重的时辰亦有差异,如:肝脏病死亡前一日病情加重的时辰峰值,西安地区多在辰时,而成都地区则多在申时。脑血管病的死亡时辰,西安地区多在酉时,而成都地区则多在丑时。这些规律,为临床制定预防性监护,按时救治及判定预后等提供了科学依据。

3. 子午流注取穴(纳甲法)的临床研究 长春白求恩医科大学李陟等在门诊病人中,按初诊顺序,以"随机"方式,分成观察组与对照组。共治 400 例。要求条件:病类、病程、例数、男女、年龄与配穴、手法、疗程和疗效判定标准等基本一致。观察组的病例采用"按时开穴配穴治疗"的方法;对照组的病例,单用基本配穴法治疗,然后对照两者的疗效。结果表明:①在限期定疗程的情况下,总疗效对比有很显著差异(X^2=85.47,C.P.D 法 W=10416,$P<0.01$)。②病例数较多的腿痛、肩风、面瘫、偏瘫四个病种统计,两组亦有明显差异($P<0.01$)。③如果不限疗程,则观察组中痊愈率为 46%,平均治疗次数为 11.43次;而对照组中痊愈率为 18.5%,平均治疗次数为 27 次。初步结论是:临床上,用子午流注纳甲法取穴治疗较一般配穴法收效较快,可缩短疗程,总疗效高于一般配穴法。

哈尔滨医科大学附属第一医院针灸科王凤仪等应用子午流注取穴法收治各科急慢性疾病 222 例,20 个病种。

(1)治疗方法:子午流注取穴应用纳甲法,按时间选取所开的腧穴。用毫针针刺,虚补实泻或平补平泻。10 次为 1 疗程,一般均治 1~2 个疗程。

(2)治疗效果:222 例中治愈 46 例(20.7%),显效 39 例(17.6%),有效 123例(59.4%)。

(3)对照组:用一般针法,手法与流注组相同。在基本相同的条件下,两组的结果比较如下:

总有效率:流注组为 97.7%,对照组为 90%(X^2=11.40,$P<0.01$),有显著差异。

治愈率:流注组 20.7%,对照组为 10.8%(X^2=11.2,$P<0.01$),亦有显著差异。

(4)体会:子午流注取穴法可广泛用于各种疾病的临床治疗。此法疗效高、收效快、应用范围广。对疼痛性疾病疗效尤为显著。有的可达到针后痛止。

4. 子午流注针法对 53 例肢体血流图的变化 湖北中医学院、湖北中医学院附属医院孙国杰、周安方等采用国产 J×74—A 型晶体管血流图机及 ×DH—2 型心电图机,用铅板作为实验极板,均取被检者右侧下肢为极板安放部位,一极安放在内踝上 3 寸(相当于三阴交)处,极板面积为 2cm×2cm,另一极放在踇趾内侧（相当于隐白穴）处,极板面积为 1cm×3cm。两极之间相距约 20cm。

每位被检者均先后被针刺 3 次（每 1 次为一组）,第一组为子午流注按时开穴,第二组为同穴不同时,第三组为随机取穴。后两组作为前一组的同身对照组。

观察 53 例的结果:按时开穴组（一组）,针刺后 DO′（舒张时间）延长者 45 例,占 85%,DO′ 延长时间平均为 10%,心率平均每分钟减慢 4 次,周期延长时平均为 6%。上述第一组各项结果,与第二、三组相比较,经 DO′ 延长统计学处理,有明显差异。

一般认为,正常情况下,心受血量的多少取决于舒张时间的长短,舒张时间长,则受血充盈,并反射性地加强心肌收缩力,使每搏血量增加。从本观察结果来看,以子午流注按时开穴针刺法,能显著地使舒张时间延长、心率减慢,从而具有加强心肌收缩力、增加心每搏输出量,并可使心脏得到充分休息的作用。

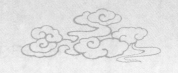

第二章　灵龟八法与飞腾八法

　　灵龟八法与飞腾八法，亦称"奇经纳卦法"。是古人根据《洛书·九宫图》和《灵枢·九宫八风》篇的方位和八风对人体的侵害，配合奇经八脉的八个穴位，按日时开穴治病的方法。因为它用阴脉四穴，阳脉四穴，也称它为"阴四针阳四针"。因为它治病效果好，古人有"八法神针"的评价。灵龟八法，是根据《洛书》和"九宫八卦"发展而来的，它符合哲学原理，按天干、地支及计数，按日按时开穴治病的方法，所以它属于哲学，又属于数学。国外学者称灵龟八法用的八卦理论，"二进位法"，是电子计算机的鼻祖。传说伏羲时，有龙马从黄河出现，背负"河图"，有神龟从洛水出现，背负"洛书"。伏羲根据这个"图""书"画成八卦，这就是《周易》九宫八卦的来源。明朝徐凤著的《针灸大全》说："公孙偏与内关合，列缺能消照海疴，临泣外关分主客，后溪申脉正相合。左针右病知高下，以意通经广按摩，补泻迎随分逆顺，五门八法是真科。"杨继洲著的《针灸大成》说："八法神针妙，飞腾法最奇，砭针行内外，水火就中推。上下交经走，疾如应手驱，往来依进退，补泻逐迎随。"《针灸大全》又说："愚谓奇经八脉之法，各有不相同，前灵龟八法，有阳九阴六、十干十变开阖之理，用之得时，无不捷效。后飞腾八法，亦明师所授，故不敢弃，亦载于此，以示后之学者。"

第一节　灵龟八法

　　灵龟八法，亦称"奇经纳卦法"。它主要是将日、时干支的四个基数加在一起，然后按阳日被九除、阴日被六除，用其剩余之数，再找符合九宫八卦基数的开穴治病的方法。金元时代窦汉卿著的《针经指南》提倡八法流注，明朝徐凤的《针灸大全》和杨继洲著的《针灸大成》均有记载。至今仍为针灸医家所应用。

一、灵龟八法的组成

1. 八法日的"干支"基数歌

> 甲己辰戌丑未十,乙庚申酉九为期,
> 丁壬寅卯八成就,戊癸巳午七相依,
> 丙辛亥子亦七数,逐日干支即得知。

按:此歌用于日的"天干""地支"计数(表30)。

表30 日的天干地支基数

天干	甲己	乙庚	丁壬	戊癸丙辛
地支	戌辰丑未	申酉	寅卯	巳午亥子
基数	10	9	8	7

2. 八法时的"干支"基数歌

> 甲己子午九宜用,乙庚丑未八无疑,
> 丙辛寅申七作数,丁壬卯酉六顺知,
> 戊癸辰戌各有五,巳亥单加四共齐。

按:此歌用于时的"天干""地支"计数(表31)。

表31 时的天干地支基数

天干	甲己	乙庚	丙辛	丁壬	戊癸	
地支	子午	丑未	寅申	卯酉	辰戌	巳亥
基数	9	8	7	6	5	4

按:日时"干支"基数,现在称为代数。日"干支"基数来源于甲己化土,辰戌丑未属土,天五生土,地十成之,土之成数为十,所以天干甲己和地支辰戌丑未均为十。乙庚化金,申酉属金,地四生金,天九成之,金之成数为九,所以天干乙庚和地支申酉均为九。丁壬化木,寅卯属木,天三生木,地八成之,木之成数为八,所以天干丁壬和地支寅卯均为八。戊癸化火,巳午属火,地二生火,天七成之,火之成数为七,所以天干戊癸和地支巳午均为七。丙辛化水,亥子属水,天一生水,地六成之,但它们的基数不是六而是七,这是因为水火同属先天始生

之物,水火相同,亦是七数。所以日的"干支"基数,是从天地五行生成数而来。时"干支"基数是将天干十个数和地支十二个数,依次配成。天干有甲己、乙庚、丙辛、丁壬、戊癸五组:地支有子午、丑未、寅申、卯酉、辰戌、巳亥六组。从天干第一组和地支第一组依次相配,最后地支剩余一组。基数是由《洛书》的九数起始,次递减一,而成甲己子午为九,乙庚丑未为八,丙辛寅申为七,丁壬卯酉为六,戊癸辰戌为五,巳亥为四。所以时的"干支"基数是从"洛书"九宫数而来。

3. 腧穴占八卦基数歌

坎一联申脉,照海坤二五,

震三属外关,巽四临泣数,

乾六是公孙,兑七后溪府,

艮八系内关,离九列缺主。

按:此歌是将奇经八脉的八个穴位和八卦联系起来,每个腧穴占一卦的基数,用于余数开穴(表32、图148)。

表32 九宫八卦基数和开穴

八卦	坎	坤	震	巽	乾	兑	艮	离
基数	1	2、5	3	4	6	7	8	9
穴位	申脉	照海	外关	临泣	公孙	后溪	内关	列缺

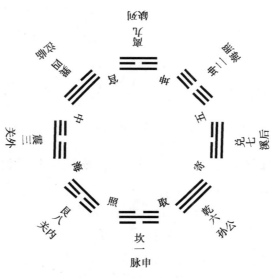

图148 灵龟八法九宫图

灵龟八法九宫图的"戴九履一,左三右七,二四为肩,八六为足,五居于中,寄于坤局"。是根据"洛书图"和"伏羲八卦"发展而来的。因为"洛书图"和"八卦图",不仅在中医理论上有一定的价值,而且在哲学、数学的发展上也作出了重要贡献。为了便于理解,兹将"洛书图"和"八卦图"分述如下:

"灵龟八法"坤宫为何配二、五两个数? 因为灵龟八法九宫图,坤宫的基数是二,又因为中宫戊己属土,土之生数为五,土寄申位为坤,即中宫之五,寄于坤宫,亦即坤既为二,又代表中宫之五。所以坤宫配二、五两个数。

洛书图:张介宾著的《类经附翼》说:"大禹治水,神龟负图出洛,文列于后,其数戴九履一,左三右七,二四为肩,八六为足,五居于中,禹因第之,以成九筹"(图 149)。

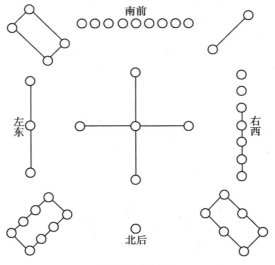

图 149　洛书图

伏羲八卦:张介宾著的《类经附翼》说:"易有太极,是生两仪,两仪生四象,四象生八卦"(图 150)。

以上洛书和八卦,既是阴阳、五行、哲学,又是数学。

在哲学方面:"易有太极":《庄子·上下篇》称"太极"为"大一"。《周易正义》说:"太极为天地未分之前,元气混而为一。"《礼记·礼运》说:"夫礼必本于'大一',分而为天地,转而为阴阳。"由此可知"大一"是指世界的本原,宇宙之

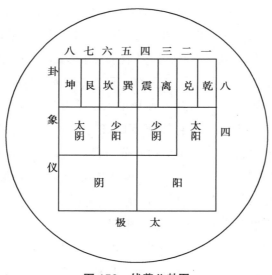

图 150　伏羲八卦图

整体。这个宇宙之整体,最初是浑然一体的元气,是世界的开始,万物的根基,物质世界的一切生长变化都以此为源头,故曰"易有太极"。

"是生两仪":《周易乾凿度》说:"易有太极,太极分而为二,故生天地。""两仪"的含义为阴阳的对立统一。因为数字的一与二正是奇偶的对立统一,也就是用数字的奇偶对立统一,来代表天地、阴阳、矛盾运动的对立统一规律。故曰"是生两仪"。

"两仪生四象":《系辞传》说:"是故法象莫大乎天地,变通莫大乎四时"。这是一奇一偶之上复生一奇一偶,即 ⚌、⚍、⚎、⚏。⚌是太(老)阳(属南方丙丁火),象征夏;⚍是少阴(属西方庚辛金),象征秋;⚎是少阳(属东方甲乙木),象征春;⚏是太(老)阴(属北方壬癸水),象征冬(中央戊己属土,象征长夏)。就是说,有了四时寒暑之交替运行,天地才能生万物。故曰"两仪生四象"。

"四象生八卦":八卦取象歌:"乾三连,坤六断,震仰盂,艮覆碗,离中虚,坎中满,兑上缺,巽下断"。画八卦的顺序:乾☰,兑☱,离☲,震☳,巽☴,坎☵,艮☶,坤☷。八卦代表八种基本物质:"乾为天,坤为地,震为雷,巽为风,坎为水,离为火,艮为山,兑为泽"。这八种基本物质构成了现实世界的物质基础。八种基本物质各有特性:"乾,健也。坤,顺也。震,动也。巽,入也。坎,陷也。离,丽也。艮,止也。兑,说(悦)也"。天能运行而不止,故曰"健"。地处卑下而承天,故曰"顺"。雷能惊起,故曰"动"。风行无孔不入,故曰"入"。水存洼处,故曰"陷"。火必附于可燃之物,故曰"丽"。山巍然不动,故曰"止"。泽能养物,故曰"说"(悦)。由于这八种基本物质互相交错、相反相成,才能促成变化而生万物。这就是说,震为东方,正春;于此时此地万物胚芽萌发均有生机。巽为东南,春末夏初;于此时此地在微风的吹拂下万物在地上一片洁齐。离为南方,正夏;于此时此地在阳光照耀下万物繁茂,鸟兽出动。坤为西南,夏末秋初;于此时此地万物皆得到了充足的养分而日益成长。兑为西方,正秋;于此时此地万物皆成熟而喜悦。乾为西北,秋末冬初;于此时此地万物皆由壮实而走向枯老。坎为北方,正冬;于此时此地万物皆枯老衰竭。艮为东北,冬末春初;于此时此地万物皆新陈代谢,终始相因,旧的生命停止了,新的生命又开始,如此往复生生不已,万物无有穷尽。故曰"四象生八卦"。

总之,从太极到八卦,其实质是:宇宙最初是浑然一体的元气。它一分为二而凝结成天地,有天地这种物质实体,就有物质运动规律,物质运动的基本规律,就是阴阳矛盾对立统一。有天地之后又有四时,由于天地四时之运行,又形成了八种基本物质,由于八种基本物质各有其特性功能、互相交错相反相成,产生了无限的变化,万物由此而生长。这就是古人对客观物质世界形成与发展的一种极其朴素的认识。也是古代朴素唯物主义所具有的显著特点。

在数学方面:坎一、离九是十,加中宫之五,共十五;乾六、坎一、艮八,共十五;艮八、震三、巽四,共十五;巽四、离九、坤二,共十五;坤二、兑七、乾六,共十五;总之,横直相对的四面八方,相合都是十,加中宫之五,都是十五;这就是加法。

乾六减坎一、艮八减震三、离九减巽四、兑七减坤二,都剩五,这就是减法。

根据阳数为一,阴数为二,阴阳相合等于三,由三相乘分属四方。阳数三为起点,东方震宫为三;三三得九,南方离宫;三九二十七,西方兑宫;三七二十一,北方坎宫;一三得三,震宫;阴数二为起点,西南坤宫为二;二二得四,东南巽宫;二四得八,东北艮宫;二八十六,西北乾宫;二六十二,坤宫。将八卦的一、三、七、九阳数乘五,或二、四、六、八阴数乘五,都是一百。这就是乘法……

以上所述,是古人加、减、乘……的数学,由这四面八方简单的数学,再加、减、乘、除……演变、发展,是没有穷尽的。

4. 临时开穴歌

阳日除九阴除六,不及零余穴下推。

按:

此歌是将日、时、干、支的四个基数加在一起,然后先按阳日(甲、丙、戊、庚、壬日)用九除,阴日(乙、丁、己、辛、癸日)用六除,根据其余数再找符合下述九宫八卦基数的穴位,就是灵龟八法所开的穴位。在找余数时,阳日如遇到27数,不能以9除尽,应当除18,余9开列缺;阴日如遇30数,也应除24,余6开公孙。如甲子日,丙寅时,甲10、子7、丙7、寅7,共31,按阳数被9除,余4开临泣。其算式为31÷9=3……4。乙丑日,戊寅时,乙9、丑10、戊5、寅7,共31,按阴日被6除,余1开申脉。其算式为31÷6=5……1(表33)。

表33　八法针六十花甲子日时开穴

甲子日		乙丑日		丙寅日	
甲子内关	乙丑公孙	丙子照海	丁丑外关	戊子照海	己丑照海
丙寅临泣	丁卯照海	戊寅申脉	己卯临泣	庚寅外关	辛卯申脉
戊辰列缺	己巳外关	庚辰照海	辛巳公孙	壬辰内关	癸巳公孙
庚午后溪	辛未照海	壬午临泣	癸未照海	甲午公孙	乙未临泣
壬申外关	癸酉申脉	甲申照海	乙酉外关	丙申照海	丁酉列缺
甲戌临泣	乙亥照海	丙戌申脉	丁亥照海	戊戌后溪	己亥申脉
丁卯日		戊辰日		己巳日	
庚子外关	辛丑申脉	壬子照海	癸丑外关	甲子照海	乙丑外关
壬寅照海	癸卯外关	甲寅公孙	乙卯临泣	丙寅申脉	丁卯照海
甲辰公孙	乙巳临泣	丙辰照海	丁巳列缺	戊辰外关	己巳公孙
丙午照海	丁未公孙	戊午临泣	己未后溪	庚午临泣	辛未照海
戊申临泣	己酉申脉	庚申照海	辛酉外关	壬申公孙	癸酉临泣
庚戌照海	辛亥外关	壬戌申脉	癸亥内关	甲戌申脉	乙亥照海
庚午日		辛未日		壬申日	
丙子照海	丁丑外关	戊子申脉	己丑临泣	庚子后溪	辛丑照海
戊寅申脉	己卯临泣	庚寅照海	辛卯公孙	壬寅外关	癸卯申脉
庚辰照海	辛巳列缺	壬辰临泣	癸巳照海	甲辰临泣	乙巳照海
壬午临泣	癸未照海	甲午照海	乙未外关	丙午公孙	丁未临泣
甲申照海	乙酉外关	丙申申脉	丁酉照海	戊申照海	己酉照海
丙戌申脉	丁亥内关	戊戌外关	己亥公孙	庚戌外关	辛亥申脉

癸酉日		甲戌日		乙亥日	
壬子申脉	癸丑照海	甲子照海	乙丑列缺	丙子照海	丁丑公孙
甲寅照海	乙卯公孙	丙寅后溪	丁卯照海	戊寅临泣	己卯申脉
丙辰临泣	丁巳照海	戊辰外关	己巳公孙	庚辰照海	辛巳外关
戊午公孙	己未外关	庚午申脉	辛未内关	壬午申脉	癸未照海
庚申申脉	辛酉照海	壬申公孙	癸酉临泣	甲申照海	乙酉公孙
壬戌外关	癸亥申脉	甲戌后溪	乙亥照海	丙戌临泣	丁亥照海

丙子日		丁丑日		戊寅日	
戊子申脉	己丑临泣	庚子照海	辛丑外关	壬子外关	癸丑申脉
庚寅照海	辛卯列缺	壬寅申脉	癸卯照海	甲寅临泣	乙卯照海
壬辰后溪	癸巳照海	甲辰照海	乙巳公孙	丙辰列缺	丁巳后溪
甲午照海	乙未外关	丙午临泣	丁未照海	戊午照海	己未照海
丙申申脉	丁酉内关	戊申公孙	己酉外关	庚申外关	辛酉申脉
戊戌公孙	己亥列缺	庚戌申脉	辛亥照海	壬戌内关	癸亥公孙

己卯日		庚辰日		辛巳日	
甲子公孙	乙丑临泣	丙子内关	丁丑公孙	戊子临泣	己丑申脉
丙寅照海	丁卯公孙	戊寅临泣	己卯后溪	庚寅照海	辛卯外关
戊辰临泣	己巳申脉	庚辰照海	辛巳外关	壬辰申脉	癸巳照海
庚午照海	辛未外关	壬午后溪	癸未照海	甲午照海	乙未公孙
壬申申脉	癸酉照海	甲申内关	乙酉公孙	丙申临泣	丁酉照海
甲戌照海	乙亥公孙	丙戌临泣	丁亥照海	戊戌公孙	己亥外关

壬午日		癸未日		甲申日	
庚子照海	辛丑外关	壬子照海	癸丑公孙	甲子申脉	乙丑内关
壬寅申脉	癸卯内关	甲寅外关	乙卯申脉	丙寅公孙	丁卯临泣
甲辰照海	乙巳列缺	丙辰照海	丁巳外关	戊辰照海	己巳照海
丙午临泣	丁未照海	戊午申脉	己未临泣	庚午列缺	辛未后溪
戊申列缺	己酉外关	庚申照海	辛酉公孙	壬申照海	癸酉外关
庚戌申脉	辛亥内关	壬戌临泣	癸亥照海	甲戌公孙	乙亥临泣

乙酉日		丙戌日		丁亥日	
丙子临泣	丁丑照海	戊子临泣	己丑后溪	庚子照海	辛丑公孙
戊寅公孙	己卯外关	庚寅照海	辛卯外关	壬寅临泣	癸卯照海
庚辰申脉	辛巳照海	壬辰申脉	癸巳内关	甲辰照海	乙巳外关
壬午外关	癸未申脉	甲午内关	乙未公孙	丙午申脉	丁未照海
甲申临泣	乙酉照海	丙申临泣	丁酉照海	戊申外关	己酉公孙
丙戌公孙	丁亥临泣	戊戌列缺	己亥外关	庚戌临泣	辛亥照海

戊子日		己丑日		庚寅日	
壬子照海	癸丑列缺	甲子照海	乙丑公孙	丙子公孙	丁丑临泣
甲寅外关	乙卯申脉	丙寅临泣	丁卯照海	戊寅照海	己卯照海
丙辰内关	丁巳公孙	戊辰公孙	己巳外关	庚辰外关	辛巳申脉
戊午申脉	己未临泣	庚午申脉	辛未照海	壬午照海	癸未外关
庚申照海	辛酉列缺	壬申外关	癸酉申脉	甲申公孙	乙酉临泣
壬戌后溪	癸亥照海	甲戌临泣	乙亥照海	丙戌照海	丁亥列缺

辛卯日		壬辰日		癸巳日	
戊子照海	己丑照海	庚子内关	辛丑公孙	壬子照海	癸丑外关
庚寅公孙	辛卯临泣	壬寅临泣	癸卯照海	甲寅公孙	乙卯临泣
壬辰照海	癸巳公孙	甲辰照海	乙巳外关	丙辰照海	丁巳公孙
甲午外关	乙未申脉	丙午后溪	丁未照海	戊午临泣	己未申脉
丙申照海	丁酉外关	戊申外关	己酉公孙	庚申照海	辛酉外关
戊戌申脉	己亥临泣	庚戌临泣	辛亥照海	壬戌申脉	癸亥照海

甲午日		乙未日		丙申日	
甲子内关	乙丑公孙	丙子照海	丁丑外关	戊子外关	己丑公孙
丙寅临泣	丁卯照海	戊寅申脉	己卯临泣	庚寅临泣	辛卯照海
戊辰列缺	己巳外关	庚辰照海	辛巳公孙	壬辰列缺	癸巳后溪
庚午后溪	辛未照海	壬午临泣	癸未照海	甲午后溪	乙未照海
壬申外关	癸酉申脉	甲申照海	乙酉外关	丙申外关	丁酉申脉
甲戌临泣	乙亥照海	丙戌申脉	丁亥照海	戊戌内关	己亥照海

丁酉日		戊戌日		己亥日	
庚子临泣	辛丑照海	壬子照海	癸丑外关	甲子照海	乙丑外关
壬寅公孙	癸卯临泣	甲寅公孙	乙卯临泣	丙寅申脉	丁卯照海
甲辰申脉	乙巳照海	丙辰照海	丁巳列缺	戊辰外关	己巳公孙
丙午外关	丁未申脉	戊午临泣	己未后溪	庚午临泣	辛未照海
戊申照海	己酉照海	庚申照海	辛酉外关	壬申公孙	癸酉临泣
庚戌公孙	辛亥临泣	壬戌申脉	癸亥内关	甲戌申脉	乙亥照海

庚子日		辛丑日		壬寅日	
丙子照海	丁丑外关	戊子申脉	己丑临泣	庚子公孙	辛丑临泣
戊寅申脉	己卯临泣	庚寅照海	辛卯公孙	壬寅照海	癸卯列缺
庚辰照海	辛巳列缺	壬辰临泣	癸巳照海	甲辰外关	乙巳申脉
壬午临泣	癸未照海	甲午照海	乙未外关	丙午照海	丁未外关
甲申照海	乙酉外关	丙申申脉	丁酉照海	戊申申脉	己酉临泣
丙戌申脉	丁亥内关	戊戌外关	己亥公孙	庚戌照海	辛亥列缺

第四篇 择时取穴

癸卯日		甲辰日		乙巳日	
壬子公孙	癸丑临泣	甲子照海	乙丑列缺	丙子照海	丁丑公孙
甲寅申脉	乙卯照海	丙寅后溪	丁卯照海	戊寅临泣	己卯申脉
丙辰外关	丁巳申脉	戊辰外关	己巳公孙	庚辰照海	辛巳外关
戊午照海	己未照海	庚午申脉	辛未内关	壬午申脉	癸未照海
庚申公孙	辛酉临泣	壬申公孙	癸酉临泣	甲申照海	乙酉公孙
壬戌照海	癸亥公孙	甲戌后溪	乙亥照海	丙戌临泣	丁亥照海

丙午日		丁未日		戊申日	
戊子申脉	己丑临泣	庚子照海	辛丑外关	壬子临泣	癸丑照海
庚寅照海	辛卯列缺	壬寅申脉	癸卯照海	甲寅照海	乙卯外关
壬辰后溪	癸巳照海	甲辰照海	乙巳公孙	丙辰申脉	丁巳内关
甲午照海	乙未外关	丙午临泣	丁未照海	戊午外关	己未公孙
丙申申脉	丁酉内关	戊申公孙	己酉外关	庚申临泣	辛酉照海
戊戌公孙	己亥列缺	庚戌申脉	辛亥照海	壬戌列缺	癸亥后溪

己酉日		庚戌日		辛亥日	
甲子申脉	乙丑照海	丙子内关	丁丑公孙	戊子临泣	己丑申脉
丙寅外关	丁卯申脉	戊寅临泣	己卯后溪	庚寅照海	辛卯外关
戊辰照海	己巳照海	庚辰照海	辛巳外关	壬辰申脉	癸巳照海
庚午公孙	辛未临泣	壬午后溪	癸未照海	甲午照海	乙未公孙
壬申照海	癸酉公孙	甲申内关	乙酉公孙	丙申临泣	丁酉照海
甲戌外关	乙亥申脉	丙戌临泣	丁亥照海	戊戌公孙	己亥外关

壬子日		癸丑日		甲寅日	
庚子照海	辛丑外关	壬子照海	癸丑公孙	甲子列缺	乙丑后溪
壬寅申脉	癸卯内关	甲寅外关	乙卯申脉	丙寅照海	丁卯外关
甲辰照海	乙巳列缺	丙辰照海	丁巳外关	戊辰申脉	己巳临泣
丙午临泣	丁未照海	戊午申脉	己未临泣	庚午内关	辛未公孙
戊申列缺	己酉外关	庚申照海	辛酉公孙	壬申临泣	癸酉照海
庚戌申脉	辛亥内关	壬戌临泣	癸亥照海	甲戌照海	乙亥外关

乙卯日		丙辰日		丁巳日	
丙子外关	丁丑申脉	戊子临泣	己丑后溪	庚子照海	辛丑公孙
戊寅照海	己卯照海	庚寅照海	辛卯外关	壬寅临泣	癸卯照海
庚辰公孙	辛巳临泣	壬辰申脉	癸巳内关	甲辰照海	乙巳外关
壬午照海	癸未公孙	甲午内关	乙未公孙	丙午申脉	丁未照海
甲申外关	乙酉申脉	丙申临泣	丁酉照海	戊申外关	己酉公孙
丙戌照海	丁亥外关	戊戌列缺	己亥外关	庚戌临泣	辛亥照海

戊午日		己未日		庚申日	
壬子照海	癸丑列缺	甲子照海	乙丑公孙	丙子后溪	丁丑照海
甲寅外关	乙卯申脉	丙寅临泣	丁卯照海	戊寅外关	己卯公孙
丙辰内关	丁巳公孙	戊辰公孙	己巳外关	庚辰临泣	辛巳照海
戊午申脉	己未临泣	庚午申脉	辛未照海	壬午公孙	癸未临泣
庚申照海	辛酉列缺	壬申外关	癸酉申脉	甲申后溪	乙酉照海
壬戌后溪	癸亥照海	甲戌临泣	乙亥照海	丙戌外关	丁亥申脉
辛酉日		**壬戌日**		**癸亥日**	
戊子公孙	己丑外关	庚子内关	辛丑公孙	壬子照海	癸丑外关
庚寅申脉	辛卯照海	壬寅临泣	癸卯照海	甲寅公孙	乙卯临泣
壬辰外关	癸巳申脉	甲辰照海	乙巳外关	丙辰照海	丁巳公孙
甲午临泣	乙未照海	丙午后溪	丁未照海	戊午临泣	己未申脉
丙申公孙	丁酉临泣	戊申外关	己酉公孙	庚申照海	辛酉外关
戊戌照海	己亥照海	庚戌临泣	辛亥照海	壬戌申脉	癸亥照海

二、八法八穴主治病证

1. 公孙主病

《针灸聚英·西江月》:"九种心疼涎闷,结胸翻胃难停,酒食积聚胃肠鸣,水食气疾膈病。脐痛腹疼胁胀,肠风疟疾心疼,胎衣不下血迷心,泄泻公孙立应。"

《针灸大全》公孙二穴,主治31证:①九种心疼,一切冷气:大陵二穴、中脘一穴、隐白二穴。②痰膈涎闷、胸中隐痛:劳宫二穴、膻中一穴、间使二穴。③脐腹胀满,食不消化:天枢二穴、水分一穴、内庭二穴。④胁肋下痛,起止艰难:支沟二穴、章门二穴、阳陵泉二穴。⑤泄泻不止,里急后重:下脘一穴、天枢二穴、照海二穴。⑥胸中刺痛,隐隐不乐:内关二穴、大陵二穴、或中二穴。⑦两胁胀满,气攻疼痛:阳陵泉二穴、章门二穴、绝骨二穴。⑧中满不快,翻胃吐食:中脘一穴、太白二穴、中魁二穴。⑨气膈五噎,饮食不下:膻中一穴、三里二穴、太白二穴。⑩胃脘停痰,口吐清水:巨阙一穴、厉兑二穴、中脘一穴。⑪中脘停食,刺痛不已:解溪二穴、中脘一穴、三里二穴。⑫呕吐痰涎,眩晕不已:丰隆二穴、中魁二穴、膻中一穴。⑬心疟,令人心内怔忡:神门二穴、心俞二穴、百劳(大椎)一穴。⑭脾疟,令人怕寒,腹中痛:商丘二穴、脾俞二穴、三里二穴。⑮肝疟,令人气色苍苍,恶寒发热:中封二穴、肝俞二穴、绝骨二穴。⑯肺疟,令人心寒怕惊:列缺二穴、肺俞二穴、合谷二穴。⑰肾疟,令人洒热,腰脊强痛:大钟二穴、肾俞二穴、申脉二穴。⑱疟疾大热不退:间使二穴、百劳(大椎)一穴、绝骨二穴。⑲疟疾先寒后热:后溪二穴、曲池二穴、劳宫二穴。⑳疟疾先热后寒:曲池二穴、百劳(大椎)一穴、绝骨二穴。㉑疟疾心胸疼痛:内关二穴、上脘一穴、大陵二穴。㉒疟疾头痛眩晕,吐痰不已:合谷二穴、中脘一穴、列缺二穴。㉓疟疾骨节酸痛:魄户二穴、百劳(大椎)一穴、然谷二穴。㉔疟疾口渴不已:关冲二穴、人中一穴、间使二穴。㉕胃疟,令人善饥而不能食:厉兑二穴、胃俞二穴、大都二穴。㉖胆疟,令人恶寒怕惊,睡卧不安:临泣二穴、胆俞二穴、期门二穴。㉗黄疸,四肢俱肿,汗出染衣:至阳一穴、百劳(大椎)一穴、腕骨二穴、中脘一穴、三里二穴。㉘黄疸,遍身皮肤及面目、小便俱黄:脾俞二穴、隐白二穴、百劳(大椎)一穴、至阳一穴、三里二穴、腕骨二穴。㉙谷疸,食毕则头眩,心中怫郁,遍身发黄:胃俞二穴、内庭二穴、至阳一穴、三里二穴、腕骨二穴、阴谷二穴。㉚酒疸,身目俱黄,心中俱痛,面发赤斑,小便黄:胆俞二穴、至阳一穴、委中二穴、腕骨二穴。㉛女痨疸,身目俱黄,发热恶寒,小便不利:关元一穴、肾俞二穴、然谷二穴、至阳一穴。

《针灸大成》公孙二穴,补充主治五证:①月事不调:关元、气海、天枢、三阴交。②胸中满痛:劳宫、通里、大陵、膻中。③痰热结胸:列缺、大陵、涌泉。④四肢风痛:曲池、风市、外关、阳陵泉、三阴交、手三里。⑤咽喉闭塞:少商、风池、照海、颊车。

按语:高氏《针灸聚英》按照窦氏《针经指南》公孙穴的主病写成《西江月》,徐氏《针灸大全》根据《西江月》的内容,将公孙穴整理为主治31证,杨氏《针灸大成》又增补5证,共36证。治病先取公孙为主穴,后取每条治证后列出的应穴,构成主应配穴法。

2. 内关主病

《针灸聚英·西江月》"中满心胸痞胀,肠鸣泄泻脱肛,食难下膈酒来伤,积块坚横胁抢。妇女血痛心疼,结胸里急难当,伤寒不解结胸堂,疟疾内关独当。"

《针灸大全》内关二穴,主治25证:①中满不快,胃脘伤寒:中脘一穴、大陵二穴、三里二穴。②中焦痞满,两胁刺痛:支沟二穴、章门二穴、膻中一穴。

③脾胃虚冷，呕吐不已：内庭二穴、中脘一穴、气海一穴、公孙二穴。④脾胃气虚，心腹胀满：太白二穴、三里二穴、气海一穴、水分一穴。⑤胁肋下疼，心脘刺痛：气海一穴、行间二穴、阳陵泉二穴。⑥痞块不散，心中闷痛：大陵二穴、中脘一穴、三阴交二穴。⑦食症不散，人渐羸瘦：腕骨二穴、脾俞二穴、公孙二穴。⑧食积血瘕，腹中隐痛：胃俞二穴、行间二穴、气海一穴。⑨五积气块、血积血癖：膈俞二穴、肝俞二穴、大敦二穴、照海二穴。⑩脏腑虚冷，两胁痛疼：支沟二穴、建里一穴、章门二穴、阳陵泉二穴。⑪风壅气滞，心腹刺痛：风门二穴、膻中一穴、劳宫二穴、三里二穴。⑫大肠虚冷，脱肛不收：百会一穴、命门一穴、长强一穴、承山二穴。⑬大便艰难，用力脱肛：照海二穴、百会一穴、支沟二穴。⑭脏毒肿痛，便血不止：承山二穴、肝俞二穴、膈俞二穴、长强一穴。⑮五种痔疾，攻痛不已：合阳二穴、长强一穴、承山二穴。⑯五痫等证，口中吐沫：后溪二穴、神门二穴、心俞二穴、鬼眼四穴。⑰心情呆痴，悲泣不已：里通二穴、后溪二穴、神门二穴、大锺二穴。⑱心惊发狂，不识亲疏：少冲二穴、心俞二穴、中脘一穴、十宣十穴。⑲健忘易失，言语不记：心俞二穴、通里二穴、少冲二穴。⑳心气虚损，或歌或笑：灵道二穴、心俞二穴、通里二穴。㉑心中惊悸，言语错乱：少海二穴、少府二穴、心俞二穴、后溪二穴。㉒心中虚惕，神思不安：乳根二穴、通里二穴、胆俞二穴、心俞二穴。㉓心惊中风，不省人事：中冲二穴、百会一穴、大敦二穴。㉔心脏诸虚，心怔惊悸：阴郄二穴、心俞二穴、通里二穴。㉕心虚胆寒，四肢颤悼：胆俞二穴、通里二穴、临泣二穴。

按语：高氏《针灸聚英》按照窦氏《针经指南》内关穴的主病写成《西江月》，徐氏《针灸大全》根据《西江月》的内容，将内关穴整理为主治25证。治病先取内关为主，后取每条治证后列出的应穴，构成主应配穴法。

3. 足临泣主病

《针灸聚英·西江月》："手足中风不举，痛麻发热拘挛，头风痛肿项腮连，眼肿赤痛头旋。齿痛耳聋咽肿，浮风瘙痒筋牵，腿疼胁胀肋肢偏，临泣针时有验。"

《针灸大全》临泣二穴，主治24证：①足跗肿痛，久不能消：行间二穴、申脉二穴。②手足麻痹，不知痒痛：太冲二穴、曲池二穴、大陵二穴、合谷二穴、三里二穴、中渚二穴。③两足颤悼，不能移步：太冲二穴、昆仑二穴、阳陵泉二穴。④两手颤悼，不能握物：曲泽二穴、腕骨二穴、合谷二穴、中渚二穴。⑤足趾拘挛,筋紧不开:丘墟二穴、公孙二穴、阳陵泉二穴。⑥手指拘挛,伸缩疼痛:尺泽二穴、阳溪二穴、中渚二穴、五处二穴。⑦足底下发热,名曰湿热:涌泉二穴、京骨二穴、合谷二穴。⑧足外踝红肿,名曰穿踝风:昆仑二穴、丘墟二穴、照海二穴。⑨足跗发热,五趾节痛:冲阳二穴、侠溪二穴、足十宣十穴。⑩两手发热,五指疼痛:阳池二穴、液门二穴、合谷二穴。⑪两膝红肿疼痛,名曰鹤膝风:膝关二穴,行间二穴、鹤顶二穴、阳陵泉二穴。⑫手腕起骨痛,名曰绕踝风:太渊二穴、腕骨二穴、大陵二穴。⑬腰胯疼痛,名曰寒疝:五枢二穴、委中二穴、三阴交二穴。⑭臂膊痛连肩背:肩井二穴、曲池二穴、中渚二穴。⑮腿胯疼痛,名曰腿叉风:环跳二穴、委中二穴、阳陵泉二穴。⑯白虎历节风疼痛:肩井二穴、三里二穴、曲池二穴、委中二穴、合谷二穴、行间二穴、天应一穴、遇痛处针,强针出血。⑰走注风游走,四肢疼痛:天应一穴、曲池二穴、三里二穴、委中二穴。⑱浮风,浑身瘙痒:百会一穴、太阳紫脉、百劳(大椎)一穴、命门一穴、风市二穴、绝骨二穴、水分一穴、气海一穴、血海二穴、委中二穴、曲池二穴。⑲头项红肿强痛:承浆一穴、风池二穴、肩井二穴、风府一穴。⑳肾虚腰痛,举动艰难:肾俞二穴、脊中一穴、委中二穴。㉑闪挫腰痛,起止艰难:脊中一穴、腰俞一穴、肾俞二穴、委中二穴。㉒虚损湿滞,腰痛,行动无力:脊中一穴、腰俞一穴、肾俞二穴、委中二穴。㉓诸虚百损,四肢无力:百劳一穴、心俞二穴、三里二穴、关元一穴、膏肓俞二穴。㉔胁下肝积,气块刺痛:章门二穴、支沟二穴、阳陵泉二穴、中脘一穴、大陵二穴。

《针灸大成》临泣二穴,补充主治6证:①手足拘挛:中渚、尺泽、绝骨、八邪、阳溪、阳陵泉。②四肢走注:三里、委中、命门、天应、曲池、外关。③膝胫酸痛:行间、绝骨、太冲、膝眼、三里、阳陵泉。④腿寒痹痛:四关、绝骨、风市、环跳、三阴交。⑤臂冷痹痛:肩井、曲池、外关、三里。⑥百节酸痛:魂门、绝骨、命门、外关。

按语: 高氏《针灸聚英》按照窦氏《针经指南》临泣穴的主病,写成《西江月》,徐氏《针灸大全》根据《西江月》的内容,将足临泣穴整理为主治24证,杨氏《针灸大成》又增补6证,共30证。治病先取足临泣为主穴,后取每条治证后列出的应穴,构成主应配穴法。

4. 外关主病

《针灸聚英·西江月》:"肢节肿痛臂冷,四肢不遂头风,背胯内外骨筋攻,头项眉棱皆痛。手足热麻盗汗,破伤眼肿睛红,伤寒自汗表烘烘,独会外关为重。"

《针灸大全》外关二穴,主治 36 证:①臂膊红肿,肢节痛疼:肘髎二穴、肩髃二穴、腕骨二穴。②足内踝骨红肿痛,名曰绕踝风:太溪二穴、丘墟二穴、临泣二穴、昆仑二穴。③手指节痛,不能伸屈:阳谷二穴、五处二穴、腕骨二穴、合谷二穴。④足趾节痛,不能行步:内庭二穴、太冲二穴、昆仑二穴。⑤五脏结热,吐血不已:(取五脏俞穴,并血会治之)心俞二穴、肝俞二穴、脾俞二穴、肺俞二穴、肾俞二穴、膈俞二穴。⑥六腑结热,血妄行不已:(取六腑俞穴,并血会治之)胆俞二穴、胃俞二穴、小肠俞二穴、膀胱俞二穴、三焦俞二穴、大肠俞二穴、膈俞二穴。⑦鼻衄不止,名血妄行:少泽二穴、心俞二穴、膈俞二穴、涌泉二穴。⑧吐血昏晕,不省人事:肝俞二穴、膈俞二穴、通里二穴、大敦二穴。⑨虚损气逆,吐血不已:膏肓二穴、膈俞二穴、丹田一穴、肝俞二穴。⑩吐血衄血,阳乘于阴,血热妄行:中冲二穴、肝俞二穴、膈俞二穴、三里二穴、三阴交二穴。⑪血寒亦吐,阴乘于阳,名心肺二经呕血:少商二穴、心俞二穴、神门二穴、肺俞二穴、膈俞二穴、三阴交二穴。⑫舌强难言及生白苔:关冲二穴、中冲二穴、承浆一穴、聚泉一穴。⑬重舌肿胀,热极难言:十宣十穴、海泉一穴、金津一穴、玉液一穴。⑭口内生疮,名曰枯槽风:兑端一穴、支沟二穴、承浆一穴、十宣十穴。⑮舌吐不收,名曰阳强:涌泉二穴、兑端一穴、少冲二穴、神门二穴。⑯舌缩不能言,名曰阴强:心俞二穴、膻中一穴、海泉一穴。⑰唇吻裂破,血出干痛:承浆一穴、少商二穴、关冲二穴。⑱项生瘰疬,绕颈起核,名曰蟠蛇疬:天井二穴、风池二穴、肘尖二穴、缺盆二穴、十宣十穴。⑲瘰疬延生胸前,连腋下者,名曰瓜藤疬:肩井二穴、膻中一穴、大陵二穴、支沟二穴、阳陵泉二穴。⑳左耳根肿核者,名曰惠袋疬:翳风二穴、后溪二穴、肘尖二穴。㉑右耳根肿核者,名曰蜂巢疬:翳风二穴、颊车二穴、后溪二穴、合谷二穴。㉒耳根红肿痛:合谷二穴、翳风二穴、颊车二穴。㉓颈项红肿不消,名曰项疽:风府一穴、肩井二穴、承浆一穴。㉔目生翳膜,隐涩难开:睛明二穴、合谷二穴、肝俞二穴、鱼尾二穴。㉕风沿烂眼,迎风冷泪:攒竹二穴、丝竹空二穴、二间二穴、小骨空二穴。㉖目风肿痛,胬肉攀睛:禾髎二穴、睛明二穴、攒竹二穴、肝俞二穴、委中二穴、合谷二穴、肘尖二穴、照海二穴、列缺二穴、十宣十穴。㉗牙齿两颔肿痛:人中一穴、合谷二穴、吕细二穴。㉘上片牙痛及牙关紧急不开:太渊二穴、颊车二穴、合谷二穴、吕细二穴。㉙下片牙痛及颊项红肿痛：阳溪二穴、承浆一穴、颊车二穴、太溪二穴。㉚耳聋气痞疼痛：听会二穴、肾俞二穴、三里二穴、翳风二穴。㉛耳内或鸣或痒或痛：客主人二穴、合谷二穴、听会二穴。㉜雷头风晕，呕吐痰涎：百会一穴、中脘一穴、太渊二穴、风门二穴。㉝肾虚头痛，头重不举：肾俞二穴、百会一穴、太溪二穴、列缺二穴。㉞阴厥头晕及头目昏沉：大敦二穴、肝俞二穴、百会一穴。㉟头顶痛，名曰正头风：上星一穴、百会一穴、脑空二穴、涌泉二穴、合谷二穴。㊱目暴赤肿及疼痛：攒竹二穴、合谷二穴、迎香二穴。

《针灸大成》外关二穴，补充主治1证：中风拘挛：中渚、阳池、曲池、八邪。

按语：高氏《针灸聚英》按照窦氏《针经指南》外关穴的主病，写成《西江月》，徐氏《针灸大全》根据《西江月》的内容，将外关穴整理为主治36证，杨氏《针灸大成》又增补1证，共37证。治病先取外关为主穴，后取每条治证后列出的应穴，构成主应配穴法。

5. 后溪主病

《针灸聚英·西江月》："手足急挛战掉，中风不语痫癫、头疼眼肿泪涟涟，腿膝背腰痛遍。项强伤寒不解，牙齿腮肿喉咽，手麻足麻破伤牵、盗汗后溪先砭。"

《针灸大全》后溪二穴，主治14证：①手足挛急，屈伸艰难：三里二穴、曲池二穴、尺泽二穴、合谷二穴、行间二穴、阳陵泉二穴。②手足俱颤，不能行步、握物：阳溪二穴、曲池二穴、腕骨二穴、阳陵泉二穴、绝骨二穴、公孙二穴、太冲二穴。③颈项强痛，不能回顾：承浆一穴、风池二穴、风府一穴。④两腮颊痛红肿：大迎二穴、颊车二穴、合谷二穴。⑤咽喉闭塞，水粒不下：天突一穴、商阳二穴、照海二穴、十宣十穴。⑥双鹅风，喉闭不通，此乃心肺二经热：少商二穴、金津一穴、玉液一穴、十宣十穴。⑦单鹅风，喉中肿痛，肺三焦经热：关冲二穴、天突一穴、合谷二穴。⑧偏正头风及两颐角痛：头临泣穴、丝竹空穴、太阳紫脉、列缺二穴、合谷二穴。⑨两眉角痛不已：攒竹二穴、阳白二穴、印堂一穴、合谷二穴、头维二穴。⑩头目昏沉，太阳痛：合谷二穴、太阳紫脉、头维二穴。⑪头顶拘急，引肩背痛：承浆一穴，百会一穴、肩井二穴、中渚二穴。⑫醉头风，呕吐不止、恶闻人言：涌泉二穴、列缺二穴、百劳一穴、合谷二穴。⑬眼赤痛肿，风泪下不已：攒竹二穴、合谷二穴、小骨空二穴、临泣二穴。⑭破伤风，因他事搐发、浑身发热颠强：大敦二穴、合谷二穴、行间二穴、十宣十穴、太阳紫脉。

《针灸大成》后溪二穴,补充主治6证:①咳嗽寒热:列缺、涌泉、申脉、肺俞、天突、丝竹空。②头目眩晕:风池、命门、合谷。③头项强硬:承浆、风府、风池、合谷。④牙齿疼痛:列缺、人中、颊车、吕细、太渊、合谷。⑤耳不闻声:听会、商阳、少冲、中冲。⑥破伤风证:承浆、合谷、八邪、后溪、外关、四关。

按语:高氏《针灸聚英》按照窦氏《针经指南》后溪穴的主病,写成《西江月》,徐氏《针灸大全》根据《西江月》的内容,将后溪穴整理为主治14证,杨氏《针灸大成》又增补6证,共20证。治病先取后溪为主穴,后取每条治证后列出的应穴,构成主应配穴法。

6. 申脉主病

《针灸聚英·西江月》:"腰背强痛腿肿,恶风自汗头疼,雷头赤目痛眉棱,手足麻挛臂冷。吹乳耳聋鼻衄,痫癫肢节烦憎,遍身肿满汗头淋,申脉先针有应。"

《针灸大全》申脉二穴,主治24证。①腰背强,不可俯仰:腰俞一穴、膏肓二穴、委中二穴(决紫脉出血)。②肢节烦痛,牵引腰脚疼:肩髃二穴、曲池二穴、昆仑二穴、阳陵泉二穴。③中风不省人事:中冲二穴、百会一穴、大敦二穴、印堂一穴。④中风不语:少商二穴、前顶一穴、人中一穴、膻中一穴、合谷二穴、哑门一穴。⑤中风半身瘫痪:手三里二穴、腕骨二穴、合谷二穴、绝骨二穴、行间二穴、风市二穴、三阴交二穴。⑥中风偏枯,痛疼无时:绝骨二穴、太渊二穴、曲池二穴、肩髃二穴、三里二穴、昆仑二穴。⑦中风四肢麻木不仁:肘髎二穴、上廉二穴、鱼际二穴、风市二穴、膝关二穴、三阴交二穴。⑧中风手足瘙痒,不能握物:臑会二穴、腕骨二穴、合谷二穴、行间二穴、风市二穴、阳陵泉二穴。⑨中风口眼㖞斜,牵连不已:颊车二穴(针一分,沿皮内透地仓穴,㖞左泻右,㖞右泻左,可灸二七壮)、人中一穴、合谷二穴、太渊二穴、十宣十穴、瞳子髎二穴。⑩中风角弓反张,眼目盲视:百会一穴、百劳一穴、合谷二穴、曲池二穴、行间二穴、十宣十穴、阳陵泉二穴。⑪中风口噤不开、言语謇涩:地仓二穴(宜针透)、颊车二穴、人中一穴、合谷二穴。且夫中风者,有五不治也,开口闭眼,撒手遗尿,喉中雷鸣,皆恶候也。且中风者,为百病之长,至其变化,各有不同焉。或中于脏或中于腑,或痰或气,或怒或喜。逐其隙而害成也。中于脏者,则令人不省人事,痰涎上壅,喉中雷鸣,四肢瘫痪,不知疼痛,语言謇涩,故难治也。中于腑者,则令人半身不遂,口眼㖞斜,知痒痛,能言语,形色不变,故易治也。治之先审其证而后刺之,其中五脏六腑形证各有名,先须察其源,而名其证,依标本刺之,无不效也。⑫肝中之状,无汗恶寒,其色青,名曰怒中。⑬心中之状,多汗怕惊,其色赤,名曰思虑中。⑭脾中之状,多汗身热,其色黄,名曰喜中。⑮肺中之状,多汗恶风,其色白,名曰气中。⑯肾中之状,多汗身冷,其色黑,名曰气劳中。⑰胃中之状,饮食不下,痰涎上壅,其色淡黄,名曰食后中。⑱胆中之状,自侵牵连,鼾睡不醒,其色绿,名曰惊中。⑲腰脊项背疼痛:肾俞二穴、人中一穴、肩井二穴、委中二穴。⑳腰疼头项强,不得回顾:承浆一穴、腰俞一穴、肾俞二穴、委中二穴。㉑腰痛,起止艰难:然谷二穴、膏肓二穴、委中二穴、肾俞二穴。㉒足背生疮,名曰背发:内庭二穴、侠溪二穴、行间二穴、委中二穴。㉓手背生毒,名曰附筋:液门二穴、中渚二穴、合谷二穴、外关二穴。㉔手臂背生毒,名曰附骨疽:天府二穴、曲池二穴、委中二穴,治之无不愈矣。

《针灸大成》申脉二穴,补充主治6证:①背胛生痈:委中、侠溪、十宣、曲池、液门、内关、外关。②遍体疼痛:太渊、三里、曲池。③鬓髭发毒:太阳、申脉、太溪、合谷、外关。④项脑攻疮:百劳、合谷、申脉、强间、委中。⑤头痛难低:申脉、金门、承浆。⑥颈项难转:后溪、合谷、承浆。

按语:高氏《针灸聚英》按照窦氏《针经指南》申脉穴的主病,写成《西江月》,徐氏《针灸大全》根据《西江月》的内容,将申脉穴整理为主治24证,《针灸大成》又增补6证,共30证。治病先取申脉为主穴,后取各条治证后列出的应穴,构成主应配穴法。

7. 列缺主病

《针灸聚英·西江月》:"痔疾便肿泄痢,唾红溺血咳痰,牙痛喉肿小便难,心胸腹疼饮噎。产后发强不语,腰痛血疾脐寒,死胎不下膈中寒,列缺乳痈多散。"

《针灸大全》列缺二穴,主治33证:①鼻流浊涕臭,名曰鼻渊:曲差二穴、上星一穴、百会一穴、风门二穴、迎香二穴。②鼻生息肉,闭塞不通:印堂一穴、迎香二穴、上星一穴、风门二穴。③伤风面赤,发热头痛:通里二穴、曲池二穴、绝骨二穴、合谷二穴。④伤风感寒、咳嗽胀满:膻中一穴、风门二穴、合谷二穴、风府一穴。⑤伤风四肢烦热,头痛:经渠二穴、曲池二穴、合谷二穴、委中二穴。⑥腹中肠痛,下利不已:内庭二穴、天枢二穴、三阴交二穴。⑦赤白痢疾,腹中冷痛:水道二穴、气海一穴、外陵二穴、天枢二穴、三里二穴、三阴交二穴。⑧胸前两乳红肿痛:少泽二穴、大陵二穴、膻中一穴。⑨乳痈红肿痛,小儿吹乳:中府二穴、膻中一穴、少泽二穴、大敦二穴。⑩腹中寒痛,泄泻不止:天枢二穴、中脘一穴、关元一穴、三阴交二穴。⑪妇人血积痛，败血不止：肝俞二穴、肾俞二穴、膈俞二穴、三阴交穴。⑫咳嗽寒痰，胸膈闭痛：肺俞二穴、膻中一穴、三里二穴。⑬久咳不愈、咳唾血痰：风门二穴、太渊二穴、膻中一穴。⑭哮喘气促，痰气壅盛：丰隆二穴、俞府二穴、膻中一穴、三里二穴。⑮吼喘胸膈急痛：或中二穴、天突一穴、肺俞二穴、三里二穴。⑯吼喘气满，肺胀不得卧：俞府二穴、风门二穴、太渊二穴、膻中一穴、中府二穴、三里二穴。⑰鼻塞不知香臭：迎香二穴、上星一穴、风门二穴。⑱鼻流清涕，腠理不密，清涕不止：神庭一穴、肺俞二穴、太渊二穴、三里二穴。⑲妇人血沥，乳汁不通：少泽二穴、大陵二穴、膻中一穴、关冲二穴。⑳乳头生疮，名曰乳：乳根二穴，少泽二穴，肩井二穴，膻中一穴。㉑胸中噎塞痛：大陵二穴、内关二穴、膻中一穴、三里二穴。㉒五瘿等证（项瘿之证有五：一曰石瘿，如石之硬；二曰气瘿，如绵之软；三曰血瘿，如赤脉细丝；四曰筋瘿，如无骨；五曰肉瘿，如袋之状；此乃五瘿之形也）：扶突二穴、天突一穴、天窗二穴、缺盆二穴、俞府二穴、膺俞一穴（喉上）、膻中一穴、合谷二穴、十宣十穴（出血）。㉓口内生疮，臭秽不可近：十宣十穴、人中一穴、金津一穴、玉液一穴、承浆一穴、合谷二穴。㉔三焦热极，舌上生疮：关冲二穴、外关二穴、人中一穴、迎香二穴、金津一穴、玉液一穴、地仓二穴。㉕口气冲人，臭不可近：少冲二穴、通里二穴、人中一穴、十宣十穴、金津一穴、玉液一穴。㉖冒暑大热，霍乱吐泻：委中二穴、百劳（大椎）一穴、中脘一穴、曲池二穴、十宣十穴、三里二穴、合谷二穴。㉗中暑自热，小便不利：阴谷二穴、百劳（大椎）一穴、中脘一穴、委中二穴、气海一穴、阴陵泉二穴。㉘小儿急惊风，手足搐搦：印堂一穴、百会一穴、人中一穴、中冲二穴、大敦二穴、太冲二穴、合谷二穴。㉙小儿慢脾风，目直视，手足搐，口吐沫：百会一穴、上星一穴、人中一穴、大敦二穴、脾俞二穴。㉚消渴等证（三消其证不同，消脾、消中、消肾。《素问》云：胃府虚，饮食斗不能充饥；肾脏渴，饮百杯不能止渴及房劳不称心意；此为三消也。乃土燥承渴，不能克化，故成此病）：人中一穴、公孙二穴、脾俞二穴、中脘一穴、照海二穴、三里二穴（治食不充饥）、太溪二穴（治房不称心）、关冲二穴。㉛黑砂，腹痛头疼，发热恶寒，腰背强痛，不得睡卧：百劳（大椎）一穴、天府二穴、委中二穴、十宣十穴。㉜白砂，腹痛吐泻，四肢厥冷，十指甲黑，不得卧：大陵二穴、百劳（大椎）一穴、大敦二穴、十宣十穴。㉝黑白砂，腹痛头痛，发汗口渴，大便泄泻，恶寒，四肢厥冷，不得睡卧，名曰绞肠砂。或肠鸣腹响：委中二穴、膻中一穴、百会一穴、丹田一穴、大敦二穴、窍阴二穴、十宣十穴。

《针灸大成》列缺二穴,补充主治7证:①血迷血晕:人中。②胸膈痞结:涌泉、少商、膻中、内关。③脐腹疼痛:膻中、大敦、中府、少泽、太渊、三阴交。④心中烦闷:阴陵、内关。⑤耳内蝉鸣:少冲、听会、中冲、商阳。⑥鼻流浊污:上星、内关、列缺、曲池、合谷。⑦伤寒发热:曲差、内关、列缺、经渠、合谷。

按语:高氏《针灸聚英》按照窦氏《针经指南》列缺穴的主病,写成《西江月》,徐氏《针灸大全》根据《西江月》的内容,将列缺穴整理为主治33证,《针灸大成》又增补7证,共40证。治病先取列缺为主穴,后取每条治证后列出的应穴,构成主应配穴法。

8. 照海主病

《针灸聚英·西江月》:"喉塞小便淋涩,膀胱气痛肠鸣,食黄酒积腹脐并,呕泻胃翻便紧。难产昏迷积块,肠风下血常频,膈中决气气痃侵,照海有功必定。"

《针灸大全》照海二穴,主治29证:①小便淋沥不通:阴陵泉穴、三阴交穴、关冲二穴、合谷二穴。②小腹冷痛,小便频数:气海一穴、关元一穴、三阴交穴、肾俞二穴。③膀胱七疝,贲豚等证:大敦二穴、兰门二穴、丹田一穴、三阴交穴、涌泉二穴、章门二穴、大陵二穴。④偏坠水肾,肿大如升:大敦二穴、曲泉二穴、然谷二穴、三阴交穴、归来二穴、兰门(在曲骨两旁各三寸脉中)二穴、膀胱俞二穴、肾俞二穴(横纹可灸七壮)。⑤乳绞(悬)疝气,发时冲心痛:带脉二穴、涌泉二穴、太溪二穴、大敦二穴。⑥小便淋血不止,阴器痛:阴谷二穴、涌泉二穴、三阴交二穴。⑦遗精白浊,小便频数:关元一穴、白环俞二穴、太溪二穴、三阴交二穴。⑧夜梦鬼交,遗精不禁:中极一穴、膏肓二穴、心俞二穴、然谷二穴、肾俞二穴。⑨妇女难产,子掬母心不能下:巨阙一穴、合谷二穴、三阴交穴、至阴二穴(灸效)。⑩女人大便不通:申脉二穴、阴陵泉穴、三阴交穴、太溪二穴。⑪妇人产后脐腹痛,恶露不已:水分一穴、关元一穴、膏肓二穴、三阴交二穴。⑫妇人脾气、血蛊、水蛊、气蛊、石蛊:膻中一穴、水分一穴(治水)、关元一穴、气海一穴、三里二穴、行间二穴(治血)公孙二穴(治气)、内庭二穴(治石)、支沟二穴、三阴交二穴。⑬女人血分,单腹气喘:下脘一穴、膻中一穴、气海一穴、三里二穴、行间二穴。⑭女人血气劳倦,五心烦热,肢体皆痛,头目昏沉:百会一穴、膏肓二穴、曲池二穴、合谷二穴、绝骨二穴、肾俞二穴。⑮老人虚损,手足转筋,不能举动:承山二穴、阳陵泉二穴、临泣二穴、太冲二穴、尺泽二穴、合谷二穴。⑯霍乱吐泻,手足转筋:京骨二穴、三里二穴、承山二穴、曲池二穴、腕骨二穴、尺泽二穴、阳陵泉二穴。⑰寒湿脚气,发热大痛:太冲二穴、委中二穴、三阴交二穴。⑱肾虚脚气红肿,大热不退:气冲二穴、血海二穴、太溪二穴、公孙二穴、委中二穴、三阴交二穴。⑲干脚气,膝头并内踝及五趾疼痛:膝关二穴、昆仑二穴、绝骨二穴、委中二穴、阳陵泉二穴、三阴交二穴。⑳浑身胀满,浮肿生水:气海一穴、三里二穴、曲池二穴、合谷二穴、内庭二穴、行间二穴、三阴交二穴。㉑单腹蛊胀,气喘不息:膻中一穴、气海一穴、水分一穴、三里二穴、行间二穴、三阴交二穴。㉒心腹胀大如盆:中脘一穴、膻中一穴、水分一穴、行间二穴、三阴交二穴。㉓四肢面目浮肿,大热不退:人中一穴、合谷二穴、三里二穴、临泣二穴、曲池二穴、三阴交二穴。㉔妇人虚损形瘦,赤白带下:百会一穴、肾俞二穴、关元一穴、三阴交二穴。㉕女人子宫久冷,不受胎孕:中极一穴、三阴交二穴、子宫二穴。㉖女人经水正行,头晕小腹痛:阴交一穴、内庭二穴、合谷二穴。㉗室女月水不调,脐腹疼痛:天枢二穴、气海一穴、三阴交二穴。㉘室女月水不调,淋沥不断,腰腹痛:肾俞二穴、关元一穴、三阴交二穴。㉙妇人产难,不能分娩:三阴交二穴、合谷二穴、独阴二穴(灸)。

《针灸大成》照海二穴,补充主治6证:①气血两盅:行间、关元、水分、公孙、气海、临泣。②五心烦热:内关、涌泉、十宣、大陵、合谷、四花。③气攻胸痛:通里、大陵。④心内怔忡:心俞、内关、神门。⑤咽喉闭塞:少商、风池、照海。⑥虚阳自脱:心俞、然谷、肾俞、中极、三阴交。

按语:高氏《针灸聚英》按照窦氏《针经指南》照海穴的主病,写成《西江月》,徐氏《针灸大全》根据《西江月》的内容,将照海穴整理为主治29证,《针灸大成》又增补6证,共35证。治病先取照海为主穴,后取每条治证后列出的应穴,构成主应配穴法。

三、主客配穴主治病证

1. 公孙主、内关客,或内关主、公孙客

胃脘痛(胃和十二指肠溃疡),胃痛拒按、呕吐、便黑:配上脘、中脘,用平补平泻法,留针20~30分钟,以理气活血,和中止痛。

腹痛吐泻(急性胃肠炎),腹痛水泻,恶心呕吐;配中脘、天枢、气海,用平补平泻法,留针20~30分钟,以调理胃肠,镇痛止呕。

眩晕(内耳性眩晕、梅尼埃病),反复突然发作眩晕,不能站立,恶心呕吐,耳鸣,听力减退:配风池、百会、听宫,用平补平泻法,留针 20~30 分钟,以升清降浊,安神定志。

温疟(疟疾)寒战高热,头痛昏迷:配大椎、人中、液门,用泻法,留针 20~30 分钟,以清热祛邪,开窍醒神。

2. 临泣主、外关客,或外关主、临泣客

胁痛(胆囊炎),上腹部阵发性绞痛,腹胀,烦躁,恶心呕吐,配日月、阳陵泉,用泻法,留针 20~30 分钟,以清热利胆,理气止痛。

耳聋(神经性耳聋),听力减退,心烦易怒:配听宫、翳风、率谷,用泻法,留针 20~30 分钟,以清泻少阳,开窍聪耳。

胁痛(肋间神经痛),胸闷不舒,胁肋胀痛:配期门、肝俞、行间,用泻法,留针 20~30 分钟,以舒肝解郁,理气止痛。

伤风(感冒),发热恶风,头痛无汗,咽喉肿痛:配风池、大椎,用透天凉手法,留针 10~20 分钟,以发散风热,清利咽喉。

3. 后溪主、申脉客,或申脉主、后溪客

急惊风(脑炎),高热头痛,神志不清,强直性抽搐,口噤不开:配人中、百会、天柱、大椎、命门、合谷,用泻法,十宣,点刺出血,以清热解毒,祛风镇惊。

目赤肿(急性结膜炎),眼睛红肿热痛,眵多流泪:配风池、睛明,用泻法,留针 10~20 分钟,攒竹,点刺出血,以清热散风,消肿止痛。

颈项强(颈椎病),颈项强痛,活动受限,头痛、手麻:配天柱、百劳、大椎,用烧山火手法,留针 10~20 分钟,以活血化瘀,通利关节。

腰脊痛(脊椎炎),脊椎强直,腰背酸痛:配大椎、命门、腰阳关、华佗夹脊,用热补法,以通利关节,活血止痛。

4. 列缺主、照海客,或照海主、列缺客

喉痹(急性喉炎),发热喉塞,声音嘶哑,呼吸困难:配翳风、承浆,用泻法,留针 20~30 分钟,少商,点刺出血,以清热解毒,养阴利咽。

咽肿(慢性咽炎),咽部黏膜充血,肿胀、干燥、有异物感:配翳风、颊车、廉泉,用平补平泻法,留针 20~30 分钟,以清热养阴,消肿利咽。

哮喘(支气管炎),咳吐黏痰,胸闷气喘:配百劳、身柱、肺俞,用平补平泻法,留针 10~20 分钟,以宽胸理气,润肺化痰。

肺痨(肺结核),午后潮热,干咳、咯血:配大椎、肺俞、至阳、命门,用补法,留针10~20分钟,以养阴清热,补肾润肺。

四、医案举例

1. **脑震荡后遗症**　患者,刘某,女,25岁,北京市宣武区北纬路综合修理部工人。于1978年10月15日16时在北京某医院诊治。

患者1978年9月27日下午7点30分从行驶的公共汽车上摔下,伤后昏迷不省人事,喷射性呕吐两次,即送入北京市某医院,诊断为脑震荡。经住院抢救4个小时方醒。醒后一直头痛、头昏、头沉,以左侧为重,过去的事一点儿也想不起来,眼花、呕吐,不能吃东西,两腿无力,不能站立,有时嗜睡。住院4天清醒后,但上述症状不减。检查:左顶头皮血肿4cm×5cm,脉搏84次/分;身体瘦弱,神清,精神不振;两腿不能站立。X线照片:头颅侧位片未见骨折现象;化验检查:血红蛋白116g;白细胞9×10⁹/L,中性74%,淋巴25%,嗜酸性1%。面色苍白,舌苔薄白,脉弦细。中医辨证系髓海受伤,瘀血停留,经络受阻,元神不宁所致。采用活血化瘀,疏通经络,清脑安神之法主治。10月15日下午4时(庚戌日、甲申时),先针内关为主,后配风池、百会、太阳、用平补平泻法,血肿局部,用围刺法,留针20分钟。针治1次后呕吐停止。16日上午10时(辛亥日、癸巳时),先针照海为主,后配列缺,每日按"灵龟八法"先针开穴,后针以前配穴,手法同前;治疗到10月20日,针达5次时,血肿渐消,头痛、头昏、头沉减轻,他人扶着能行走40~60步,即出院。10月27日上午10时(壬戌日、乙巳时)来门诊时,患者因昨日生气,又出现呕吐和头昏,先针外关为主,配穴及手法同前,针治1次症状消失。为了巩固疗效,在门诊治疗到11月19日,共针治25次,血肿和症状完全消失,即上班工作。同年12月23日和1981年7月28日两次随访,完全恢复正常,没有留下后遗症。(郑俊江整理)

2. **颈椎病并发剧烈头痛**　患者,李某,女,66岁,河北省安国县中照村农民,1978年9月26日在北京某医院初诊。患者20多天前的一个晚上在门外乘凉,突然感到项后有一阵冷风吹来,当即头痛、头胀,枕后部似裂开样剧痛,不能忍受,即送当地医院,经中西药及针灸等多种方法治疗20多天症状不减而转来北京某医院。当时症状:头痛剧烈、头沉重,以头顶及枕部最剧,不能卧,卧则不能起,在躺下时头部冠状缝处剧疼如裂,终日两手抱着头,不能入睡,颈项强直、不能活动,眼红肿、视物不清;右膝肿痛、活动受限。血压24.0/13.3.kPa,舌苔薄白,脉弦数。脑系科检查:双瞳孔等大,光反射正常,四肢肌力、肌张力正常,腱反射活跃,双足反射中性,颈活动明显受限,右侧颈肌紧张;项抵抗(+),右膝、踝反射(+),眼科检查:双眼结膜高度充血,瞳孔小,眼底动脉细;X线照片:颈椎骨质稀疏,颈椎4、5、6间隙狭窄,边缘可见增生性改变;头骨照片:颅骨骨质稀疏,未见其他异常改变;脑超声波检查:脑中线未见偏移;脑电波图检查:左颞懒波;诊断为脑动脉硬化,颈椎病。中医辨证系风邪侵袭经络,夹火上扰,致气血逆乱而发头痛。采用祛风清热,调理气血,疏经止痛之法主治。9月26日下午4时(辛卯日、丙申时),先取照海为主,留针,配风池、风府、大椎、百劳、天柱、脑空,不留针;百会、头维、太阳、攒竹、球后、合谷,用平补平泻法,留针30分钟,针治1次头痛减轻。

27日上午10时许(壬辰日、乙巳时),先针外关为主,后针足临泣;28日上午10时(癸巳日、丁巳时),先针公孙,后针内关,配穴及手法同前。针治3次时;头痛、颈项强直减轻,眼红肿渐消,视力好转,则加配梁丘、血海、膝眼、足三里,和以上穴位交替轮换使用;每日随时按"灵龟八法"先取开穴,后取以前配穴,用平补平泻法,治疗到10月22日,针达26次时,头痛,眼红肿消失,视力恢复正常,颈项活动自如,膝肿痛消失,血压18.7/12.0kPa,舌苔薄白,脉缓,治愈出院。同年11月23日通信联系,未复发。(郑俊江整理)

3. 急性肾炎 患者,李某,女,33岁,成县支旗农民,因呕吐不止,于1979年10月6日初诊。

患者三四天前感觉全身乏力,胃口不佳,畏寒发热,头胀不适,体温39℃而住院。最近两天来不思饭食,昨日仅吃了一碗面汤,吃后即吐,以后吃饭喝水都吐,有时吐黄绿色苦水,大便干,小便黄、量少而涩痛,次数频繁,每天30次左右,易出汗。检查血象:白细胞19.7×10^9/L,中性88%,淋巴9%,单核3%。尿常规:黄色,透明度:清,反应:酸,比重:不足,蛋白(+++),糖定性(−),红细胞5~8,上皮细胞10~20,白细胞10~15,面色苍白,眼睑浮肿,舌淡红,苔白,脉数。西医诊断为急性肾炎,中医辨证系邪传中焦,脾失健运,胃纳不受;下焦热阻,肾失开合,膀胱气化失司。采用调和脾胃,泻热养阴之法主治。丙午日、丁酉时取内关,配公孙,用泻法,留针30分钟,针后呕吐即止。第二日是丁未日、乙巳时取公孙,配内关,共针6次,症状完全消失而出院。

4. 外伤性尿潴留 患者,王某,男,15岁,成县枣儿沟小学学生,因尿不下1天,于1979年6月4日转诊。因患者8天前和孩子们玩耍时,从1米高处跳下后,行走转身时突然腰痛,近5天来发烧、腰痛、腹胀痛、不能大小便而入院,昨天灌肠后有大量粪便排出,但无排尿而转针灸科。检查:体温38.9℃,脉搏120次/分,血压17.3/13.3kPa,急性病容,眼窝凹陷,口腔黏膜干燥,瞳孔等大,鼻煽,颈项强硬,左侧颈后三角处可摸及多个淋巴结节相互粘连,气管正中,胸廓对称,心率快(心音清楚),左侧肺部呼吸音粗糙,右侧可闻及啰音,腹胀、肠鸣音减弱,肝脾未触及,四肢活动好,脊椎无明显畸形,膀胱触叩诊充盈明显。血常规:血红蛋白115g,白细胞11×10^9/L,中性78%,淋巴22%,血沉23mm/h,尿:外观透明,镜检,红细胞0~2,白细胞0~1。舌质紫、苔黄厚,脉象弦滑。西医诊断为急性尿潴留,中医辨证系经络受损,瘀血停留所致。采用活血化瘀,疏导水道之法主治。4日上午11时许(壬寅日、丙午时),先取照海为主,配关元、水道、三阴交,用平补平泻法,留针10分钟,针后8分钟即尿,6月5日下午2时(癸卯日、己未时),先取照海为主,配穴及手法同前,加肾俞、关元俞,针治3次大小便即通畅,治疗到6月10日,针达7次时,已两天大小便正常,症状完全消失而出院。10月10日随访,情况良好。

5. 继发性缺铁性贫血 患者,刘某,女,42岁,成县陈院小学教员。因月经过多一年半,于1981年8月13日住院。缘患者1973年开始头晕、头痛、眼困,乏力,嗜睡,记忆力减退,食欲减退,月经过多,住兰州某医院。检查:血红蛋白65g,诊断为缺铁性贫血,住院一个月,经注射维生素B_{12},血红蛋白升至105g而出院,1975年复发,2月20日血红蛋白降至54g,又住上述医院,诊断为继发性缺铁性贫血,住院一个月,血红蛋白升至99g而出院,几年来反复发作,病情逐渐加剧,1980年8月开始阴道大量出血,每日流血约1000ml,流血9天,卧床不起而住院。检查:面色㿠白,虚肿,口唇苍白,舌净无苔、舌质淡,语言低微,精神不振,脉搏109次/分,脉象左沉细无力,右芤象,胃脘部似有硬块、压之困痛。血常规:血红蛋白60g,白细胞4.8×10^9/L,中性74%,淋巴24%,嗜酸2%。西医诊断为继发性缺铁性贫血,原发病功能性子宫出血。中医辨证系脾失健运,统摄无权所致。采用补中益气,培元摄血之法主治。8月13日上午10时(癸酉日、丁巳时),先取公孙为主,配中脘、关元、三阴交,用补法,留针10分钟,以后每日1次,按"灵龟八法"先取公孙为主,配穴及手法同前,治疗到 8 月 23 日,针达 10 次时,头晕、乏力等症见好,身体较前有力,饮食增加,精神好转;治疗到 9 月 3 日月经来潮 7 日即止;治疗到 11 月 14 日,针达 60 次时,月经连续 3 个月正常,症状完全消失,血红蛋白升至 95g,治愈出院。

第二节　飞腾八法

飞腾八法,也是以奇经八脉八穴、八卦为基础,按天干时辰开穴治病的一种方法。元代王国瑞撰的《扁鹊神应针灸玉龙经》提倡飞腾八法,明朝徐凤著的《针灸大全》和杨继洲著的《针灸大成》均有转载。它的运用,与灵龟八法不同,不用天干、地支基数,只是逢天干时开穴(表 34)。

表 34　天干八穴八卦配合表

壬甲	丙	戊	庚	辛	乙癸	己	丁
公孙	内关	临泣	外关	后溪	申脉	列缺	照海
乾	艮	坎	震	巽	坤	离	兑

飞腾八法歌:

> 壬甲公孙即是乾,丙居艮上内关然,
> 戊为临泣生坎水,庚属外关震相连,
> 辛上后溪装巽卦,乙癸申脉到坤传,
> 己土列缺南离上,丁居照海兑金全。

上述表、歌,是每日按天干时的开穴。如"甲己还甲子"的甲子时,开公孙,乙丑时开申脉,丙寅时开内关,戊辰时开临泣,己巳时开列缺,庚午时开外关……治病先取开穴,后取配穴。因为这个方法用的不多,故从略。

"飞腾八法"为何壬甲配乾,乙癸配坤?因为"飞腾八法"用的八卦有八个方位,天干有十个,即甲乙丙丁戊己庚辛壬癸。甲、丙、戊、庚、壬为阳;乙、丁、己、辛、癸为阴。易经将八卦比喻八个人:乾父、坤母、艮少男、兑少女、坎次男、离次女、震长男、巽长女,将天干和八卦依顺序排列配合起来,即是甲配乾、乙配坤、丙配艮、丁配兑、戊配坎、己配离、庚配震、辛配巽。还余下最后两个天干(壬癸),根据乾为诸阳、男性之父;坤为诸阴、女性之母。便将属阳的壬配于乾,属阴的癸配于坤了。而且依据上述天干与八卦排列的顺序,也应该是壬与甲重复于乾,癸与乙重复于坤。所以壬甲配乾,癸乙配坤。

附录:

一、子午流注与灵龟八法临床应用盘使用说明

1. **年** "临床应用盘"底盘图外面的第一、二圈是六十年公历。红字代表闰年,放在最外一圈,黑字代表平年,放在第二圈,以便查找应用。

2. **月** "临床应用盘"转盘图第二、三圈是公历的月(如按农历推算,可根据公历的月、日查日历),红字代表闰年的月,放在第二圈,黑字代表平年的月,放在第三圈。应用时年月对准(红字对红字,黑字对黑字)后,即可查出这个月每一日的天干、地支。

3. **日** "临床应用盘"转盘图最外圈(第一圈是每月的 31 日;底盘图第三圈是公历日的天干、地支,也就是六十天的"花甲子"。比如查找 1984 年 9 月 1 日,先要找到底盘图外圈红字的 1984,再把月内的红 9 对准 1984,即可找到红日方格内的 1,及其上面方格内的戊戌,即戊戌日。如果查找 9 月 20 日,20 上面方格内的丁巳,即为丁巳日。余皆类推。

4. **时** "临床应用盘"底盘图最内下圈是每日红字的子、丑、寅、卯、辰、巳、午、未、申、酉、戌、亥十二个时辰;时辰上方的穴名是每个时辰的开穴。用时根据病情,按照当日的天干,查找当时的时辰和穴位,进行治疗。比如"子"上方的关冲,是戊日胃、癸日肾经子时的开穴;"子"上方的足三里,是丙日小肠、辛日肺经的开穴……余皆类推。

5. **地支(纳子法)子午流注** 为了醒目,以表格的形式将它放在"临床应用盘"转盘图的里面。用时根据病所在脏腑经络,按转盘上的表格查找施针时辰及穴位。虚证按"补"格内的时辰、穴位,用补法,如遇咳喘肺经(金)虚证,根据"虚则补其母"的原则,在卯时补太渊(土),即土生金,土为金之母;实证按"泻"格内的时辰、穴位,用泻法,如遇咳嗽有热的肺经(金)实证,根据"实则泻其子"的原则,在寅时泻尺泽(水),即金生水,水为金之子。如补泻时辰已过,则取本经的本穴或原穴。如未时遇胃(土)虚寒痛,取胃经本穴足三里(土)补之;酉时遇牙痛龈肿的大肠经(金)实热证,取大肠经原穴合谷泻之。或根据"不虚不实以经取之"的原则,取原穴、本穴用平补平泻法治疗。

6. **天干(纳甲法)子午流注** 为了查找方便、醒目,将经穴放在底盘图下面,把每日第一个时辰的开穴和下方的时辰都用红字;将十个天干和十条经放在转盘图下边的两侧,时辰和穴位处开了天窗,并且根据甲与己合、乙与庚合……将每日的天干与十二经有机的联系在一起(甲胆、己脾合用,乙肝、庚大肠合用……),阳日可用阴日的穴,阴日可用阳日的穴,将闭穴变为开穴,而且每个时辰都开穴。用时根据病情,在"临床应用盘"上先找到当日的天干,再旋转转盘找到底盘最内下圈所示的时辰(子、丑……),转盘下天窗两侧的十经(胆、肝……)和十天干(甲、乙……)所对应的底盘上的穴,即为当日当时的开穴。比如1984年5月1日酉时,治疗月经不调的病人,就将月的红5对准年的红1984,找到1日上面的乙未,用日干的乙再找天干子午流注下方的酉,即可找到乙所对应的开穴大敦,大敦为主穴先针灸之,根据病情需要再配其他穴后针灸之。再如1984年6月15日辰时,治疗咽喉肿痛,就将月的红6对准年的红1984,找到15日上面的庚辰,用日干的庚,再找天干子午流注下方的辰,即可找到庚所对应的商阳、阳溪,商阳或阳溪为主穴,根据病情再配用其他穴位治疗。

7. **灵龟八法** 为了节省文字、便于应用,将公历六十日天干、地支用六十个方格放在底盘图的第三圈,每个穴位的代号(一、二……)放在第五圈以下的十二格;将子、丑、寅……十二个时辰和代号(一、二、三……穴名放在转盘图天窗的左右两侧。用时根据病情,在"临床应用盘"上先找到当日的天干、地支,然后旋转转盘使红箭头对准此处,转盘上天窗右侧所示时辰相对应的窗内底盘上的代号(按代号在天窗左侧对号找穴),即为当日当时的开穴。比如1983年6月30日,就将月的黑6对准年的黑1983,即可找到30日上面的己丑,然后旋转转盘使红箭头对准己丑,天窗右侧的子对二、丑对六、寅对四、卯对二、辰对六、巳对三、午对一、未对五、申对三、酉对一、戌对四、亥对二,就是己丑日一天十二时辰每个时辰的开穴。如:1983年7月1日申时治疗胃脘痛,就将月的黑7对准年的黑1983,先找到1日上面的庚寅,然后旋转转盘使红箭头对准庚寅,天窗右侧的申相对应天窗内的穴,就是开公孙穴。配内关穴,就可将胃脘痛治愈。

8. 以上按日时所开的穴皆为主穴,先针灸之;根据病情需要配用的其他穴,后针灸之。

9. "临床应用盘"简要使用说明,编排在底盘的背面,是为了版面整齐美观,而又减少正面篇幅。

二、子午流注与灵龟八法临床应用盘（两面）

见书末。

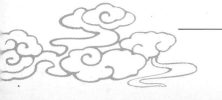

第五篇　医话医案

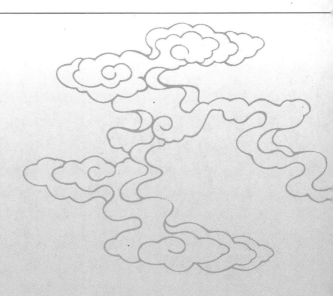

第一章　医话

医话是在《针灸集锦》《子午流注与灵龟八法》1978 年和 1983 年相继出版后,根据读者提出的问题,结合本人临床经验,为方便读者,以问答的方式写成的。

第一节　培养针灸人才方面

旧社会培养中医针灸人才,主要是家传和师带徒。家传多为传儿子不传女儿,而且绝招只传 1 个人。如果 3 个儿子学针灸,也要在 3 个中选 1 个医德高尚、技术最好的传给绝技,让其顶立门户,以保持其针灸医疗声誉;师带徒和徒拜师,要有一段时间的互相观察考虑,老师认为徒弟能继承他的事业,徒弟认为老师医德高尚,医术高超,两厢情愿,才能拜师,跟师见习实习临床见证和读些理论书籍,3 年出师,经过国家考试及格,发给医师证书和开业执照,即可挂牌行医。

中华人民共和国成立后,我国各地成立了中医学院、针灸学院、中医研究院、高级师资进修班、国际班、前苏联、印度、朝鲜等国专家班及硕士、博士研究生班等,培养了很多国内外针灸高级人才,都参加了工作。

第1问　你选择徒弟有什么标准?

作为一名负有救死扶伤责任的医生,必须有很好的医德,如果忽略了这方面的修养,不但不能解除患者之疾苦,还会给患者带来意想不到的危害,我认为选择徒弟应以 3 个方面为标准。

首先应具有仁爱之心。自古称医为仁术,医生的唯一目的,就是救人疾苦,把病人的痛苦,当作自己的痛苦,只有这样的人,才能不畏艰苦,不避寒暑,为解除病人疾苦去奋斗。我出师时，先父只给了我一把雨伞，一个灯笼，意思是：病家相求，无不即往，虽天色漆黑，雨雪载道，路途遥远，亦不为止。

应具有聪明才智。医学之门，广博高深，只有通过刻苦的钻研，才能精通和掌握它，而好的天资，是学习的先决条件，只有博览群书，心通道艺，通晓阴阳，明知运气，才能妙法心生，活而不滞，起死回生。

尚应廉洁淳朴，治病不计财利，无欲无求，不论其贵贱贫富，普同一等，安神定态，普救含灵之苦，皆如至亲之想，如此者方可为医生。这就是我选择徒弟之标准，也是作为一名医生应具备的品德。谨以此为本篇开始。

第2问 怎样培养合格的针灸人才？

针灸这门医学，有独特的理论体系，又有独特的操作技术，必须学精理论，掌握针灸技术的精微技巧，理论联系实践，能担任医疗、教学和科研工作，才能算合格的针灸人才，我认为应采取以下几点措施进行培养。

老师要讲好中医针灸课。要想讲好中医针灸课，达到"古为今用"的目的，必须把针灸讲义上的古代条文，用现代语言解释清楚，认真把课备好，还要安排好教学步骤和方法。教师自己必须首先把讲义吃透、背熟。例如讲经络学，要下苦功夫把讲义上引证的《帛书》《内经》等条文一字一字地、一句一句地复习下去，要和原著逐字校对，将讲义上的错字、错句、错标点符号改过来，写明出处；遇到古字、不认识的字，要一个一个地查字典、词典、辞海，将字句查清楚，或向其他老师和同道请教，必须自己理解深刻后，写在备课本上或讲稿、教案上，以防遗忘；将讲义上及引证的古代医籍条文吃透、背熟，说来容易，其实很难。往往因一个字而查遍各书，因一词、一义而问遍师友，坚持不懈地开卷备课，不放过一字一词，这是需要决心和毅力的。讲课时还要将错字、生字、难写的字和错句告诉学生，并讲明读音和字句的含义，使学生加深理解而记牢。讲课时要根据不同班次、不同对象，进行讲解，古文部分，要一个字一个字地讲完之后，再一句一句地讲，每一段讲完之后，要用现代语言作一次小结性的讲解，使学生加深理解其每一段课的主要内容，讲课时尽量理论联系实践，引证讲义上没有的古文，要在黑板上写清楚，学生难懂的词句或段落或怕学生听不懂的文字，要重点讲，慢讲或重复讲，讲深讲透，使学生听懂、记牢。

讲课要有吸引力，吐字要清晰。老师讲课吐字要清晰，使学生爱听而且能听懂，才能有吸引力。对刚入学的学生，尽量将讲义上的讲清讲透就行了，这样可以增强学生的记忆而启发其理解能力，能闻一知百，老师要爱护学生、体贴学生、珍惜学生的精神和时间，从爱护出发，不要引证经典过多，给学生增加负担，讲多了，引证多了，学生越听越不懂，越听越不爱听，越听越糊涂或者打瞌睡、旷课，这就需要教师首先要考虑学生能接受与领会的程度了，能接受、领会、理解多少，就讲多少。讲古代名医和现代有成就的医家治愈疑难重症的经验，以激发其爱国主义精神，巩固其专业思想。例如讲战国时期，名医扁鹊，针百会治好了虢太子"尸厥"病，受到国王的称赞；南北朝时期名医徐文伯，针合谷、三阳交，立下双胎，使该妇女免遭剖腹之苦；晋朝甘肃省灵台县，名医皇甫谧，著一部《针灸甲乙经》，由南北朝和唐朝传到了国外，朝鲜和日本曾规定《甲乙经》为医学生必修书之一，等等。中华人民共和国诞生后，在党的中医政策下，成立了中国中医研究院针灸研究所，开始了针灸的医疗、教学和科研工作，并成立了针灸高级师资进修班、国际针灸专家班，各省市还设立了国际针灸培训班，不但给国内培养针灸高级人才，而且还给世界各国培养了大批针灸医生，目前全世界已有100多个国家正在使用和研究针灸。还多次召开国际针灸学术会，1979年和1984年在北京召开了第一届和第二届全国针灸针麻学术讨论会，在这两次大会上公认我国在针灸医学上、科研上居世界领先地位，国外友人普遍反映"中国不愧为针灸的故乡"。1987年11月在北京，有来自世界50多个国家的1500多名针灸学者出席了大会，成立了"世界针联"，选我国胡熙明为主席，王雪苔为秘书长，收集论文568篇，使针灸研究工作进入了一个新阶段，从而使我国独特的针灸医学和针刺麻醉，也逐渐传到了世界各国，受到世界人民的赞扬。

讲是为了达到启发学生热爱祖国中医针灸事业，树立专业思想的目的。学生到了后期将近毕业时，课要深讲，要多引证一些经典或讲一些深奥的、比较高深的、难度较大的理论和技术知识，比如讲子午流注，灵龟八法、烧山火、透天凉和《灵枢经》《标幽赋》有关段落等，并可安排学生课余时间细读，告诉学生读古代著作，要一字一字地、一句一句地、一遍一遍地读下去，读一遍有一遍的收益，"温故知新"，引导学生深入学习钻研。这样讲学生爱听，有吸引力，激发学生的兴趣，能把学生的心理抓住，才能提高教学质量。

学是为了用，要理论联系实践。讲病候，要联系生理、病理。例如讲"是动病""是主所生病",要联系本经脏腑的生理功能和病理变化讲,使学生加深理解。讲治疗,不但要讲病因、病机,而且要结合临床讲治则、配穴、取穴和手法的应用,必要时还要举病例说明,以加强学生的记忆。要让学生将基础知识、学术术语、名词记牢;如果出复习题,要先易后难,抓住重点,让学生背诵,如果有的名词或术语,学生不很理解,教师要再讲一遍,使学生理解为止;要让学生背诵有用的歌诀,背熟吃透,先浅后深,先易后难地讲解,要逐渐深入地讲理论知识和临床实践,使学生打下理论联系临床实践的基础。

让学生早临床或师带徒。因为课堂上讲了理论与实践的结合,所以学生们早接触临床并不陌生,我们的针灸班,在讲经络腧穴时,就让学生到临床见习,也就开了第二课堂,补充第一课堂的不足,我觉得早接触临床,应有以下措施:培养学生卫生习惯,人人讲卫生、爱清洁,穿白大衣,治病之前或治病之后要洗手和针具消毒,严禁门诊、病房内吸烟,保持室内整洁、不污染,防止交叉感染,给患者一个整洁、安静、舒适、愉快的医疗环境。培养学生的医德,首先要尊敬指导老师,听从老师的教导和指导,不管个人认为老师说的、指导的符合不符合自己的看法,也要先接受过来,以备日后验证;要敬重和爱护病人,视病人如亲人,视病患如己患,对病人要有同情心和责任感,我们应当时时处处记着自己是人民的医生,人民的勤务员,是为人民服务的,要以白求恩为榜样,全心全意地为人民解除疾病痛苦。讲完经络腧穴,就在人体上画循经路线和摸穴,将讲过的经络和腧穴的线和点,画清摸准,也就是先见习、实习讲过的理论知识,使其与实际相结合。比如在课堂上讲了肺经,第二课堂就见习、实习肺经的循行、腧穴的位置,并说明进针的方向和深浅,这样讲不但记得牢,而且领会也深刻。在实习临床操作,见习实习针法时,在老师的指导下,征得病人同意,在进针时和进针后,让学生去摸针以体会针下得气与不得气的现象,让学生去起针时要让其体会针尖扎到了什么部位,针是直进的、斜进的、还是横进的,使学生记住常用穴位的进针方向的深浅;见习实习灸法时,要让学生看艾炷灸、艾卷灸、直接灸、间接灸等的操作方法,并让其看清艾卷灸时艾卷与皮肤相隔的距离;使学生掌握针法和灸法。见习四诊八纲和辨证施治,要选择典型病历,让学生写性别、年龄、籍贯、单位、职业、主诉、病史、望、闻、问、切、循按、触诊、辨证施治等,写完之后进行讲解,让学生去体会、观察从问诊到诊断的情况以及治疗经过与疗效,并让其写出病历摘要,这就是再从实践复习理论,学生毕业后能理论联系实际,独立地搞医疗工作。并要教学生写完整的病历、阶段小结、复查、随访,一个病历一个病历地总结,以积累资料。有的学生说,在临床上见习实习了 4 个小时,比在课堂上听 10 次课都深刻、清楚,记得也牢,真是"百闻不如一见"。

第 3 问　怎样才能练好中医针灸的基本功?

基本功是硬本领,是天天练,不断地练,日积月累,从无到有,由浅到深,经过生疏到达熟练。这不仅对初学的人来说非常重要,对于那些中医针灸学术有一定基础的同道来说,也是很重要的,理由很多,主要的是基本功一定要熟练。就以读《灵枢经》《针灸大成》来说吧,如果能做到不加思考,张口就来,动手就做,到临床应用时,不但能触机即发,左右逢源,还会得心应手,熟能生巧。否则在读书时虽能背诵,到了应用时一有障碍,就想不起来或想不全面了。这是因为读书不够认真,基本功不够熟练的缘故。所以学习期间要天天练,工作期间也要抓紧业余时间不断地练,才能练好基本功。针灸医生在病人面前,一切为了病人,认证靠诊断准,治疗靠方穴熟、手法精,病症无穷,方穴众多,基本功不扎实,就不能得到很好的疗效。比如在门诊或病房工作中写病历,一方面要注意四诊八纲、理法方穴术的一致性,还要注意辨证与辨病相结合,既要有整体与局部相结合的观念,又要注意病位与症状的关系,才能写出较完整的病历。中医针灸学,初学入门比较容易,学精学深比较困难,不下苦功夫认真揣摩钻研,是达不到精益求精的。中医针灸学术,一般的学会了四诊八纲、理法方穴,好像就已经掌握了中医针灸的诊断和治疗,其实,这只是学会了似下象棋的跳马、出车、"将军"等初步的东西而已。病证有千百种,方穴有千百个,手法也有几十种,各种病证都有它的本质与特征,应针对其本质与特征进行治疗,否则就会使辨证施治庸俗化,肤浅而不深入,能治疗一般的病,不能治疗特殊的病,能治疗小病、轻症,不能治疗大病、重症。每种病证都有它的前、中、后的阶段性,还有性别、年龄、体质、气候等的复杂性,再加上阴阳、虚实的错综混淆,只凭一方几穴、一种手法,想要控制住病证的全过程,往往是不可能的。有不少学习中医针灸的同道,停留在"对号入座"上,选定一病一方、几个穴位、某种手法,一直治疗下去,效果不佳,也不变换处方、穴位和手法。

要学习写病历。基本功练好之后,要在临床上运用四诊八纲、辨证论治,具体实现理、法、方、穴、术的治疗方案,这是真本领、硬功夫。如果基本功不扎实,自己没有信心,有怕写不好的想法,在上级大夫监督不够的情况下,常发生潦草的写法,也常有病历写得理法不清,方、穴、术与理法不合套,矛盾百出的毛病。究竟写中医针灸病历,达到什么程度才算合格呢?我认为除了应有对患者高度热忱,对工作极端负责任的精神外,还要订出一个有轮廓的样板来,项目细节不要太多,要抓住主要矛盾,突出重点,才能写出符合要求的病历。此外,写病历时还要注意:

1. **认真细致地观察病情** 在诊治、写病历之前,首先要耐心地听取患者或其家属的主诉,再做细致地望、闻、切、按等的观察,得出明确的诊断,在病证的基础上,辨明阴阳、寒热、虚实。这样,既有了具体检查,又有了综合分析;既有了整体观念,又有了客观标准。如果忽视了具体检查,将是肤浅的辨证论治;如果偏重了局部检查,局限于一个方面,将会失掉了整体联系;写出来的病历也不会符合要求。假如医生有偏见,或者只听了患者不全面的主诉,或者只看到一两个表面症状符合自己的观点,就认为是某某病,一直治疗下去;切脉时指下会产生似像非像的"幻觉",望诊时目中会产生似是非是的"幻视",闻诊时耳内会产生似有非有的"幻听",诊察不清,理、法、方、穴、术,必然不合病情,治疗效果也就不会明显。所以一定要加强基本功的练习和认真细致地观察病情。

2. **重点系统地诊查纪实** 写病历最好是在望、闻、问、切、按等全面诊察后进行归纳、分析,既要根据当时具体检查的客观事实,又要结合患者的性别、年龄、职业和得病的时间、地点等,在判断病证时,既要避免脱离现实的概括,又要避免杂乱无章的堆积,才能了解病证的本质,确定病证属于哪个阶段,抓住主要矛盾,突出重点,制定治疗方案。在记述病历时,要有条理,有系统,在理中定法,在法中立方,在方中选穴,在穴中施术,使理法方穴术,有机地联系起来,才能写成一个有系统的整体病历来。

3. **复诊要及时地随证更方** 医生写初诊病历,往往都是详尽无遗漏地描述,理、法、方、穴、术记述得也比较全面,到写复诊病历时,常是简单记录,只登记症状和配穴,而忽略病证的变化和理法方穴术的更换。不注意患者在原有的病证中,经过针灸治疗后,在某种病证中显示了哪些不同的趋向,针灸哪些穴位,病证在不同程度上是加重了,还是减轻了。也就是说,在针灸与病证双方的斗争中,其力量对比关系,时刻都在发生变化,如针灸力胜过了病证力,则效不更方,加强针灸力,一直将病证彻底治愈;如果病证力胜过了针灸力,则是针灸方法不对证,或是针灸力量轻而病情重,则要细致慎重的分析,是属于哪一种,是需要从根本上改变针灸的方法和穴位,还是需要在原方、穴、术上加减调配。但无论采取哪一种措施,都必须写出改方或为什么加减调配方、穴、术来,说明方、穴、术与理、法的联系。这样写,才能使病历前后一致,一脉贯通,发现问题,解决问题,提高疗效。这样写病历,为以后写技术小结、总结打下基础。否则只图一时省事,病历写不详细,日后回忆不起来,又怎样会拿出完整的总结呢?这对科研工作和整理提高祖国医学遗产是不利的。

4. 中医针灸病案举例

张某,男,31 岁,甘肃成县人,汉族,干部,1970 年 8 月 7 日发病,8 日入院。

问诊:入院前一天下午在街上吃甜瓜、桃子、凉面后,即感肚子不适,晚上开始腹痛,逐渐发展为上腹部及绕脐绞痛,恶心呕吐,肠鸣腹泻,一夜腹泻、呕吐各 12 次,吐出物为胃内容物,伴有绿色苦水;泻出物为黄色水样稀便,无脓血,头昏,全身酸困乏力,口渴,饮水即吐,在门诊注射阿托品、口服黄连素无效而入院。

望诊:发育正常,营养欠佳,神志清楚,急性病容,俯卧呻吟,舌苔黄腻,舌质胖、有齿痕。

闻诊:气息匀和,语言清楚,口气滞浊,肠鸣音亢进。

切诊:脉象滑数,右上腹及脐周围有明显压痛,肝脾未触及。

化验:大便稀黄色,红细胞(+),未消化食物(++)。

辨证:本病因饮食不洁,与中焦湿热相结,侵犯胃肠,致上腹及脐周痞满压痛。

治法:清热利湿,调理胃肠。

处方:尺泽、委中、中脘、天枢、足三里。

手法:尺泽、委中,三棱针点刺出血,中脘、天枢、足三里,用泻法,留针 30 分钟,针后腹痛、吐泻即止。

次日上午复诊,能进流食,腹痛吐泻无复发,继续观察到下午 4 时,大便 1 次,黄色成形,中午饮食正常,未见腹痛吐泻,只觉身体疲乏。舌苔淡黄、舌质略胖,脉缓,腹平坦无压痛,证系病后胃气未复。采用调理胃气之法治之,取中脘、足三里用平补平泻法,留针 10 分钟,每日 1 次。

观察到 8 月 11 日,针达 4 次时痊愈出院。

方解:尺泽为肺经穴,肺和大肠相表里,尺泽出血,泻肺和大肠之热,委中是膀胱经穴,出血,可清热利湿;中脘是胃之募穴,天枢是大肠募穴,足三里是胃之合穴,用泻法泻热利湿,故可治愈腹痛吐泻。病证消失后,胃气尚未恢复,用平补平泻法针中脘、足三里而使胃气恢复正常。

第二节　针灸方法方面

针法是采用长短不同的针,灸法是采用艾炷、艾条,根据患者的病情,在腧穴皮肤表面施以针刺或艾灸,针法要刺入皮内、肌肉、筋骨之间经络通行之处,使之产生酸、麻、胀、热、凉等感应,或在局部放血排脓,灸法温烤皮肤,疏经活血,两者均能起到调和气血、疏通经络、扶正祛邪、防治疾病的作用。

第 1 问　为何取穴需要一定的体位姿势?

为了取穴准确,在进针之前,患者应采用舒适、能持久而又便于医者操作的体位姿势,将体位姿势摆好,再采用天然标志、骨度分寸折量、手指同身寸等取穴法,确定穴位后,还需要用手指在穴位处循按,找到孔隙凹陷,或麻、酸、胀等敏感点,才是准确穴位。一般取穴的体位,针灸医籍都有记载,但具体取穴姿势的论述则很少,所以临床上针灸医生取穴的姿势和方法也不一致。我个人取穴的体位姿势是:大椎、陶道、身柱、灵台、至阳、筋缩,俯伏拱脊取穴,因为这种姿势,脊椎突出,椎间隙和穴位显露,容易进针,如果不俯伏拱脊,脊椎不突出,椎间隙和穴位不显露,不但穴位不易取准,而且不容易进针;附分、魄户、膏肓、神堂,俯伏开胛取穴,因为这种姿势,肩胛骨能离开,穴位才能显露,容易取穴进针,如果不俯伏开胛,穴位被肩胛骨遮盖,则无法取穴进针;肩髃治疗肩关节病,应正坐举臂与肩平取穴,因为这种姿势,能使肩头前面的凹陷显露,进针至关节腔比较容易,如果上臂不举与肩平,则肩关节闭合,穴位处孔隙凹陷不明显,进针不能达到关节腔;当然治疗经络肉病,不需将针刺入关节腔,不举臂是可以的:犊鼻,屈膝垂足取穴,能使膝眼凹陷显露,进针至关节腔比较容易,如果将腿膝伸直,膝关节闭合,不但穴位不显露,也不容易将针刺入关节腔;足三里,屈膝垂足取穴,在膝眼下 3 寸,如果将腿膝伸直,膝眼下 2 寸是足三里,膝眼下 3 寸就不是正穴了;地仓透颊车,张口取穴,能使肌肉绷紧,进针透穴比较容易,如果闭口取穴,口角及面肌松弛,进针透穴就困难;人迎透扶突,需用左手拇食二指将胸锁乳突肌捏起取穴,沿胸锁乳突肌下缘进针透穴比较容易,如果不捏起胸锁乳突肌,不但不能透穴,而且还会刺伤动脉;曲池透少海,需屈肘拱手,手虎口向上取穴,这种姿势肘内肌肉松软,进针透穴比较容易,如果将肘伸直,肌肉贴紧肘关节,则无法进针透穴;膝阳关透曲泉,需屈膝垂足取穴,膝后肌肉下垂,进针透穴比较容易,如果将腿膝伸直,肌肉紧贴膝后,则无法进针透穴:天突,首先需将毫针揣成弓形,仰靠取穴,弓背向咽喉,向下沿胸骨后缘缓慢进 1~1.5 寸,比较容易,如果不将针揣成弓形,不仰靠取穴,不但不易进针,也有刺伤咽喉和动脉之危险;带脉,侧卧下腿伸直,上腿弯曲,在 11 肋前端下约 1.8 寸,与肚脐平齐取穴,穴位容易取准,进针比较容易,如果不侧卧,姿势不符合要求,不但 11 肋前端不易摸到,平脐取穴便不易取准。

第 2 问　为何针刺前需要左手揣穴?

左手揣穴似侦察兵,用拇指或食指放在穴位处,向前后、左右推拉、揉按、揣摸,以体会针穴处肌肉厚薄,孔隙大小,指感的位置,周围有否肌腱、血管,将被针穴位处侦察清楚,把妨碍进针的肌腱、血管等拨开,再确定进针的方向和深浅,这是有的放矢。例如针合谷,针刺前左手拇指或食指,须放在两歧骨间的合谷穴处,向前后、左右推拉揉按,将妨碍进针的肌腱、血管推开,揣到患者感到最酸胀的位置,便是正穴,选好 1 寸毫针,向最酸胀的点刺入 3~5 分,针感就会恰到好处。又如针手三里,针刺前须让患者屈肘拱手,手虎口向上,医者左手拇指或食指,放在手三里穴处、桡骨外缘,将桡骨和肌肉拨开,揣到患者感到最酸胀的位置,便是正穴,选好 1.5 寸毫针,向桡骨外缘的正穴刺入 5~8 分,针感就会恰到好处。如果针尖刺到了桡骨内侧,偏离了大肠经,就刺到肺经或其他经去了,针感也就传导到了其他经。再如用"关闭法"针内关,要针感传导到胸部,针刺前须让患者仰掌握拳,医者左手拇指放在内关穴处,将两筋分开,揣到患者感到最酸胀的正穴,选好 1 寸毫针,向正穴刺入 3~5 分,右手持针的针尖和左手拇指同时向上用力推努,针感就能传到胸部。如果不揣清穴位内部的指感所在,针尖刺不到正穴上,或刺过了最酸胀的点,针感就不一定能传导到胸部。所以不用左手揣穴，穴位内部情况不明，就不知道穴位的深浅和具体正穴点在什么位置，如果只根据穴位的体表位置进针，往往刺不中正穴点，针感也就不会循经传导。若要掌握刺中正穴点，使针感循经传导，针刺前必须将穴位揣准，在正穴点上行针，使气至病所，是治疗经络脏腑病取得疗效的关键。

第3问　为何持针需要拇食二指捏持?

拇食二指捏持针柄，持针牢固、结实，进针时针体不弯，而且捻、转、提、插时针体垂直不会偏斜。如果拇食中三指持针，拇指需放在食中二指之间，用力捏时，由于食中二指间有缝隙，金属丝缠绕的针柄较软，就会捏弯，不但进针时刺痛，而且进针后体表穴位虽正，针体、针尖到了体内却偏离了穴位，刺到别处去了，如果继续提插，则因针体不直而将穴内肌肉捣烂或刺破血管，发生穴内肿胀或瘀血；如果继续捻转，则因针体偏斜而捻转费力，而且还会发生肌肉缠针或剧痛；针尖偏离了穴位，不但疗效不理想，而且患者也会感到被针处不舒适。

第4问　同针一穴为何感传部位不同?

针下气至，左侧押手放在针穴下方，向上连续不断地用力，同时右手持针亦向上推，针感即向上传导；左侧押手放在针穴上方，向下连续不断地用力，同时右手持针亦向下推，针感即向下传导。如果能向远处传导，到达了目的地，是刺激量合适。如果传导得近，是刺激量不足或因患者经络受阻或经气不足的缘故。比如针风池治疗鼻或眼病，左侧押手应放在针穴下方，向上连续用力推按，同时右手持针向对侧太阳斜刺5分，得气后亦向上推，针感即可传导到鼻区或眼区；如果治疗风寒感冒，用烧山火法发汗，则应在针感的基础上加大刺激量；如果治疗头顶痛，则应在针感的基础上减小刺激量，使针感传导到头顶；如果治疗偏头痛或耳聋，右手持针需向同侧前额进针，左侧押手亦向前推按，针感即可传导到前额或耳区，有时可立止偏头痛；如果左侧押手压力不足，针感还会向下或向肩背传导。如果治疗胃痛，针足三里进针8分，持针的右手和左侧押手，同时向下用力，针感传导到了二趾或三趾就合适，胃痛就会减轻或消失；如果针感传导到了四趾或小趾，就是针尖偏离了胃经；如果针感传导到了足心,是针刺过深,针尖穿过了胃经,刺到其他经去了,治疗胃痛效果也不一定好。

第5问 如何运用接气通经法?

"接气通经法",又称"通经接气法"。它是使被针穴位处的针感传导到本经脉的末端,使经络疏通、气血畅行,恢复生机的一种针法。如果针感传导达不到经脉末端,就在针感传到的部位,以接力赛式的接着穴位针刺为"接气",使针感传导到了本经末端为"通经"。例如上肢瘫痪,以中指外侧为主,用温通法针风池,针感需传导到中指或无名指,如果只传导到了肩井穴处,就在肩井穴继续接着针,只传导到了外关穴处,就在外关穴接着针,而使针感传导到中指或无名指端;上肢瘫痪食指或拇指侧为主,则针肩髃,针感需传导到食指侧,如果只传导到了曲池穴处,就在曲池穴接着针,使针感传导到食指端;如果下肢瘫痪以背面为主,用温通法针关元俞,针感需传导到足心或小趾,如果只传导到了委中,就在委中穴接着针,使针感传导到足心或小趾;如果瘫痪以前面为主,针髀关的针感需传导到次趾或中趾,如果只传导到了梁丘或足三里穴处,就在梁丘或足三里穴继续接着针,使针感传导到次趾或中趾为止:就是接气通经法的具体应用。治疗半身不遂、瘫痪和痿证,有较好的效果。

第6问 为何留针时要观察针的现象?

针前和针刺时要观察患者的表情及面色,即观察患者的病情、精神和对针的态度,进针时针下轻滑、空虚,似扎在豆腐上的样子,是不得气,患者没感应的现象,应用提插、搓捻等法,使针下气至沉紧;如果发现患者恐惧或面色苍白,是怕针或晕针的表现,应当向患者解释,以解除其恐惧;如果是发生晕针,应当用指切人中等穴,以解除晕针;如果留针时观察到针穴处出现凹陷,是针体下陷或肌肉缠针或针感过强,患者有不舒服感的现象,应提退其针或将针回转,使针下松解;针柄向右倒,是针刺入穴内针尖向右偏的现象;针柄向左倒,是针刺入穴内针尖向左偏的现象;应将针提至天部(皮下),变换方向另刺,纠正到针体垂直为止。

1937年秋季的一天晚上,一病人来找我治胃痛,先父要考我的基本功,让我将煤油灯熄灭,用手摸着针中脘、下脘、足三里,针后将灯点燃,先父指着针对我说："穴位取得比较准,深浅比较合适,但还需要看上腹部中脘、下脘穴的针,看是否随着呼吸上、下摆动,如果摆动均匀就更合适;如果针柄像弹弦子一样的跳动,是腹气不通的表现,应多留一会儿针,使针平静下来;如果针柄向下倒,是气向上逆的表现,应加强刺激量或增加留针时间,使逆气下行;针柄向上倒,是气往下行,腹气已通,胃痛停止的表现,应当再留针片刻起针。"

第 7 问 迎随补泻有几种,操作规律是什么?

答:迎随补泻之法,有多种操作方法,兹选择几种古人的记载,将个人理解与操作简述如下:

1. **针向逆顺的迎随补泻法** 《灵枢·终始》篇说:"泻者迎之,补者随之。"这是根据经脉的走向,泻实要用逆其经脉的走向进针;补虚要用顺其经脉的走向进针。

2. **提按逆顺的迎随补泻法** 《灵枢·小针解》篇说:"迎而夺之者,泻也;追而济之者,补也。"就是根据经脉的走向,迎其经脉走向的来势向外提针为泻;顺着经脉走向的去势向内推针为补。《难经·七十二难》说:"所谓迎随者,知荣卫之流行,经脉之往来,随其逆顺而取之,故曰迎随。"这是按照各经脉荣卫气血流行的浅深部位、盛衰时间、经脉走向的逆顺,分别应用补泻的方法。《针灸大成·三衢杨氏补泻》说:"得气以针头逆其经脉之所来,动而伸之,即为迎;以针头顺其经脉之所往,推而内之,即为随。"就是根据经脉逆顺,逆其经脉进针,得气后行伸提法为迎为泻;顺其经脉循行进针,得气后行推按法为随为补。

3. **搓捻逆顺的迎随补泻法** 《标幽赋》说:"动退空歇,迎夺右而泻凉;推内进搓,随济左而补暖。"是说进针后遇到气至冲动伸提退针豆许,等针下空虚,撒手停针,迎着气至的来势,针向右捻,往外提拉夺之,就是产生凉感的泻法;得气后往内推进豆许,用搓法使针下沉紧,随着气至的去势,针向左捻,往里捻按济之,就是产生热感的补法。

迎随补泻法除上面所谈,尚有配穴方面的补母泻子的迎随补泻法,根据阴阳刚柔相济的原理,以五输穴配合五行,按十二经气血流注时辰,实证在气血输注某经的时辰,取其子穴泻之;虚证在气血始流过某经的时辰,取其母穴补之。笔者在《子午流注与灵龟八法》一书中,已作过详细介绍,这里不再赘述。

第8问 捻转补泻有几种,操作关键是什么?

捻转补泻是古人创造的一种补泻手法,但古书记述的捻转补泻,手法各异,内容亦不相同,主要有以下几种方法:

1. 男女结合呼吸的捻转补泻法 《金针赋》说:"补泻之法,妙在呼吸手指。男子者,大指进前左转,呼之为补,退后右转,吸之为泻,提针为热,插针为寒;女子者,大指退后右转,吸之为补,进前左转,呼之为泻,插针为热,提针为寒。左与右有异,胸与背不同。午前者如此,午后者反之。"《针灸大成·南丰李氏补泻》说:"病者左手阳经,以医者右手大指进前,呼之为随;退后,吸之为迎。病人左手阴经,以医者右手大指退后,吸之为随;进前,呼之为迎。病人右手阳经,以医者右手大指退后,吸之为随;进前,呼之为迎。病人右手阴经,以医者右手大指进前,呼之为随;退后,吸之为迎。病者右足阳经,以医者右手大指进前,呼之为随;退后,吸之为迎。病者右足阴经,以医者右手和大指退后,吸之为随;进前,呼之为迎。病者左足阳经,以医者右手大指退后,吸之为随;进前,呼之为迎。病者左足阴经,以医者右手大指进前,呼之为随;退后,吸之为迎。男子午前皆然,午后与女人反之。"这种方法是按阴阳经脉、左右、上下肢、胸背,午前午后、男女不同,而捻转方向各异,再结合呼吸的捻转补泻法。

2. 拇指向左向右的捻转补泻法 《针经指南》说:"捻者,以手捻针也。务要识乎左右也,左为外,右为内。"《针灸大成》说:"搓而转者,如搓线之貌,勿转太紧。转者左补右泻,以大指次指相合,大指往上,进为之左,大指往下,退为之右。"即以右手持针,拇指向外、向左捻为补;向内、向左转为泻的捻转补泻法。

上述2种捻转补泻法,第一种太繁琐,第二种比较简单。根据个人临床体会,仅以拇指向左或向右捻针,产生不了或热或凉的感应,也达不到或补或泻的目的。应用捻转补泻的关键在于右手持针,当拇指向前下方用力捻针,产生向前推进和向下旋转的针力,使针下沉紧,才能产生热感,达到补的作用;当拇指向后上方用力捻针,产生向后捻退和向外提拉的针力,使针下松滑,才能产生凉感,达到泻的作用。

第 9 问　呼吸补泻有几种,要点是什么?

古人非常重视呼吸补泻,创造的方法很多,古代医书记载的方法主要有以下几种:

1. **开合呼吸补泻法**　《素问·调经论》说:"气盛乃内针,针与气俱内,以开其门,利其户;针与气俱出,精气不伤,邪气乃下,外门不闭,以出其疾;摇大其道,如利其路"为泻;"持针勿置,以定其意,候呼内针,气出针入,针空四塞,精无从去,方实而疾出针,气入针出,热不得还,闭塞其门,邪气布散,精气乃得存"为补。这种方法是结合进针、出针、开合的呼吸补泻法。

2. **荣卫呼吸补泻法**　《针灸大成》说:"欲治经脉,须调荣卫,欲调荣卫,须假呼吸。经曰:卫者阳也,荣者阴也;呼者阳也,吸者阴也。呼尽内针,静以久留,以气致为故者,即是取气于卫。吸则内针,以得气为故者,即是置气于荣也。"即浅层为卫,属阳;深层为营,属阴。呼则气出,为阳;吸则气入,为阴;这种方法是结合进针、留针的呼吸补泻法。

3. **提插呼吸补泻法**　《针灸大成·三衢杨氏补泻》说:"进火补,初进针一分,呼气一口,退三退,进三进,令病人鼻中吸气,口中呼气三次,把针摇动,自然热矣……进水泻,初进针一分,吸气一口,进三进,退三退,令病人鼻中出气,口中吸气三次,把针摇动,自然冷矣。"这是结合进退提插和摇动针体的呼吸补泻法。

上述 3 种呼吸补泻法,第一种太繁琐,第二、三种都是混合补泻法。根据个人临床体会,欲补的目的则以鼻子吸气,口呼气,连续鼻吸口呼 3~5 次后,腹中就能产生热感,起到补的作用;欲达泻的目的,则以鼻子呼气,口吸气,当连续鼻呼口吸 3~5 次后,腹中就能产生凉感,起到泻的作用。如能结合提插、搓捻、开合等方法,效果更佳。

第 10 问　何谓"泻南补北"法?

《难经·七十五难》说:"东方实,西方虚,泻南方,补北方。"这是根据五行生克关系,对肝实肺虚之证,采用泻心火,补肾水的治疗方法。东方属木代表肝,西方属金代表肺,南方属火代表心,北方属水代表肾。肝(木)实,肺(金)虚,是一种木实侮金的反克表现。补北(肾)、泻南(心),就是益水制火。水为金之子,补水可以制火,使火不能刑金,又能济金以滋肺之虚,使金实以制木。补水泻火,火退则木气削,又金不受火克而制木,东方不实,金气得平,又土不受木克而生金,西方即不虚矣。笔者常用此法治疗肺结核病的阴虚火旺、午后潮热、咽干口燥、两颧艳红、咯血盗汗有一定效果。

第11问　何谓如以手探汤和如人不欲行?

《灵枢·九针十二原》说:"刺诸热者,如以手探汤;刺寒清者,如人不欲行。"是说针刺治疗热证,适用浅刺法,好像用手去试探沸腾的汤水,小心缓慢地去试探,一触到太烫,即迅速离开,形容持针缓慢地去接触皮肤,准确地点刺速退放血的泻热法;针刺治疗寒证和肢体清冷的病,适用于深刺留针法,好像人离家多年,奔家心切,急速回家,到家后留恋家乡不愿行的样子。形容快速进针,留针阳气隆至后缓慢拔针的补暖法。

第12问　针刺手法结合气功有什么作用?

气功是一种锻炼精、气、神,从而使人能实现对生命过程进行自我调节,增强体质,祛病延年的一门科学。作为优秀的针灸医师,也应当修炼气功。古人云:"凡刺之真,必先治神",是说针刺的关键之一是治神。治神要求作到:"经气已至,慎守勿失,浅深在志,远近若一,如临深渊,手如握虎,神无营于众物","神在秋毫,属意病者",说明治神的关键是医者能调心守神,将自己的精、气、神集中于针下。要做到这一点,就必须进行特定功法的练习,增强本身的元气,具有调气守神,内气外发的本领。我在临床和教学中体会到,通过气功锻炼,针刺时才能更好地使自己的补泻意念集中于针下,作用于患者,更好地体会针下气至冲动。另外,当功力达到一定程度后,医生能随自己的意念,将内气外发,在针刺操作过程中,这种离体的内气所产生的能量,通过针体作用于腧穴,增强得气感,达到意气相随,刚柔相济,气随意走,意到气到的境界。

先父毓琳公非常重视气功和针刺手法的结合,认为练气功是针灸医师的一项基本功,强调练肩、肘、腕三关,以利气的通畅,强筋壮骨,使肢体灵活,施针时左手推按有力,刚柔协调,揣穴准确,力量持久,右手进针迅速,动作灵巧,得心应手。一旦触到针下冲动,及时应用补泻手法和"守气";在临床施针时做到精神集中,调心守神,以意提丹田之气,从胸到肩、肘、腕,经双手由针体传到病者体内。并能专心致志地体会针下感觉及观察患者的反应,从而发挥针刺与气功的双重作用,最大限度地调动起病者机体的自身调节机能,因而收效迅速。

第13问　针灸结合按摩有什么作用?

针是以毫针刺入体内,灸是以艾熏灼皮肤,通过穴位、经络调节人体脏腑、营卫、气血达到扶正祛邪、防治病证的目的;按摩是用手或手指在人体一定的部位按、摩、掐、揉、推、运、搓、摇等舒筋活络,激发机体内在的调整功能,达到调节经络脏腑阴阳平衡而防病治病的目的。临床上针刺、艾灸、按摩既可单独使用,又可配合使用。如针刺手法结合点穴按摩,在针刺前用揣穴法,可以固定肢体和穴位,激发经气,进针时可减轻刺痛。行针时循按、爪摄、关闭法,可以引导经气,使气至病所。用补法时推努守气可以产生热感。出针时扪闭、揉按针孔可以使真气内守等。也可以先针刺后按摩。如:小儿食积、奶积、消化不良,先针中脘、下脘,点刺三关出血,再配合捏脊,疗效较好。肩关节周围炎,先针肩髃、肩髎、臂臑、曲池、手三里,再配合按摩,能提高疗效。按摩对老人、儿童和畏针者更为适宜,亦可用手指代针,点按穴位(指针)如:外伤性尿闭,可以手指点按中极、三阴交等,达到排尿目的。但无论单独针灸、单独按摩,还是针灸按摩相结合,都应使针下或指下有感应,并且使感应传至"病所"或远端,才能收到满意的效果。正如《素问·调经论》所说:"按摩勿释,著针勿斥,移气于足,神气乃得复";杨上善《太素》注说:"按摩使神气至踵。"

第14问　点穴结合气功有什么作用?

点穴是用手指点按穴位;气功是通过调心、调息、调身、守神的特殊锻炼,"炼精化气、炼气化神、炼神还虚",增强真气;点穴结合气功,是医者用自己的意念调动自身的真气,通过肩、肘、腕,意守于点穴的手指,发放内气于腧穴,以调整病者紊乱之气,使失调的机体趋于平衡而祛病强身的方法,又称作"气功点穴法"。也就是以意领气,以气治病。腧穴在体表经络循行线上分布,有大有小,有深有浅,根据所在部位不同,呈圆形、方形或斜形等,临床上往往根据穴位的部位、形态和敏感程度决定点穴时使用功力的强弱,以起到不同的治疗作用,例如穴位较大、较深的,使用功力就强些;较小、较浅的,使用功力就轻些。在常用的腧穴中,曲池、合谷就大些、深些、敏感些,用气功点穴法能治疗头面部的病和上肢病;秩边、环跳更大、更深,用气功点穴法能治疗下肢病;风池、大椎就小些、浅些,用气功点穴法能治疗头痛和感冒;攒竹、四白更小、更浅,用气功点穴法能治疗眼病。例如:近视、远视、斜视、散光等眼病,让患者端坐闭目,宁静心神,点风池、攒竹、瞳子髎、四白、合谷等穴,能疏经活血,提高视力。胃痛、消化不良,让患者仰卧,闭目,宁静心神,点中脘、下脘、天枢、气海、足三里等穴,能使腹部发热,缓解胃痛,而助消化。通过临床观察,点穴结合气功,可以提高疗效。

第15问 热补凉泻针法做过实验吗?

对热补凉泻针法,在人体上做过 2 次皮肤温度实验,1 次血管容积实验,1次对家兔失血性休克的动物实验,1 次是烧山火针法对家兔实验性类风湿关节炎的研究,都取得了 2 种针刺手法间有明显差异的满意结果($P<0.001$)。

1. 针刺热补凉泻手法对皮肤温度影响的实验观察

观察对象:包括健康者和患者各 16 人。其中男性 16 人,女性 16 人。年龄在 17~50 岁之间。

手法操作:采用 32 号 1 寸不锈钢毫针,针刺一侧合谷穴(左右两侧次数相等),进针至出针共操作 65 秒钟。

热补法:术者左手拇指或手指紧按针穴,右手将针进至 5 分深左右,候其气至,左手加重压力,右手拇指向前捻按 5 秒钟,候针下沉紧,针尖拉着有感应的部位,连续重插轻提 10 秒钟,拇指再向前连续捻按 45 秒钟,针尖顶着产生感应的部位守气,使针下持续沉紧,即刻出针。

凉泻法:术者左手拇指或食指紧按针穴,右手将针进至 5 分深左右,候其气至,左手减轻压力,右手拇指向后捻提 5 秒钟,候针下沉紧,提退 1 分左右,针尖向产生感应的部位连续轻插重提 10 秒钟,拇指再向后连续捻提 45 秒钟,针尖拉着产生感应的部位守气,使针下轻滑,即刻出针。

平补平泻法:术者左手拇指或食指紧按针穴,右手将针进至 5 分深左右,候其气至,右手拇指向前后捻转 5 秒钟,然后均匀地提插 10 秒钟,拇指再向前后均匀地捻转 45 秒钟,即刻出针。

对照组:用酒精棉球消毒后不作针刺。检查方法与针刺组相同。

实验采用自身对照法,在同一人身上进行热补、凉泻、平补平泻和对照四种操作各 1 次,隔日更换 1 种,其顺序随机安排,32 人均完成 4 种方法。

皮肤温度测量:受检者安静卧床 30 分钟,针前 20′、10′,用最小可测出 0.05℃半导体点温度计测量皮肤温度,候皮肤温度恒定后开始进行实验。于针前、针后即刻、针后 2′、5′、10′、15′、20′、30′ 时测量同侧商阳穴的皮肤温度;针前、针后 30″、2′30″、5′30″、10′30″、15′30″、20′30″、30′30″ 时测量对侧商阳穴的皮肤温度;针前、针后 1′、3′、6′、11′、16′、21′、31′ 时测量同侧少泽穴的皮肤温度。每次测量 30″。全部实验过程中室温为 20℃左右,湿度为 80%,每次实验时室温变化不超过 0.5℃。

实验结果:同侧商阳穴皮肤温度的变化:热补和凉泻手法引起与对照组迥然不同的皮肤温度变化,热补手法使皮肤温度先下降后升高,凉泻手法使皮肤温度下降,平补平泻除针刺即时一度下降外和对照组同样基本稳定,经方差分析法,进行统计学处理,$F=130.51$,$P<0.001$,不同手法之间有非常显著的差别。根据进一步分析结果,平补平泻组与对照组之间无显著差异。

凉泻组中下降最多者可达 5.75℃;热补组中升高最多者可达 2.75℃。

对侧商阳穴皮肤温度的变化:实验结果表明,两侧商阳穴皮肤温度的变化基本相似,只是热补组和平补平泻组中对侧商阳穴皮肤温度的即刻下降不如同侧明显;凉泻组的回升显著迟缓,30′ 以后仍低于针前水平 1℃以上。经统计学处理,$F=172.41$,不同手法引起对侧商阳穴皮肤温度变化的差别同样非常显著。

凉泻组中皮肤温度下降最多者可达 7.25℃,热补组中升高最多者可达 3.5℃。

同侧少泽穴皮肤温度的变化:同侧少泽穴皮肤温度变化趋向,与两侧商阳穴的变化基本符合,但其即刻下降较同侧商阳穴的波动幅度明显减少,热补组的峰值向后推迟。经统计学处理,$F=99.2$,$P<0.001$,不同手法间的差别非常显著。

根据实验结果,针刺一侧合谷穴,测定两侧商阳穴和同侧少泽穴的皮肤温度,发现热补法使皮肤温度先下降后上升,凉泻手法使皮肤温度下降。这说明热补、凉泻手法不仅可引起人体主观上有热和凉的感觉,同时也可反映在皮肤温度的客观变化上。

2. 对热补凉泻针刺手法的实验观察

观察对象：男 19 例，女 22 例；年龄最小 17 岁，最大 62 岁；健康者 21 例，患者 20 例。

实验方法：在同一人身上，用 30 号 1 寸不锈钢毫针，针刺一侧合谷穴，进针至出针 1 分钟。先用热补法，隔日行凉泻法。41 例均完成了 2 种手法，以观察 2 种手法对针刺前后皮肤温度和血管容积波的变化。

手法操作：热补法和凉泻法的操作与上次实验的方法一样，但只操作 1 分钟。

皮肤温度及血管容积波描记：①皮肤温度测量：受试者在室内取坐位，安静休息 20 分钟，在针刺前 15′，用国产 626-4 型半导体热敏电阻点温度计，测量双侧商阳穴和同侧少商穴的皮肤温度，候皮温恒定后开始实验。分别在针前、针后即刻、5′、10′、15′、20′、30′ 时测量上述 3 穴的皮肤温度，每次测量 30 秒钟。②血管容积波描记：采用国产 HB3PLC 型多导生理记录仪，将其描记头（光敏电阻法）接在被测试者针刺对侧的无名指端，分别描记针刺前、针后 5′、10′、15′、20′、30′ 时的变化。

为了减少误差，各项操作均有专人负责，不给受试者任何暗示。实验过程中室温为 20~27℃，每次实验室温波动 <（±0.5℃）；湿度 16~24℃。

实验结果：①皮肤温度的变化：同侧商阳穴：热补组使皮肤温度先稍下降而后升高，凉泻组的皮肤温度迅速下降，然后逐步回升。41 例中热补组中升高 1℃ 以上者 36 例，占 87.8%，升高最多者可达 4.9℃；凉泻组中下降 1℃ 以上者 36 例，占 87.8%，下降最多者可达 5℃。经统计学处理，热补法针后 5 分钟的皮温与针前比较差异不显著（$P>0.05$），针后 10 分钟皮温升高 1.52℃（$P<0.05$），15~30 分钟皮温显著升高 1.84~1.99℃（$P<0.01$）。凉泻法针后即刻的皮温与针前比较显著下降 1.75℃（$P<0.01$），针后 5~30 分钟则差异不明显（$P>0.05$）。对侧商阳穴：41 例中热补组中升高 1℃ 以上的 33 例，占 80%，升高最多者达 5.3℃；凉泻组中下降 1℃ 以上的 35 例，占 85%，下降最多者达 5.5℃。施热补法后对侧商阳穴温度上升的较同侧慢，针后 15 分钟以前的皮温与针前比较，差异不明显（$P>0.05$），而针后 20~30 分钟皮温明显升高 1.62~1.66℃（$P<0.05$），凉泻法针后即刻皮温与针前比较，显著下降 1.63℃（$P<0.01$），针后 5~30 分钟差异不明显（$P>0.05$）。同侧少商穴皮温的变化趋向，与双侧商阳穴的变化基本一致。41 例中热补组中升高 1℃以上的 33 例,占 80%,升高最多者达 5.1℃,下降最多者达 3.4℃,经统计学处理,热补法针后 10 分钟以前的皮温与针前比较,差异不明显($P>0.05$),针后 15~30 分钟皮温明显升高 1.64~1.76℃($P<0.05$),凉泻法针后即刻皮温与针前比较,明显下降 1.06℃($P<0.001$),而针后 5~30 分钟,差异不明显($P>0.05$)。

②血管容积波的变化:根据 41 例血管容积波描记结果分析,用热补法血管容积波多数表现为上升,高峰出现在针后 15 分钟,占总数的 73.2%,20 分钟占 65.9%,10 分钟占 63.4%,30 分钟占 56%,5 分钟占 53.6%;用凉泻法多数人血管容积波下降,高峰出现针后 30 分钟,占总数的 58.5%,20 分钟占 56%。从 X^2 测验结果看,5 分钟时,2 种针刺方法差异不显著($P>0.05$),而 10~30 分钟则差异有高度显著性($P<0.001$)。

3. 热补凉泻不同针刺手法对失血性休克的实验观察

实验方法:将健康大耳白种家兔 36 只(雌雄皆用),体重 2.04 ± 0.36kg,随机抽样分成空白、盐水、凉泻、热补 4 组。各组动物均在乌拉坦耳缘静脉麻醉下分离气管、颈总动脉和股动脉、气管插管记录呼吸,颈动脉插管记录血压,股动脉插管准备放血,测定放血前呼吸、基础血压、颈动脉窦加压反射,然后从股动脉放血(时间控制在 2 分钟左右),直到动物呼吸深慢,血压下降至 4kPa 左右,无回升趋势,颈动脉窦加压反射消失为止,以此作为休克标准。一般放血量为动物总血量的 2/5 左右,空白组家兔不作特殊处理,盐水对照组家兔耳缘静脉注射生理盐水 10mg/kg 体重,凉泻和热补法组,分别用不同手法针刺人中穴,持续 1 分钟,空白组于放血后,盐水组于注射后,手法组于针刺过程及起针后 3′、5′、10′、15′、20′、25′、30′ 记录血压。

针刺手法:选择家兔人中穴,用 30 号 1 寸不锈钢毫针,进针至出针共 1 分钟,分别用热补和凉泻法针刺造成失血性休克的家兔各 10 只,观察不同手法对失血性休克血压的变化。热补凉泻法的操作与前相同。

实验结果:空白组 9 只家兔观察血压自然恢复情况经 30 分钟观察血压逐渐下降,而无上升趋势,最低降至 20 ± 13.95mmHg;生理盐水组 7 只家兔,虽有上升但随失血时间延长而下降,最高达 65.43 ± 12.79mmHg,最低是 54.00 ± 15.7mmHg;凉泻组亦呈下降趋势,在 73.00 ± 9.90 至 45.70 ± 26.70 之间;唯有热补组呈逐渐上升趋势,最高 84.00 ± 11.22mmHg,最低 66.20 ± 16.22mmHg,4 组间经统计学处理有显著性差异(热补组与其他三组比较 P<0.001)凉泻组与其他三组比较(P<0.001)。

另外,我们还观察了家兔球结膜微循环的变化,失血后家兔微循环血流缓慢,先呈粒状流继而红细胞发生大块状凝聚,血流发生断线流,甚至出现间断性停滞,但当施用热补法后微循环血流渐缓聚,血流速度逐渐加快,随着微循环的好转,血压随之逐步回升,说明热补法不仅有升压作用而且有改善微循环的作用,也可能是通过改善微循环而升高血压的。

实验证明,热补法可升高家兔失血性休克的血压;而凉泻法不能升高家兔失血性休克的血压。

4."烧山火"针法对家兔实验性类风湿关节炎的研究

实验方法:

(1)动物及分组:青紫兰家兔 32 只,体重 2~2.5kg,雌雄不拘,在甘肃中医学院中心实验室动物房适应性饲养一周。32 只家兔随机分为 4 组,分别为:空白对照组(简称对照组 A)、模型对照组(简称模型组 B),"烧山火"手法组(简称手法组 C)、平补平泻针刺组(简称针刺组 D)。每组 8 只,称量后随机编 1~8 号。

(2)造模及处理:参照徐淑云《药理实验方法学》造模方法及上海王氏《肢体痹证造模法》略加改进。模、手、针三组动物均造成佐剂型关节炎。方法:先剪去家兔肩胛部、后肢膝至踝部的兔毛,在两膝关节至踝关节处缚置冰块,每天 2 小时共 5 天,然后在家兔肩胛骨间选定三个注射点分别皮下注射乳化弗氏完全佐剂 0.2ml,再于后肢两膝关节内各注入乳化弗氏完全佐剂 0.2ml。

"烧山火"手法组:兔台固定家兔,用"烧山火"手法针刺;针刺组同样固定家兔,用平补平泻手法针刺;对照组与模型组除不给予针刺外,抓取和固定及饲养条件与针刺组相同。以上各组每日固定时间处理一次。

针刺穴位以林文注主编《实验针灸学实验指导》及比较解剖为据,两针刺组穴位相同:足三里(后三里)、太溪、三阴交、阳陵泉、膝眼、血海。

(3)针刺手法:"烧山火"针刺手法:兔台固定家兔。用左手拇指或食指紧按针穴,右手持针将针(26 号 1 寸不锈钢毫针)进至皮下 2 分左右(天部),候其气至,左手加重压力,右手拇指向前连续捻转 9 次,候针下沉紧,针尖微提以危险滞针,再将针深插 2 分左右(人部),操作方法与天部相同,再将针深插 2 分左右(地部),操作方法仍同前。捻转完毕至针下沉紧时,用针尖拉着有感应的部位在 1 分上下的范围内急插慢提 3 次,然后用推法守气,完毕后缓慢出针,急扣针穴。进针至出针共针 1 分钟,每穴如此。

平补平泻针刺手法:兔台固定家兔,左手拇指或食指轻按针穴,右手将 26 号 1 寸毫针进至皮下 5 分深左右,得气后,右手拇指向前后捻转 5 秒,然后均匀提插 10 秒钟,拇指再均匀地向前后捻转 45 秒钟,即刻出针,每穴如此。

(4)检测指标及方法:所有家兔于第 32 天(两个疗程)观察,采集标本。

①症状、体征:肉眼观察家兔毛发光泽度、活动灵敏度,称量体重变化。

②T 淋巴细胞百分率及检测方法:兔耳缘静脉采血、推片,自然干燥后用非特异性酯酶染色法染色,油镜下计数 200 个淋巴细胞、计算 T 淋巴细胞百分率。

③血液流变学指标及检测方法:全血黏度高切、低切、血浆比黏度、红细胞电泳、红细胞压积。

兔耳缘静脉注射 25% 与拉埂溶液(4ml/kg)麻醉,然后依次分离出兔颈动脉,采血 8ml,盛入肝素抗凝试管。将试管标本放入 LIANG—100 微机自动显示记录血液浆黏度计、细胞电泳仪待测。

④膝踝关节周径测定:在造模后 22 天用无弹性软皮尺测量兔膝、踝关节周径。

实验结果:

(1)症状、体重变化:对照组家兔毛发光泽鲜亮,活动敏捷,体重前后变化不明显;模型组家兔毛发无光泽、懒动,体重有减轻趋势;两针刺组家兔毛发光泽、活动性强,但较对照组差,体重变化不明显,各组间体重变化无明显差异。

(2)"烧山火"针法对家兔 T 淋巴细胞百分率的影响:各组实验兔 T 淋巴细胞百分率测定结果详见表 1,统计学分析 $P<0.01$,组间比较有显著性差异。

组间两两比较详见表 2。

表 1　T 淋巴细胞百分率($\overline{X} \pm SD$)

组别	n	T 淋巴细胞百分率($\overline{X} \pm SD$)
对照组(A)	8	50.10 ± 2.90
模型组(B)	8	63.40 ± 4.42
手法组(C)	8	52.40 ± 2.64
针刺组(D)	8	58.10 ± 3.74

表2　各组家兔 T 淋巴细胞百分率两两比较

比较组	A：B	A：C	A：D	B：C	B：D	C：D
q 值	10.9	1.9	6.5	8.9	4.3	4.8
P 值	<0.01	>0.05	<0.01	<0.01	<0.01	<0.01

　　四组结果中,空白对照组 T 淋巴细胞百分率最低,为 50.10±2.90;模型对照组最高,为 63.40±4.42;两组对比有极显著性差异($P<0.01$);两针刺组分别与模型对照组对比,T 淋巴细胞百分率有显著性差异($P<0.01$);"烧山火"手法组与平补平泻针刺组对比,前者 T 淋巴细胞百分率明显低于后者,有显著性差异($P<0.01$),且接近空白对照组($P>0.05$)。平补平泻针法组 T 淋巴细胞百分率明显高于空白对照组($P<0.01$)。

　　(3)"烧山火"针法对家兔血液流变学的影响(表3,表4)

　　表3 经方差分析,各项指标都有显著性差异($P<0.01$)。

表3　各组实验兔血液流变学改变($\overline{X}\pm SD$)

比较组	全面黏度高切	全面黏度低切	血浆黏度	红细胞压积	红细胞电泳
对照组(A)	4.514±0.358	7.643±0.673	1.457±0.100	47.140±3.623	19.010±1.399
模型组(B)	5.657±0.543	10.57±2.167	1.643±0.110	57.140±4.815	25.130±3.717
手法组(C)	4.657±0.302	7.986±0.953	1.486±0.060	47.705±3.623	19.370±0.087
针刺组(D)	5.129±0.210	9.300±0.517	1.570±0.112	52.570±3.385	22.930±2.285
	$P<0.01$	$P<0.01$	$P<0.01$	$P<0.01$	$P<0.01$

表4　各组两两比较(q 值)

比较组	全面黏度高切	全面黏度低切	血浆黏度	红细胞压积	红细胞电泳
A：B	8.16※※	10.16※	5.17※※	6.90※※	6.95※※
A：C	1.02△	1.19△	0.25△	0.38△	0.41△
A：D	4.39※	5.40※※	3.14△	3.70※	4.45※
B：C	7.14※※	8.98※※	4.36※	6.50※※	6.55※※
B：D	3.77※	4.40※※	2.20△	3.15※	2.50△
C：D	3.37※	4.56※※	2.33△	3.06※	4.05※※

注:※$P<0.05$,※※$P<0.01$,△$P>0.05$

从表4可见,空白对照组各项指标与模型对照组比较,后者明显高于前者,均极显著性差异($P<0.01$),而与"烧山火"针法组对比,各项指标虽有差异,但统计学无显著性差异($P>0.05$)。说明"烧山火"针法组结果接近空白对照组;空白对照组与平补平泻针法组相比,除血浆黏度外其余各项指标均有显著性差异($P<0.01,0.05$);模型对照组与"烧山火"针法组对比,前者各项指标均明显高于后者,有显著性差异($P<0.01,0.05$)。而与平补平泻针刺组对比,后者血浆黏度与红细胞电泳仅有改善趋势,无显著性差异($P>0.05$),其余指标均有显著性差异($P<0.01$);"烧山火"针法组与平补平泻针刺组对比,前者除血浆黏度仅有改善($P>0.05$)以外,其余各项指标均明显低于后者,有显著性差异($P<0.01,0.05$)。

（4）"烧山火"针法对家兔膝踝关节周径的影响(表5,表6)。

表5　各组实验家兔膝踝关节周径($\overline{X}\pm SD$)

组别	膝关节周径	踝关节周径
空白组（A）	16.25 ± 0.96	7.68 ± 0.75
模型组（B）	18.54 ± 0.39	9.09 ± 0.47
手法组（C）	16.60 ± 1.29	7.87 ± 0.50
针刺组（D）	17.59 ± 0.92	8.45 ± 0.54
	$P<0.01$	$P<0.01$

表6　各组两两比较(q值)

比较组	膝关节周径	踝关节周径
A：B	7.60^{**}	6.94^{**}
A：C	$1.17^{\triangle}$	$0.95^{\triangle}$
A：D	4.47^{*}	3.85^{*}
B：C	6.47^{**}	6.08^{**}
B：D	3.16^{*}	3.16^{*}
C：D	3.30^{*}	2.90^{*}

注:※$P<0.05$,※※$P<0.01$,△$P>0.05$

从表5可见,各组实验兔膝关节周径值经方差分析 $F=11.8$,$P<0.01$,踝关节周径纹差分析 $F=9.8$,$P<0.01$,均有极显著性差异。

从表 6 可见，空白对照组与模型对照组相比，后者膝关节周径和踝关节周径都明显大于前者，有极显著性差异（$P<0.01$），两针刺组与模型组对照，前者膝踝关节周径明显小于后者，有显著性差异（$P<0.01,0.05$）；"烧山火"针法组与平补平泻针法组对比，前者膝踝关节周径，小于后者，有显著性差异（$P<0.05$），而与空白对照组对比，无显著性差异（$P>0.05$）；空白对照组与平补平泻针法组对比则有显著性差异（$P<0.05$）。

讨论："烧山火"针法是一种复式针刺补法，能产生热感。现代研究报道，"烧山火"针法有明显的温热、活血化瘀及扶正的作用。从针刺手法的本质出发，能产生热感的针法宜用于寒证及寒湿证，如寒湿痹证等。我们根据临床经验总结出，运用"烧山火"手法针血海、膝眼、足三里，可温散寒湿，治疗风寒湿引起的膝关节炎有明显的效果。临证多选用血海、膝眼、阳陵泉、足三里、太溪、三阴交治疗膝踝关节炎，所以本实验采用"烧山火"针法治疗家兔实验性类风湿关节炎具有相对特异性。

（1）"烧山火"针法对免疫功能的调节：众多研究表明，T 淋巴细胞异常增殖可致细胞免疫功能紊乱，引起类风湿关节炎。所以 T 淋巴细胞数的增减可作为衡量细胞免疫功能正常与否的标志之一。

本实验表现："烧山火"针法组 T 淋巴细胞百分率明显低于模型组和针刺组（$P<0.01$），而接近于空白对照组，说明"烧山火"针法能明显抑制 T 淋巴细胞的异常增殖（可能是 T_H），从而阻断对 B 淋巴细胞的过高激化，降低免疫复合物的生成，平衡体液免疫。其机理可能是"烧山火"针法通过神经 - 体液系统对 T 淋巴细胞产生良性调节作用，从而抑制其亢奋的机能状态，说明"烧山火"针法确实具有调节细胞免疫的作用，证明了其扶正的功能。

（2）"烧山火"针法对血液流变性的影响：临床及实验发现，类风湿关节炎病人存在明显的血液流变性障碍。所以，血液流变性的逐渐改善，就说明类风湿关节炎正在恢复。我们对部分重要的血液流谱性指标进行了观察，发现"烧山火"针法组的血液黏度、血浆黏度、红细胞电泳及红细胞压积等都较模型组有明显改善（$P<0.05$），而与平补平泻针刺组相比，除血液黏度仅有改善外（$P>0.05$），其余指标均明显低于后者，有显著性差异（$P<0.01,0.05$），空白对照组与之相比，则无显著性差异（$P>0.05$）。说明"烧山火"针法能明显降低血液黏稠度，从而改善血液流变特性，促进血液循环。其改善血液流变特性的机理可能是：①通过升高体温，加快血液流动的速度，从而降低血液黏滞程度。因为温度越高，血液黏度越小；血流速度加快，其黏滞系数变小。②通过舒张血管而加快血液流动。③通过抑制免疫反应，降低血中免疫复合物的途径来改善血液流变性。因为大量的免疫复合物可以引起血液黏稠度增加。"烧山火"针法改善血液流变的特性验证了其明显的活血化瘀功能。

（3）"烧山火"针法对关节肿胀度的影响：关节肿胀是类风湿关节炎的一个重要体征。关节肿胀的改善预示疾病的逐渐好转。本实验观察到"烧山火"针法组膝踝关节肿胀程度明显好于模型组与平补平泻组（$P<0.01$，0.05），接近于空白对照组（$P>0.05$）。说明"烧山火"针法具有明显消肿抗炎作用。其机理可能是改善了血液流变的性质，加快了血液流动，改善了病灶周围组织的氧供应，降低了毛细血管的通透性，促进了炎症感染过程的终止。另外，因为"烧山火"针法能扶正祛邪，所以具有抗变态反应性炎症的作用。

小结："烧山火"针法在治疗类风湿关节炎疾病时疗效明显优于平补平泻针法。其机理是："烧山火"针法能明显抑制 T 淋巴细胞的过度增殖，从而调节细胞免疫功能，它能够明显降低血液黏稠度，改善血液流变性。同时，"烧山火"针法还具有明显的抗炎作用。

第 16 问　灸法是否不如针法重要？

针和灸都属外治范围，是针灸临床治疗必须掌握的基本技能，在针灸医学中都占有同等的重要地位。《素问·汤液醪醴论》说："镵石针艾治其外"；《灵枢·官针》篇说："针所不为，灸之所宜"。说明针法灸法都属外治法，在治疗上可以互相补充。但由于每个医生爱好、研究与掌握的精湛技术特长不同，有的偏重于针法，有的偏重于灸法，有的偏重于针灸并用。因为先父毓琳公特长针法治病，我继承了家传，50 年代又在北京中医研究院针灸研究所从事针刺手法研究 16 年，所以编著《针灸集锦》时，写的针法多而灸法少。

针法灸法各有用途。《素问·异法方宜论》说："东方之域，……鱼盐之地，海滨傍水，其民食鱼而嗜咸……故其民皆黑色疏理，其病皆为痈疡，其治宜砭石，故砭石者亦从东方来，……北方者……其地高陵居，风寒冰裂，其民乐野处而乳食，藏寒生满病，其治宜灸焫，故灸焫者，亦从北方来"；《素问·血气形志篇》说："五脏之俞，灸刺之度也……病生于脉，治之宜灸刺……病生于筋，治之宜熨引。"这说明我们的祖先,根据客观生活环境和各种病的具体情况,应用针法或灸法,因地制宜,因人制宜,灵活掌握、运用。针具有长短粗细,灸炷有大小壮数:针具有镵针、圆针、𫟹针、锋针、铍针、圆利针、毫针、长针、大针等。《灵枢·官针》篇说:"九针之宜,各有所为,长短大小,各有所施也。"说明9种不同形状的针具,各有各的不同用途。灸法有艾灸、直接灸、间接灸、瘢痕灸、无瘢痕灸、隔蒜灸、隔姜灸、隔盐灸、豆豉灸、黄蜡灸、黄土灸、竹筒灸、雷火针灸、太乙针灸等。《千金方》说:"黄帝曰:灸不三分,是谓徒冤,炷勿大也,小弱,炷乃小作也,以意商量";《扁鹊心书》说:"凡灸大人,艾炷须如莲子,底润三分;若灸四肢及小儿,艾炷如苍子大;灸头面,艾炷如麦粒大,穴若倾斜宜作炷坚实置穴上,用葱涎粘固。"从这些记载可以看出,古人在灸法上积累了很多丰富的医疗经验,艾炷最小的可以如粟米,最大的可以如蒜头,每燃烧一个艾炷,即为一壮,施灸的艾炷大小和壮数多少,可根据疾病的性质、病情的轻重、体质的强弱、年龄的大小及施灸的部位而定。壮数少则1~3壮,多则10~100壮,也要根据患者的具体情况而定。

辨证分虚实,针灸有补泻:《素问·针解》说:"刺虚则实之者,针下热也,气实乃热也;满而泄之者,针下寒也,气虚乃寒也";《灵枢·背腧》篇说:"气盛则泻之,虚则补之。以火补者,毋吹其火,须自灭也;以火泻之,疾吹其火,傅其艾,须其火灭也。"中医治病讲辨证施治,施治前必须先辨明是虚证,还是实证,才能立法。中医开方讲理法方药;中医针灸讲理法方穴术。针灸医生还必须掌握应用针灸的补泻手技。针的补法是使针下气实,产生热感;泻法是使针下气虚,产生凉感。但现在空谈辨证施治、补虚泻实的医生多,真正掌握热补凉泻手技的医生少。如果想掌握这种手技,必须由会这种手技的老师手把手从年轻人中培养、锻炼,达到手技纯熟,才能掌握。这种手技不是一朝一夕、一刺一捻就能做到的,所以如果不积极抢救,很快就要失传了。灸法的补泻,以不吹火,使火自灭为补;疾吹其火,使火快燃为泻。可能是不吹其火,火燃烧缓慢而灼痛轻为补;疾吹其火,火燃烧急快而灼痛重为泻。但现在用这种方法的医生不多,多数医生认为针法不能产生热感,没有补法,多为平补平泻或泻法;灸法不能产生凉感,没有泻法,多为平补平泻或补法。所以现在的针灸医生,对虚证多用灸法,对实证多用针法。我觉得不论用针法或灸法治病,补法是治疗虚证的,它能鼓舞人体的正气,使衰退的功能得到恢复或旺盛起来,就是达到了补的目的;泻法是治疗实证的,它能消泻人体的邪气,使亢进的机能得到抑制或缓解下来,就是达到了泻的目的。这种认识是否正确,有待今后研究。

灸法历史悠久,简便易行。1973年从长沙马王堆三号汉墓(葬于公元前168年)出土的医学帛书《足臂十一脉灸经》和《阴阳十一脉灸经》中可以看出,这两部书记载的都是以灸法治病,也是目前记载灸法最早的文献。春秋战国时期《孟子·离娄》篇说:"七年之病求三年之艾";《庄子·盗跖》篇说:"丘所谓无病自灸也。"根据上述记载,至少在2000年前,我国艾灸治病已经很普遍,并且已认识到了艾灸治病以陈艾为佳了。艾灸前先用陈艾绒捏成艾炷或卷成艾卷,施灸时以火点燃,在穴位上施灸,或遵照医嘱壮数自己灸。艾条容易携带,操作简便,容易掌握,既不占用就诊和走路时间,又可少花医疗费,并且安全,痛苦轻微,患者容易接受。

着肤灸:今称直接灸,古代称着肉灸。唐代孙思邈的《千金要方》说:"炷令平正着肉,火势乃至病所也";《千金方》又说:"凡点灸法,皆须平直,四肢无使倾侧,灸时孔穴不正,无益于事,徒破皮肉耳。若坐点则坐灸之,卧点则卧灸之。"这种灸法在施灸前,摆好体位,选好孔穴,将艾炷粘于穴位上,点燃施灸,为了不起泡化脓,应掌握温度,避免烫伤,不等艾火烧到皮肤,患者感到皮肤有轻微烧痛时,就将艾炷压灭,另更换艾炷,按规定壮数灸完,以施灸部位的皮肤出现比艾炷大一点红晕为宜,如果灸后1~2小时皮肤发泡,不需挑破,或涂点龙胆紫,使其自然吸收。有温散寒湿,疏通经络,益气养血,预防保健的作用,治疗咳嗽、哮喘、慢性胃痛、腹泻、遗精、阳痿有效。

隔姜灸:明代杨继洲的《针灸大成》灸聚泉穴治疗咳嗽说:"灸法用生姜,切片如钱厚,搭于舌上穴中,然后灸之";清代吴尚先的《理瀹骈文》记载:"头痛有用酱姜贴太阳烧艾一炷法。"这种灸法施灸前先将鲜姜切成铜钱厚的姜片(根据施灸部位及所选用艾炷大小而定),用针在姜片上扎几个针孔,放在施灸穴位上,上边放平艾炷,点燃施灸,灸至患者感觉烧痛时,即更换艾炷再灸,一般每次灸3~8壮,灸至局部皮肤潮红、湿润为度,有温经散寒、理气活血、暖腹壮阳、回阳救逆的作用,治疗腹痛泄泻、遗精阳痿、早泄、痛经、不孕症、面瘫、风湿痹证及一切虚寒证。

隔蒜灸:晋代葛洪的《肘后备急方》记载:"灸肿令消法,取独颗蒜,横截,厚一分,按肿头上。炷如梧桐子大,灸蒜上百壮。不觉消,数数壮,唯多为善。

勿太热,但觉痛即擎起蒜,蒜焦更换用新者,不用灸破皮肉。"这种方法有消肿止痛、拔毒发散的作用,治疗痈疽疮疖、蛇蝎等毒虫蜇伤、咬伤有效。

隔盐灸:《肘后备急方》治卒霍乱诸急方记载:"以盐纳脐中,上灸二七壮";唐代逊思邈的《千金要方》治少年房多少气记载:"盐灸脐孔中二七壮";《类经图翼》记载:"纳炒干净盐满脐上,以施灸。"这种方法有回阳固脱的作用,临床上治疗腹痛、泻痢、虚脱等证有效。

第三节　临床治疗方面

临床治疗,病情复杂,要辨证施治,要分辨阴阳、表里、寒热、虚实,要调和阴阳,通里达表,清热散寒,补虚泻实,扶正祛邪,根据病证的具体情况,抓住病机,辨证配穴,分主次先后给以针灸治疗,才能达到治愈病证的目的。

第1问　阴阳五行如何应用于针灸临床?

针灸治疗疾病,首先通过四诊对病情进行详细地了解,然后利用八纲、脏腑、经络等辨证方法,进行综合分析,根据病因、病位、病机判断出是何证候,从而确定针灸治疗原则和治疗方法,以配伍相应的穴位,采用适当的手法,这一系列的过程,都是在阴阳五行学说指导下进行的。阴阳用以说明事物的对立统一,五行则说明事物内在联系,五行学说是阴阳学说的发展,在针灸临床过程中,阴阳五行学说主要应用于以下几个方面。

1. **在诊断方面的应用**　临床诊断应"四诊合参",所谓四诊是指望、闻、问、切。望者望其神、色、形、态;闻者闻其声音,嗅其气味;问者问其自觉症状,发病经过,治疗情况;切者切其脉搏,探查相应部位。由于中医诊断是由外审内,通过人体外部的征象,而诊断内部变化,所以不能只凭某个方面的变化而断定是某种病,应注意四诊合参,综合分析各方面的症状,找出规律性的东西,为辨证施治提供有意义的资料,在这个过程中,经络学说是基础,阴阳五行学说是论理的工具。

经络内属脏腑,外络肢节,是人体阴阳保持平衡、各组织器官保持紧密联系,并适应自然界变化的重要道路。病邪可通过经络由表及里,人体内部病变亦可通过经络反映于体表,所以说经络学是基础。十二正经随着五脏六腑的归属,也与阴阳五行有了联系,形成阴中有阳,阳中有阴,阴阳之中有五行,五行之中亦有阴阳,这样一个纵横交错,既复杂又系统的链锁性结构,临证时只有按阴阳五行学说纵横两个方面去分析、归纳,才能起到执简驭繁的作用。

所谓纵向是按本脏(腑)所属归类,如肝为将军之官,性动而急,藏魂、藏血,以血为本,以气为用,体阴用阳,性喜条达、主疏泄,在体为筋,开窍于目,在志为怒,和胆互为表里,两经循行于胁肋部,等等,按其所属归于五行为纵向。在本篇第 16 问目眩头痛中的肝经实火,第 17 问中的午饭后发作心悸,第 18问中的喜笑发狂,都是按纵向分析归纳得出的诊断。

人体脏腑功能活动并不是孤立的,而是相互影响的,按阴阳五行的生、克、乘、侮,又产生了横向联系。如本篇第 16 问中金不制木,水不涵木,土湿木郁,心火上炽为它脏影响本脏所产生的病症,第 19 问中的咳嗽一症亦有本脏影响它脏而产生的病症,这些都是用横向分析归纳得出的诊断。

2. **在治疗方面的应用** 根据八纲辨证,我们知道,疾病的类别可以用阴证和阳证两大类来概括;疾病的性质有热证,有寒证,有虚证,有实证;病位的深浅,有表,有里。在针刺手法上,寒证用烧山火法,热证用透天凉法,虚证可选用相应的补法,实证可采用相应的泻法,病位在里可深刺,病位在表可浅刺。古代尚有半刺应肺,豹纹刺应心,关刺应肝,合谷刺应脾,输刺应肾,五刺应五脏的记载。如能注意按阴阳五行生、克、制、化的规律配伍相应的穴位,就能收到良好的效果。例如本篇在第 16 问目眩头痛中肝经实火配行间,用凉泻法,取其实则泻其子之意;金不制木配足三里,用补法,取其培土生金,金复抑木之意;水不涵木配太溪、照海,用补法,以滋水涵木,大补肾水。在第 17 问中的心悸,第 18 问中的神志病,第 19 问中的咳嗽,及"八法"在临床上的验案都有很多的论述,这里不再赘述。

第 2 问 针后出现什么现象是见效的预兆?

一般是针后病情好转、精神转佳、症状减轻,是见效的预兆。有时针后或 1天后,病情出现变化也是见效的预兆。针后有反应,见效就快,针几次不见反应,没有变化,病情、症状如故,效果必差。笔者根据临床观察,发现以下几点亦为见效之预兆。

1. **疼痛点向下转移** 1972 年 8 月在成县医院住院部治一食物中毒患者

赵某,男,28岁。因剧烈胃痛、呕吐3小时而住院,针中脘、下脘、足三里,1小时后转为满腹疼痛,我告诉他疼痛向下扩大,是食物向下移散的表现,也是见效的预兆,又过了2小时即不痛了。

2. **麻痹病出现窜痛** 1972年10月在成县医院住院部治一偏瘫患者孔某,男,56岁。右半身不遂,麻木不仁,感觉迟钝,针患侧曲池、手三里、外关、合谷、环跳、足三里、足临泣,每日1次,针治5次后,患者手足出现窜痛。我告诉患者,麻的肢体出现疼痛,是气血已通的表现,是见效的预兆,又针了3次,手指和足趾开始活动,治疗3个月,偏瘫的肢体得到恢复。

3. **红肿疼痛病变痒** 1973年7月在成县医院治一痛风患者孙某,男,61岁。右足第一跖趾关节红肿热痛不能走路1天,针大都、行间后,患者说:足大趾和二、三趾及脚趾缝发痒,我告诉患者,红肿疼痛变痒,是气血疏通、肿痛将消的表现,是见效的预兆,第二天果然红肿疼痛好转,针治3次红肿疼痛就消失了。

4. **发作时间的改变** 1973年7月在成县医院治一风湿性关节炎患者于某,女,34岁。两膝关节痛、活动障碍,每晚睡前疼痛,不得入睡,针鹤顶、膝眼、阳陵泉,每日1次,针治6次,转为白天活动后发作,患者两足和趾缝发痒,像患脚气一样,我告诉患者,这是气血疏通、由阴变阳、风湿外散的表现,是见效的预兆,不要搔破,以防感染。又按上述方法针治21次即愈。

5. **浮肿见全身奇痒** 1973年9月在成县医院治一浮肿患者王某,女,42岁。全身浮肿,小便少,针曲池、列缺、合谷、水道、阴陵泉、复溜,每日1次,针治9次后,患者背部和四肢出现颗粒状丘疹,奇痒,但皮色正常。我告诉患者,由浮肿变为全身瘙痒,是水湿发散,由阴变阳、浮肿要消的表现,是见效的预兆。又按上述方法,针治14次,浮肿完全消失。

第3问 病人对针是否有抗针性? 如何解决?

有的病人,选择一组穴位针刺治疗3~5次后,效果很好,一般是效不更方,但以后再用同样穴位和手法效果可能不如以前了,这就是患者适应了这种刺激,也就是产生了抗针性。抗针性和抗药性不同,当患者对某种药物产生抗药性后,再用这种药物效果就会下降或不产生效果,但产生抗针性后,一旦在原先的穴位上加强刺激量或更换穴位,仍能继续产生效果。

1. **加强针力**　1955 年春在北京中医研究院针灸研究所治一消化性溃疡病患者李某,女,42 岁。胃脘痛,消化不良,取中脘、下脘、天枢、足三里,用平补平泻法,留针 15 分钟,每日针 1 次,连续 4 次,每天针后病情都有不同程度的好转,第五、六天又按上述方法治疗后,症状未见变化。第七天针刺时加大刺激量后,病情又继续好转,再针 3 次后,改针膈俞、肝俞、脾俞、胃俞用平补平泻法,病情又继续好转。根据患者应用上述每组配穴和手法,前 3~4 次效果好的特点,改用每 3 天变换 1 次配穴和手法的方法,取得了很好的效果。

2. **更换穴位**　1960 年春在北京中医研究院广安门医院治一神经性耳聋患者赵某,男,34 岁。双耳聋,听不到任何声音已 2 年,针听宫、耳门、翳风、液门用平补平泻法,留针 20 分钟,每日 1 次,10 次为 1 个疗程,每个疗程休息 3~5 天,针刺 6 次时开始见效,能听到汽车鸣笛声,治疗到 3 个疗程,患者能听到对面的说话声,但因急事回家,停止针治 3 个多月,耳聋如故,又来院针治,仍按上述穴位和方法治疗,治疗 1 个疗程,未见好转,则在上述穴位上加大刺激量,又治疗 1 个疗程仍不见好转。则改针听宫、听会、风池、百会、侠溪、太冲用泻法,留针 30 分钟,每日 1 次,针治 8 次开始见效,患者能听到电视机内的说唱声,仍按上述疗程治疗,治疗 5 个疗程,听力恢复了正常。

第 4 问　针刺配穴相同,为何疗效不同?

在临床治疗过程中,有许多因素都可能影响到针刺疗效,如医生取穴的准确程度,进针方向和深浅、得气的快慢和传导的近远、针刺补泻手法的不同;患者精神的好坏,体质的强弱,病情的轻重,环境的优劣,以及对医生信任程度的不同,都可能影响疗效。除此之外,影响疗效的还有以下几点:

1. **患者体位不适**　1938 年夏,随先父毓琳公去安平县陈家庄出诊,遇一陈某,女,24 岁。患痛经、月经不调,每次月经前 3~5 天,小腹即开始剧痛难忍,痛时卧床不能活动已 6 年。先父让我针三阴交用"温通法",使温热感传到腹部,我即以左手压按针穴"关闭法",右手持针向斜上方斜刺,但热胀感只传到了膝下。先父说:"腿的体位姿势放得不合适,所以针感通不过膝关节。"于是先父让患者平卧,将下肢外展伸直,足略高于膝,左手握住患者右腿,拇指压紧三阴交,右手持针紧贴左手拇指指甲,向正上方斜刺,候至气至,左手加重压力,努力向上推,同时右手持针向上推进,温热感即传到了腹部,两侧三阴交针后,留针到 5 分钟后,患者说:"小腹疼痛消失。"

2. 医生针力不足 1937 年春,随先父去安国县甄家庄出诊,遇一井某,男,31 岁。患风寒感冒,高烧不退,先父让我针风池、合谷,用烧山火法取汗,由于自己功力不够,针风池时热胀感只传导到脑户,合谷的热胀感只传到手腕,而且只是手心和前额有少量潮汗。先父说:"针力不够,刺激量太轻,没达到发汗程度。"让我看着他扎风池,先父左手压按针穴,迅速进针,热胀感传到前额,患者说:"头似爆炸样灼烫。"顶着守气不到 1 分钟,即全身出汗,针后约 1 小时,高烧即退。

3. 双手配合不当 1938 年春,随先父去博野县杨村出诊,遇一牛某,男,45 岁,患上肢麻痛,右手无力不能握物 5 天,先父让我针天宗用"穿胛热"法,使温热感传到小指。我即以左手揣准右天宗用"关闭法",右手持针向斜上方斜刺,用热补法,但温热感只传到了肩部,先父说:"患者上肢放得不牢,下肢站得不稳,押手和刺手用得不得法。"先父让患者取俯伏位坐稳,左手拇指压按天宗穴,其他四指排开放在针穴左侧,右手持针沿左拇指指甲向斜上方斜刺,得气后行热补法,守气时左手加重压力,努力向肩头推,同时右手持针向肩头推进,温热感即传到了手指,留针 10 分钟时,上肢麻痛明显好转,手即能握物。

4. 操作不合规范 1938 年秋,随先父去博野县许村出诊,遇一戴某,男,23 岁,患齿龈肿痛,不能嚼东西,先父让我针合谷,用"凉泻法"使麻凉感传到齿龈,我即以左手揣准穴位,用"关闭法"右手持针向上直刺,得气后用凉泻法,但麻胀感只传过手腕,没有凉感,患者齿龈仍然肿痛如故。先父说:"患者的体位姿势和你的操作都不符合要求。"让患者平卧,上肢伸直,右手虎口向上,先父左手四指握住患者四指,拇指压按合谷,右手持针沿左手拇指指甲向虎口两歧骨间直刺,得气后左手拇指努力向上推按,同时右手持针向肩部推进,候至触电感传到齿龈,左手减轻压力,右手捻提、拉着守气不到 1 分钟,患者说:"牙齿和周身都有凉的感觉了,好像一阵阵凉风吹过似的。"我当时也摸了一下患者手掌,比以前凉多了,并且患者手的皮肤苍白,留针约 10 分钟,牙齿就不痛了。

以上举例均为笔者个人之体会,临床治疗过程中,任何一点疏忽,都可能影响疗效,医者不可大意。《灵枢·九针十二原》篇所说:"刺之要,气至而有效,效之信,若风之吹云。"但在施针之前必须观察患者体质的强弱、病情的轻重、病证的虚实而决定用补用泻,给予适合体质、病情的恰到好处的刺激量,疗效才能提高。如果患者体质太弱、病时较久、精神较差,而医生的补泻手法太重,超过了患者的耐受程度,疗效也不一定好。所以临证时不要盲目地追求针感强、传导远,而要依据患者的体质、病情等给以不同程度的补泻手法和刺激量,才能收到满意的效果。

第 5 问　针刺后遗感对疗效有什么影响?

"后遗感"是指出针后,局部或远端遗留酸胀、重痛、触电、热灼、麻木等不适的感觉,多数为手法过重所致。一般认为针后应尽快使后遗感消除,方法是,用手指在局部上下循按。但对某些病则例外,"后遗感"的出现往往可以提高疗效。

1. **保留后遗针感,可缩短疗程**　1953 年春在北京遇一患者张某,男,32岁,患视网膜出血、玻璃体混浊、视物模糊已 1 年。先父针风池、曲鬓、角孙用"过眼热"法,出针后告诉患者:"针后头和眼睛要热 3 天,不论多热也不要管它,热不到 3 天,眼底瘀血就不能化散吸收。"第 3 天患者来复诊说:"针后当天晚上头和眼睛灼热特别厉害,一夜没睡,第 2 天头和眼睛仍灼热,医院给了些眼药水,晚上点了几次才睡觉。"先父说:"我说的话你不听,我用了很大力量,才使你的头和眼睛能热 3 天,你却用眼药水把热的效果破坏了,没有热的效果就治不了你的病。"由于患者忍受不了连续 3 天的灼热,就改用了较轻的手法,灼热感也轻一些,每天 1 次,连续治疗 10 次后,眼底瘀血减少,针治 4 个月后,眼底瘀血消失,视力也恢复了。为了防止复发,每周针治 2 次,巩固疗效,观察到年底未复发而停诊。后来用这种方法治疗视网膜出血,其成果获中央卫生部科研成果奖。

2. **延长后遗针感,能提高疗效**　1958 年春在北京与协和医院协作研究视神经萎缩时,罗忠贤说:"西医治疗视神经萎缩有一种方法,是在患者身上注射一种菌苗,使其发烧,有些疗效,但患者不愿接受,如果扎针能使患者头上和眼球发热,一定有效。"但能不能真的发热,罗教授持怀疑态度。1958 年 11 月 3日遇一患者李某,女,32 岁,左眼患视神经萎缩,失明半年。罗教授亲自检查后,让我扎针。每次针风池用热补法,使热感传到眼底,热感遗留 10~20 小时,每治疗 12 次检查 1 次,治疗到 1959 年 2 月 25 日,患者左眼的视力由初诊时眼前手动恢复到 1.0。罗教授说："扎针能使头部和眼球发热,血管就能扩张充血,视力就能逐渐恢复,这比在人身上注射菌苗,更安全可靠。"

3. 揉按后遗感点,起针治作用　1970 年 11 月在成县医院遇一患者李某,男,31 岁,患面神经麻痹。患侧针风池、颊车、地仓、阳白、合谷,上午针后,下午患者说,一碰到阳白穴进针点,就像触了电似的向头顶麻。我告诉他不会影响疗效,并让他每天早晚自己用手指在有"触电感"的点上轻微地揉按,7 天后,触电感消失,眼睛能闭紧了。共针治 12 次,即恢复了正常。

1973 年 6 月在成县医院遇一患者徐某,男,54 岁,患心脏病,心胸闷痛已 1 个月。针心俞、厥阴俞、内关。下午护士说:"中午吃饭时,患者一碰内关穴处,中指即有麻感。"我问患者:"心胸部的闷痛有没有缓解?"患者说:"好多了。"我告诉患者,碰内关穴后中指发麻,对心胸闷痛有治疗作用,并让患者每天轻微地揉按内关穴 1~2 次,每次 3~5 下,如果出现心胸闷痛,还可多揉按几次,4天后患者未再出现心胸闷痛,内关的后遗感也消失了。

1973 年 9 月在成县医院遇一妇女李某,41 岁,患血漏证,月经淋漓不绝已 2 个月。针关元、气海、三阴交。第 2 天患者指着三阴交穴对我说:"今天早晨起床,穿袜子时碰了这一下,脚心和大脚趾就发麻。"我让患者每天揉按麻点 1~2 次,每次 3~5 下,第 4 天患者来复诊时说:"月经干净了,揉按麻点还有些胀。"我告诉患者,回去每天还要揉按发胀的点。

1973 年 9 月在成县医院遇一农民冯某,男,51 岁,患偏瘫,上下肢不能活动已 1 年。针风池,患侧肩髃、曲池、外关、合谷、环跳、阳陵泉、足三里、悬钟。第 2 天,患者指着悬钟说,针后一触到穴位处,就像触了电一样,上下发麻。我让患者每天揉按悬钟穴 1~2 次,每次 3~5 下,4 天后,踝关节和脚趾即能活动。以后患肢功能逐渐得到恢复。

第 6 问　穴位埋线有何特点?

穴位埋线具有粗针深刺、透穴埋线、延长针感等综合作用,借助羊肠线被吸收过程中起到的机械性刺激,延长了对穴位的刺激时间,加强了刺激强度,从而使经络疏通,气血和调,周围神经血管的营养状态得以改善,增强了肌力,恢复了该经络循行部位组织器官的功能活动,使瘫痪、麻痹、肌肉萎缩等肢体运动功能障碍得以恢复。

1. **延长刺激时间** 1973 年 4 月在成县医院总结针刺和穴位埋线治疗的小儿麻痹及其后遗症 113 例,总有效率为 99.1%,总疗程比单纯针刺者短。由于埋线延长了刺激时间,对病程较长、出现肌肉萎缩的患者,尤为适宜。

2. **能治肌肉萎缩** 1977 年在成县医院总结针刺和穴位埋线治疗 11 例感染性多发性神经炎患者。治愈 6 例,显效 2 例,有效 2 例,死亡 1 例。发现肢体瘫痪并伴有肌肉萎缩者,在萎缩肌肉的边缘给予穴位埋线,能促使萎缩的肌肉生长发育而提高疗效。

3. **镇痛效果好** 1973 年 2 月在成县医院总结用穴位埋线治疗的 71 例坐骨神经痛,治愈率为 33.8%,有效率 98.6%,对病程较长、疼痛较剧烈的患者,总疗程比针刺者短、见效快、疗效好。

4. **利于功能恢复** 1975 年 5 月在成县医院总结用针刺和穴位埋线治疗的 111 例肩关节周围炎患者,有效率为 98.2%。每次选用 3~5 个穴位埋线,10 天左右埋线 1 次,5 次为 1 个疗程,如未治愈,休息 10 天,再继续治疗。在每次埋线后的 5~8 天,配合针刺 1~3 次。伴肩肱连动或严重肩关节活动受限,疼痛剧烈的在肩髃、肩髎、臂臑、条口做"穴位埋线",并让患者经常锻炼患肩,能加快功能恢复,提高疗效。

5. **能增强肌力** 最近发现治疗中风半身不遂的患者,肩关节下垂、肌肉萎缩的在肩髃、臂臑和肌肉萎缩的边缘做"穴位埋线",能增强肌力。使下垂的关节得到复位。

第 7 问　巨刺和缪刺对哪些病证有特效?

巨刺是左病取右、右病取左,应用于病在左,而右脉病者,取经穴深刺的方法,治疗病在经、在脏腑的急性剧痛效果好。

缪刺是左病取右、右病取左,取络穴或井穴浅刺或艾灸的方法,治疗病在络或有疼痛等痛苦症状,但脉象查不出经脉、脏腑有病者效果好。

1. **巨刺法治痛痹** 1937 年 1 月 16 日去安国县南堡村出诊,遇一宋某,男,14 岁,学生,因左腿剧痛昼夜不止,不能站,不能坐,斜靠在 4 条重叠起来的棉被上,不能入睡已 7 天。其父用双臂搂抱住腰部,姑母用双手握紧左腿用力牵拉着,能使剧痛缓解一会,吃点食物或打个瞌睡。检查发现左臀部的肌肉松软消瘦,右臀部的肌肉丰满隆起,好像左臀部的肌肉抽到右臀部去了,腰骶椎亦向右侧倾斜,左腿肌肉松软萎缩,面色苍白,痛苦病容,脉弦紧。当时针左秩边、环跳、承扶、委中、承山用平补平泻法,留针 30 分钟,剧痛虽缓解了,但起针后又疼痛如初;一日针了 3 次,连续针 3 天后,病情如故。按其脉象,右手脉弦紧,我就改用巨刺法针右侧的秩边、环跳、承扶、委中、承山每日针 1 次,针第 1 次剧痛减轻,晚上即入睡,针第 2 次剧痛停止,能走路,又针治 2 次,疼痛就消失了,为了巩固疗效,又针了 3 次,不但左腿没犯病,而且腰骶椎、左臀及下肢肌肉也恢复了正常,上学后还当了运动员。

2. **巨刺法治心绞痛** 1971 年 3 月 15 日在成县医院住院部会诊一苏某,男,31 岁,心绞痛急性发作,心前区似刀割剧痛,放散至左肩,经用硝酸甘油和注射杜冷丁后,剧痛仍不能缓解,患者出冷汗,面色苍白,呼吸困难,脉沉细无力。当即用巨刺法针右间使,用热补法,使温热感传到左胸(温通法),守气 3 分钟后,留针 15 分钟,剧痛停止,面色恢复正常,连续 3 天没犯病,状如常人而出院。

3. **缪刺法治面瘫** 1943 年 3 月 15 日在北京东四五条遇一齐某,女,16 岁,学生,左侧面瘫半天。患者早晨起床后,发现左耳下和面部木痛,左眼不能闭合,面部肌肉下垂,口角向右㖞斜,脉象正常,当即用缪刺法针右地仓沿皮透颊车、偏历,用平补平泻法,留针 10 分钟,每日按上述方法针 1 次,针到第 5 天病就好了。

4. **缪刺法治疝气** 1984 年 2 月 18 日在兰州兰化职工医院遇一患者冷某,女,2 岁,哭啼不止,检查发现小腹右侧鼓起一包块,核桃大小。其父(外科医师)说是疝气,请我用针灸治疗,我即用艾条灸左大敦 10 分钟,患儿就不哭了,小腹右侧的鼓包也消了,每日按上述穴位和方法灸治 1 次,连续灸治 5 次,1987 年 12 月 4 日其父说自灸后未再复发。

第 8 问 治病为何要从阴引阳、从阳引阴?

病证的发生发展,多是阴阳失去了相对的平衡,即阴阳的偏胜偏衰,阴胜则阳病,阳胜则阴病。《素问·阴阳应象大论》说:"从阴引阳、从阳引阴"和"阳病治阴、阴病治阳",是针对上述观点提出的一种治疗法则。也就是医生在治病之前要辨别病证的属阴属阳,属血属气,在上在下,在脏在腑,在表在里和病证的轻重,正气的虚实,邪气的盛衰,从而决定是取阴经穴,是取阳经穴,是用补法,是用泻法,是用宣散法,是用温通法……的治疗方案。《难经·六十七难》说:"阴病行阳,阳病行阴故令募在阴,俞在阳。"五脏属阴,六腑属阳,五脏有病,可以反应到背部俞穴,六腑有病可以反应到腹部募穴。因此五脏有病,多取属阳的背部俞穴,例如咳喘肺病取肺俞,胸痛心病取心俞,胁痛肝病取肝俞,遗精肾病取肾俞等;六脏有病,多取属阴的腹部募穴,例如脘痛胃病取中脘,肠炎、肠麻痹取天枢,胆囊炎取日月,癃闭膀胱病取中极等,属于"从阳引阴、从阴引阳"和"阳病治阴、阴病治阳"的一种治疗方法。肺经病咯血、咽喉肿痛,取二间、商阳点刺出血,脾经病腹胀便溏,补足三里、解溪,胆经病头痛目眩,泻行间、太冲,三焦经病腹胀水肿,取郄门、内关等,这是病在阳经从阴经诱导,病在阴经从阳经诱导的一种方法,也属"从阳引阴、从阴引阳"的范畴。阳热盛,容易损伤阴液,阴寒盛,容易损伤阳气,例如胃阳热盛,耗伤胃阴,胃津不足,受纳失职,饥不欲食,口干咽燥,大便秘结,取厉兑点刺出血,天枢、丰隆用泻法,以泻热养阴;寒凝胃脘,病久伤阳,阳气不足,寒饮上逆,胃脘闷痛,泛吐清水,取中脘、足三里用热补法,以温阳散寒;阴虚不能制阳,多表现为阴虚阳亢的虚热证,例如肝肾阴虚不能制约肝阳,引起的头痛脑胀、眩晕耳鸣,补肾俞、太溪,泻风池、行间以补阴制阳;阳虚不能制阴,多表现为阳虚阴盛的虚寒证,例如阴寒凝滞,脾运无权,饮食减少,腹胀隐痛,大便溏泻的虚寒证,用热补法针脾俞、中脘、足三里、三阴交、公孙,以温阳制阴,这是病在脏腑,取俞募和经穴诱导的一种方法,也属"从阳引阴"的范畴。

第9问 治病为什么要分标本?

标与本是相对的概念,含义很多。如果从病因和症状来说,病因为本,症状为标;从正气和邪气来说,正气为本,邪气为标;从病变部位来说,在内脏为本,在体表为标;从病的先后来说,原发病为本,继发病为标;标与本既概括了现象与本质,又概括了病证发生发展过程中正邪双方对立的主次关系。

在临床上应用标与本,主要是分析病证的主次、先后、轻重、缓急,确定治疗方案。在一般情况下,治疗慢性病,应当是"缓则治本";但标病特急时,应当是"急则治标";标本并重时,应当是标本并治。有些慢性病,临床症状虽然不同,但其病因是相同的,根据缓则治本的原则,可采取完全相同的治疗方法。例如属于肾阴虚的咽痛和属于肾阴虚的腰痛,都可取肾俞、太溪、照海,用补法,采用同样补肾阴的方法治疗;这种方法也属异病同治。有些慢性病,临床症状相同,但其病因不同,根据缓则治本的原则,可采取不同的方法治疗。例如头痛证,属于肝阳上亢的,应取风池、行间用泻法,肾俞、太溪用补法,以补肾阴、潜肝阳;属于气血两虚的,应取头维、足三里、三阴交用补法,以补益气血;属于风寒侵袭的,取风池、百会、头维、合谷用烧山火法,以驱风散寒;均可治愈头痛,这种方法也属同病异治。这是从病因为本、"缓则治本"的例子。

标病特急,不及时治愈可危及患者生命时,应采用"急则治标,缓则治本"的法则,先治标病后治本病。例如患者跌伤腰部,瘀血内阻,小便不通,小腹胀痛,应用指针点压气海、关元,用平补平泻法针复溜,先治标,通便排尿后,再治跌伤瘀血;月经不调,经期先后不定,突然发生痛经,痛不可忍,应用平补平泻法针气海、关元、三阴交,留针20~30分钟,治疗痛经,然后再治疗月经不调;肝气犯胃,胃气上逆,所致胃痛呕吐,应用平补平泻法针内关,留针20~30分钟,治疗呕吐,然后再治疗肝胃。这是症状为标,急则治标的例子。

疾病的发生与发展,是正气与邪气双方互相斗争的过程,临床上多根据正邪在病程中所占的地位,决定是扶正、还是祛邪,扶正多用于正气虚而邪气不盛的病证,祛邪多用于邪气实而正气未伤的病证,扶正与祛邪同时进行,多用于正虚邪实的病证。例如正气虚,抵抗力低下,容易感冒的人,应当用补法针大椎、陶道,振奋阳气,扶助正气,增强机体抗病能力,达到正气充实,邪不可干的目的;风寒感冒,头痛恶寒,外邪较盛,但正气未伤时,应当用烧山火法针风池、合谷,发散风寒,祛除邪气,达到邪去正自安的目的。如果患者有慢性咳嗽,又患感冒,发热恶寒,病邪较重,但正气虚弱,不耐攻伐时,应用热补法针大椎、陶道、膻中,补气振阳,然后再用烧山火法针风池、合谷,发散风寒,这就是先扶正、后祛邪,达到正气恢复邪自去的目的。也是先治本后治标的例子。如果寒邪内积,运化失调,引起腹痛溏泻,四肢冰冷,应用热补法,针中脘、天枢、气海、足三里,留针20~30分钟,以温中散寒,病因症状同治,这是标本同治的例子。

失眠日久,引起头痛、脑胀,应用平补平泻法针风池、百会、神庭、神门,健脑安神,先治失眠,有了充足的睡眠,继发的头痛等症,有的不治自愈。如果头痛日久,不能入睡,引起失眠,则应用平补平泻法针风池、百会、头维、太阳、合谷,疏经止痛,头不痛了,继发的失眠,也可不治自愈。肝气横逆侵犯脾胃,引起脘腹胀痛,胁肋窜痛,食欲不振,应用泻法针期门、行间,用补法针中脘、足三里,泻肝和胃,标本同治;如果按泻肝和胃久治不愈,食欲大减,日渐消瘦,应用补法针中脘、建里、天枢、足三里、三阴交,健脾益胃,也就是采用治肝先实脾的法则,使胃气恢复,增进饮食,加强消化吸收功能,增强体质,其病可能治愈。肺肾气虚,咳喘气短,遗精遗尿,按肺肾两虚治,疗效不佳时,应用补法针中脘、下脘、足三里,扶助胃气,增强抗病能力,这就是治疗慢性病,以"胃气为本"的治疗法则。

第10问　疼痛证为何要辨证施治?

答:疼痛是针灸临床上常见的一个比较复杂的病证,必须认真地寻求病因,探明病机,才能提高疗效。在中医界多认为疼痛证是"不通则痛"的实证。但因这种认识不够全面,所以又提出了"不荣则痛"和"不松则痛"的论点。

"不通则痛":《素问·举痛论》说:"寒气入经而稽迟,泣而不行,客于脉外则血少,容于脉中则气不通,故卒然而痛,……寒气客于肠胃,厥逆上出,故痛而呕也。"这是寒邪闭阻,经络不通所致的疼痛,应当采用"温通法",祛除寒邪,温通经络,"通则不痛"的治疗方法,也就是"以通治痛"。

"不荣则痛":《素问·举痛论》说:"寒气客于背俞之脉,则脉泣,脉泣则血虚,血虚则痛";《灵枢·五癃津液别》篇说:"阴阳不和,则使液溢而下流于阴,髓液皆减而下,下过度则虚,故腰背痛而胫酸";《灵枢·阴阳二十五人》篇说:"血气皆少则喜转筋,踵下痛"。这是气血虚少,不能营养筋骨所致的疼痛,应当采用"热补法",补气养血,荣养筋骨,"痛随补解"的治疗方法。

"不松则痛":《素问·举痛论》说:"寒气客于脉外,则脉寒,脉寒则缩踡,缩踡则脉细急,则外引小络,故卒然而痛,……寒气客于肠胃之间,膜原之下,血不得散;小络急引故痛。"这是寒气侵犯脉外,经脉受寒收缩,牵引在外的细小脉络,屈伸紧急,不能伸展所致的疼痛,应当采用"温散法",发散寒气,通络解痉,"以松治痛"的治疗方法。

根据疼痛的部位循经取穴:头痛在后脑及项部,取通天、玉枕、天柱、后溪、申脉,太阳经穴为主;在前额及面部,取头维、下关、颊车、迎香、禾髎、合谷、内庭,阳明经穴为主;两侧及偏头部,取风池、完骨、颔厌、率谷、外关、足临泣,少阳经穴为主;在头顶部,取百会、前顶、后顶、内关、太冲、行间,以局部和厥阴经穴为主。胸部痛,以心俞、肺俞、心包俞、募穴和内关、神门、列缺等心、肺、心包经穴为主;胁部痛,以肝俞、胆俞、募穴和曲泉、阳陵泉等肝、胆经穴为主;上腹部痛,以脾俞、胃俞、募穴和三阴交、足三里等脾、胃经穴为主;少腹痛,以肾俞、膀胱俞、募穴和阴谷、公孙等肾与冲脉经穴为主。

诊明疼痛的病因立法处方:风邪侵袭,全身游走窜痛,时痛时止,痛无定处,取风池、风门、膈俞、血海、后溪、申脉,用平补平泻法,疏风止痛,活血通络,含血行风自灭之意;寒邪内积,腹部急痛,大便溏泻,四肢冰冷,取中脘、天枢、关元、足三里、三阴交,用热补法,以温中散寒,暖腹止痛;水湿下注,白带增多,连绵不断,腰重酸痛,肢体沉乏,取带脉、关元俞、上髎、白环俞、中极、三阴交,用平补平泻法,健脾渗湿,固带止痛;肺热上涌,咽喉肿痛,吞咽困难,大便干燥,取翳风、尺泽、合谷、陷谷用泻法,鱼际、少商点刺出血,以疏泄阳明,清肺止痛;肝气郁结,胸闷不舒,胁肋胀痛,饮食减少,取期门、支沟、阳陵泉、太冲,用泻法,以疏泄肝胆,理气止痛;饮食停滞,脘腹胀痛,痛处拒按,嗳腐吞酸,取中脘、天枢、气海、足三里、内庭,用泻法,以消食导滞,调胃止痛;肾虚腰痛,起病缓慢,缠绵不已,腰酸腿软,疲乏无力,取肾俞、志室、命门、关元俞、太溪,用热补法,以补肾振阳,暖腰止痛。

按照痛经的虚实择时针治:气滞血瘀引起的痛经,经前或经期小腹胀痛,行经量少,不畅,血色紫暗有块,应在经前 1~3 天取次髎、天枢、气海、中极、三阴交,用平补平泻法,以理气活血,逐瘀止痛,每日 1 次,每月针治 1~3 次,痛止后停针,下月再继续治疗。气血两亏引起的痛经,经期或经净后小腹缠绵疼痛,经色淡,质清稀,在经期或痛时取肾俞、关元俞、上髎、关元、三阴交、足三里,用补法,以温补冲任,养血止痛,每日 1 次,连续针治 2~5 次,血量血色好转,痛止停针,每月均以此法治疗,直至痊愈。

第 11 问 儿科病证如何诊治?

儿科病证的诊断治疗方法,与临床其他各科基本相同,用望闻问切"四诊合参"查清病情,辨证施治。由于小儿的生理特点与成人不同,生长发育有其一定规律,患病的病理变化也与成人不同,所以在治疗上亦不尽一样。《灵枢·论疾诊尺》篇说:"婴儿病,其头毛皆逆上者必死。耳间青脉起者掣痛。大便赤瓣飧泄,脉小者,手足寒,难已;飧泄,脉小,手足温,泄易也。"指出婴儿有病时，头发干枯都向上逆的，必定死亡。如果耳间有青脉隆起的，主身体或手足的筋牵掣疼痛。如果在大便中排出赤瓣状的粪渣，便是属于消化不良的泄泻，脉小而又手足寒冷的，是难治的病；虽然有消化不良的泄泻，脉小而手足温暖的，其泄泻就容易治愈。

望诊：小儿精神饱满，双目有神，面红光润，呼吸匀和，四肢活动自如，多为气血和调、神气充沛、无病的现象。如果精神萎靡，意识模糊，烦躁不安，神情呆滞，面色晦暗，呼吸不匀，四肢活动不自主，多为有病现象。满面通红，多为热证或表证；面红目赤，多为里热炽盛；午后颧红，多为阴虚内热；面色淡白，多为虚寒；面色㿠白，多为吐泻；面色惨白，多为里寒；面色萎黄，多为脾虚；面黄无华，多为腹痛或蛔虫；面色青紫，多为惊风或瘀血；印堂或口唇青紫，多为抽风先兆；面色青灰，多为气血瘀滞；面黑无华，多为食物或药物中毒；人中、承浆处青黑，多为抽风；青黑惨黯，多为肾气竭绝。

小儿神态活泼，肌肉丰满，筋骨强壮，毛发光润，发育良好，多为先天禀赋充足，后天营养良好，无病的现象。如果神态呆滞，形体消瘦，肌肤干枯，毛发焦黄，筋骨脆软，多为先天不足，后天失调的病态。头大项软，头倾一侧，囟门迟闭，头缝开裂，眼球下垂，多为髓海不足。皮肤干燥，眼眶凹陷，囟门不闭，胸骨高凸"鸡胸"，脊柱高凸"龟背"，按之不痛，下肢弯曲，多为先天不足的佝偻病。颈项强直，角弓反张，多为惊风。头大发稀，腹大膨胀，青筋显露，肢体消瘦，多为营养不良的疳疾。下肢一侧或双侧肌肉松软、萎缩，活动欠佳或不能活动，多为痿躄。指甲青紫，多为气滞血瘀，指甲淡白，多为气血不足。

小儿双目有神，黑睛等大等圆，精神充沛，多为无病的现象。如果双目无神，又无光彩，精神疲倦，多为病态。双目呆滞，上视或直视或斜视，多为惊风。瞳孔不等大等圆，缩小或散大，多为病危。睡卧露睛，眼睑淡白，多为脾虚气血不足。眼睑赤烂，多为湿热。眼睑浮肿如卧蚕，多为水肿。眼窝下陷，多为内伤津液。目现赤色，病在心脏；目现白色，病在肺脏；目现青色，病在肝；目现黄色，病在脾；目现黑色，病在肾脏；目中赤脉从上向下走的，多为足太阳膀胱经病；如果是从下向上走的，多为足阳明胃经病；如果是从外眼角向内走的，多为足少阳胆经病。

鼻头端正，色正光润，呼吸均匀，鼻内无涕，多为无病现象。鼻塞清涕，多为外感风寒或风热。鼻流黄涕，伴有臭味，多为鼻渊。经常鼻衄或鼻孔干燥，多为肺热。鼻翼煽动,多为肺气郁闭。

口唇粉红,润泽光华,多为无病现象。口唇淡白,多为气血不足。口唇青紫或撮口抽搐,多为瘀血或惊风。口唇深红干裂,多为燥热伤阴。口唇鲜红,多为阴虚火旺。口唇糜烂,多为心脾积热。

舌体柔软,活动自如,舌色淡红,舌面湿润,舌苔薄白,多为无病现象。如果舌体淡白,多为气血不足。舌起红刺,多为热盛。舌起芒刺,多为热盛伤阴。舌体红绛,多为热入营血。舌红无苔,多为阴虚火旺,舌质紫暗,多为气滞血瘀。舌质胖嫩或有齿痕,多为湿困脾土。舌青紫暗,多为中毒。舌苔白厚,多为寒湿。舌苔白腻多为湿邪内蕴。苔白转黄或苔薄转厚,多为表邪入里或由寒变热。苔黄转白或苔厚转薄,多为正气渐复。舌苔淡黄,多为热轻。舌苔深黄,多为热重。舌苔焦黄,多为热结。舌苔黄厚或舌苔灰黑,舌质干绛,多为里热伤阴。舌光如镜,多为阴虚重症。耳内脓水,多为肝胆火盛。耳背络脉青紫,多为内热惊风。耳尖干枯,多为气血两虚。

风、气、命三关指纹,即食指接近虎口的第一道横纹为风关,第二道横纹为气关,第三道横纹为命关。小儿指纹在风关之内隐现淡红微带青色,多为无病的现象。指纹在风关之病,多为病情较轻或病位较浅;病纹达气关,多为病情较重或病位较深;病纹透过命关,多为病情加重或病位更深;病纹直透指尖,为射甲纹,多为病情急重。指纹浮显,多为表证;指纹沉里,多为里证。指纹红浮,多为外感风寒;指纹色紫,多为热邪郁滞;指纹浅红,多为虚寒;指纹青紫,多为热极化风或疼痛之症;指纹青黑,多为气滞血瘀。

闻诊。听哭啼声:《幼科新法》说:"有声有泪声长曰哭,有声无泪声短曰啼。"哭啼能帮助小儿呼吸运动,又是病态的一种表现形式。小儿哭声洪亮、持久、有泪,多为无病的现象。如果哭声尖锐,忽急忽慢,时作时止,弯腰曲背,伸缩活动时哭啼,多为腹痛;哭啼无力,声音缓慢,多为疳疾;哭声嘶哑,呼吸不利,多为咽喉肿痛;睡中惊哭,突然惊叫,多为梦惊;睡卧哭啼不安,多为乳食积滞或夜哭之证。

会说话的小儿,语言清晰响亮,多为无病的现象。如果语声洪亮,躁动不安,多为实证;语声低微,短细无力,多为虚证;突然嘶哑,多为痰热或风寒阻肺;弯腰曲背,高声惊叫,多为腹痛;声高妄言,神志不清,多为热犯心神。

小儿呼吸均匀,气息调和,多为无病现象。如果呼吸急促,喉间哮鸣,多为哮喘。呼吸气粗有力,多为肺热。呼吸急迫,发热咳喘,鼻翼煽动,多为肺炎。咳嗽声高清脆,痰清流涕,多为外感风寒。咳声重浊,痰稠不利,多为肺热。干咳无痰,多为肺阴虚损。口气臭秽,多为胃热。口气臭腐,牙龈肿烂,多为牙疳。

问诊:由于小儿不会说话或表答不清,要向其家长或保姆询问病情。要问年龄大小,是否足月生,顺产还是难产,尤其是新生儿脐风,必须问清出生日期。问寒热,要问清发热时间和发热程度。如果发热恶寒、无汗,多为外感风寒;发热怕风,口渴,多为外感风热;发热弃被,脱衣光身,多为热邪入里;寒热往来,多为邪在半表半里;夜间发烧,手足心热,不吃乳食,多为乳食内伤。要问头身疼痛的准确部位,性质的急慢,时间的长短,以辨寒热虚实。如果头痛项强,高热抽搐,多为肝风。头部隐痛,面色淡白,多为血虚头痛。如果出汗,要问清出汗时间,是白天出汗,还是晚上出汗,入睡后出汗,还是醒后出汗,以辨寒热虚实。如果大汗淋漓,呼吸急促,肢冷脉微,多为阳气欲脱;高热有汗,烦躁不安,多为邪热炽盛。

小儿饮食正常,定量按时,不吐不泻,是无病的现象。如果不思饮食或饮食减少,多为脾胃运化失调;脘腹胀满或脘腹剧痛,吞酸厌食,多为食积胃脘;急性腹痛,右侧压痛,发热拒按,多为肠痈;胸闷气喘,喉中痰鸣,多为痰涎阻肺。

小儿大小便次数和形、色、量、味正常,多为无病的现象。如果大便干燥、腹痛胀满,多为胃肠实热;大便日行数次,带有黏液脓血,里急后重,多为湿热下注或痢疾。小便清长,夜间尿床或小便失禁,多为肾元虚损或先天不足;小便量少,颜面浮肿,多为脾肾两虚或肾炎;小便量少,尿频尿痛,多为膀胱湿热。

小儿睡眠安静,多为无病的现象。如果睡眠不安,烦躁多醒,醒后盗汗,多为疳疾;睡不宁,咬牙切齿,多为消化不良或虫疾,肛门瘙痒,多为蛲虫。

切诊:小儿身短,寸口部短,所以用"一指定三关"的方法诊脉。也就是用食指或拇指按在寸口部,体会寸、关、尺三部,浮、中、沉脉象的变化。一般初生儿每分钟脉搏 120~140 次,1 岁脉搏 100~120 次,4 岁脉搏 100~120 次,8 岁脉搏 90~100 次,缓和规律,无有间歇,不大不小,不紧不慢,多为无病的现象。如果脉浮多为表证;脉沉多为里证;脉数多为热证;脉迟多为寒证;脉数有力,多为实热证,脉迟无力,多为虚寒证。

按触皮肤,体查皮肤凉热,有汗无汗。皮肤细软、光润、温度适中,不跳动无汗液,多为无病的现象。如果四肢冰冷多汗,多为阳气虚弱;手背比掌心热甚,多为外感发热,掌心比手背热甚,多为内伤发热;身热皮肤湿润有汗,多为里热;身热皮肤干燥无汗,缺乏弹性,多为内伤津液;肢体浮肿、按之凹陷不起,多为水肿。腹痛喜按,多为虚寒;腹痛拒按,按之痛甚,多为乳食积滞;腹痛起包块,按之即散,多为蛔虫或其他虫疾。

医案举例:

1. **伤食发热** 患儿李某,男,1岁半,成县北关农民子女,1973年10月3日初诊。每天发烧,夜晚加重,腹痛拒按,不思乳食已2天,腹部及掌心灼热,夜睡不安,面色青黄,唇红苔白,脉沉数,148次/分,三关指纹暗紫。中医辨证系乳食无度,积滞中焦,损伤脾胃,运化失常,采用消食导滞,清热止痛,调理脾胃之法治之,取三关纹点刺出血,中脘、天枢点刺,不留针,并捏脊3遍,每日1次,治疗3次即愈。

2. **急惊风** 患儿赵某,男,2岁,成县抛沙农民子女,1974年3月2日初诊。高烧不退已2天,颈项强硬,两目上视,牙关紧闭,四肢抽搐已30分钟。山根、口唇和三关纹青色,脉数,150次/分,中医辨证系乳食不节,积滞胃肠,郁久化热,热极生风,采用清热导滞,开窍熄风之法治之。针人中、承浆、大椎、合谷、行间用泻法,三关纹点刺出血,针后抽搐停止,第2天又按上述方法针治1次,高热即退。

3. **双乳娥** 患儿张某,男,4岁,成县城关区李家巷居民,1974年3月20日初诊。患儿发热无汗,头痛咽痛,吞咽困难已3天。检查:体温38.8℃,脉浮数,128次/分,舌苔薄白,舌质红,扁桃体红肿。经城关区医院诊断为扁桃体炎,中医辨证系风热犯肺,上结咽喉,采用驱风清肺,消肿止痛之法治之。针风池、翳风、合谷、列缺用泻法,少商点刺出血,针后30分钟,体温降至37.6℃,咽痛减轻,每日1次,针治4次,肿痛完全消失,治愈停诊。

4. **痴呆** 患儿安某,男,5岁,成县庙浣村农民子女,1975年3月30日初诊。患儿的父母系姑表兄妹结婚,患儿1岁前发育良好,智力尚可,精神活泼,一岁半后智力逐渐下降,3岁后发现反应迟钝,举止缓慢,生活不能自理,傻吃傻喝,不知饥饱,不知大小便,常把屎尿解在裤子里。检查:不会说话,偶尔只会叫妈,不会回答提问,表情痴呆,但形体发育良好,与同龄儿童无异。证系先天不足,窍道不通,气血失调,脑髓缺养,采用补气养血,健脑益髓,固肾壮阳,通窍醒神之法治之。针风池、风府、百会、四神聪、神庭、大椎、后溪、合谷、三阴交、照海用补法,不留针,每日 1 次,10 次 1 个疗程,休息 3 天,继续治疗。治疗 1 个疗程,患儿能叫妈妈、爸爸,治疗 3 个疗程,患儿能叫妈妈、爸爸、爷爷、阿姨,治疗 5 个疗程,患儿饿了知道叫妈妈做饭,要大小便时知道叫人照顾,智力有好转,但仍反应迟钝,自己不能穿脱衣服,上厕所仍需有人照顾,因农忙而停诊。1976 年 2 月 24 日随访时,仍保持停诊时的状态,未再治疗。

第12问 眼科病证如何诊治?

眼科病证的诊断、治疗与临床其他各科基本相同。用望闻问切"四诊合参",结合脏腑经络辨证,进行治疗。《素问·五脏生成篇》说:"肝受血而能视。"《灵枢·脉度》说:"肝气通于目,肝和则目能辨五色。"《眼科龙目论·眼叙论》说:"夫眼者,五脏之睛明,一身之至宝,如天之有日月,其可不保护哉。然骨之精为瞳子,属肾;筋之精为黑眼,属肝;血之精为络果,属心;气之精为白眼,属肺;肉之精为约束,属脾;契筋骨气血之精,与脉并为之系,系上属于脑……赤脉上下者,太阳病;从下上者,阳明病;从外走内者,少阳病。"《眼科龙目论·五轮歌》说:"眼中赤翳血轮心,黑睛属肾水轮深,白睛属肺气轮应,肝应风轮位亦沉,总管肉轮脾脏应,两睑脾应病亦侵。"指出目内眦有红肉隆起,目外眦有血络分布,属心,心主血,故称血轮,有润养眼球的作用;瞳神在黄仁中央,属肾,肾主水,故称水轮,瞳神能展能缩,内含神水、晶珠、神膏等,而使眼睛明亮,有视万物的作用;白睛在眼球外壁,属肺,肺主气,故称气轮,白睛环绕黑睛周围,两者密切相连,质地致密坚革,有保护眼球内部组织的作用;黑睛在眼球前部的中央,属肝,肝主风,故称风轮,黑睛后方与黄仁相邻,质地透明坚,是光线进入眼内的必由之路,有保护瞳神及其他眼内组织的作用;黄仁为眼内组织,直接围绕瞳神,眼睑在眼球前方,分上下两部分,黄睛和胞睑均属脾,脾主肌肉,故称肉轮,上下眼睑生有睫毛,能开能合,有保护眼球的作用。

眼与经络的关系:《灵枢·邪气脏腑病形》说:"十二经脉,三百六十五络,其血气皆上于面而走空窍,其精阳气上走于目而为之精。"《灵枢·口问》说:"目者,宗脉之聚也。"手阳明大肠经"上夹鼻孔",由迎香穴接近眼睛;胃经"旁约太阳之脉",由睛明穴经过眼睛;手少阴心经"上夹咽,系目系",由眼内组织与脑相连;手太阳小肠经的支脉"上颊,至目锐眦"和"抵鼻,至目内眦",均在眼睛周围和眼内与眼睛接连;足太阳膀胱经起于目内眦,由睛明穴通于眼内;手少阳三焦经"交颊、至目锐眦",在眼睛外缘;足少阳胆经"起于目锐眦",在眼睛外缘;足厥阴肝经"上入颃颡,连目系",通于眼内;督脉"与太阳起于目内眦"和"上系两目之下中央",与眼睛相通;任脉"循面入目",进入眼内;冲脉"出于颃颡,渗诸阳,灌诸精",与眼睛联系;阳跷脉"入于脑者,正属目本,名曰目系"和"交于目内眦",通于眼睛根部及目系;阴跷脉"入颃,属目内眦",通于眼睛;阳维脉"起于诸阳之会",交会阳白穴,在眼睛上方;手阳明之筋"上颊,结于颃",接近眼睛;足阳明之筋"为目下纲",足太阳之筋为目上纲,这两条经筋维护眼球;手太阳之筋"上属目外眦",接近眼睛;手少阳之筋"循耳前,属目外眦",接近眼睛;足少阳之筋"结于目外眦,为外维",能使眼睛左右盼视。根据上述情况可以看出,全身有8经、6脉、6筋,20条经络、经筋与眼睛有直接或间接的联系,眼睛与脏腑、器官之间,靠经络的连接沟通,不断地输送气血,才能维护眼睛辨色视物的功能,也就是眼睛得到气血的营养,才能够视别万物。

1. **上睑针眼** 患者陈某,女,18岁,成县小川农民,1974年6月20日初诊。患者左上睑红肿热痛,伴有头痛,反复发作已将近2年,经某卫生院诊断为麦粒肿,用眼药水点眼,效果不显。检查:舌苔薄白,脉浮稍数,82次/分,证系脾胃郁热,上攻胞睑,采用清泻脾胃,消肿止痛之法治之。取攒竹、阳白、丝竹空、四白、厉兑、隐白点刺出血,针治1次肿痛减轻,每日1次,针治8次即愈,未复发。

2. **眼胞振跳** 患者王某,女,35岁,成县木器厂会计,1975年3月20日初诊。左侧上下眼皮跳动、抽搐,时轻时重,轻时眼皮跳动,重时上下眼皮抽搐、牵及左侧面部和口角连续不断的抽动,可连续1~2天不休止,抽动时心烦意乱,烦躁不安,整夜不眠,不思饮食1年。经城关医院诊断为眼肌痉挛,久治不愈。检查:左眼睑牵及面肌抽搐不休,眼睑不能睁开,舌苔薄白,脉弦,72次/分,系肝脾血虚,血不养筋,虚风上扰,侵犯胞睑,采用平肝健脾,养血熄风之法治之。针双风池用温通法,使温热感传到眼区,右阳白、瞳子髎、地仓透颊车、下关、巨髎、合谷、足三里用平补平泻法,留针30分钟,每日1次,10次1个疗程,休息3天,继续按疗程治疗。治疗1个疗程,眼睑抽动好转,治疗2个疗程,有时半天眼睑停止抽动,针治4个疗程即愈,后来未再复发。

3. **上胞下垂** 患者李某,女,42岁,成县立新公社农民,1974年4月2日初诊。左侧上眼胞浮肿下垂,掩盖全部瞳仁,不能自行提起,无力睁眼,影响看东西已2年,经当地卫生院诊断为上睑下垂,没做治疗。检查:左眼上胞下垂,轻度浮肿,无力提举,舌苔薄白,脉缓,68次/分,系脉络瘀阻,睑肌失养,采用活血化瘀,升阳益气之法治之。针天柱用温通法,使温热感传到眼区,不留针,阳白、丝竹空、攒竹、合谷、三阴交、申脉,用平补平泻法,留针20分钟,每日1次,针治4次,浮肿见消,针治10次,眼能睁开,针22次即愈。

4. **迎风流泪** 患者张某,男,32岁,成县百货公司售货员,1973年5月22日初诊。前年夏天外出时,遇到大风暴雨,在风雨中行走约2小时,过了几天,只要出门,不论风之大小,见风就两眼流泪,尤其是冬天,没风天冷也眼泪汪汪,严重时眼泪往下流,已2年。经城关区医院诊断为泪囊炎。检查:双眼球及眼睑无红肿,亦无翳障,仅双眼目内眦红肉稍隆起,舌苔薄白,脉细弱,70次/分,认系肝肾不足,收摄失司,风雨侵袭,阻塞泪窍,采用养肝益肾,收摄敛泪之法治之。取风池、肝俞、肾俞用补法,不留针,内睛明用压针缓进法,攒竹、承泣、合谷用平补平泻法,留针20分钟,针后流泪减少,每日1次,针治5次时目内眦之隆起渐消,12次即愈。

5. **天行赤眼** 患者王某,女,16岁,成县一中学生,1975年6月10日初诊。昨天双眼突然红肿涩痛,眵多流泪,怕热畏光,不敢睁眼。检查:白睛红赤肿胀,怕热羞明,眵多粘结,舌苔薄白,脉浮数,86次/分,系疫毒壅滞,热结胞睑,采用疏风散邪,清热解毒之法治之。针风池用泻法不留针,攒竹、瞳子髎、合谷用泻法,留针20分钟,少商、商阳点刺出血,针治1次涩痛减轻,针治4次即愈。

6. **绿风内障** 患者宋某,女,49岁,礼县一中教员,1974年8月20日初诊。头痛剧裂如刀劈之状,眼球及眼眶胀痛,突然视物不清,有时恶心呕吐,夜间不能入睡已8天,经县医院诊断为青光眼,治疗3天效果不显而转来我院。检查:胞睑微肿,视力眼前指数,白睛混赤,黑睛混浊,瞳神淡绿,散大不收,眼球变硬,眼压80kPa,舌苔黄,舌质红,脉弦数,90次/分,系肝胆火盛,风热攻目,采用清泻肝胆,熄风止痛之法治之。针风池用泻法,使麻凉感传到眼区,内睛明用压针缓进法,瞳子髎、攒竹、内关、光明、行间用泻法,留针20分钟,每日1次,针治3次,头痛和眼球胀痛减轻,针治10次,头和眼球痛已消失,眼睛红赤渐消,视力好转,针治32次,视力恢复到右0.4,左0.4,症状消失回籍。

7. 云雾移睛　患者张某,男,31 岁,康县算盘厂工人,1976 年 4 月 22 日初诊。患者自觉左眼前方似有云雾状黑影,飞舞飘动,视物模糊,头晕耳鸣,失眠健忘已 2 年,经县医院诊断为玻璃体混浊。检查:视力右 1.0,左 0.1+1,舌苔薄白,脉细,70 次/分,证系肝肾两亏,精血不能上营目窍,采用补肾养肝,益精明目之法治之。针风池用温通法,使温热感传到眼底,肝俞用平补平泻法,肾俞用补法,不留针,内睛明、球后用压针缓进法,瞳子髎、合谷用平补平泻法、太溪、中封用补法,留针 10 分钟,每日 1 次,10 次 1 个疗程,休息 3 天,继续治疗,治疗 1 个疗程,视力有好转,每夜能睡 5 小时,治疗 2 个疗程,眼前云雾状黑影面积见小,头晕耳鸣好转,治疗 4 个疗程,视力增加到右 1.2~2,左 0.2,治疗到 6 个疗程,视力增加到右 1.2,左 0.5,停诊回原籍。

第 13 问　气功点穴治疗近视、弱视为何有特效?

气功是以意领气,以气治病,也就是以意念使内气外放到穴位及病变处,以治疗疾病。近视、弱视多因先天不足或体质衰弱、气血不足,持续工作使眼睛疲劳所致。气功点穴,可疏通经络,调和气血,使眼睛得到充足的营养,解除疲劳而增强视力。

治疗时首先让患者练坎离功,其方法是向北端坐,双目微合,将掌心搓热,迅速捂在眼睛上,待热感消失再搓,搓热再捂,连续 5 次;再将掌心搓热,两掌心捂双风池,待热感消失再搓,搓热再捂,连续 5 次;再将掌心搓热,两掌心捂住腰部的肾俞穴。每捂 1 个穴位 5 次后,闭口叩齿,待有口水,吞咽 5 次,最后将掌心搓热,右掌心捂肚脐,左掌心押在右手上,使肚脐有热感,闭目养神 5~10分钟,同时让患者默念:"我的眼睛能看清楚远处的东西了",练功完毕。

医者点按百会、上星、攒竹、瞳子髎、四白 3 遍,使眼睛有热感;再运内功,使内气发放到掌心,对准眼球连续推拉 3~5 次,使眼球有热感,促使血液循环,"目得血而能视",也就是眼睛得到血的营养,而增加视力;再点按合谷,使指感向上传导;再点按风池,使指感传到眼睛,再用食、中、无名、小四指指腹轻叩头顶 3~5 次,然后手掌向督脉和足太阳膀胱经的大椎、大杼至腰阳关、关元俞,从上往下推 3 遍;再用手掌向膈俞、肝俞拍 2 下;以输导督脉和脏腑之精气,上营于目,以巩固疗效。1990 年用这种方法治疗近视眼 106 例,治愈 15 例,占14%;显效 37 例,占 34.9%;进步 49 例,占 46.2%;无效 5 例,占 4.9%;有效率为 95.1%。治疗弱视 16 例,有效 15 例,1 例效果不明显;散光 13 例,有效 12 例,1 例效果不明显;内斜视 11 例,有效 10 例,1 例效果不明显。治疗外斜视减去瞳子髎,加印堂、睛明。治疗 8 例,有效 7 例,1 例效果不明显。

病案举例:

孟某,男,6 岁,1989 年 10 月 29 日初诊。患者已近视 2 年,检查视力:右眼 0.3,左眼 0.3。即按上述方法,先让患者自做坎离功 15 分钟,点按攒竹、太阳、四白、合谷、风池等穴 10 分钟,每日 1 次,10 次 1 个疗程,治疗 1 个疗程后,视力恢复到右眼 0.8,左眼 0.7,休息 2 天后,继续按上法治疗,第 2 个疗程后,视力恢复到右眼 1.2,左眼 1.2。停诊观察,1990 年 3 月 5 日复诊时,视力下降到右眼 0.8,左眼 0.8,仍按上述方法治疗 1 个疗程后,左右眼视力均恢复到 1.2,第 2 个疗程后双眼视力增加至 1.5。1990 年 6 月 20 日和 9 月 20 日 2 次随访,双眼视力仍保持 1.5。

第 14 问　针灸治疗眼病有什么规律?

《灵枢·大惑论》说:"五脏六腑之精气,皆上注于目。"人体"十二经"和"奇经八脉"中,有八经五脉,共 13 条经脉的循行通过或起于眼睛和眼的附近。针刺某些有关经穴,可通过经脉联系直接或间接影响眼睛,使病证得到减轻、视力得到增加乃至恢复。现将我在治疗急性结膜炎、近视眼、翼状胬肉、青光眼、麻痹性斜视等病所选用的主要穴位,根据经络学说分析如下:

1. **病起目外眦,目赤痒痛**　取风池、瞳子髎、曲鬓、光明,是足少阳胆经穴。胆经循行"起于目锐眦",胆与肝相表里,肝虚血少,不能濡目而目不明者,针风池为治一切眼病之要穴,用"关闭法"使针感传到眼球,曲鬓、瞳子髎、光明用烧山火法,能疏经活络、养血明目。肝胆火盛,目赤由目外眦始者用透天凉法,能泻肝胆热,清头明目。

2. **瞳神失濡养,视物不明**　取内睛明、攒竹、肝俞、肾俞、太溪、照海,是足太阳膀胱经和足少阴肾经穴。膀胱经循行"起于目内眦",膀胱与肾相表里,瞳神属肾。《灵枢·经脉》篇说:"肾经病,目如无所见。"肾经病主要表现为瞳神之藏水不足,视物不清。内睛明在目内眦,用压针缓进法,攒竹在眉头用喜鹊登梅法,能直接治疗眼病。肝俞、肾俞虽是膀胱经穴位,但肝俞属于肝之背俞,肾俞属于肾之背俞,用补法,不留针,太溪、照海用补法,留针 20 分钟,虽不能直接治疗眼病,但能起到补肾益精,间接治疗眼病的作用。

3. **白睛之色赤,始目内眦** 取合谷、商阳,是手阳明大肠经穴。大肠经循行"上挟鼻孔"(接近眼区),大肠与肺相表里,白睛属肺,《灵枢·经脉》篇说:"肺经病'交两手而瞀'。"是说肺经病加剧时两手交叉扣于胸部而眼睛昏瞀,视物模糊。《灵枢·热病》篇说:"目中赤痛,从目内眦始",是说血热上冲,从目内眦开始,白睛之色赤而痛也。合谷用泻法,商阳点刺出血,能起到驱风泻热、疏通经络、清头明目、间接治疗眼病的作用。

第 15 问 目眩头痛如何辨证治疗?

五脏各有其开窍,如肝开窍于目,肺开窍于鼻,肾开窍于耳,等等,因五脏六腑通过经络相互联系,相互影响。目眩、头痛虽多见之于肝,但十二经脉和奇经八脉,多数与头目有联系,因此脏腑功能失调,都可以发生目眩头痛证候,并伴有不同兼证。目眩头痛者可根据阴阳五行学说、脏腑经络学说,辨证求经,按经施治。

1. **肝经实火** 目眩头痛伴有目赤,目睛斜视,烦躁易怒,口苦,咽干,尿黄,舌边红,苔黄,脉弦数。本证由肝失疏泄,郁而化火,肝火内盛,循经上扰所致,属肝经实火。针风池、瞳子髎、行间用凉泻法。肝胆互为表里,胆经风池,为手足少阳与阳维之会穴,是祛风清热、通达脑络、目系之要穴,配胆经瞳子髎,为治目眩头痛常用配穴,行间为肝经荥穴,属火,肝属木,取其实则泻其子之意,用凉泻法,可奏清肝泻火之功。

2. **金不制木** 目眩头痛,目睛清澈,白眼发蓝,伴有胸膈痞满,咳吐痰涎,舌淡、苔白、脉弦紧。肺属金,肝木的条达,靠肺金的制约,肺气不宣,肺失肃降,肝木上乘,则发生目眩头痛等症,此为金不制木所致。针风池、列缺用平补平泻法;丰隆、太冲用泻法,足三里用补法。

风池是治疗头和目之主穴,列缺能宣肺,并可疗头项之疾;丰隆为胃之络穴,上联诸阳之会及咽嗌,配列缺可止咳而降逆;太冲为肝之原穴,以泻肝;足三里为胃之合穴,为土中之土,用补法以培土生金,金复抑木之意。

3. **水不涵木** 目眩头痛,伴有两目干涩,目睛昏暗,腰膝酸软,口干,咽燥,舌红少苔,脉弦细。本证由肾阴不足,肝阳上亢,水不涵木,木复生火所致。针风池、行间用泻法;太溪、照海用补法。

风池配肝之荥穴行间,用泻法以清肝火;太溪乃肾之原穴,照海为阴跷脉之所生,两穴相配可滋阴补肾,为滋水涵木,大补肾水之法。

4. 土湿木郁　目眩头痛,伴有目不能开,目睛混浊,呕吐,身重,肢冷,气促无力,苔白腻,脉弦。本证由脾虚水谷不化,运化失常,水泛为痰,肝失条达所致,为土湿木郁之症。针风池、攒竹、内关、公孙、太白,用平补平泻法。

风池、攒竹以治目眩头痛,目不能开;内关、公孙为八脉交会穴,交于胃、心、胸;太白为脾之原、输穴,既可补脾气,又可疗体重节痛。五穴合用可起到培土抑木之功。

5. 心火上炽　目眩头痛,伴有白睛充血,心悸,心烦,不眠,面赤,口干,舌红,脉弦数。本证由心火内炽,心肝之火冲逆于上而致。针风池、瞳子髎、内关、阴郄、太冲用凉泻法。

风池、瞳子髎、太冲,以泻肝胆,平上冲之火;心包为心之外围代心行事,内关为心包之络穴,配心之郄穴阴郄,泻心火,安神定志;心肝上逆之火得泄,神乃自安,诸证可消。

第16问　心悸的发作时间不同应如何诊治?

由于心悸发作时间不同,兼证不同,取穴也应随证变化,联系经络学中气血盛衰,推断病位、病机,并结合子午流注时间医学分析治疗。心悸责之于心,心系联于五脏,可并发五脏证候,应根据脏腑经络学说,按时施治。

1. 早晨起床后心悸　早晨起床后心悸,兼见面色㿠白、舌质淡、苔白,脉弱。多为肺经气虚,影响心气不足所致。肺主气,肺脉贯心;早晨寅时过后,气血已流过肺经,肺经空虚,故常于寅时过后发病。针太渊、大陵、膻中用补法。

太渊为肺经输穴,属土,为虚则补其母之法,以补肺气,太渊又系脉会,以强心脉;大陵为心包经之输属土;膻中为心包之募,又系气会,能补肺气而宁心神。

2. 午饭前发作心悸　午饭前发作心悸,兼见弯腰直立时目发黑,面色不华,唇舌色淡,脉细弱。多为脾虚气弱所致。脾为气血生化之源,其经脉上膈,注心中,午饭前巳时已过,气血流过脾经,脾经气血正虚,故于午饭前易于发作。针大都、脾俞、内关、巨阙用补法。

大都为脾经之荥穴,属火,为虚则补其母之法;脾俞以健脾益气养血;内关为心包之络穴,巨阙为心之募穴,二穴协调心经气机,可收镇惊安神之效。

3. 午饭后发作心悸 午饭后发作心悸,兼见面唇发青,舌质有紫色斑点,苔少,脉大而涩。多为气血运行不畅所致。心主血脉,其经起于心中,出属心系,饭后午时内脏负担加重,血脉运行受到阻滞,故易发作心悸。针神门、心俞、内关、百会、三阴交用泻法。

心俞为心之背俞穴,能行气活血,神门为心经输穴属土,为实则泻其子之法,能清热导滞;三阴交为足三阴之会穴,能疏调三阴经气血;百会居巅顶中央,为诸阳百脉之会;内关为心包络之络穴,通阴维脉,二穴具有活血化瘀、安神定悸的作用。

4. 睡眠前发作心悸 睡眠前发作心悸,兼见惕而不安,耳壳发黑,舌质淡红,苔薄白,脉弱而数,多为肾气虚所致。肾经从肺出,络心,注胸中。睡眠前肾经气血正虚,故易发作心悸。针复溜、肾俞、灵道、心俞、神庭用补法。

心俞、肾俞为心肾之背俞穴,能疏调、交通心肾;灵道、复溜为心、肾二经之经穴,属金,为虚则补其母之法,以补肾养心;神庭为元神之庭,能安神镇惊,5穴合用有补肾气、养心血、宁神定悸的作用。

5. 午夜后发作心悸 午夜后发作心悸,兼见爪甲不荣,手足麻木,舌质紫暗,少苔,脉弦。肝藏血,其经上贯膈,布胁肋,午夜睡卧,血归之于肝,肝经郁滞所致。故于午夜后发作心悸。针行间、肝俞、膈俞、少府、风池用泻法。

肝俞、膈俞能舒肝理气、活血化瘀;少府、行间为心肝二经之荥穴,属火,为实则泻其子之法;风池为胆经穴,又是三焦经和阳维脉之会穴,以醒脑安神,5穴合用有舒肝解郁、安神定悸的作用。

第17问 神志病表现不同应如何治疗?

神志病多由七精内伤,损及心、脾、肝、肾所致。神志病可以按5种不同证型结合五行学说辨证治疗。常用的方法是"虚则补其母,实则泻其子","不盛不虚,以经取之"。

1. 喜笑发狂 心火炽盛,喜笑发狂,未遇高兴之事,时时发笑,心烦躁动,口渴喜冷饮,面赤舌红,脉数。

心属火,在志为喜,在声为笑。本证由心火过旺,神无所含所致。可结合"实则泻其子"之法配穴,降心火,宁心神。针心俞、神堂、神庭、神门用凉泻法。

心俞、神堂用速刺法,使触电感或麻凉感突然放散到胸部,促其发惊,能输转心气;神庭,使凉感传到颅内,能醒脑安神;神门属土,为本经子穴,为实则泻其子之法,能宁心安神。

2. **悲哭如癫** 肺气虚弱,悲哭如癫,未遇悲哀之事而悲伤欲哭,甚则精神恍惚,不能自主,咳嗽声低,气短,面白少华,舌淡苔白,脉弱。肺属金,金曰从革,收敛之性,在志为悲,在声为哭。本证由清肃太过,肺气虚弱,肺不藏魄所致。可结合"虚则补其母"之法配穴,补肺气、宁心神。针肺俞、魄户、百会、太渊、内关用平补平泻法。

先用左手食指轻轻点摸肺俞、魄户,促其发笑,继则用针,使针感传到胸部,以输转肺气;百会使针感放射到颅内,以苏脑安神;太渊属土,为本经母穴,虚则补其母之意,以补肺气;内关使针感向胸部和指端传导,以宁心安神。

3. **怒急似痫** 肝郁气滞,怒极似痫,未遇生气之事而善怒欲呼,怒不可遏时可突然昏倒,善太息,咽干,面青,舌红,脉弦有力。肝属木,木曰曲直,其势必伸,在志为怒,在声为呼。本证由气机不利,肝郁气滞,血菀于上,肝不藏魂所致。可结合"不盛不虚,以经取之"之法配穴,舒肝理气,宁心安神。针肝俞、魂门、风池、百会、通里用凉泻法,大敦用平补平泻法。

肝俞、魂门、风池、百会用速刺法,使触电感或凉感突然传导到头颅和胸部,促其欲哭,能舒肝醒脑;通里为心经穴,使凉感向胸部和指端传导;大敦属木,为本穴,取"以经取之"之意,以舒肝理气、宁心安神。

4. **忧思如痴** 湿困脾土,忧思如痴,未遇忧愁之事而终日思虑,默默不语,不欲见人,甚者表情呆钝,言语颠倒,口流痰涎,面色萎黄,舌苔白腻,脉沉滑。脾属土,土曰稼穑,在志为思,在声为歌。本证由脾伤气结,湿困脾土,脾不藏意所致。可结合"实则泻其子"之法配穴,利脾湿,醒心神。针脾俞、意舍、风府、人中、商丘、间使用泻法。

脾俞、意舍用泻法重刺,使针感传到胸腹部;风府向下颏方向斜刺,用提插法,使喉部发紧欲呼,促其欲怒,能理脾开窍;人中针向鼻中隔斜刺,促其泪出,能苏脑醒神;商丘属金,为本经子穴,取实则泻其子之意,能醒脾利湿;间使为心包经经穴属金,使针感向胸部传导,能清热化痰,宁心安神。

5. **恐怯若愚** 肾精不足,恐怯若愚,未遇恐惧之事而终日不安,如人将捕之,甚者自言自语,呼之不应,腰膝酸软,遗精盗汗,面色无华,舌红少苔,脉细弱。肾属水,水曰润下,在志为恐,在声为呻。本证由肾精不足,肾不藏智所致。可结合"虚则补其母"之法配穴,以补肾益精,宁心安神。针肾俞、志室、天柱、脑户、复溜、灵道用补法。

肾俞、志室、天柱、脑户使针感传到头颅和腰骶部,头部的针每隔 3~5 分钟捻转 1 次,使其注意力集中于头,促其思维,能益精醒神;复溜,为肾经经穴属金,为本经母穴,取虚则补其母之意,能滋阴固肾;灵道为心经经穴属金,使针感传到手指,能宁心安神。

第 18 问 子午流注与灵龟八法对哪些病有特效?

根据几十年临床体会,子午流注"纳子法"对顽固性病证按时发作有特效。"纳甲法"对长期慢性病急性发作有特效。"灵龟八法"对剧痛有特效。

1. **纳子法治胆结石子时发作有特效** 1937 年 11 月 3 日(甲午日)去博野县南娄村出诊,遇一刘某,男,53 岁,农民,患胆结石症已 1 年,每日夜里子时胁肋痛,过时即逐渐缓解,次日时辰一到肋痛又作。我于当日子时针阳辅、丘墟用泻法,留针 1 小时,针后疼痛减轻;第 2 日子时针阳辅、足临泣用泻法,留针 1 小时后疼痛消失;第 3 天患者说:今天早晨腹痛 2~3 小时,大便后发现便内有 5~6 块小石头,便后腹部即不痛了。又按上述方法针治 1 次,胁痛再未复发。

2. **纳甲法对胃脘痛急性发作有特效** 1937 年 7 月 8 日(丙申日)20 时(戊戌时)去安国县门东村出诊,遇一郑某,男,48 岁,农民,患者胃脘痛已 12 年,经常发作,有时呕吐,当天上午呕吐带血,下午大量吐血。我即针内庭、足三里用平补平泻法,留针 30 分钟,吐血停止;第 2 天是丁酉日,又在戊申时针解溪、足三里,用平补平泻法,留针 30 分钟,胃痛和吐血就止住了。

3. **灵龟八法用于腓骨骨折正骨可作针刺麻醉** 1937 年 2 月 21 日(己卯日)戊辰时,去安国县南堡村出诊,遇一宋某,女,51 岁,农民。右腿腓骨骨折,卧床已 3 天。患者一亲属是骨科医生,准备给她接骨,怕病人不能忍受正骨、接骨时的疼痛,请我协助,用针刺镇痛,当时我按"灵龟八法",先针左足临泣、右外关,用平补平泻法,留针至 5 分钟,患者好像睡着了,当即让骨科医生手术,又留针 1 个多小时,正骨、接骨、打上小夹板,手术完毕后拔出针,唤醒患者时,患者对医生说:"给我接骨呀!"我们说:"已经给你接好了。"她不相信,问:"为什么没觉得痛呢?"坐起来才知道已接好了。

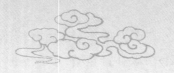

第二章　医案

医案是选择 60 年来中西医结合,采用西医诊断,中医学辨证施治,单用针灸和新医疗法治愈的典型病历。

一、上呼吸道感染

谷某,男,54 岁,北京宣武区食品厂工人。因发热咽喉肿痛两天,1964 年12 月 30 日初诊。

患者前天受凉后,昨天出现发热恶寒,不出汗,鼻塞流涕,咳嗽痰多,咽喉肿痛,咳嗽时腰背震痛,头晕,音哑,胸闷。检查:体温 38℃,舌质淡,舌苔薄白,扁桃体窝和咽部充血,皮肤干燥,脉浮而有力,82 次 / 分,右大于左。血常规:白细胞 7.4×10^9/L,中性 70%,淋巴 25%,单核 2%,嗜酸 3%。西医诊断为上呼吸道感染;中医辨证系风寒束表、肺气不宣。采用驱风散寒、解表宣肺之法治之。取风池、大椎、风门、肺俞,用烧山火法,不留针,列缺、合谷,用烧山火法,留针 20 分钟,针时使患者全身出汗,起针后,患者感到身体轻松。每日针 1 次,第二日复诊时,已不发热恶寒,咳嗽吐痰减少,咽喉肿痛、鼻塞、音哑等症减轻,皮肤已不干燥,检查:体温 36.6℃,脉搏 72 次 / 分。治疗到 1965 年 1 月 3 日,针达 4 次时,症状完全消失,检查:扁桃体窝和咽部充血消失,脉搏 70 次 / 分,脉沉细。治愈停诊。

二、支气管哮喘合并肺炎

胡某,男,4 岁半,成县 182 地质队家属。因间歇性哮喘一年余,1976 年 7月 3 日住院。

患者 1975 年 7 月 5 日突然发烧气喘,咳嗽痰多,全身出现荨麻疹,经县医院儿科诊断为支气管哮喘合并肺炎。经注射青霉素、链霉素、口服氨茶碱、扑尔敏等药 1 周后治愈,但荨麻疹经用强的松后方收效。此后每不到 1 个月就犯病 1 次。1975 年 7 月至 1976 年 7 月共发病 14 次,每次发病 10 天左右,每次发病用药同前,不能根治,一年来患儿面黄肌瘦,发育迟缓。本次发病而来住院。检查:发育中等,神清,动作自如,体温 38℃,精神萎靡呈哮喘状态,面色青灰,喉间有哮鸣音,呼气延长,低头不语,胸廓对称,三凹症(+),听诊两肺满布大中水泡声及哮鸣音,肝大,剑突下 3cm,余(−)。舌苔白腻,脉滑数,92 次 / 分。1975 年 8 月 28 日化验:血红蛋白 110g,白细胞 8.950×10^9/L,中性 51%,淋巴 30%,单核 1%,嗜酸 18%。1975 年 10 月 4 日化验:血红蛋白 105g,白细胞 11.4×10^9/L,中性 41%,淋巴 27%,单核 1%,嗜酸 31%。参考 1975 年以来血常规,嗜酸性粒细胞一直上升,最高达 31%,西医诊断为支气管哮喘合并肺炎;中医辨证系肺气素虚,再感风邪,肺气失宣。采用扶正祛邪,宣肺益气之法治之。取膻中、定喘、肺俞,用补法,留针 20 分钟,每日针 1 次,针治 2 次时,体温降至 37℃,病情好转稳定,7 月 5 日出院时按以上穴位埋线 1 次。以后每月按以上穴位作穴位埋线 1 次,继续观察。同年 7~12 月,仅 10 月份发病 1 次,持续 3~4 天,临床症状明显减轻,发病时,患儿照常玩耍,仅在跑步时出现呼吸困难,未出现荨麻疹。1976 年 10 月 13 日化验:血红蛋白 108g,白细胞 11.8×10^9/L,中性 53%,淋巴 31%,单核 1%,嗜酸 15%。1977 年 1~6 月发病 2 天,症状很轻,患儿仍照常玩耍,犯病期间仍未出现荨麻疹。1977 年 3 月 30 日化验:血红蛋白 120g,白细胞 8×10^9/L,中性 53%,淋巴 36%,嗜酸 11%,酸性细胞计数 726/mm^3。6 月 30 日化验:嗜酸性粒细胞计数 654/mm^3。停诊观察。1978 年 8 月 18 日随访,一年未复发。

三、流行性胸痛

毛某,男,11 岁,因间歇性胸痛八年余,1982 年 12 月 12 日初诊。

其父代诉:患儿 2 岁时,常觉腹痛,经甘肃省某医院检查,认为是肠虫症,曾驱虫治疗三次无效。患儿 3 岁时发现腹痛集中于剑突处,为隐痛,1 年发作 3~4 次,每次持续 1~2 天,可自行缓解。以后发作频繁,持续时间延长,引起重视。每次发作均较突然,疼痛时在剑突处有黄豆大小痛点、拒按,如针刺样锐痛,不向他处放射,除弯腰以图缓解外,不伴随任何症状,亦无规律性。但每次发作前相当于左太阳穴附近出现一枚黄豆大小豆疹,疼痛、奇痒。丘疹痛痒越重,剑突处疼痛越剧;当丘疹或该丘疹处痛痒消失,剑突处疼痛也随之消失,而胸痛好转。为此曾赴兰州市各大医院、北京儿童医院和北京各大医院等求治,接受数十名名老中医及西医胸科、骨科诊疗,众说纷云,诊断不一。经过钡餐透视 4 次,胸骨拍片 8 张,脑电图、心电图、超声波等检查,均无异常发现;每次发病化验血常规:白细胞 $(6~8) \times 10^9/L$,中性 50%~80%,淋巴20%~50%。口服中西药及局部封闭、理疗等治疗,均无疗效,而来我院诊治。检查:左太阳穴处有一黄豆大小像蚊虫叮后的丘疹,明显压痛,胸部中庭穴斜上方与左步廊穴之间,有一黄豆大小之痛点,周围无红肿,局部无结节,明显压痛,拒按,尤其是中庭穴处,手指刚接近皮肤,患者则疼痛难忍,而及时坐起。舌质淡红,舌苔薄白,脉沉迟而弦,65 次 / 分。诊断为流行性胸痛;中医辨证系风湿侵袭,气血久瘀,经络不畅。采用祛风利湿、活血化瘀、疏通经络之法治之。取风池,用烧山火法,不留针,使热感传到前额出汗,膻中、中庭、内关,用平补平泻法,留针 20 分钟,每日针 1 次,针治 2 次后,疼痛减轻,太阳穴处丘疹和剑突处痛点渐消,患儿即恢复上学。则减风池,改为隔日针 1 次,治疗至 12 月 28 日,针达 9 次时,患儿因为参加考试,精神紧张,又出现剑突处隐痛 1 天,但不剧烈,能忍住,而参加完了考试。而且左太阳穴处起了丘疹,也不痒痛。治疗到 1983 年 1 月 12 日,针达 13 次时,疼痛症状消失,一直未再痛,痛点完全消失,治愈停诊。同年 3 月 30 日其父送信患儿情况良好,未再发病。1983 年 12 月、1984 年 10 月、1985 年 10 月、1986 年 12 月 15 日多次随访,上学情况良好,一直未复发。

四、风湿热(关节型)

祖某,男,14 岁。因两膝关节剧痛 2 天,1976 年 2 月 3 日来我院。

患者 2 年来天气变化时发现腿痛,去年春节前发现两膝关节痛,昨天两膝关节剧痛,不能站,不能走,全身关节窜痛,并有发烧。检查:体温 38.4℃,听诊:心尖部可听到Ⅱ级吹风样杂音。血常规:红细胞 $2.88 \times 10^{12}/L$,白细胞 $27.3 \times 10^9/L$,中性 80%,淋巴 18%,嗜酸 2%;血沉:71mm/ 第 1 小时;尿常规:蛋白微量,尿酸盐结晶(+++),心电图可疑,心率 86 次(分),双膝关节红肿压痛,苔白腻,脉滑数。中医辨证系风寒湿邪,郁久化热,经络受阻,阳气闭郁。采用发散风邪,除湿利节之法治之。取梁丘、血海、膝眼、足三里,用烧山火手法,使局部和全身产生热感出汗。针后即能下床走两步。针治5次,疼痛基本消失,即能走路。治疗到2月13日,针达10次时,关节肿痛消失,活动自如,已如常人。检查:心电图正常,心率71次(分);尿常规:蛋白阴性,尿酸盐结晶(-)。2月16日因两踝关节和两足红肿疼痛,复诊,针加三阴交、公孙、行间,治疗到2月28日,又针治10次,两足和踝关节肿痛消失。血常规:白细胞$8.4×10^9$/L,中性54%,淋巴40%,单核1%,嗜酸5%;血沉:5mm/1小时。治愈停诊。1976年3月13日随访,情况良好。

五、风湿性心脏病

吕某,男,48岁,北京第一机械部干部。因胸闷、心悸、全身无力3年,1972年11月18日住院。

患者1962年膝关节以下肿痛、头晕,经服中药治愈。1969年1~2月因劳动较多,发现胸部闷痛、气短、心慌、失眠、疲乏无力,经常晕倒,在北京阜外医院检查诊断为风湿性心脏病、二尖瓣狭窄合并闭锁不全。经过治疗效果不显,1970年3月转至杭州浙江医学院治疗,有些好转。1971年9月7日因发烧不能平卧而住临潼417医院,除上述病症外,又发现心界扩大,心律不齐,心房纤维震颤,治疗一个多月,病情有些好转。今年5~7月犯病又住该院,检查病情加重,心脏扩大比去年严重,经服中西药物效果不显而来我院。检查:精神不振,呼吸气粗,心率119次/分,并有Ⅲ级吹风样杂音和舒张期杂音,心律不齐。面色、口唇青紫,不润泽,耳轮干枯,舌质紫,苔黄厚而腻,脉结代,68次/分。西医结合心电图诊断为风湿性心脏病,二尖瓣狭窄合并闭锁不全,心界向左扩大,心房纤颤,心功能代偿期。中医辨证系血瘀痹阻、胸阳不振、气血涩滞、心脉不畅。采用健脾益心、利湿振阳、温通经络之法治之。取心俞、膈俞、膻中、天池、巨阙、内关、三阴交,用热补法,留针20分钟,每日1次,治疗到11月30日,针达12次时,胸闷有好转,走路较前有力,面色和口唇变红,耳轮较前润泽,舌苔白腻,心率减至82次/分,脉搏69次/分,仍为结代象。治疗到1973年1月22日,针达52次时,胸部闷痛、气短、心慌等症明显好转,每夜能睡5~6小时,饮食平均每日400~450g,精神体力好转。心率减至78次/分,脉搏68次/分,结代现象好转。病情稳定即出院。1973年3月1日到门诊针治,取穴厥阴俞、心俞、膻中、巨阙、内关、三阴交,用热补法,留针20分钟,隔日 1 次,治疗到 1973 年 12 月 10 日,针达 140 次时,精神好转,体力增强,一次能走 6.5km。心率 81 次 / 分,脉搏 73 次 / 分。为了观察远期疗效,嘱其每月来院复查针灸一次。1974 年 11 月 5 日复查,精神体力一直很好,能参加一般的体力劳动和学习,走路已不心慌,心率 76 次 / 分,脉搏 67 次 / 分,心房纤颤和结代现象已不明显。即停诊。1978 年 11 月 29 日随访,已恢复工作,情况一直很好。

六、膈肌痉挛(呃逆)

肖某,女,42 岁,成县食品公司干部。因呃逆频繁 2 个月,1979 年 8 月 2 日初诊。

患者素有神经官能症,经常失眠已 2 年。两月前因事不遂心,突然呃逆不止,约两小时自行缓解,初不介意,近来症情加剧,连续发作不止,"呃呃"连声,每次发作约 2 小时左右,每天发作 4~5 次,难受不堪,发作后精神疲倦。白天工作紧张时呃呃声小,有时暂停,晚上加剧,呃呃不断,不能入睡。检查:心、肺、肝、脾均正常,腹部平软,无压痛。呃呃连声不止,呃声响亮,膈俞穴处有明显压痛。舌质红,舌苔黄,脉弦细,76 次 / 分。西医诊断为膈肌痉挛;中医辨证系肝郁不舒,胃气上逆。采用舒肝解郁、和胃降逆之法治之。取膈俞,肝俞,用平补平泻法,不留针,期门、中脘、天枢、足三里、内庭,用平补平泻法,留针 30 分钟,呃逆暂停。每日针 1 次,针治 5 次时,每天只发作呃逆 1 次,且呃呃声较前小,夜晚已能入睡 5~6 小时,针治 12 次时,呃逆连续 2 天未发作,停诊观察。同年 12 月 23 日随访,停诊后未再复发。

七、慢性萎缩性胃炎

蔡某,女,46 岁,成县物资局干部。因胃痛反复发作 3 年,1976 年 11 月 8 日初诊。

患者 3 年前开始上腹部胀痛,逐渐加剧,近年来又出现胸闷、嗳气,饮食减少,不思饮食,身体消瘦,疲乏无力。检查:体瘦,面黄,色晦暗、无光泽,舌质暗红、苔黄腻,脉弦稍缓,70 次 / 分。上腹部有压痛,以上、中脘穴处最明显。1976 年 10 月 10 日在兰州某医院胃镜检查,发现胃窦部黏膜色泽红白相间,有大片白色区,胃黏膜明显变薄,黏膜下小血管显露,取活组织检查,诊断为慢性萎缩性胃炎(中度);中医辨证系肝郁气滞、脾胃失运。采用舒肝解郁、健胃止痛之法治之。取期门、肝俞,用平补平泻法,上脘、中脘、梁门、天枢、足三里,用补法,留针20分钟,每日1次,10次为1疗程,每疗程后休息3~5天,再继续治疗。治疗1个疗程,患者胃痛消失,饮食增加,病情好转。治疗4个疗程,症状完全消失而停诊观察。1977年2月1日在兰州某医院胃镜检查,胃黏膜色泽仍为红白相间,但以红色为主,白色范围较前缩小;病理报告:胃黏膜萎缩由中度转变为轻度。因患者无症状,身体、精神恢复正常,即上班工作。1978年3月8日随访,未复发。

八、贲门癌

赵某,男,40岁,清水县黄门乡干部。因胃痛吃东西发噎半年,1980年4月12日住院。

患者1979年12月14日出现上腹部疼痛、吃东西发噎、咽东西困难,在清水县某医院诊断为贲门癌,12月20日转天水地区医院造影检查,诊断未变,病情逐渐恶化,现在上腹部疼痛、吃饭恶心、嗳气、发噎、咽不下、胸膈胀满,转来我院针灸治疗。吞钡食道检查:钡剂通过食道,显示食道下段狭窄,黏膜皱襞中断、消失,钡流贲门胃底部呈分流状改变,狭窄以上的食道显示扩张。舌质胖嫩,苔黄厚腻稍干,脉左沉细无力、右缓,70次/分,耳轮皮肤粗糙发干,腹部膨胀,上腹部有明显压痛。西医诊断为贲门癌;中医辨证系忧思悲恚,伤及脾胃,气血亏损,采用健脾益胃、理气养血之法治之。取膻中、巨阙、中脘、阳溪、足三里,用平补平泻法,留针30分钟,每日1次,针治2次时,腹痛和咽东西好转,治疗至18日,针达6次时,上腹部胀痛和咽东西明显好转,一天能食600g粮食。改针紫宫、玉堂、膻中、灵墟、神封、巨阙、中脘、内关、足三里,用平补平泻法,留针30分钟。治疗至5月14日,针达24次时,吃饭发噎和上腹部疼痛的症状基本消失,精神好转,出院回原籍。

九、糖尿病

陆某,男,50岁,成县物资局干部。因多食、多饮、多尿8个月,1976年9月7日初诊。

患者今年1月出现饥饿、能吃、口干能喝水、尿多,身体虚弱,腰腿酸软,疲乏无力,无精神,体重由 65kg 降至 55kg,9 月 2 日在甘肃省某医院检查,空腹尿糖(+++),血糖 260mg%,胆固醇 246mg%,诊断为糖尿病。经过治疗效果不显,来院治疗。检查:舌质红、苔薄黄,脉弦细,74 次 / 分。中医辨证系肝脾阴虚、郁热内生。采用健脾益胃、解郁清热之法治之。取肝俞、脾俞、胃俞,用平补平泻法,不留针;中脘、梁门、天枢、气海、足三里、三阴交,用补法,留针 20 分钟;每日针 1 次,两组穴位交替、轮换使用。10 次为 1 疗程,休息了 3~5 天,再继续针治。针治 1 个疗程后,症状减轻,精神好转,针治 2 个疗程后,口干多饮、能吃、尿多等症明显好转,空腹尿糖(+),血糖 200mg%。舌质微红,苔稍黄,脉稍细,72 次 / 分。治疗 4 个疗程后,症状完全消失,病情稳定,停诊观察。1976 年 12 月 1 日检查:空腹尿糖(-),血糖 150mg%,胆固醇 205mg%,体重增至 60kg。1978 年 5 月 2 日随访,未复发。

十、肠 麻 痹

张某,女,5 岁,因手术后腹胀 6 天,1976 年 12 月 8 日会诊。

患者 12 月 2 日在我院做阑尾手术后,伤口良好。但术后 6 天一直腹胀,无排便排气,昨日给以灌肠,今早又灌肠一次,仅排出很少量粪便,腹部仍胀,肠鸣音极弱,给以胃肠减压,开始吸出黄绿液体 300ml 左右,以后吸出清液体少量,但腹部仍胀。经 X 线透视:上腹部有液平面数个。面色苍白,苔薄白,舌质淡,脉细数无力。中医辨证系经络有伤,气化未复,大肠传导失司,采用疏经活络,补气助运之法治之。取中脘、天枢、气海、足三里用热补法,不留针。针后即出现肠鸣音,3 个小时后矢气 1 次,23 小时大便 1 次,大便干硬。12 月 9 日又针治 1 次,即能喝少量米汤,12 月 10 日,针达 3 次时,又大便 1 次,能吃牛奶和水果。12 月 11 日检查:面色红润,舌苔薄白,脉细有力,腹部柔软不胀,完全恢复正常出院。同年 12 月 31 日随访情况良好。

十一、慢 性 肠 炎

王某,男,31 岁,1961 年 10 月 31 日初诊。

患者近两个多月来一直腹泻,开始时每日 3~6 次,伴有便前后腹痛,曾在某医院诊断为慢性肠炎,经用黄连素、合霉素、四神丸等腹泻暂时停止,但以后仍反复发作,大便溏泻,每日 2~3 次,并伴有肠鸣、腹痛。曾做大便培养,无病菌。检查所见：腹软无压痛，舌净无苔，脉缓无力。中医辨证系脾肾阳虚，寒湿下注。采用温补脾肾，固肠止泻之法治之。取中脘、关元、会阳、长强用热补法，针后加灸20分钟。隔日1次，针灸1次后，大便即成形，每日1次，腹痛亦减轻，针灸5次后，溏泻基本停止，腹痛消失，大便每日1次且有规律，为了巩固疗效，又针灸4次，观察11天，治愈停诊。

十二、结肠炎伴肠痉挛

梅某，女，41岁，甘肃某出版社编辑，因左下腹部疼痛半年多，1983年6月27日初诊。

患者1973年患慢性阑尾炎，在甘肃省人民医院治愈。1982年12月患腹痛，今年3月转至左下腹部疼痛，经医院治疗效果不显。1983年6月20日在甘肃省地方病防治研究所检查：心电图可疑；心动图正常；肝功正常；胃肠拍片：上消化道未见明显器质性病变，1小时半胃内残留钡剂40%，2小时半胃内残留钡剂10%，钡头达4组小肠，4小时后钡头达升结肠，6组小肠有部分钡剂潴留，9小时后钡头达乙状结肠，可见降结肠上部外侧2cm×2cm圆形切迹，降、乙状结肠呈条状改变，结肠带消失，注射阿托品1支，15分钟后，乙状结肠带形态如常，降结肠未见钡剂充盈，未见连续性，余未见明显异常。诊断为：①降、乙状结肠炎；②肠痉挛。因腹痛加剧，食欲减退、夜晚失眠，1983年6月27日来我院诊治。检查：面色苍白、消瘦，舌质紫有瘀斑，舌苔薄白，脉沉缓，66次/分，血压13.3/8.80kPa，腹部中脘、下脘穴处有明显压痛，左天枢至大巨穴处，可扪及4cm×2cm大小的肿块，质地稍硬、压痛明显，肠鸣音亢进。中医辨证系胃肠瘀积，腑气不通。采用活血化瘀、消积导滞、通调胃肠之法治之。取中脘、下脘、天枢、气海、上巨虚，用平补平泻法，留针20分钟，每日针1次，10次为1疗程，休息3~7天，再继续治疗。针治4次后，剧痛基本消失，因月经来潮，暂停针治。治疗至7月16日，第2疗程针治3次后，腹痛有间断，自觉腹部有气窜，舌质瘀斑好转，颜色变红，因仍失眠，加针百会，又针5次后，腹痛和失眠基本消失。7月30日~8月10日，针治3个疗程后，腹痛消失，睡眠恢复正常，腹部硬结和压痛消失，胃肠拍片，完全恢复正常而停诊。1984年8月20日和1986年12月20日两次随访未复发。

十三、五 更 泻

李某,男,50 岁,成县支旗乡农民。因大便溏泻 3 年,1971 年 12 月 20 日初诊。

患者 3 年前常感腹胀,受凉后即腹痛泻肚,有时腹泻便血,带有脓液,经县医院诊断为肠结核。经过中西药物治疗即愈。但以后每逢受凉或天气变冷即腹泻,并常在黎明时腹泻,今年 10 月间病情加剧,每天黎明时腹痛,腹泻 1~3 次,腹胀,不思食,心悸气短,腰酸腿软,日渐消瘦,而来我院。检查:面色苍白,营养欠佳,舌质淡红、苔白腻,脉沉细而缓,70 次 / 分。腹部平坦而软,无压痛,心、肺(-),肿脾未触及,肠鸣音活跃,大便镜检无特殊。中医辨证系脾肾两虚、命门火衰。采用健脾补肾、温固下元之法治之。取中脘、天枢、气海、命门、腰俞、会阳,用热补法,留针 20 分钟,每日针 1 次,针治 3 次后,腹痛、腹泻和黎明泻减轻;治疗至 12 月 31 日,针达 10 次时,症状基本消失,大便转为正常;即改为每周针治 2 次,观察远期疗效;治疗至 1972 年 1 月 20 日,针达 16 次时,症状完全消失而停诊。1972 年 12 月 15 日随访未复发。

十四、消 化 不 良

李某,女,3 岁,成县支旗乡农民。因间歇性腹泻 1 年伴发烧 9 天,1979 年 6 月 18 日住院。

患儿一年前患腹泻,水样便,夹有未消化食物和黏液,严重时每月犯 3~4 次,每次 5~6 天左右,以后每日 2 次左右。20 多天前患儿感冒流清涕,食欲不振,但未发烧,于 6 月 10 日前开始高烧,一般于中午 11 时、下午、晚上半夜左右,每次持续发烧 2 小时左右,一般用退烧药后,热度很快下降,同时伴有呕吐,精神不振,面色晦黯,无咳嗽,发烧时有汗,曾给磺胺药、氯霉素、合霉素、卡那霉素、安乃近等,住我院内科 9 天仍高烧 38~40.2℃,病情未见好转而于 6 月 28 日转来我科。既往无盗汗,患过痢疾。检查:神志清楚,热性病容,巩膜无黄染,体温 39.3℃,颈部两侧有数个黄豆大淋巴结,无压痛、活动。肺(-),舌苔薄白,脉弦滑,130 次 / 分。腹软,肝肋下刚触及,脾肋下能触及 1cm,质软,尿常规正常,血常规:血红蛋白 120g,白细胞 7.9×10^9/L,中性 63%,淋巴 36%,嗜酸

1%。大便:外观黄色软便带黏液,镜检:脂肪球少量,蛔虫卵 0~1。胸透未见异常。肝功:转氨酶 245 单位,余正常。西医诊断为消化不良;中医辨证系久病伤阴、脾肾两虚,运化失常。采用清热养阴、益肾培元、健脾助运之法治之。取大椎、陶道、身柱、至阳、命门、肾俞,用平补平泻法,不留针。针治 2 次后,吐泻减轻,体温降至 37.6℃。改针中脘、天枢、气海、内关、足三里,用平补平泻法,不留针,每日针 1 次,治疗至 7 月 8 日,针达 10 次时,腹泻等症状完全消失,检查恢复正常,治愈出院。同年 10 月 1 日随访,未复发。

十五、急 性 肾 炎

朱某,女,34 岁,于 1961 年 2 月 4 日初诊。

患者 5~6 天前感觉全身疲乏无力,胃口不佳,继之畏寒发热,头胀不适,体温 39.6℃,在某门诊部注射和口服退烧药物,近 3 天来不思饮食,昨日仅吃了一碗汤面,吃后即吐,以后逢吃即吐,喝水也吐,有时吐黄绿色苦水,并感左侧腰部酸痛,向左腹股沟放散,大便干,小便深黄,量少涩痛,次数频繁,每天 20 余次,易出汗。检查所见:体温 38℃,血象:白细胞 19.7×10^9/L,中性 88%,淋巴 9%,单核 3%。尿常规:色黄,透明度:清,反应:酸,比重:不足,蛋白(+++),糖定性(−),红细胞 5~8,上皮细胞 10~20,白细胞 10~15。面色苍白,眼睑微有浮肿,舌淡红,苔白,咽红,扁桃体红肿,脉数。中医辨证系邪从上焦已传中下二焦,中焦受邪,脾失健运,胃纳不受;下焦热阻,肾失开合,膀胱气化失司。采用调和脾胃,泻热养阴之法治之。取中脘、关元、内关、公孙用泻法,留针 30 分钟。每日 1 次,针治 1 次,呕吐停止,体温降至 37℃,则改取中脘、关元、足三里、复溜,留针 15 分钟,针治 5 次,尿痛、尿频等症完全消失,于 2 月 13 日复查:白细胞 9.8×10^9/L,中性 58%,淋巴 37%,单核 3%,酸性 2%。尿常规:色黄,透明度:清,反应:中性,比重:低,蛋白(−),糖定性(−),上皮细胞 2~8,白细胞 3~5。治愈停诊。

十六、急性膀胱炎

李某,女,34 岁,成县抛沙乡干部。因小腹胀痛,1972 年 10 月 12 日住院。

患者小腹胀痛,尿频、尿急、尿时灼痛,逐渐加剧,现在尿色黄而浑浊,一日 20 多次,排尿时自肚脐往下疼痛至尿道。检查:腹软,下腹部有明显压痛,肾区无叩击痛。尿检:色黄、浑浊,蛋白少量,白细胞(++),红细胞(++)。舌质红、苔黄,脉滑数88次/分。西医诊断为急性膀胱炎;中医辨证系湿热郁结,膀胱气化功能失调之热淋。采用清热利湿、通淋止痛之法治之。取关元、中极、复溜、束骨、膀胱俞、次髎,用凉泻法,留针30分钟,针后小腹胀痛减轻。每日针1次,针治3次时,尿时灼痛已不明显,排尿次数减少,为1日10次左右,小腹疼痛消失。尿检:色黄、质清,蛋白(-),白细胞少许,红细胞(-)。治疗至10月17日,针达5次时,症状完全消失,尿检等均正常,治愈出院。1973年3月1日随访,未复发。

十七、慢性前列腺炎

郭某,男,29岁,成县县委干部。因睾丸坠痛4个月,1979年4月30日初诊。

患者去年冬天下农村,被雪浸透衣服感冒后,出现阴茎发胀发堵,睾丸坠痛,有时尿痛、尿急,有尿不净的感觉,大便后尿道口常有白色分泌物,并有阳痿、早泄、头昏、失眠。检查:指诊检查,前列腺肥大,硬度中等,有轻度压痛。前列腺液化验:白细胞15~20个/高倍视野,卵磷脂小体60%。精神不振,面色无华,舌苔薄白,脉沉细,74次/分,肾俞、关元穴处有明显压痛。西医诊断为慢性前列腺炎;中医辨证系房劳过度、下元虚损。采用固肾培元之法治之。取:①肾俞、上髎、会阳;②气海、关元、三阴交。每日针1次,两组穴位轮换交替使用,针治10次时,自觉症状好转,检查无变化。治疗至6月6日,针达30次时,自觉症状完全消失,精神恢复正常,指诊检查:前列腺正常。前列腺液化验:白细胞2~4个/高倍视野,卵磷脂小体80%。即停诊。1980年7月1日随访复查,未再复发。

十八、偏头痛并低血压症

高某,男,50岁,成县农业局干部。因左侧偏头痛23年,1979年3月26日初诊。

患者从1957年因失眠引起左侧偏头痛,每日上午10点~下午3点疼痛较剧,3点以后逐渐好转或不痛,经服"天王补心丹"无效,服"黄连上清丸"有效,参加体力劳动时不犯病,看文件、坐办公室、开会就头痛。开始服"苯巴比妥"能入睡,但醒后仍头痛,后来再服则无效。现在左侧头痛、咳嗽、痰多,头重脚轻,两腿无力,走路时身体向右边倾倒,食欲减退,有时耳鸣,心慌(左右摆动)。检查:右侧鼻唇沟变浅,口向左歪,舌苔薄白根厚腻,舌有芒刺,脉滑,血压10.7/5.33kPa。西医诊断为:①偏头痛;②低血压症。中医辨证系失眠伤阴、肝风内动、上扰清窍。采用平肝熄风、养阴止痛之法治之。取双风池、太阳、百会、左头维、额厌、合谷,用平补平泻法,留针20分钟,治疗至3月29日,针治3次后头痛减轻,饮食增加,一天能吃600g,睡眠恢复正常,血压14.1/9.60kPa,改针风池、百会、内关、中脘、足三里,用平补平泻法,留针20分钟,治疗至4月25日,针达13次时,症状完全消失,血压17.1/9.33kPa,治愈停诊。同年8月15日随访,已参加工作,情况良好。

十九、病毒感染性头痛

王某,男,18岁,成县支旗供销社干部家属。因剧烈头痛11天,1977年5月8日住院。

患者11天前开始头痛,第八天出现恶心、呕吐3次,而在我院内科住院。化验血常规:白细胞4.2×10^9/L,中性83%,淋巴14%,单核3%。5月11日因发热,头痛加剧,检查:体温38.4℃,脉搏90次/分,血压17.3/12.0kPa。血常规:白细胞5.6×10^9/L,中性85%,淋巴14%,嗜酸2%。曾服维生素B_1、利眠宁、安痛定,注射青霉素等治疗无效,要求会诊而转来我科。检查:痛苦病容,两手抱头呻吟,舌苔薄白,脉弦数。西医诊断为病毒感染性头痛;中医辨证系外感时邪,阻塞清窍。采用祛邪扶正、开窍止痛之法治之。取风池,用烧山火法,不留针,百会、大椎、太阳、合谷,用平补平泻法,留针30分钟,每日针1次;针治1次,头剧痛转为慢痛。治疗至5月14日,针达4次时,头痛停止,体温降至37℃。治疗观察至5月16日,针达5次时,症状完全消失,体温降至36.8℃而出院。1977年9月1日随访未复发。

二十、乙型脑炎后遗症

李某,男,32岁,因精神失常两个月,1971年10月18日来我院。

患者于同年8月16日患乙型脑炎,在我院住院5天,因病情危急,转某解放军医院进行抢救。10月上旬脱险出院后,一直生活不能自理,不知大小便,意识不清,痴呆不语,有时胡言乱语,吃饭不知饥饱。检查发现:精神失常,二目直视,不识亲疏,答非所问,乱说乱动,自言自语,时哭时笑,面色干黄,舌苔黄厚,脉滑。中医辨证系风邪犯脑,津液灼伤,气血耗损,神明不清。采用清热养阴,开窍醒神之法治之。取风池、风府、百会、神庭、印堂、人中、合谷用平补平泻法,内关用补法,每日针1次,治疗到1个月,患者能识亲疏,能说话,但说过就忘,以前的事一点也想不起来。吃饭能知饥饱。又治疗1个月,大小便能够自理,记忆力有所好转,但患者经常头痛眩晕,烦躁不安。取穴减人中、风府,加太阳、巨阙、神门,隔日1次,又针治2个月,精神和记忆力已基本正常,即恢复了工作。1972年8月随访一切良好。

二十一、脑 震 荡

陈某,男,51岁。因头部被木棒击伤1小时,1973年11月26日来住院。

患者1小时前盖房时不慎被木棒击伤头部,当即昏倒10分钟左右,醒后头昏,头痛不止,呕吐2次,经当地卫生所注射安痛定1支,但仍头痛、头昏、烦躁、不能坐立。检查:体温37.5℃,头部右枕区约有3cm×4cm肿胀压痛,后项部约有1cm×0.3cm皮肤擦伤,血常规:白细胞$14.5×10^9$/L,中性90%,淋巴6%,单核4%。脉搏130次/分,血压20.0/14.7kPa,舌苔黄厚腻,脉弦滑。中医辨证系髓海受伤,瘀血停留,经络受阻,元神不宁。采用疏经活血,清脑安神之法治之。取风池、百会、神庭、后顶、通天、合谷用平补平泻法,留针20分钟,针治2次头痛减轻,痛仅限于前额部,头脑感觉清凉,则减通天、后顶,加太阳,治疗到12月8日,针达10次时,头痛头昏等症消失。检查完全恢复正常,即出院。1974年3月3日随访情况良好。

二十二、腰麻后遗头痛

薛某,女,18岁。因在本院手术后头痛4天,1973年12月10日会诊。

患者12月6日做阑尾摘除术,腰麻后出现头痛,以头顶和前额部最剧烈,并有头晕,不能坐,不能下床。检查发现:面色苍白,舌苔薄白,脉弦细。西医诊断:腰麻后遗头痛。中医辨证系素体虚弱,脑腑失清,经络受阻,引动肝风。采用清头散风,疏经止痛之法治之。取风池、百会、头维、太阳、神庭、合谷,用凉泻法,留针20分钟。针治1次,头痛减轻,即能坐起,并能下地。针治2次,头即不痛不晕,能走路。检查恢复正常而停诊。

二十三、多发性神经根炎

宋某,女,3岁,因两下肢瘫痪3天,于1973年10月27日住院。

患者发病前曾有低烧3~4天,近两天来两下肢发软,不能翻身,不能站立,症状逐渐加剧。检查:体温38℃,双上肢活动尚好,不能翻身,不能坐,不能爬,不能站,双下肢不能活动,肌力差,双膝腱反射未引出。血常规:白细胞8.4×10⁹/L,中性54%,淋巴40%,单核1%,酸性5%。脑脊液:蛋白(-),细胞总数12/mm³,白细胞6/mm³,糖1~5管阳性。舌红,苔薄白,脉数。中医辨证系五脏受热,耗伤津液,肝肾两虚,气血亏损,筋肉失养。采用清热养阴,益气生津,疏通经络之法治之。取血海、足三里、隐白,用点刺法出血,针治2次体温降至37℃,病情好转后则采用补肾益肝、温通经络之法治之。取肝俞、关元俞、秩边、梁丘、血海、足三里、三阴交,由上而下地针刺("通经接气法"),用热补法,针治4次,左腿能活动,针治12次,两腿能屈伸,治疗到同年11月26日,针达20次时扶着能站立,拉着能走,则改取秩边、血海、三阴交作穴位埋线。治疗到1974年3月2日埋线13次时,经检查已完全恢复正常出院。1974年9月30日和1975年4月15日两次随访,跑、跳活动和健康儿童一样。

二十四、三叉神经痛

张某,女,50岁,1961年5月12日转诊。

患者于1960年3月开始牙痛,遇冷遇热均痛,有时连及右侧鼻翼、面部、项区,疼痛为持续性,能持续数十分钟不停,痛时喜冷风,因痛不能饮食和睡眠,并伴有头晕、面赤、面热和胁痛,在某医院诊断为三叉神经痛,曾拔去牙齿,服中药等效果不显,现在又出现额部及两太阳穴处疼痛,头皮紧,痛时恶心发热,胸闷气短,心烦口苦,睡眠不佳,大便干燥,以早晨和疲劳后症状加剧。检查所见:血压16.0/10.7kPa,苔白根腻,舌有裂痕,脉弦。中医辨证系肝阳乘胃,风热上扰。采用驱风清热,调和肝胃之法治之。取风池、头维、太阳、百会、合谷用凉泻法,留针10~20分钟,隔日1次,针治3次,头痛眩晕减轻,则改取头维、中脘、天枢、足三里用平补平泻法,针治10次,症状完全消失而停诊。经7月15日随访未复发。

二十五、眶上神经痛

张某,男,29岁,1962年1月19日初诊。

患者于1956年右眉骨处痛,初似针刺,后如刀割,重时伴有呕吐,右眼发胀或跳痛,视力无障碍,每次犯病持续1~2个月,上午重,下午轻,不犯病时无任何不适,但有时腰酸,两下肢无力,病前无外伤及发烧病史。检查所见:右眉骨近中1/3处有压痛,脑神经一般正常,其他无异常发现,舌苔薄白,脉弦,左尺较弱。中医辨证系肾虚肝旺,风热上扰。采用祛风止痛,补肾调肝之法治之。取双风池、右攒竹、四白、合谷,用平补平泻法,留针20分钟,隔日针治1次,眉骨痛减轻。第二次配肾俞、关元俞用热补法,不留针,针治3次,眉骨痛消失,腰痛减轻,下肢感觉有力,则减风池、四白,又治疗3次症状完全消失。为了观察疗效,每周复查2次,观察了2周未复发。

二十六、尺神经麻痹

单某,男,7岁,因右手无名指、小指运动和感觉障碍2个月,于1964年7月21日来院治疗。

患者于同年5月18日患中毒性痢疾,神志昏迷,住北京某医院,经用冬眠疗法等措施进行抢救,连续输液3天,病情好转,但发现右手无名指和小指运动失灵,感觉迟钝,皮肤温度较低,经理疗约2个月,无明显效果。检查发现:右手无名指及小指中、末节呈外展屈曲位,屈、伸、内收、外展均乏力,右手拇指内收、屈曲力亦弱,不能持筷。大小鱼际肌肉明显萎缩。小指及无名指尺侧痛觉、触觉和温度觉消失。右侧小指皮肤温度较左侧低4.25℃,无名指较左侧低1℃,其余3指基本相同,舌苔薄白,脉细。中医辨证系外伤经络,气血不运,筋肉失其荣养所致。采用理气活血,温通经络之法治之。取同侧臑会、小海、曲池、外关、腕骨、后溪、中渚、神门、液门、合谷,按顺序由上而下针刺("通经接气法"),用热补法,使温热感觉传导到手指。隔日针灸1次。经过6次针刺治疗后,右手运动及感觉障碍逐渐恢复,肌肉萎缩情况逐渐好转。经过10次针刺治疗后,右手无名指及小指活动幅度增大,伸直尤为明显,感觉消失范围明显缩小,治疗1个月后,右手无名指及小指活动范围进一步增大,握力明显进步,已能持筷进食,大小鱼际肌肉萎缩情况已有好转,痛觉消失范围进一步缩小,而触觉几乎完全恢复,针刺或触右手小指时均引起相当尖锐的麻感。治疗2个月后,右手运动基本恢复正常,仅右小指稍屈曲,肌肉萎缩情况基本恢复,与健侧无明显差别,痛觉也基本恢复,但较正常部位稍迟钝。自10月中旬以后,改为每周针刺1次,以巩固疗效。至11月中旬停止治疗时,仅右小指末节痛觉稍迟钝,其余均恢复正常。经1965年1月27日复查,情况良好。皮肤温度恢复较慢,且不稳定,开始治疗阶段,正值夏季,气温较高,而右小指皮肤温度大多较健侧明显降低。治疗的后期气温较低,而室内温度保持在20℃左右,患者初入诊室时,两侧皮肤温度相差较多,但经过一段休息后,两侧皮肤温度逐渐接近,说明皮肤温度的调节功能也有进步。

二十七、正中神经麻痹

郭某,男,30岁,1961年8月23日初诊。

患者于40天前,左手背第二掌骨处被机器碰伤。伤口长约1cm,失血过多,当即在左腕部上止血带,后又于左上臂根部加止血带,历约2个多小时(中间未松解过)血方止,去止血带一天后左臂始能上举,但呈腕垂状,不能背屈。经当地医院和北京某医院诊断为臂丛神经损伤和外伤性正中神经麻痹。后转我院时,左前臂肌肉萎缩,左手麻木无力,不能持火柴盒,亦不能握拳,有时手肿。检查所见:左前臂肌肉及大小鱼际肌肉萎缩,左手皮色暗紫,肌张力低,左肘关节可伸直,不能屈曲,左腕可以活动,左手握拳及对掌运动不能,左二头肌腱反射未引出,霍夫曼反射(-);舌红、苔黄腻,脉沉细稍弦。中医辨证系外伤经络,气血不运,筋肉失养所致。采用理气活血,温通经络之法治之。取左大杼、膈俞、膈会、消泺、曲池、外关、后溪,由背向下,按肩、肘、手顺序取穴,用烧山火法,使感觉逐渐由肩传导到手,并且曲池、外关、后溪针后用艾条灸15~20分钟,使肌肤温热。第一次针刺时,大杼的感觉可以传导到上臂,膈俞、膈会可以传到肘,曲池仅能传到温溜,外关和后溪的感觉迟钝未见传导。针灸6次,外关和后溪的感觉较前有进步。左手拇指和食中二指对掌运动出现;针灸26次,左手握力增加,能提起小椅子。于10月26日神经科检查:左上肢、肩、肘、腕、指各关节活动范围正常,但腕指关节运动尚欠灵活,左手拇指与各指均可作对掌运动,但与小指仅刚能接触,左上肢力量比右侧仍明显减低,肌张力也差,左上臂及左前臂之周径与对侧之周径相比约小1cm左右,左手大小鱼际肌及骨间肌仍有萎缩,未见有肌纤维震颤,左上肢之前臂及上臂痛觉稍过敏,以前臂为明显,腕上 2cm 以下及手痛觉则迟钝,触觉及冷觉仅腕上 2cm 以下及手部减退,运动位置觉无改变。肱二头肌反射右(+)、左(-),肱三头肌反射右(+),左偶尔可叩出,桡反射右(+)、左(-),尺反射右(-)、左(-),霍夫曼反射右(-)、左(-),其余神经系统无明显改变。肌电检查:肱桡肌、肱二头肌、肱三头肌波幅较前高,取穴则改为左侧肩髃、消泺、曲池、外关、中渚、合谷,仍用烧山火法,治疗到 11 月 30 日,针达 40 次时,症状基本消失。除肌萎缩无明显改变外,左手皮色、左臂各关节活动范围及对掌运动均恢复正常,左手肌力增加,可持 15kg 重物;痛觉、触觉冷觉基本恢复;肌电检查有明显进步;治愈回原籍。经 1962 年 1 月 15 日随访,患者恢复工作后,照常劳动,左手肌萎缩现象经过劳动锻炼恢复正常,与健手无异,亦无其他不舒适感觉。

二十八、巴比妥中毒后遗症

高某,男,21 岁。间歇性四肢抽搐,声嘶、步态不稳 2 年余,1982 年 5 月 30 日初诊。

其父代诉:患者 1980 年 3 月 25 日上午 9 时许,误服戊巴比妥 28 片,5 小时后因昏迷、不省人事、呼吸微弱,被家属发现,急送医院抢救,抢救 7 小时后自主呼吸恢复。两天后并发高烧、肺炎,呼吸困难,而行气管切开术。1 周后,拔除气管套管,出现面部抽搐。3 周后发现四肢无力,伴有间歇性抽搐,活动受限。1 个月后出现声嘶,可以下床活动,但步态不稳,仍予以支持疗法。于 6 月 20 日再次出现呼吸窘迫,而立即行气管切开术,呼吸困难改善。但后来四肢时有抽搐,步态不稳,上肢呈僵直状态,持续不能改善。在治疗期间做脑电图、脑超声波及脑脊液检查,均无异常发现;五官科检查:双声带不能外展,以左侧为重,声带间三角列隙仅 3mm。诊断为巴比妥中毒性震颤;双侧声带外展麻痹。仍服安坦及维生素 B_6、谷维素等治疗,停药即犯病,并出现食欲和记忆力减退,对往事不能回忆。因此 1981 年 8 月去北京各医院求治,效果不显而来我院诊治。检查:神志清楚,表情淡漠,动作迟缓,反应迟钝,颈前气管套管周围稍红,有少许分泌物。声音嘶哑,发音微弱、不清,上下肢肌肉轻度萎缩伴有震颤,站立不稳。舌质紫、苔薄白,脉弦滑。中医辨证系痰湿内停,引动肝风,上扰清窍。采用祛痰利湿、平肝熄风、健脑安神之法治之。取风府、风池,用烧山火法,不留针;神庭、合谷、足三里、三阴交,用平补平泻法,留针 30 分钟,隔日针 1 次,10 次为 1 疗程,休息 3~5 天,再继续治疗。治疗至 6 月 18 日,第一疗程结束时,震颤、记忆力好转,食欲增加,手在早晨只震颤 20 分钟左右,其他时间震颤已不明显,体力有进步,能骑自行车来门诊。安坦由每日 3 次减 2 次。治疗至 7 月 19 日,第二疗程结束时,拔除气管套管,病情继续好转,食量每日增至 500g,震颤已不明显,说话发音清楚。7 月 25 日,第三疗程开始则改针百会、内关、郄门、足三里、三阴交,安坦每日减为 1 次。治疗至 8 月 16 日,第三疗程结束时,下肢有力,走路稳。9 月 12 日第四疗程开始,停服安坦等药,改取郄门、足三里、三阴交,穴位埋线,10 天 1 次,治疗至 10 月 20 日,埋线 3 次,症状完全消失,停诊观察。1983 年 5 月 6 日随访,未复发。

二十九、自主神经功能紊乱

芦某,男,37 岁,天水军分区干部。因头晕腹胀 1 年,1979 年 11 月 10 日初诊。

患者自述 1978 年 12 月 31 日误服"合霉素粉" 2 次,共 7g,当日下午即觉头晕,晚上觉得鼻子里响了一声后,即觉全身冰冷,浑身往一起抽,即往 133 医院,血化验发现:白细胞内有中毒性颗粒,经治疗好转,但以后经常全身不舒适,尤其是晚上鼻子里一响,即觉整个腹部胀满、头晕,到天水精神病院诊断为中毒性神经功能紊乱,治疗未见好转,到兰州总院住院,做心电图、脑电图等检查基本正常,诊断为自主神经功能失调,治疗亦未见明显好转,现在觉得小腹内有一股气从小腹往上冲,腹部膨胀,胃部有热气,口鼻发干,舌发硬,胀过后肠鸣,肠鸣后全身收缩或抽动,发作多在夜里 1~5 点钟左右,有时一夜发作 4 次,每次发作 10 分钟左右,痛苦难忍,不能入睡,而来我院。检查:血压 12.5/8.53kPa,脉搏 80 次 / 分,神清,精神尚可,两侧瞳孔等大,心肺(−),腹部平软,肝脾未触及;生理反射存在,病理反射未引出,舌苔薄白,脉弦细。西医诊断为自主神经功能紊乱;中医辨证系七情郁结,引动肝风,逆气上冲,侵犯神明。采用舒肝解郁、祛风安神之法治之。取:①风池、百会、神庭、合谷、神门;②中脘、肓俞、气海、气冲、公孙;用平补平泻法,留针 30 分钟,两组穴位交替轮换使用,每日针 1 次。针治两次时,睡眠好转;治疗到 12 月 20 日,针达 10 次时,小腹内气往上冲,腹胀肠鸣,全身收缩抽动的感觉已两天未发作,食欲增加,精神好转,停诊观察。1980年9月12日随访,停诊上班后一直未复发。

三十、两 手 震 颤

谈某,男,21岁,1961年3月2日初诊。

患者由10岁开始在精神紧张及做精细手工时,即两手震颤,当精神和注意力集中时则震颤加剧,能持续数分钟或数小时不等。以前在站队、集合紧张时,两侧小腿亦有同样的现象发生,近两年来未发作,但两手震颤不断发作已10年之久。曾在北京某医院诊断为麻痹性震颤。经常大便带血,鼻衄血,有时头晕,烦躁起急。检查所见:血压14.1/8.53kPa,患者伸直前臂,两手明显震颤,脉沉细无力,苔薄白,中医辨证系气血虚弱,肝木失养,虚风内动,神不自主。采用调胃健脾,补气养血,柔肝熄风,安神定志之法治之。取中脘、足三里、合谷用平补平泻法,留针10分钟,每星期针2次,针治4次手颤减轻,但鼻仍衄血,大便仍带血。则配大肠俞、二间、神门,用平补平泻法,又针治2次,大便带血和鼻衄血即停止,治疗到4月30日,针达16次时,手颤已不明显,便血和衄血未复发而停诊。

三十一、功能性震颤

魏某,女,43岁,成县县委干部。因双手颤抖2年,于1978年6月8日初诊。

患者两年前曾患失眠症,后来出现两手伸直或写字时发抖,逐渐加剧,现在写字困难,拿东西也发抖,曾服用安定、利眠宁等治疗无效。检查:甲状腺不大,心、肺(-),肝脾未触及,脑血流图结果正常。舌质红稍干,无苔,脉弦细,76次/分,两手震颤不停。西医诊断为功能性震颤;中医辨证系肝阴不足、血虚生风。采用镇肝育阴、养血熄风之法治之。取郄门、内关、大陵、三阴交,用补法,留针20分钟。每日针1次,针治4次,两手震颤好转。治疗到7月28日,针达30次时,两手震颤停止,治愈停诊。同年12月20日随访,未再复发。

三十二、一氧化碳中毒

罗某,女,67岁,因昏迷不醒一个半小时,于1961年1月13日下午6时抢救。

患者平素体弱,其女代诉,发病当日上午自觉头晕,视物不清,烦热多汗,全身乏力,但仍坚持厨房劳动,下午5时左右自觉头晕,身软欲倒,即呼其女,前往时见已倒地,遂抬至床上问不作答,手脚发凉且发硬,当即注射强心剂,吸氧进行抢救,一小时后仍昏迷不醒。检查所见:仰卧在床,面色苍白,口噤不开,四肢厥冷,问不作答,呼吸平稳,一分钟24次,脉数有歇止,100次/分,腹肌稍硬,目闭不睁,指拨眼睑有抵抗感,伴有震颤,瞳孔不等,左>右,右对光反射消失,左存在,两眼球不自主转动。针刺各处均无反应。不能做自主运动,双上下肢均伸直,肌张力强,未见偏瘫现象,生理反射存在,颈项强直。经西医诊断为一氧化碳中毒,采取各种措施急救,效果不佳,邀我会诊,辨证为年老体衰,邪毒乘中,心窍蒙闭,神志不清,阳气闭郁,四肢厥冷,经脉受阻,全身强直,属于祖国医学中闭证、厥证、风证之类。采用通关开窍,清热熄风,调气活血,疏通经络之法治之。取十王用点刺法出血,合谷、足三里、涌泉用速刺法,针后用纸烟喷鼻孔,仍无反应,仍给吸氧,并针素髎、人中,用速刺法,上迎香用搜法,针后打喷嚏后,眼睑、手指和口即有微动,又针内关后出现谵语,复又针人中、后溪,问其喝水否,患者开始点头,当即给水二匙,神志逐渐恢复,至夜间12点即复如常人。

三十三、椎间盘脱出

吴某,男,12岁,成县沙坝乡农民。因双腿活动受限3个月,1977年11月21日住院。

患者3个月前走路时被人推倒跌伤,当时腰痛难忍,不能行走。自此以后两腿不能活动,小便不能控制,在当地卫生院治疗效果不显而来住院。检查:脉搏104次/分,呼吸24次/分,慢性病容,神志清楚,体查合作,皮肤、巩膜无异常,瞳孔等大,对光反射存在,扁桃体、咽部无异常,心肺(-),腹部平软,腰部两侧不对称,右侧突出高起,不能俯卧,腰椎3、4、5压痛明显,两侧脊背肌压痛,以右侧为重,双下肢屈曲受限,可伸展,感觉存在,膝腱反射减弱,余(-)。尿检正常,血常规:血红蛋白110g,白细胞5.8×10^9/L,中性77%,淋巴22%,单核1%,血沉3mm/小时;腰椎正侧位片:正位1~3腰椎向右侧弯,其他椎体及间隙均未见异常,胸椎1~12椎体骨质完整。舌苔薄白,脉细数。西医诊断为椎间盘脱出;中医辨证系经筋受损,瘀血停留。采用活血化瘀,舒筋利节之法治之。取胆俞、脾俞、胃俞、肾俞、关元俞,用烧山火法;不留针;气海、血海、阳陵泉、三阴交,用平补平泻法,留针20分钟;两组穴位轮换交替使用,每日针2次,治疗至12月12日,针达36次时,腰腿痛减轻,即能俯卧和走几步路。治疗至12月16日,腰腿痛消失,小便能控制,能站立小便,并能走1000m路,即出院。1978年3月15日随访,完全恢复正常。

三十四、骶椎腰化伴坐骨神经痛

杨某,男,23岁,武都地区交通局司机,因腰腿痛3个月,1977年9月28日住院。

患者1976年7月开始腰腿痛,逐渐加剧,去武都地区医院拍片诊断为第一骶椎腰化,坐骨神经痛。治疗后未见明显好转,并出现肌肉萎缩,不能走路,站立不能持久而转来住院治疗。检查:体温37℃,心率79次/分,血压10.7/5.60kPa,痛苦病容,舌苔黄腻,脉弦滑,站立不稳,走路困难,第一腰椎棘突明显压痛,两志室穴处有块状硬结,有明显压痛,左侧臀部和下肢肌肉明显萎缩,并有压痛,两下肢周径:膝上10cm处,左44cm、右47cm;膝下20cm处左29cm、右32cm。西医诊断为:①坐骨神经痛;②骶椎腰化。中医辨证系腰肾素虚,筋肉失养。采用补肾培元,舒经止痛之法治之。取①志室、环跳、殷门、承筋;②关元俞、秩边、承山、飞扬。两组穴位交替轮换使用,用热补法,留针20分钟,每日针1次,10天做穴位埋线1次。治疗至10月8日,针达10次、埋线1次时,腿痛减轻,治疗至10月20日,针达20次,埋线2次时,下肢能站立,并能走路。治疗至11月2日,针达30次,埋线3次时,腰腿痛等症状基本消失,两下肢周径:膝上10cm处左45cm、右47cm,膝下10cm处左30cm、右32cm。血压13.3/6.67kPa。治疗至11月28日,症状完全消失而出院。同年12月29日复查两下肢周径:膝上10cm处,左47cm、右47cm;膝下10cm处,左32cm、右32cm。1978年11月25日随访,早已恢复工作,一直很好。

三十五、荐肠关节结核(骶髂关节结核)

郭某,女,28岁。1953年11月14日初诊。

患者于1950年11月开始腰背部肿痛和腿痛,逐渐加剧,于1951年5月在北京某医院做子宫肌瘤摘除手术,住院28日,于1952年4月16日和5月5

日在北京某医院前后在腰荐部抽脓 2 次，又照 X 线片 7 片，最后症状恶化，腰荐部肿痛引起背部及下肢肿，手腕和膝脚关节疼痛，脊柱不能侧弯，不能坐、不能站、不能翻身，卧床不能动已 18 个月之久。月经 24 天 1 次，白带多。1951 年 5 月 19 日 X 线第一次照片结果：两侧荐肠关节下部骨质稀疏散乱，关节腔扩张，有骨质破坏，右侧较重，上部骨盆腔至第四腰椎下缘，有圆形较致密之阴影。似有一肿瘤或长大之子宫，下部腹腔及骨盆腔有钙化阴影。1952 年 4 月 10 日 X 线第二次拍片前后位，右侧荐肠关节腔明显扩大，关节骨质破坏显著，在肠骨上有一锐利之边缘，骨盆腔中阴影已消失，两侧髋骨关节正常及第五腰椎亦未发现骨质破坏现象。右侧荐肠关节结核性病灶，较前破坏显著，左侧似亦不健全。1953 年 5 月 23 日腰荐椎第 3~4 片正侧位，腰椎未见骨质破坏及增生现象，椎间隙不狭窄，腰大肌影像清晰，未见膨隆，右侧荐肠关节结核与 1952 年 4 月 10 日比较无明显改变。检查所见：右侧荐肠关节部有抽脓遗留之针痕，腰荐部至胸背部软组织隆起，触之坚硬有压痛，腰荐不能屈曲，两腿外侧肿，右腿尤甚，红线状血管丛生，有淋巴血循环瘀滞现象，不能翻身，不能坐，动转困难，颜面潮红，舌苔薄白，脉细，脉搏 82 次 / 分。中医辨证系正虚邪实，精血败伤，痰浊流注，结于腰胯。采用扶正祛邪，化痰散结，舒经活血之法治之。取风门、大椎、膀胱俞、腰阳关用平补平泻法，肾俞用进火补法，不留针，每星期针 2 次。1954 年 2 月 4 日腰荐椎第 5~6 正侧位，右侧荐肠关节结核抽脓 2 次后所见，与一年前照片所见同，腰椎 1~5 未见病变。针至 1954 年 3 月 14 日，针达 30 次时，肿痛见消，患者即能翻身起坐，又继续治疗 2 个月（针 16 次），腰背部及下肢肿痛基本消失，亦无明显压痛，但在荐肠关节部尚有纤维硬结（可能是脓疡吸收后的瘢痕），此时患者即能扶杖步行。又继续治疗 2 个月（针 15 次），不扶杖自己能上下电车，随便走路，为了继续观察病理变化和结果，每 1~2 星期复查和针治 1 次，至 1955 年 3 月 20 日症状减轻，背部之肿胀压痛完全消失，右荐肠关节部之结节减小，亦无压痛，并能弯腰，做些轻微工作。1955 年 3 月 14 日荐肠关节像第 7 片正位，右侧荐肠关节结核抽脓 2 次后所见：关节腔增宽，关节腔边缘骨质尚清晰锐利，左侧荐肠关节清晰。1955 年 8 月 11 日复查情况良好。X 线照片荐肠关节前后位，两侧结核性荐肠关节炎强直型，痊愈状态而停诊。又经过一年随访未复发。

三十六、大 骨 节 病

杨某,男,17岁。因四肢关节肿痛5年,1970年10月9日来我院。

患者12岁时发现下肢和两手关节痛,手指和踝关节逐渐肿大疼痛,后来又发展到腕、肘、膝关节肿大变形,活动困难,不能走路。检查发现:身体矮小,身高1.48米,体重45.5kg,肘、腕、指、膝、踝关节肿大变形。肘不能伸直,指呈梭形,不能握拳,踝关节活动困难。面色黑紫,舌苔薄白,脉缓。中医辨证系肝肾不足,风邪乘中,著于筋骨,关节变形。采用补肾益肝,驱风化湿,舒筋利节之法治之。取曲池、外关、阳池、合谷、鹤顶、膝眼、足三里、三阴交、丘墟用热补法,留针15分钟,针治10次,膝关节肿消,疼痛减轻。则改取曲池、天井、阳池、八邪、三阴交、解溪、商丘,针治25次时,肘、指、膝、踝关节肿痛明显好转,肘能伸直,腿能走路。治疗到1971年5月11日,针达140次时,各关节肿痛基本消失。继续治疗观察情况良好。1975年8月29日随访,已参加工作。

三十七、腰椎压缩性粉碎性骨折

赵某,男,39岁。因腰部跌伤12天,1975年3月7日住院。

患者今年2月23日坐拖拉机翻车,跌伤腰部,当即腰腿疼痛不能活动,坐、立均感困难,但受伤后下肢活动良好,小便正常。经在207医院X线照片发现腰$_1$压缩性骨折,并有脊突粉碎骨折。检查:神志清楚,心、肺正常,腹胀但无压痛,肝、脾未触及,四肢活动如常,痛觉存在,患者取俯卧位后,胸$_{12}$~腰$_1$软组织肿胀,稍微后突,并有明显压痛,两下肢承山穴处有压痛,以右侧为著。苔薄白,脉弦。中医辨证系筋骨受损,瘀血停留。采用活血散瘀,疏通经络,培补肝肾之法治之。取阿是穴围刺,肾俞、关元俞、秩边、承山用热补法,不留针,针治10次,胸$_{12}$~腰$_1$后突处肿痛明显减轻,臀部和下肢已不痛,则减秩边、承山,仍按前法治疗。治疗到3月30日,针达20次时,腰背部疼痛明显减轻,胸$_{12}$~腰$_1$软组织肿胀及后突已不明显,亦无压痛。患者已能坐起,下肢活动自如。治疗到4月10日,针达30次时,患者能扶床下地走动。治疗到4月23日,针达40次时,不扶东西能走路,治疗到5月15日,针达60次时,腰和下肢活动自如,基本恢复正常,能走2500m路而出院,恢复了工作。同年9月22日和11月29日两次随访情况良好。

三十八、下肢静脉曲张并发血栓性静脉炎

贾某,男,48岁。因右小腿起疙瘩胀痛4个月,1974年8月3日来我院。

患者1950年右下肢感染后皮肤发黑,1968年发现右小腿静脉曲张,今年4月30日在天水市某医院确诊为右下肢静脉曲张并发血栓性静脉炎,经服中西药物治疗有所好转,但小腿之肿块胀痛不减轻,并且下午肿痛加剧。检查发现:右小腿至足背皮肤色黑,静脉曲张,由膝窝至内踝有结节硬块,连成一片,压之胀木。舌紫,苔薄白,脉弦细。中医辨证系瘀血凝滞,经络不通。采用活血化瘀,温通经络之法治之。取血海、足三里、阴陵泉、承山、三阴交、太冲用热补法,留针10分钟;起针后用梅花针沿着静脉曲张和结节肿块的部位由下而上、由轻而重,中等度叩打5分钟。治疗10次,小腿肿消,每次针后自觉下肢有蚁走感,一直保持一天,胀痛减轻,并发现皮肤黑色变浅,静脉曲张好转,结节硬块变软、变小(由连成一片,变成9块),休息10天,8月23日减足三里,仍用前法治疗到9月5日,针达20次时,病情逐渐好转,治疗到同年10月15日,针达30次时,小腿已不胀痛,下午小腿已不肿,结节硬块基本消失,静脉曲张基本恢复正常而停诊。1975年1月26日随访,右下肢皮肤颜色由黑变灰,病已痊愈。

三十九、面肌痉挛

陈某,男,20岁,武都地区师范学校学生。因左侧面部跳动2天,1981年1月30日初诊。

患者前两天晚上睡时被风吹了左侧头面部,第二天感觉左上眼睑跳动,逐渐发展到下眼睑和嘴角抽动、麻木。检查:左上、下眼睑和口角阵发性痉挛,左面部皱纹减少,皱眉时特别明显,左鼻唇沟变浅,闭口时口角向右歪斜,舌质紫,苔薄白,脉浮滑,82次/分,右大于左。西医诊断为面肌痉挛;中医辨证系风寒侵袭,头面部经络郁阻。采用祛风散寒、疏经活络之法治之。取双风池,用烧山火法,不留针,使之出汗;右地仓透颊车、合谷,用平补平泻法,留针30分钟,每日针1次。治疗至2月3日,针治4次时,面部抽搐停止,左眼能闭,口角有些露气。治疗至2月20日,针达15次时,完全恢复正常,治愈停诊。同年8月20日随访,未复发。

四十、腓肠肌痉挛

李某,男,30岁,成县支旗乡农民。因小腿肚经常转筋,1971年1月20日初诊。

患者3年前因过河涉水后出现右小腿肚转筋,以后遇到寒冷天气或受凉就犯病,近一个月来两侧交替转筋,疼痛难忍,频繁时每日发作1~3次,曾服用钙剂、镇痛剂未见明显效果。检查:痛苦病容,右腓肠肌挛急、僵硬,压痛,不得屈曲,不红肿,其他未见阳性体征,舌苔薄白,脉弦紧,82次/分。西医诊断为腓肠肌痉挛;中医辨证系风寒侵袭,阻塞经络。采用驱风散寒,疏经活络之法治之。取承山、三阴交,用烧山火法,留针30分钟,在留针期间5~10分钟操作1次,使其产生热感出汗,留针20分钟时痉挛和疼痛缓解;第二日来门诊时未发作。为了巩固疗效,又按上法针治一次停诊观察。同年4月2日随访,未再复发。

四十一、进行性肌营养不良症

苏某,男,15岁,成县一中学生。因两下肢走路困难10天,1973年1月29日初诊。

患者1972年11月发现两下肢酸痛,逐渐加剧,经服止痛药疼痛好转后,自觉两下肢麻木无力,又经城关医院治疗,两下肢麻木减轻,逐渐发展为小腿肌肉萎缩,走路困难,经常跌倒。检查:身体消瘦,血压16.0/10.7kPa,心、肺、肝、脾(-),两下肢小腿肌萎缩,鸭行步态。颈软,两上肢肌力、肌张力对称;两下肢肌力Ⅱ~Ⅲ级,肌张力减退。两膝反射、跟腱反射消失,病理反射未引出。全身痛、触觉正常。面色苍白,舌质淡,苔薄白,脉沉细,78次/分。西医诊断为进行性肌营养不良;中医辨证系气血不足、筋肉失养。采用补气益血、舒筋活络之法治之。取关元俞、秩边、足三里、三阴交,用热补法,留针20分钟,每日针1次,10次为1疗程,每疗程休息10天,在休息期取足三里、三阴交,做穴位埋线。治疗1个疗程后,患者感觉走路有力,已不跌倒;治疗2个疗程,病情继续好转,鸭行步态已不明显,行步基本平稳;治疗3个疗程后,两下肢走路有力,能步行2.5km路,检查肌力、肌张力、肌萎缩等基本恢复,即停诊。1975年2月1日随访,未复发。

四十二、慢性盆腔炎

姜某,女,22 岁。1954 年 10 月 12 日初诊。

患者由 14 岁月经初潮,经期一直错后,阴道经常有茶色分泌物,且痛经剧烈,有时因腹痛而失去知觉,结婚 5 年无生育。1953 年出现腰痛,饮食减少,精神不振。在天津某医院诊断为盆腔炎,曾做烤电、组织疗法和药物治疗 5 个月。检查所见:小腹部有似鸭蛋大小硬块,压痛,按之不散不移,腰部和臀部有压痛,以关元俞处最明显,苔薄白,脉弦细。中医辨证系气血虚弱,寒滞血凝。采用温经散寒,补气益血之法治之。取肾俞、关元俞、腰阳关、上髎用热补法,不留针,隔日 1 次,针治 7 次,腰腿痛基本消失,则配中脘、气海、关元、足三里、三阴交用热补法,使腹部和小腿有热感,留针 10 分钟;和上述穴位交替轮换使用,治疗到 3 个月,针达 25 次时,痛经病已愈,其他诸症基本消失,则改为每月经期针治 2 次,观察到 1955 年 5 月 7 日即愈。1956 年 8 月来信,病愈后身体健康,并生一女孩。

四十三、功能性子宫出血

贺某,女,37 岁,成县县委家属。因子宫流血反复发作 3 年,1970 年 5 月 18 日初诊。

患者 1967 年 4 月在武都地区医院生小孩 3 天后做绝育手术,术后出血过多,自此以后每二十来天见月经一次,大量流血 4~6 天,有时停两天再来,1969 年 10 月病情加剧,每月行经 2 次,每次 6~9 天,量多,每日流 4~6 痰盂,全身无力,说话气微,吃饭都得休息几次,消化不良,腹痛晨泻,头晕、失眠,经常整夜不能入睡,有时腿不会活动,不能下床已 6 个月。检查:精神不振,面色苍白,浮肿,两腿有凹陷性水肿,声音低怯,舌质淡、苔薄白,唇淡白,脉沉细无力,血红蛋白 50g。西医诊断为功能性子宫出血;中医辨证系失血过多,气血两脱。采用回阳救脱、固气摄血之法治之。取隐白、三阴交、人中,用补法,留针 20 分钟,每日针 1 次。针治 3 次时,出血停止,改针:①中脘、天枢、气穴、三阴交;②风池、肾俞、关元俞、血海,用补法,留针 20 分钟,交替轮换使用,隔日针 1 次,治疗至 10 月 1 日,针达 52 次时,症状基本消失,月经每月 1 次,每次 3~6 天,基本正常,但仍是月经来三天,隔两天再稍见些月经。治疗至 10 月 23 日,针达 60 次,症状完全消失,饮食睡眠恢复正常,能参加家务劳动而停诊。1971 年 12 月 12 日随访,未复发。化验:血红蛋白 110g。

四十四、产 后 感 染

张某,女,27 岁,成县副食品厂工人。因产后半个月发烧发冷 4 天,1979 年 6 月 22 日住院。

患者怀孕 2 次,生产 2 次,皆是男孩。1979 年 6 月 6 日最后一次分娩,是由旧法接生娩出,产后出血较多,胎儿娩出后 10 分钟胎盘娩出,胎盘是否残留不清楚,至今阴道还有少量流血,恶露不多,但淋漓不尽,自述会阴撕裂未缝,轻度疼痛,近 4 天来伴有发冷发烧而住院。月经史:16 岁月经初潮,25 天 1 次,持续 5 天,量不多,平常白带多。婚史:24 岁结婚,26 岁第一胎,爱人体健。检查:体温 39.9~40.04℃,脉细数,116 次 / 分,血压 15.2/9.33kPa,面色苍白,体瘦、营养差,言语清楚,肺(−),心率快,心尖部可闻及Ⅲ级收缩期杂音,腹软,肝脾未触及,腹部无压痛,肠鸣音不亢进,宫底触不到,会阴裂伤Ⅰ度,余未查。血常规:血红蛋白 65g,白细胞 15.5×10^9/L,中性 88%,淋巴 11%,嗜酸 1%。西医诊断为产后感染;中医辨证系产后血虚,感受风寒。采用驱风散寒,补肾培元之法治之。取风池、大椎、陶道、身柱、至阳、命门、肾俞,用烧山火法,不留针,每日针 1 次。针治 1 次,体温降至 39℃,针治 2 次,体温降至 38℃;针治 4 次,体温降至 37℃;治疗至 6 月 27 日,针达 5 次时,没再发烧;改针命门、肾俞、血海、三阴交,用热补法,以培元养血,治疗至 6 月 30 日,针达 8 次时,症状完全消失,治愈出院。同年 10 月 28 日随访,早已上班工作,情况良好。

四十五、产 后 无 乳

贾某,女,24 岁,兰州友谊饭店干部家属。因产后无乳 13 天,1982 年 12 月 23 日初诊。

患者怀孕期间食欲好,身体健康,产后第二天饥而不思食,每天只能喝点水或米汤,一天进食不足 150g,一直没奶。检查:乳房不饱满,无压痛,腹部中脘、下脘、左天枢穴处有明显压痛,舌苔白厚腻,脉弦细而数,90 次 / 分。西医诊断为产后无乳;中医辨证系肝郁气滞,中气不足。采用舒肝解郁、补中益气之法治之。取中脘、下脘、天枢,用补法,期门,用平补平泻法,留针 20 分钟。

12月25日复诊,针后第二天患者饮食增加,乳房有胀感,乳头有清水。检查:中脘、下脘穴处压痛消失。改针膻中、中脘、天枢、少泽,用平补平泻法,留针20分钟。12月27日三诊,患者自述上次针后1~2小时乳汁即下。1983年1月13日随访,患者自述针过2次后乳汁很多,一直很好。

四十六、慢性毛囊炎

崔某,男,45岁,1957年4月23日初诊。

患者项部发际长疮疖,随起随落,缠绵不断已20年,疖肿消退后常遗留硬核,数年不能消失,经常痒痛流水。检查所见:项部发际片片红疤多处,新起如黄豆大之疖肿4个,并有红尖,左天柱和右风池穴处各有似枣大之硬核1个。舌苔薄白,脉弦滑。中医辨证系热毒上冲,流于项部血络。采用清热解毒,疏经活血之法治之。取风池用凉泻法,不留针,大椎、身柱、灵台、筋缩、脊中、命门、腰阳关、腰俞用鼠爪刺法出血。并用赤小豆粉调鸡蛋清成膏,放在布上贴患处。每星期2次,针后7天新起小疖肿消失,硬核见软,第三次针后硬核渐消,痒痛消失,疖肿亦未起,经过半年后随访未见复发。

四十七、酒 皶 鼻

萧某,男,29岁。1961年8月15日初诊。

患者鼻尖红,皮脂腺分泌多,常自毛孔挤出油脂样物,并长脓疱已2个月。近一个月来又出现胃痛。检查所见:鼻尖红,毛细血管可见,皮脂腺分泌较多,腹软剑突下有压痛,无反跳痛,其他无异常发现,舌净,脉弦。中医辨证系热郁肺胃,风热上攻,瘀血停留。采用清热散风,活血化瘀之法治之。取素髎用点刺法出血,双迎香、合谷用凉泻法,留针15分钟。胃痛时加中脘、足三里用平补平泻法,留针15分钟。隔日1次。针治3次,鼻尖红减轻,油质分泌物减少,胃痛已减轻;治疗到9月8日,针达12次,鼻尖基本不红,分泌物已不显,胃痛亦消失。又针治4次,观察到10月4日,治愈停诊。

四十八、带 状 疱 疹

沈某,女,59岁,1960年4月20日初诊。

患者背部左侧出红点,逐渐扩大,肿痛异常,夜间疼痛较剧,痛时烦躁不能入睡已1个月。有时头晕,手抽,腿痛,食欲不振。检查所见:面色红润,左背部至左侧胸部有颗粒状小疮疖,尖部有脓,底部红赤,成线状及片状排列,连接到后背的督脉,前至胸部的任脉,以膻中穴处最明显,右侧的心俞穴处也有一片,但尚未连接。舌红,无苔,声音嘶哑,脉沉细稍弦。中医辨证系肝火久郁,湿热内蕴。采用清肝泻火之法治之。取膻中、玉堂、大椎、陶道、身柱、神道、双心俞、肝俞用丛针扬刺法出血,不留针,先刺病的开始部位,最后再刺病的尾端,俗称"截断头尾"。然后取双神门、内关用凉泻法,留针15分钟,每日1次,针治2次,疼痛停止,红点减少,肿疖尖部之脓点消失,颜色变紫,针治5次,肿痛消失,病愈停诊。

四十九、顽固性荨麻疹

王某,女,40岁,成县百货公司售货员。因全身间歇起疹、瘙痒难忍10年,1970年9月9日初诊。

患者1960年开始全身起疹,形如米粒,逐渐发展成云片状,微突出皮肤,瘙痒难忍,阴雨天加剧,夜不能入睡,影响工作和休息,曾用中西医药物治疗未见好转而来我院。检查:全身多处出现风团样的皮疹,高出皮肤表面,边缘清楚、色淡,周围有抓痕及血痂,舌苔薄白,脉弦滑,78次/分。西医诊断为顽固性荨麻疹;中医辨证系体表素虚、风湿外侵。采用祛风利湿、活血固表之法治之。取曲池、合谷、风市、血海、足三里、三阴交,用平补平泻法,留针20分钟,每日1次;针治3次时,皮疹渐消,瘙痒减轻。治疗至9月20日,针达10次时,症状完全消失,治愈停诊。同年12月12日随访,未再复发。

五十、过敏性紫癜

陈某,女,12岁。因两下肢出现紫斑点半个月,1975年12月8日来我院。

患者半个月前两下肢突然出现密集的斑点,大者呈片状,以伸侧分布较多,并有两腿痛,两膝关节尤为严重,阴天下雨疼痛加剧,服药治疗效果不显。检查:神志清楚,心肺正常,两下肢由大腿根往下至脚腕全部呈弥漫性紫红色出血点,略高出皮面,指压不退色,两膝关节不红肿,血常规:血红蛋白105g,白细胞7.1×10^9/L,中性60%,淋巴37%,单核1%,嗜酸2%;血小板16.5万,血沉3mm/第1小时,舌苔白腻,脉弦滑。中医辨证系寒滞经脉,瘀血停留。采用温通经络,祛寒利湿,活血化瘀之法治之。取风市、阴市、血海、足三里、三阴交用烧山火法,留针20分钟,治疗到12月16日,针达8次时,紫斑出血点完全消失,仍有痕迹,触之扎手,即停诊。同年12月30日复查、完全恢复正常。

五十一、翼 状 胬 肉

杨某,女,38岁,成县182地质队工人。因左眼大眼角长胬肉1年余,1979年2月14日初诊。

患者1977年底发现左眼内眼角长出一条粉红色的胬肉,不痛不胀,1979年2月长势很快,现已遮盖半个瞳仁,影响看东西。追其发病原因,患者每日多食辣椒。检查:左眼内眼角粉红色翼状胬肉已侵入半个瞳孔,并有血管丛生,舌质胖、苔白,脉缓而稍弦,70次/分。西医诊断为翼状胬肉;中医辨证系恣食辛热,肺实肠燥,经络瘀滞。采用清肺润燥,泻肠导滞,疏经活络之法治之。取攒竹、少商,点刺出血;内睛明,用压针缓进法,留针10分钟;合谷,用泻法,留针20分钟,每日针1次;治疗至17日,针达3次时,翼状胬肉渐消,已露出瞳孔。治疗至3月14日,针达12次时,翼状胬肉消失,治愈停诊。同年7月1日随访,未复发。

五十二、青 光 眼

郑某,男,63岁。1958年6月20日初诊。

患者左眼球发胀,视物模糊,头晕痛,眼压高已1年。近3个月来,有时恶心呕吐,曾在北京某医院诊断为青光眼。检查:视力右1.2^{-2},左0.8^{+3}。眼压:右4.27kPa,左5.33kPa。视野:左眼鼻侧显著缩小。舌苔薄白,脉弦滑。中医辨证系肾阴不足,肝阳上亢,睛目失养。采用养阴平肝,疏经活络,清头明目之法治之。在视物模糊时取风池、丝竹空、攒竹用平补平泻法,内睛明用压针缓进法,以清头明目。呕吐恶心时配中脘、内关、足三里,用平补平泻法,留针20~30分钟,以降逆和胃;头昏痛或眼压高时,配合谷、光明、三阴交,用平补平泻法,留针20~30分钟,以养阴平肝,疏经活络。隔日1次,针治10次,左右眼压均降至3.3kPa。针治48次,视力右:1.2,左:1.5。眼压右:2.93kPa,左:3.3kPa。又治疗22次,观察了2个月,未复发即停止治疗。

五十三、视网膜脉络膜炎

姜某,男,48 岁。1956 年 5 月 29 日初诊。

患者左眼视力减退,视物动荡,视野缩小,有时左眼胀痛已 3 年。曾经在北京某医院诊断为陈旧性视网膜脉络膜炎。检查:视力左 0.3,眼底左屈光间质模糊,乳头稍发赤,周围有灰白色渗出环绕,外上有色素块,乳头外上约 1/2乳头直径距离处,约有 2 个乳头直径大小之陈旧病灶,色素暗灰,并杂有许多色素点,下方可透见脉络膜血管。视野:盲点较大,乳头下方有实性暗点,舌苔薄白,脉弦。中医辨证系肝肾不足,瘀血停留,络脉受阻,血不荣目。采用培补肝肾,活血化瘀,益精明目之法治之。取风池用烧山火法,不留针,攒竹、瞳子髎、肝俞、肾俞用平补平泻法,内睛明用压针缓进法,留针 20~30 分钟。针治49 次,症状完全消失。检查视力左:0.8,视野盲点比前缩小。眼底无显著变化,即恢复了工作。

五十四、电光性眼炎

梁某,男,20 岁,成县面粉厂工人。因两眼肿痛 2 天,1980 年 7 月 20 日初诊。

患者昨天下午 6 点钟电焊时没有做好防护工作,电焊后 1 小时开始双眼疼痛,夜间疼痛加重,灼烧怕光,流泪及异物感。第二天来院诊治。检查:眼眶周围红晕,眼睑水肿、痉挛,球结膜中度充血,角膜透明,虹膜纹理清晰,前房正常,瞳孔等大,光反应良好。舌质红、苔薄白,脉滑数,84 次 / 分。视力:右,远0.6、近 1.2;左,远 0.7、近 1.2;西医诊断为电光性眼炎;中医辨证系火光侵袭,热蕴睛明。采用清热泻火,养阴明目之法治之。取太阳、四白透睛明、合谷,用泻法,攒竹、少商,点刺出血,每日针 1 次,针治 1 次肿痛减轻;治疗至 7 月 25 日,针治 4 次时,肿痛完全消失,视力:右,远 1.2、近 1.2;左,远 1.2、近 1.2。视力恢复正常而停诊。同年 8 月 10 日复查,完全恢复正常已上班。

五十五、麻痹性外斜视

冯某,女,14 岁,成县抛沙乡农民。因视物不清楚 6 天,1970 年 6 月 28 日初诊。

患者今年 6 月 23 日被木棍砸伤头部后,自觉看东西时常出现复视(一个真的物体,一个影像),但有时分不出真假,有时头晕、头痛。检查:经角膜光反射法进行斜视角检查,其右眼向外偏斜约 32°,体质营养中等,面色、精神正常,舌苔薄白,脉弦,74 次 / 分。西医诊断为麻痹性外斜视;中医辨证系经络受损,瘀血滞留。采用活血化瘀,疏通经络之法治之。针双风池、合谷、右攒竹、上睛明,用平补平泻法,留针 5 分钟,每日针 1 次;针治 2 次,头痛、头昏、复视减轻;治疗至 7 月 10 日,针达 10 次时,症状完全消失,治愈停诊。同年 10 月 1 日随访,未复发。

五十六、麻痹性内斜视

马某,男,16 岁,成县阵院乡农民。因看东西不清楚半年,1971 年 6 月 15 日初诊。

患者半年前不慎跌倒碰伤头部,伤愈后觉得看东西模糊,有时看一成二,有时头痛。检查:双外眼正常,瞳孔等大,平视时右眼内斜视 45°,右眼球外展受限,视力 0.2,有时复视;左眼正常,视力 1.2。舌苔薄白,脉弦,80 次 / 分。西医诊断为右眼麻痹性内斜视;中医辨证系外伤经络,瘀血停留。采用活血化瘀,疏经活络之法治之。取双风池、合谷、右瞳子髎、丝竹空,用平补平泻法,留针 5 分钟,每日针 1 次;针治 2 次,头痛、复视好转,针治 10 次后,症状完全消失。检查:双眼平视时,眼球正位,右眼外展超过中线 15°,两眼视力均为 1.2。同年 10 月 2 日随访,未复发。

五十七、鼻　衄

孙某,女、16 岁,成县一中学生。因鼻子反复出血 3 年,1972 年 3 月 28 日初诊。

患者 3 年前跑步时突然鼻子出血,以后经常发作,近 3 个月来病情加剧,4~5 天鼻子出血 1 次,每次流血 100~150ml,发作时必须用明胶海绵止血,曾到城关医院、县医院多次检查未见异常,服中西药物也未见明显效果,现在头晕、疲乏,有时口干、恶心、鼻干、大便干、小便黄。检查:舌质红、苔薄白,脉细数,84 次 / 分,血红蛋白 100g,红细胞 3.8×10^{12}/L,血小板 200×10^9/L。中医辨证系阴虚火盛、上炽肺金、肠腑燥结、血热气逆发为鼻衄。采用养阴清肺、润肠止血之法治之。取少商、商阳,点刺出血;合谷、三阴交,用平补平泻法,留针30分钟,针后鼻衄即止,每日针1次;针治6次,未复发,停诊观察。5月1日随访,患者停诊后,症状完全消失,大小便正常,一直很好。1973年1月20日随访,未再复发。

五十八、慢性上颌窦炎

梁某,男,18岁,于1961年8月24日转诊。

患者鼻涕多,冬季为脓性涕,夏季为清涕,鼻塞不通已3年,有时头昏、头痛,不能坚持读书,但身体较健。检查所见:两耳鼓膜内陷,外耳道和咽部未见异常,鼻黏膜暗红色,轻度水肿,其他未见异常。X线照片:双侧上颌窦普遍透明度减低,沿窦壁内缘并可见一层致密阴影,以右侧上颌窦下外方为主。两侧筛窦观察不够满意。脉弦滑,苔薄白根腻。中医辨证系风热久郁,清阳不升,湿浊上泛,阻塞肺窍,祖国医学称为鼻渊。采用疏风清热,化浊开窍之法治之。取上迎香用点刺法,针后打喷嚏,并由鼻孔内流出几滴血,当即通气,再针风池、合谷用平补平泻法,留针15~20分钟,隔日1次。针治1次头昏减轻,脓性涕减少,鼻已通气。则改取迎香、风池、合谷。治疗到9月14日共针治9次,症状完全消失。1962年5月16日随访未见复发。

五十九、化脓性中耳炎

张某,男,23岁,成县城关农民。因两耳疼痛流脓3天,1976年3月2日初诊。

患者6天前发烧,从发烧第3天,两耳剧烈疼痛,在城关医院给滴耳油等治疗效果不显而转来我院。检查:双耳道有大量脓性分泌物流出,外耳道及鼓膜充血,鼓膜紧张部穿孔,舌质红、苔黄,脉数,86次/分。西医诊断为急性化脓性中耳炎;中医辨证系肝胆湿热,上蒸耳窍。采用清胆化湿,通利耳窍之法治之。取风池、听会、耳门、翳风、足临泣,用泻法,留针30分钟,每日针1次;针治1次后,耳痛减轻,脓液减少;针治3次,耳痛、脓性分泌物消失,为了巩固疗效,又针治两次,症状完全消失。3月9日检查:双耳道干燥清洁,外耳道及鼓膜充血消失,治愈停诊。

六十、慢 性 唇 炎

张某,男,48岁,经济学院工人。因口唇溃烂间歇性发作3年,1965年12月27日初诊。

患者1962年冬天下嘴唇起疱、发痒,初起时不在意,后来时起时消,反复发作,逐渐加剧,红肿糜烂、渗流黄水、灼热疼痛,不能入睡,大便干燥,近3天来症状更甚。曾服用核黄素、外敷药物等效果不显,而来针灸科试治。检查:口角及上下唇起颗粒状丘疹,大小不一,大者如绿豆,小者如米粒,红肿痒痛,下唇及两侧口角有3个绿豆大小溃烂面,表面有渗出液。舌质红、苔白腻,脉滑数,86次/分。西医诊断为慢性唇炎;中医辨证系风湿热毒,上犯阳明。采用祛风解毒、清热利湿、消肿止痛之法治之。取商阳、少商、厉兑,点刺出血,合谷、内庭,用泻法,留针20分钟,每日针治1次;针治2次,口唇红肿灼痛减轻;针治4次,唇疹和溃烂面渐消;治疗至12月31日,针达5次时,症状基本消失,唇疹和溃烂面结痂,停诊观察。1966年12月2日随访,未复发。

六十一、口 腔 溃 疡

马某,男,49岁,北京丰台区蔬菜门市部工人。因口腔溃烂间歇性发作6年,1981年6月1日初诊。

患者1975年开始舌边起白疱、溃烂,时起时消,反复发作,逐渐加剧,有时口唇边起白疱、溃烂,每处溃烂需15天左右始能消退,但消退后另一处又起。发作时疼痛难忍,不能入睡,不能嗽口,只能喝凉粥,还得用筷子送进咽喉部咽下,食物不能在口腔内停留,不能咀嚼,否则就像刀割样的剧痛难忍。这6年当中没有完全好过几天,不能吃有酸、辣味的蔬菜,有时面部、颈部、肛门起红疱,肿痛难忍,时起时消。检查:发育营养中等,口腔黏膜水肿,舌中心裂口多处,舌边缘充血,有溃疡多处,并有齿痕,舌尖左侧有一个榆钱大小之溃疡,口腔内侧左颊部有一个黄豆大小溃疡面,表面有脓苔,面部下颏右侧有一个黄豆大疖肿,舌苔干黄,脉沉细无力,80次/分。西医诊断为口腔溃疡;中医辨证系内热久郁,耗伤肾阴,脾胃湿热,薰蒸舌本。采用清热养阴,健脾利湿之法治之。取翳风、列缺用泻法,照海用补法,留针20分钟;下关、颊车、地仓、三阴交,用平补平泻法,留针20分钟。二组穴位交替轮换使用,每日针1次;针治3

次,疼痛减轻,夜里能入睡 6~8 小时,舌中裂口消失,口腔内溃疡渐消。治疗至 6 月 29 日,针达 24 次时,口腔溃疡和疼痛完全消失,检查恢复正常,停诊观察。1982 年 6 月 2 日随访,治愈后未复发。

六十二、急性牙周炎

杨某,男,30 岁,成县阵院乡农民。因牙痛,1973 年 6 月 12 日初诊。

患者 6 月 2 日开始左侧上牙痛,曾在当地卫生所服止痛药无效,逐渐加剧,前天出现牙床红肿疼痛,口干口渴、想喝水,口有臭味,大便干燥,两天无大便。检查:左上颊侧齿龈充血红肿,触之易出血,牙周袋探有少量脓性分泌物,舌质红、苔黄厚,脉数,88 次 / 分。西医诊断为急性牙周炎;中医辨证系饮食不节、胃火炽盛、上薰口齿。采用清胃泻火、消肿止痛之法治之。取下关、颊车、合谷,用凉泻法,留针 30 分钟,厉兑,点刺出血,针后当天即见大便,肿痛减轻,每日针 1 次,连续针治 3 次,牙痛消失,齿龈充血红肿基本消失,触之无明显出血,牙周袋亦无脓性分泌物。为了巩固疗效,又针治 2 次,症状完全消失,治愈停诊。同年 12 月 23 日随访,未复发。

六十三、急性喉头炎

孙某,女,14 岁,1965 年 8 月 12 日住院。

患者咽痛,发热已 7 天,经北京某医院诊断为“感冒”“急性喉头炎”,口服合霉素、金霉素、解热止痛片,注射退烧针等,上午体温低,午后增高,一般在 37.6~39.3℃,身热,汗出,咽干喉痛,吞咽困难,饮食无味。检查所见:营养欠佳,颜面潮红,精神不振,体倦,咽部充血,扁桃体 I 度肿大,有脓性物,关节活动自如,声息正常。心率 98 次 / 分,苔白,舌尖红,脉数。血象:白细胞 5.25×10^9/L,中性 65%、淋巴 34%、酸性 1%,血红蛋白 141g,红细胞 4.15×10^{12}/L,血沉 32mm/ 第 1 小时;胸透无异常;咽拭培养,有金黄色葡萄球菌和溶血性链球菌。中医辨证属素体阴虚,风邪外袭,入里化热,上结咽喉所致。采用养阴清热,解毒利咽之法治之。取少商、商阳点刺出血,颊车、风池、大椎、翳风用凉泻法,留针 30 分钟,午后体温即降至 37.8℃,咽痛减轻;次日体温正常,咽痛减轻,饮食有味,脉搏 76 次 / 分。改取翳风、颊车、合谷用凉泻法,照海用平补平泻法,留针 30 分钟,每日 1 次,连针 3 日,症状消失,体温 36.2℃,血沉

12mm/第1小时,咽部和扁桃体恢复正常,病愈出院。

六十四、下颌关节炎

杨某,男,57岁。1962年2月17日初诊。

患者右侧面痛已半个月,张口时下颌关节痛,咀嚼困难,并牵及颧部痛,牙不痛,病前无发烧。检查所见:下颌关节紧,有压痛,外观无红肿,舌苔薄白,脉弦。中医辨证系风邪阻络,关节不利。采用驱风散邪,利节止痛之法治之。取下关、颊车、翳风、合谷用平补平泻法,留针10分钟,隔日1次。针治1次,疼痛减轻,咀嚼即不困难,针治3次疼痛消失,下颌关节活动自如而停诊。

六十五、脑　瘫

患儿牛某,男,3岁,住铁路局小车队,因行走蹒跚,语言不清,于1996年8月21日住院。

其母代诉:患儿出生后发育慢,动作慢未注意,2岁后上肢活动不灵,行走不稳,经常摔倒,语言不清,与同龄儿童相比智力低下,于1996年8月18日在兰铁中心医院做磁共振,提示"右侧脑室旁脑白质病变"。介绍来院治疗。检查所见:语言模糊,咬字不清,讷吃,后头骨扁平,无枕后粗隆,两上肢上举欠佳,以左侧较重,只能抬至腹部,两下肢有时发生搐搦,肌肉痉挛,患儿表情痛苦,膝、踝反射亢进,行走时步态不稳,向前倾状,双脚尖着地,常跌跤,舌淡,苔薄白,脉细。西医诊断为脑瘫;中医辨证系先天胎禀不足,肝肾亏损,后天失养,气血虚弱所致,属《内经》的五迟、五软证范畴。采用温通经络,补益气血,固肾健脑之法治之。取风池、哑门,用温通法,不留针,百会、四神聪、肾俞、臂臑、曲池、风市、阳陵泉、足三里、绝骨,用热补法,留针20分钟,点穴按摩20分钟,每周5次,治疗30次时,患儿上肢能抬举至头,下肢肌肉较前有弹性,活动有力,能蹬小三轮车玩耍。又治疗50次,上下肢活动自如,走路较平稳,能跑,能跳,说话清楚,治疗观察到1997年10月8日,治愈出院。

按:针灸、点穴按摩,可刺激萎废局部的血流加速与全身气血融汇贯通,激发尚未坏死的脑细胞发育再生,共奏疏经活络、强身健脑之效。故能使萎废的肢体功能得以改善。

六十六、下运动神经元性延髓麻痹

林某,女,60岁,青海省歌舞团演员,因吞咽困难,语言不清3个多月,于1997年1月5日住院。

其夫代诉:患者1年前右上肢尺骨骨折,整复后未按时功能锻炼,其间重感冒一次,半年后双上肢无力,语言不清,舌尖发硬,逐渐加重,双下肢软弱无力,行走不稳,时常跌倒,曾赴外地多方治疗未见好转,介绍来院针灸治疗。检查所见:神志清楚,查体合作。发育营养一般,毛发稀疏,在他人协助下上肢可勉强活动,下肢可勉强站及迈步,说话模糊不清,咬字、发音不准,双侧瞳孔等大等圆,光反射存在,血压21.3/13.3kPa,四肢软弱无力,肌张力减退,腱反射减退,四肢肌肉有不同程度的萎缩,病理反射未引出,舌质淡、苔薄白,脉弦细。西医诊断为下运动神经元性延髓麻痹;中医辨证为脾肾两虚,气血不足,筋脉失养所致之痿证。采用补益脾肾、健脑通络、舒筋活血之法治之。取风池、哑门、肾俞,用温通法,不留针,金津、玉液点刺,合谷、外关、阳陵泉、足三里、三阴交,用热补法,留针20分钟,每日1次,针治8次后,双上肢能抬至平乳,下肢能站稳。治疗到2月8日,针达20次时,吞咽有好转,能吃些饭菜和药丸,发音咬字较前清晰,上肢能上举,手可摸及头枕部,下肢站立、行走较前平稳。治疗到4月10日,针达60次时,在室内无人搀扶,自己能缓慢行走,肌肉萎缩有明显好转,肌力有好转,但尚未完全恢复,治疗观察到1997年6月15日,病情稳定即出院。1998年1月8日随访,未再复发。

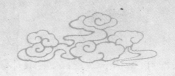

后　记

　　这部《郑氏针灸全集》是总结家传五代人的技艺和临床实践而写成的。

　　先父毓琳公（1896~1967 年），继承两代家传之后，为求上进，16~18 岁先后又拜曹顺德和霍老顺为师，继续深造，得到了霍老先生"烧山火""透天凉"针法和气功点穴的真传，22 岁开始行医于安国、保定等地及京郊一带，不问贫富贵贱，不计付费多少，不论昼夜路远、风雪雨霜，皆尽心医治，由于医德高尚，医术精湛，数年后其名遍传家乡及京郊一带，被称为"活神仙""济世活人"。给清末翰林·太傅蒋式芬治愈痼疾肩周炎后，赠亲笔"慈善高师法巨天，神术秘诀中指点，精微奥妙常来转，针尖去病似仙丹"之中堂称赞，并赠唐伯虎"竹林七贤"国画一幅，以表谢意。1954 年被聘为华北中医实验所卫技三级针灸专家，并受聘任政务院（国务院）医务室针灸医师，多次为中央领导同志治病。一次为周总理治病后，郑毓琳先生和郑魁山医师，被周总理留下共进晚餐，饭后邓颖超大姐陪他们父子在中南海划船游览，并称赞他们在业务上精益求精，对病人认真负责。她说："你们父子无论对群众，还是给中央领导治病，都是风雨无阻，这种为人民服务的精神，令人敬佩，希望你们继续努力，取得更大成绩"。同年 10 月华北中医实验所合并于中医研究院，被任命为针灸研究所第三研究室主任。《中国中医研究院人物志》这样写道："从此他（郑毓琳）成为中医研究院建院初期从全国各地调京的名老中医之一，国家针灸专家，集医疗、研究、带徒于一身的辉煌时期。写出具有较高价值的医学论文 10 余篇，带出高水平的徒弟 10 余人。治疗国内外患者无数，为继承和发展祖国医学事业作出了贡献，受到各方面的好评，从 1956 年开始，每年国庆节都被邀请在天安门观礼"。何香凝老人于 1955 年 1 月亲手绘制"梅花傲雪"扇面相赠，国务院秘书长齐燕铭抄写 1954 年 10 月 20 日《人民日报》社论扇面相赠为纪念。1958 年印度共产党中央书记姜博卡（女）患类风湿关节炎，手不能握物，腿不能伸直,卧床不起多年,多处求医无效,来华经郑毓琳治愈后,姜博卡称郑毓琳先生是"神针"。并派三名医生跟郑毓琳先生学习"神针",回国后这三名医生都成为印度的针灸专家。《当代中国针灸临证精要》(天津科技出版社1987年7月出版)、《中医人物词典》(上海辞书出版社1988年7月出版)、《新编针灸大辞典》(台北市纬扬文化事业有限公司1993年11月出版)、《中国中医研究院人物志》(中医古籍出版社1995年12月出版)、《安国县志》(县志出版社1996年9月出版),都载有郑毓琳先生的医学成就和事迹。1996年8月18日,世界针灸界知名人士在"国际郑氏传统针法学术研讨会暨郑毓琳先生诞辰100周年纪念会"上的贺词,由卫生部副部长、第一届世界针联主席、中国针灸学会会长胡熙明题:"济世活人,功业千秋";卫生部副部长王陇德题:"弘扬岐黄医术,造福人民群众";中国中医研究院副院长、第二届世界针联主席王雪苔题:"箕裘世绍郑家针,工巧堪追泉石心,准若弓开矢中的,效如桴落鼓出音,毓翁绝技惊幽燕,魁老医名噪杏林,几代真传成集锦,千年奥秘此中寻";中国工程院院士、中国中医研究院教授程莘农题:"针灸鸣世";北京针灸骨伤学院院长、教授王岱题:"针坛奇葩";南京中医药大学教授、中国南京国际针灸培训中心主任肖少卿题:"针林巨星,一代宗师,医坛精英,万世楷模";安徽中医学院针灸医院院长、教授周楣声题:"顽铁生寒热四海同钦千秋绝艺,门墙育桃李高山仰止一代风流";台湾中国医药学院院长、教授陈太羲题:"郑氏针灸西北称雄,两代三世中外推崇。"《中国中医研究院人物志》说:他(郑毓琳先生)虽然已长辞人世,但他的精神和医术却被众多弟子一代一代地传了下来,并不断发扬光大"。这本《郑氏针灸全集》即公开了先父毓琳公的针法和医技,以飨读者。

郑魁山

1998年2月8日